Selbstbehandlung und Selbstmedikation

Organisation und Medizin

Selbstbehandlung und Selbstmedikation

hrsg. von Prof. Dr. Christiane Eichenberg, Prof. Dr. Elmar Brähler und Prof. Dr. Hans-Wolfgang-Hoefert

Herausgeber der Reihe:

Prof. Dr. Hans-Wolfgang-Hoefert, Prof. Dr. Uwe Flick, Prof. Dr. Dr. Martin Härter

Christiane Eichenberg
Elmar Brähler
Hans-Wolfgang Hoefert †
(Hrsg.)

Selbstbehandlung und Selbstmedikation

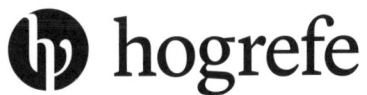

Prof. Dr. Christiane Eichenberg, geb. 1973. Studium der Psychologie in Köln. 2013–2016 Universitätsprofessorin für Klinische Psychologie, Psychotherapie und Medien, Sigmund Freund PrivatUniversität Wien. Ab 2016 Universitätsprofessorin an der Medizinischen Fakultät der Sigmund Freud PrivatUniversität Wien, Leiterin des Instituts für Psychosomatik.

Prof. Dr. Elmar Brähler, geb. 1946. Studium der Mathematik und Physik in Gießen. 1994–2013 Leiter der Selbständigen Abteilung für Medizinische Psychologie und Medizinische Soziologie der Universität Leipzig und 2009–2012 Medizinisch-Wissenschaftlicher Leiter des Departments für Psychische Gesundheit.

Prof. Dr. Hans-Wolfgang Hoefert, geb. 1945, gest. 2014. Studium der Psychologie und Betriebswirtschaftslehre in Berlin. 1982–2006 Hochschullehrer für Sozial- und Organisationspsychologie, Schwerpunkt Gesundheitswesen, an der Alice Salomon Hochschule Berlin. Ab 1980 Fortbildungen für Fach- und Führungskräfte sowie Mitglied in europäischen Expertenkommissionen im Gesundheitswesen.

Wichtiger Hinweis: Der Verlag hat gemeinsam mit den Autoren bzw. den Herausgebern große Mühe darauf verwandt, dass alle in diesem Buch enthaltenen Informationen (Programme, Verfahren, Mengen, Dosierungen, Applikationen, Internetlinks etc.) entsprechend dem Wissensstand bei Fertigstellung des Werkes abgedruckt oder in digitaler Form wiedergegeben wurden. Trotz sorgfältiger Manuskriptherstellung und Korrektur des Satzes und der digitalen Produkte können Fehler nicht ganz ausgeschlossen werden. Autoren bzw. Herausgeber und Verlag übernehmen infolgedessen keine Verantwortung und keine daraus folgende oder sonstige Haftung, die auf irgendeine Art aus der Benutzung der in dem Werk enthaltenen Informationen oder Teilen davon entsteht. Geschützte Warennamen (Warenzeichen) werden nicht besonders kenntlich gemacht. Aus dem Fehlen eines solchen Hinweises kann also nicht geschlossen werden, dass es sich um einen freien Warennamen handelt.

Bibliografische Information der Deutschen Nationalbibliothek

Die Deutsche Nationalbibliothek verzeichnet diese Publikation in der Deutschen Nationalbibliografie; detaillierte bibliografische Daten sind im Internet über http://dnb.dnb.de abrufbar.

Das Werk einschließlich aller seiner Teile ist urheberrechtlich geschützt. Jede Verwertung außerhalb der engen Grenzen des Urheberrechtsgesetzes ist ohne Zustimmung des Verlags unzulässig und strafbar. Das gilt insbesondere für Vervielfältigungen, Übersetzungen, Mikroverfilmungen und die Einspeicherung und Verarbeitung in elektronischen Systemen.

Hogrefe Verlag GmbH & Co. KG
Merkelstraße 3
37085 Göttingen
Deutschland
Tel. +49 551 999 50 0
Fax +49 551 999 50 111
verlag@hogrefe.de
www.hogrefe.de

Satz: Mediengestaltung Meike Cichos, Göttingen
Druck: Media-Print Informationstechnologie GmbH, Paderborn
Printed in Germany
Auf säurefreiem Papier gedruckt

1. Auflage 2017
© 2017 Hogrefe Verlag GmbH & Co. KG, Göttingen
(E-Book-ISBN [PDF] 978-3-8409-2688-4; E-Book-ISBN [EPUB] 978-3-8444-2688-5)
ISBN 978-3-8017-2688-1
http://doi.org/10.1026/02688-000

Vorwort

Aus verschiedenen Gründen nutzen immer mehr Menschen bestimmte Formen der Selbstbehandlung, vor allem zur Kuration von körperlichen und psychischen Erkrankungen oder Missgefühlen, gelegentlich auch im Rahmen der Prävention und Rehabilitation. Dabei ist die Selbstmedikation – mit nicht verschreibungspflichtigen Mitteln – die am häufigsten praktizierte Form der Selbstbehandlung. Daneben werden zahlreiche andere Formen praktiziert, die von der Rezeption von Ratgebern über Nahrungsergänzungsmittel, homöopathische Praktiken bis hin zu körperlichen Übungen fernöstlicher Provenienz reichen. Die Anwendung solcher Mittel und Methoden ist nicht unproblematisch, da es zu Nebenwirkungen aufgrund von Fehldosierungen und schädlichen Interaktionen mit verordneten Medikamenten kommen kann. Auch die jeweiligen Informationsquellen – zunehmend das Internet – bedürfen bei allen Vorteilen, die sie Betroffenen auf dem Weg zu einem „informierten Patienten" bieten, einer kritischen Analyse. Umso wichtiger wird eine fachkundige Beratung für Patienten durch Fachpersonen (Ärzte, Psychologen, Apotheker), soweit sie im direkten Kontakt mit Patienten stehen, und nicht zuletzt auch durch verantwortungsvolle Wissenschaftsjournalisten, soweit sie an der Gestaltung von Internettexten oder Informationsmaterialien der Krankenkassen beteiligt sind.

Einleitend wird in diesem Band ein Überblick gegeben über die Beschaffenheit des sogenannten zweiten Gesundheitsmarktes, die relevanten Wirtschaftsdaten und die wichtigsten Indikationen, bei denen die Verbraucher zu Formen der Selbstbehandlung greifen, wobei diese Ausführungen noch einmal nach Altersgruppen spezifiziert werden (Kinder, Jugendliche, Erwachsene sowie speziell ältere Menschen). Diskutiert werden weiterhin die Probleme der Dosierung und Polypharmazie. Im zweiten Teil werden Formen der Selbstbehandlung bei verschiedenen (auch psychischen) Indikationen diskutiert. Im dritten Teil stehen Selbstbehandlungen im Rahmen der sogenannten komplementär-alternativen Medizin im Mittelpunkt, wobei die jeweiligen Quellen in ihrer Attraktion für Patienten diskutiert werden. Im vierten Teil werden verschiedene kreative Verfahren auf ihr Potenzial zur Selbstanwendung beleuchtet. Abschnitt fünf stellt verschiedene Selbsthilfeaktivitäten, insbesondere solche mit realem oder virtuellem Gruppenbezug, dar und beschreibt verschiedene Entscheidungshilfen für Patienten, die von Internetquellen bis hin zu realen Beratungen durch Ärzte und Apotheker reichen.

Damit greift das vorliegende Herausgeberwerk ein modernes wie zentrales Gesundheitsthema auf und versucht aus verschiedenen Disziplinen und damit Blickwinkeln einerseits und für verschiedene Patientengruppen andererseits wissenschaftlich fundierte wie praktische Hilfestellung für alle Berufsgruppen zu geben, die an ihrer Gesundheit interessierte Menschen begleiten.

Die Idee zu diesem Buch stammt von Prof. Dr. Hans-Wolfgang Hoefert, der sich vieler innovativer, aber bis dato vernachlässigter Themen im Gesundheitsbereich annahm (z. B. Buchpublikationen zu Themen wie „Gesundheitszwänge", „Gesundheitsängste", „Krankheitsprävention in der Kontroverse", „Moderne Krankheiten", „Krankheitsvorstellungen von Patienten" usw.). Leider verstarb Wolfgang Hoefert während dieses

Buchprojekts nach schwerer Krankheit. Als Co-Herausgeber führen wir seine begonnene Arbeit in Gedenken an ihn zu Ende. Wir danken allen Autoren dieses Buches, die uns dabei unterstützten, und hoffen, dass für Selbstbehandlungsmaßnahmen betreibende Menschen und ihre Berater Anregung und Hilfestellung gegeben werden kann, diese nicht nur gezielter, effektiver, sondern auch nebenwirkungsärmer zu gestalten.

Gießen und Wien, im November 2016

Elmar Brähler
Christiane Eichenberg

Inhalt

Teil I: Konventionelle medikamentöse Behandlung

Arzneimittelverbrauch in Deutschland
Gerd Glaeske 13

Arzneimittelverbrauch und Arzneimitteltherapiesicherheit bei älteren Menschen
Ulrike Junius-Walker und Petra Thürmann 25

Arzneimittelgebrauch bei Kindern und Jugendlichen –
Ergebnisse des Kinder- und Jugendgesundheitssurveys (KiGGS)
Hildtraud Knopf 37

Selbstmedikation in Deutschland
Christiane Eichenberg, Felicitas Auersperg und Elmar Brähler 49

Polypharmazie
Bernard Braun 63

Einflüsse von Persönlichkeitsmerkmalen bei der Selbstmedikation
Elmar Brähler, Christiane Eichenberg und Lena Becker 75

Teil II: Selbstbehandlung bei verschiedenen Indikationen

Selbstmedikation mit OTC-Präparaten in Deutschland –
Ergebnisse bevölkerungsbezogener Gesundheitssurveys
Hildtraud Knopf 91

Selbstbehandlung mit OTC-Präparaten und Internetnutzung
Christiane Eichenberg und Lisa Hübner 101

Selbstbehandlung von Migräne und Spannungskopfschmerzen
Peter Kropp, Uwe Niederberger und Thomas Dresler 115

Selbstbehandlung bei Suchterkrankungen
Oliver Scheibenbogen, Margret Kuderer und Dina Tahan 129

Selbstbehandlung bei typischen Männerleiden
Malissa Engels und Kurt Seikowski 141

Selbstmedikation in der Frauenheilkunde und Geburtshilfe
Friederike Siedentopf 153

Selbstbehandlung von Zwangsstörungen
Katarina Stengler und Michael Kroll 163

Selbstbehandlung bei Essstörungen
Christoph Klotter 175

Teil III: Komplementär- und Alternativmedizin

Stärkung der Selbstheilung
Gary Bruno Schmid 189

Inanspruchnahme der Komplementär- und Alternativmedizin
Karin Kraft. 203

Homöopathische Selbstbehandlung
Marion Baschin 217

Selbstmedikation in der Anthroposophischen Medizin
Matthias Girke. 227

Selbsthypnose und Autosuggestion
Ulrike Halsband. 239

Teil IV: Kreative Verfahren

„Schaden kann Musik wohl kaum ...": Selbstbehandlung mit Musiktherapie
Hans-Helmut Decker-Voigt 257

Selbstbehandlung mit Schreibtherapie
Lutz von Werder 271

Selbstbehandlung mit Tanztherapie
Iris Bräuninger. 283

Selbstbehandlung mit Bibliotherapie
Dietrich von Engelhardt. 295

Teil V: Selbsthilfeaktivitäten

Selbstbehandlung mit Ratgeberliteratur
Christiane Eichenberg und Lisa Hübner. 311

Reale Selbsthilfegruppen – Eine Form gemeinschaftlicher Selbstbehandlung
Jürgen Matzat. 325

Virtuelle Selbsthilfegruppen
Christiane Eichenberg und Felicitas Auersperg 335

Gesundheits- und Risikokommunikation im Dialog mit Patienten
Gabriele Tils. 349

Internethilfen zur Selbstbehandlung
Christiane Eichenberg und Markus Schott 363

Ethische Vorgaben zur Beratung von Apothekern und Ärzten
Karen Nieber 379

Die Autorinnen und Autoren des Bandes.......................... 389

Stichwortverzeichnis 393

Teil I
Konventionelle medikamentöse Behandlung

Arzneimittelverbrauch in Deutschland

Gerd Glaeske

1 Einführung

Eine wirksame Arzneimitteltherapie ist, wenn sie richtig angewendet wird, eine der wirksamsten Möglichkeiten, Krankheiten vorzubeugen und zu behandeln; ihr Nutzen ist auch in Studien belegt worden. Es kann daher nicht erstaunen, dass der Arzneimittelkonsum von der Häufigkeit bestimmter Erkrankungen abhängt, vom Alter der Menschen und von den immer breiteren Möglichkeiten, früher noch nicht gut behandelbare Krankheiten nun erfolgreich heilen zu können. Mittel zur Behandlung von Herz-Kreislauf-Erkrankungen stehen in den Verbrauchsstatistiken an erster Stelle, gefolgt von Antibiotika und Mitteln gegen rheumatische Beschwerden. Auf den nächsten Plätzen folgen Arzneimittel zur Behandlung von Schmerzen, von Magen-Darm-Geschwüren, von Asthma, Mittel für Menschen mit Diabetes, Schilddrüsenpräparate oder Psychopharmaka (Schwabe & Paffrath, 2014). Neben Medikamenten zur Behandlung von Volkskrankheiten gibt es inzwischen auch neue wirksame Mittel zur Behandlung von kleineren Patientengruppen, die z. B. unter Multipler Sklerose, Psoriasis, AIDS oder Hepatitis C leiden.

2 Das Angebot an Arzneimitteln

Insgesamt waren Anfang 2015 nach Angaben des Bundesinstitutes für Arzneimittel und Medizinprodukte (BfArM) 100 566 Arzneimittel auf unserem Markt „verkehrsfähig", also zugelassen oder registriert (BfArM, 2015, ohne Angabe der sogenannten Standardzulassungen für Arzneimittel, die z. B. in Krankenhäusern hergestellt werden). Unter diesen Arzneimitteln entfielen 46 898 auf rezeptpflichtige Präparate, 19 624 auf rezeptfreie, die nur in Apotheken verkauft werden dürfen („apothekenpflichtig"), wie z. B. Schmerzmittel, und 32 563 frei verkäufliche, die auch in Supermärkten oder Drogerien angeboten werden (z. B. Vitaminpräparate oder Tees). Weitere 1 468 sind Medikamente, die nur auf einem Betäubungsmittelrezept verordnet werden dürfen wie z. B. stark wirksame Schmerzmittel (morphinhaltige Mittel oder fentanylhaltige Schmerzpflaster).

In allen genannten Arzneimittelgruppen gibt es auch Präparate, die missbraucht werden können. Von einem Medikamentenmissbrauch wird dann gesprochen, wenn das Arzneimittel nicht mehr bestimmungsgemäß (z. B. außerhalb der Zulassung oder in nicht zugelassener Dosierung oder Dauer) eingenommen und der Konsum – unabhängig von psychischen, körperlichen und sozialen Konsequenzen – fortgesetzt wird. Als Folge davon kann es z. B. bei Schlafmitteln, Tranquilizern, stark wirkenden Schmerzmitteln oder Psychostimulanzien wie z. B. Ritalin auch zur Abhängigkeit kommen.

3 Pharmakologische Expertise als notwendige Voraussetzung der Arzneimitteltherapie

Schon allein der Umfang des Angebotes an Arzneimitteln zeigt, dass es notwendig ist, viel von Pharmakologie, also der Wirkweise von Arzneimitteln bezüglich der erwünschten und unerwünschten Wirkungen zu verstehen. Einerseits, um die Therapie sicher für die Patientinnen und Patienten gestalten zu können und andererseits die Empfehlungen in der Apotheke so zu wählen, dass die verkauften Arzneimittel für die Verbraucherinnen und Verbraucher auch einen Nutzen haben. Dies ist leider nicht immer der Fall. So werden z. B. noch immer viel zu viele Antibiotika in der ambulanten Versorgung bei Infektionen der oberen Atemwege oder bei Mittelohrentzündungen verschrieben, obwohl die Infektionen virusbedingt sind – und da sind Antibiotika zumeist nicht nur überflüssig, sie verursachen auch unerwünschte Wirkungen wie Magen-Darm-Probleme, Durchfälle oder Allergien und tragen darüber hinaus zur weiteren Verschärfung des Problems der Antibiotikaresistenzen bei (Glaeske et al., 2012). In den Apotheken werden nach wie vor Schmerzmittel mit mehreren Wirkstoffen, u. a. mit Koffein, empfohlen (Beispiel Thomapyrin; Glaeske, 2015), obwohl seit vielen Jahren darüber diskutiert wird, ob nicht solche koffeinhaltigen Schmerzmittel wegen des leicht belebenden Effekts häufiger als notwendig angewendet werden und es daher zur Gewöhnungsentwicklung kommen kann. Ähnliches gilt für die häufige Anwendung von Abführmitteln oder alkoholhaltigen Stärkungsmitteln. Je mehr verordnete und selbst gekaufte Arzneimittel nebeneinander eingenommen werden, desto problematischer können die Auswirkungen sein: Der Schaden wird oftmals größer als der Nutzen, wenn die unerwünschten Wirkungen und die Wechselwirkungen nicht genügend bekannt sind und beachtet werden. Da die verordneten und eingenommenen Arzneimittelmengen mit dem Alter ansteigen, entsteht für ältere Menschen oftmals ein schwer überschaubares Problem: Statt vier bis fünf Wirkstoffen, die nebeneinander und gleichzeitig eingenommen noch als verträglich gelten, kommen oft mehr als zehn Wirkstoffe zusammen (zum Arzneimittelverbrauch bei älteren Menschen vgl. den Beitrag von Junius-Walker & Thürmann, in diesem Band). Die verschiedenen Ärztinnen und Ärzte, die aufgesucht werden (z. B. Allgemeinarzt/Internist, Augenarzt, Orthopäde, bei Frauen ein Gynäkologe, bei Männern ein Urologe), verordnen aus ihrer Sicht vielleicht die richtigen Mittel, da sich die Ärzte aber untereinander nicht immer ausreichend absprechen, kommen so viele Mittel zusammen, dass es zu spürbaren, oft auch gefährlichen Wechselwirkungen kommen kann. Werden dann noch zusätzliche Mittel in der Apotheke ohne Rezept gekauft und eingenommen, können daraus dramatische Folgen entstehen: Bei etwa 5 % der Menschen, die ins Krankenhaus eingewiesen werden – und dies sind etwa 300 000 pro Jahr –, ist keine Krankheit Ursache für diese Einweisung, sondern es sind unerwünschte Wirkungen und Wechselwirkungen, die von zu vielen Arzneimitteln nebeneinander ausgehen (Stipanitz, 2013).

4 Individueller Arzneimittelverbrauch

Der Arzneimittelverbrauch steigt mit dem Alter an. Auffällig sind die Verordnungsmengen (vgl. Abb. 1), die in der gesamten Gesetzlichen Krankenversicherung (GKV)

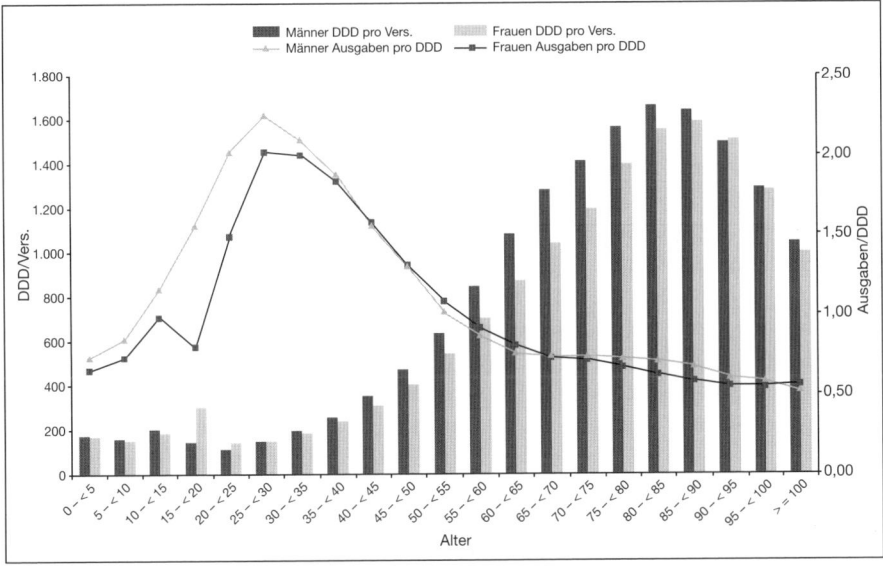

Abbildung 1:
Verordnete DDD pro Versicherte und Ausgaben in Euro pro DDD der BARMER GEK nach Alter und Geschlecht in 2013 (Glaeske & Schicktanz, 2014)

ab dem Erwachsenenalter (20 bis 24 Jahre) von 69 Tagesdosen (sog. defined daily doses, DDD) auf bis zu 1 575 DDD bei 80 bis 84-Jährigen ansteigen (Schwabe & Paffrath, 2012). Erwachsene im Alter von über 65 Jahren machen zwar nur etwa ein Viertel (22 %) aller gesetzlich Versicherten aus, sie bekommen aber 56 % des Verordnungsvolumens nach den Mengen, berechnet in einzelnen Dosierungen. Diese Mengen verursachen 44 % der gesamten Arzneimittelausgaben in der GKV. Im Durchschnitt wird jeder Versicherte über 65 Jahren mit 3,7 DDD behandelt (Coca & Schröder, 2012). Ältere Menschen erhalten im Schnitt Präparate mit günstigeren Tagesdurchschnittskosten verordnet als Versicherten in jüngeren Altersgruppen. Dies hat mit der Behandlung vieler im Alter auftretender chronischer Erkrankungen (z. B. Hypertonie, Herzinsuffizienz oder Diabetes) mit kostengünstigen Generika zu tun und erklärt den Unterschied zwischen den Verordnungs- und Umsatzanteilen. In Abbildung 1 wird diese Verteilungssituation von Mengen (DDD) und Kosten (Euro/DDD) für die Versicherten der BARMER GEK gezeigt.

Vergleicht man diese Verteilung mit ähnlichen Abbildungen aus dem Jahre 2003, so zeigt sich, dass die heute verordneten Mengen der Arzneimittel bei Männern höher sind als bei Frauen. Noch vor zehn Jahren fiel diese Relation deutlich zu Lasten der Frauen aus: Sie bekamen mit 441 Tagesdosierungen im Durchschnitt eine um 50 % höhere Menge an Arzneimitteldosierungen als Männer mit 295 Tagesdosierungen. Die heute zu beobachtenden Veränderungen kommen vor allem dadurch zustande, dass – mit wenigen Ausnahmen – ab dem 01.01.2004 keine Arzneimittel mehr für Erwachsene verordnet werden dürfen, die nicht rezeptpflichtig sind. Dies betraf eine ganze Reihe von Arzneimitteln, die Frauen auffällig häufig verordnet bekamen, wie z. B. Venenpräparate, angeblich durchblutungsfördernde Mittel, pflanzliche Mittel bei Zyklusstörungen oder Beschwerden in den Wechseljahren. Darüber hinaus wirkt sich auch der erwünschte Rückgang von Hormonpräparaten in der Menopause zur Behandlung von Wechseljahresbeschwerden auf die verordneten Mengen aus: Diese Mittel wurden in früheren Jahren für etwa 30 bis 40 % der über 45-jährigen Frauen dauerhaft verordnet – auch zur Prophylaxe einer Osteoporose. Nachdem aber bekannt wurde, dass die dauerhafte Einnahme solcher Hormonpräparate erhebliche Risiken mit sich brachte (höheres Risiko für Brustkrebs, Herzinfarkt oder Schlaganfall), sanken die Verordnungsmengen für diese Medikamente deutlich ab. Noch immer fallen allerdings geschlechtsspezifische Unterschiede bei einzelnen Arzneimittelgruppen auf. So bekommen Frauen typischerweise mehr Sexualhormone, Osteoporosemittel, Schilddrüsentherapeutika und Mineralstoffe. Daneben gibt es auch Hinweise dafür, dass die Verordnungsmengen bei chronischen Erkrankungen bei Frauen und Männern unterschiedlich sind und dass Männer z. B. häufiger antithrombotische Mittel (+33 %) oder Lipidsenker (+21 %) bekommen (Coca & Nink, 2011).

Die auffälligsten Unterschiede liegen nach wie vor im Bereich der psychotropen Arzneimittel, also Arzneimittel, die auf die Psyche wirken. Diese Unterschiede fallen vor allem bei den Schlafmittel und bei Psychopharmaka wie den Antidepressiva, den Neuroleptika und den Tranquilizern auf: Im Jahre 2010 erhielten Frauen mit durchschnittlich 33,4 verordneten Tagesdosen 56 % mehr Psychopharmakaverordnungen als Männer mit durchschnittlich 21,0 Tagesdosen. Nur bei den Psychostimulanzien, also den anregenden Psychopharmaka, und bei bestimmten Neuroleptika ist der Pro-Kopf-Verordnungsanteil von Psychopharmaka bei Männern höher als bei Frauen. Hier scheinen Rollenstereotype einen Einfluss auf die Verordnungen zu haben – Frauen werden eher mit psychisch bedingten Krankheiten und Belastungen assoziiert, mit Unruhe, Entwertungsgefühlen und depressiven Verstimmungen, Männer mit somatisch bedingten Erkrankungen. Viele dieser Arzneimittel führen beim Dauergebrauch zur Abhängigkeit – Frauen sind davon besonders häufig betroffen: Die Medikamentenabhängigkeit ist weiblich! (Glaeske & Schicktanz, 2011).

5 Der Arzneimittelverbrauch in 2014

Insgesamt wurden im Jahre 2014 1,51 Mio. Packungen Arzneimittel in Deutschland verbraucht. Der Industrieumsatz betrug 29,4 Mrd. Euro. In den Apotheken kommen nahezu 45 Mrd. Euro Umsatz zusammen. Von der Gesamtmenge waren 725 Mio. Packungen rezeptpflichtig, der Rest, nämlich 776 Mio. Packungen, entfiel auf Mittel, die ohne Rezept verkauft werden können. Die Industrieumsätze liegen für die rezeptpflichtigen Mittel bei 25 Mrd. Euro (85,5 % vom Gesamtmarkt), bei den nicht rezeptpflichtigen bei 4,4 Mrd. Euro (14,5 %). Die rezeptfreien Mittel sind demnach im Durchschnitt deutlich preisgünstiger als die rezeptpflichtigen. Betrachtet man die Gesamtanzahl der verkauften Packungen, so verbraucht jeder Bundesbürger im Schnitt ca. 19 Arzneimittelpackungen pro Jahr, darunter 9 rezeptpflichtige und 10 nicht rezeptpflichtige. Allerdings zeigt die Abbildung 1 die Altersabhängigkeit des Arzneimittelkonsums, der sowohl für die verordneten wie auch für die selbstgekauften ähnlich ist.

Die 2014 meistverkauften Arzneimittel

Die Auflistung der meistverkauften Arzneimittel (vgl. Tab. 1) zeigt im Jahre 2014 nahezu das gleiche Bild wie schon in den Jahren zuvor: Insgesamt dominieren Schmerz- und Erkältungsmittel die Tabelle der meistverkauften Präparate, nur wenige der viel verkauften Mittel sind rezeptpflichtig (Rp).

Für nicht rezeptpflichtige Mittel (z. B. Schmerzmittel, Erkältungspräparate oder Geriatrika, vgl. den Beitrag von Eichenberg, Auersperg & Brähler, in diesem Band) darf geworben werden. Die Ausgaben für diese Werbung betrugen im Jahre 2013 rund 704 Mio. Euro (+16 % gegenüber 2012). Der größte Anteil, nämlich 70 %, entfiel auf Fernsehwerbung. Rund 20 % des Industrieumsatzes von etwa 3 bis 3,5 Mrd. Euro im Bereich der Selbstmedikation entfallen demnach allein auf die Werbung im Fernsehen, Radio und Zeitschriften, nicht eingeschlossen sind in diesem Betrag Prospekte, Proben oder andere Marketingaktivitäten (alle hier genannten Daten nach Bundesverband der Arzneimittel-Hersteller, 2014).

Unter den meistverkauften Arzneimitteln befinden sich drei Schnupfenpräparate, die Wirkstoffe enthalten, die auf Dauer zur Gewöhnung führen können. Daher dürfen diese Mittel nur 5 bis 7 Tage hintereinander angewendet werden, ansonsten gewöhnt sich die Nasenschleimhaut an den „Reiz" durch diese Mittel, die Gefäße zusammenzuziehen, – auf Dauer würde dies die Gefäße schädigen und zu Durchblutungsstörungen in der Nasenschleimhaut und damit zu einer irreversiblen Schädigung führen: Die Schleimhaut schwillt immer wieder an, das „Schnupfengefühl" besteht weiterhin, es ist schwierig durch die Nase zu atmen. Die Mittel werden dann von vielen Menschen weiter angewendet, zur Behandlung des Schnupfenmittel-bedingten Schnupfens. Dies gilt im Übrigen nicht für Schnupfenmittel, die ausschließlich Salzlösungen („Meersalz") enthalten. Kauft man Schnupfenmittel, dann möglichst solche ohne Konservierungsstoffe, denn auch die können die Nasenschleimhaut schädigen. Es ist also auch mit Arzneimitteln aus der Selbstmedikation ein Risiko verbunden.

Dies betrifft insbesondere die Schmerzmittel: Im Jahre 2013 waren unter den 20 am häufigsten verkauften Arzneimitteln sieben Schmerzmittel zu finden, sechs davon werden ohne Rezept in der Apotheke angeboten. Insgesamt wurden rund 144 Mio. Packungen Schmerzmittel verkauft, davon 111 Mio. ohne Rezept (rund 77 %). Die Schmerzbehandlung in Deutschland ist damit vor allem eine Behandlung im Rahmen der Selbstmedikation – nur wenige dieser nicht rezeptpflichtigen Mittel werden auch verordnet, z. B. Mittel mit Paracetamol zur Fiebersenkung bei Kindern.

Tabelle 1:
Die meistverkauften Arzneimittel in Deutschland im Jahre 2014 (IMS, 2015)

Rang	Präparat (Hersteller) (Wirkstoff)	Anwendungsgebiet	Absatz 2014 in Mio Packungen	Gegenüber 2013 in %
1	Nasenspray–ratiopharm (Xylometazolin)	Schnupfen	22,2	–9,8
2	Ibuflam (Winthrop) (Ibuprofen)	Schmerzen	19,5	+9,9
3	Voltaren (Novartis) (Diclofenac)	rheumat. Schmerzen	17,5	–1,7
4	Paracetamol – ratiopharm	Schmerzen, Fieber	16,6	–6,6
5	Novaminsulfon (Winthrop) Metamizol (Rp)*	Schmerzen	15,2	+28,1
6	Bepanthen (Bayer) Dexpanthenol	Schürfwunden	14,6	–2,7
7	Sinupret (Bionorica) (Kombi)	Bronchitis, Sinusitis	10,9	–8,2
8	Pantoprazol (Activia)	z. B. Sodbrennen	10,7	+4,6
9	Ramilich (Winthrop) Ramipril (Rp)*	Bluthochdruck u. a.	10,2	+6,6
10	Thomapyrin (Boehr.–Ingelh) Kombi	Kopfschmerzen	10,1	–3,8
11	Iberogast (Steigerwald) (pflanzl.Kombi)	Magen-Darm-Beschwerden	9,8	+12,3
12	Nasic (MCM Klosterfrau) (Kombi mit Dexpanthenol)	Schnupfen	9,5	+2,4
13	ACC (Hexal) (Acetylcystein)	Hustenlöser	9,2	–24,7
14	ASS–ratiopharm (Acetylsalicylsäure)	Schmerzen, Fieber	8,5	–15,1
15	Ibu 1A PHARMA (Ibuprofen)	Schmerzen	8,3	+1,9

Tabelle 1:
Fortsetzung

Rang	Präparat (Hersteller) (Wirkstoff)	Anwendungs- gebiet	Absatz 2014 in Mio Packungen	Gegenüber 2013 in %
16	Otriven (Novartis HC) (Xylometazolin)	Schnupfen	8,2	0,0
17	L–Thyroxin Henning (Sanofi–Aventis) (Rp)*	Schilddrüsen- unterfunktion	7,8	–5,1
18	Aspirin (Bayer Health Care)	Schmerzen, Fieber	7,8	+8,4
19	Nasenspray AL (Xylometazolin)	Schnupfen	7,7	+0,3
20	Amlodipin Dexcel Rp*	z. B. Hyper- tonie	7,3	+2,9
Gesamtabsatz 2014 (Packungen)			1,51 Mrd.	–2,5
Gesamtindustrieumsatz 2014 in Euro			29,2 Mrd.	+ 4.0

Anmerkung: *Rp = rezeptpflichtig

Die Rangfolge der Mittel ist seit vielen Jahren ähnlich, auch Thomapyrin, eine Schmerzmittelkombination aus Azetylsalizylsäure, Paracetamol und Koffein (Stiftung Warentest: „Wenig geeignet, nicht sinnvolle Kombination"), rangiert immer unter den 10 meistverkauften, 2013 auf Platz 9. Ein Missbrauch im Rahmen einer zu häufigen Anwendung kann bei solchen anregenden Schmerzmitteln („Psychopharmaka" der Selbstmedikation) nicht ausgeschlossen werden, mit möglichen problematischen Auswirkungen für Magen, Nieren und Leber (vgl. auch den Beitrag von Kropp, in diesem Band). Bei den rezeptpflichtigen Mittel stehen Präparate mit dem Wirkstoff Metamizol (auch als Novaminsulfon oder Dipyron bezeichnet) im Vordergrund (vgl. z. B. Platz 5 in Tab. 1). Ob diese Verordnungsmengen aus Sicht der Patientensicherheit sinnvoll sind, wird vielfach hinterfragt. Der genannte Wirkstoff kann eine Verminderung der weißen Blutkörper (Agranulocytose), Blutbildungsstörungen (aplastische Anämie) oder Allergien bis zum Schock auslösen. Metamizol sollte daher in der ambulanten Versorgung nur dann angewendet werden, wenn sonst nicht beherrschbare schwere Schmerz- und Fieberzustände oder Koliken behandelt werden müssen – für solche Indikationen gibt es aber sicherlich Alternativen. Die Menge der Verordnungen lässt die Vermutung zu, dass sich nicht alle Ärztinnen und Ärzte an die Verordnungseinschränkung halten und dass dieses Mittel nicht entsprechend der Zulassungsbedingungen eingesetzt wird – dies wäre ein sogenannter Off-Label-Use, eine Anwendung außerhalb der zugelassenen Indikationen und damit ein verordneter Missbrauch. Dies ist unter dem Aspekt, dass Ende der 1980er Jahre wegen der schon erwähnten schwerwiegenden unerwünschten Wirkungen die Rezeptpflicht eingeführt wurde – bis dahin war das Mittel als Schmerz- und Grippemittel ohne Rezept in den Apotheken erhältlich –, schwer nachzuvollziehen (Böger & Schmidt, 2013; Hoffmann et al., 2014). In vielen Ländern kommt man ohne Metamizol aus, Opioide allein oder in Kombination mit Paracetamol werden hier vor allem als Alternativen genutzt.

6   Ein besonderes Verbrauchsproblem: Abhängigkeit

Schlafmittel und Tranquilizer aus der der Familie der Benzodiazepine sind nach wie vor am häufigsten beteiligt, wenn es um die Arzneimittelabhängigkeit geht. Noch immer muss davon ausgegangen werden, dass rund 1,2 Mio. Menschen von solchen Benzodiazepinderivaten abhängig sind, weiterhin etwa 300 000 bis 400 000 von anderen Arzneimitteln. Damit käme man auf rund 1,5 Mio. Abhängige von Arzneimitteln, einige Autoren schätzen die Zahl sogar auf 1,9 Mio. (Soyka et al., 2005). Insgesamt haben etwa 4 bis 5 % aller vielverordneten Arzneimittel ein Missbrauchs- und Abhängigkeitspotenzial.

Bei den Schlafmitteln werden mehr und mehr die sogenannten Z-Drugs eingesetzt – so genannt wegen der Wirkstoffnamen, die allesamt mit „Z" beginnen (v. a. Zopiclon und Zolpidem; vgl. Tab. 2; Glaeske, 2015) Diese Wirkstoffe gehören in die Gruppe der sogenannten Benzodiazepinagonisten, sind also Mittel, die ganz ähnlich wie die Benzodiazepine selber wirken und auch an den gleichen Rezeptoren binden. Zu Beginn der Vermarktung der Z-Drugs wurde gemutmaßt, dass diese Mittel deutlich seltener zur Abhängigkeit führen, in der Zwischenzeit liegen allerdings Studien vor, die diese unerwünschte Wirkung als ähnlich groß wie bei den Benzodiazepinen einstufen. Die langdauernde und ununterbrochene Einnahme von Benzodiazepinen und Z-Drugs (> 2 Monate) ist bei beiden Substanzgruppen mit dem hohen Risiko der Abhängigkeitsentwicklung verbunden. Insgesamt entfallen auf die Z-Drugs und alle benzodiazepinhaltigen Schlafmittel und Tranquilizer noch immer 23,3 Mio. Packungen – die meisten dieser Mittel werden Menschen verordnet, die bereits über Jahre abhängig sind (als „Entzugsvermeidungsstrategie").

Neben den genannten Mitteln fallen mit Blick auf den Arzneimittelverbrauch noch die Antidepressiva und Neuroleptika auf. Auf Antidepressiva entfallen rund 24 Mio. Packungen mit einem Industrieumsatz von etwa 500 Mio. Euro. Am häufigsten wird derzeit der Wirkstoff Citalopram verordnet. Von der zweiten großen Gruppe der Psychopharmaka, den Neuroleptika, werden 13,7 Mio. Packungen verkauft, der Industrieumsatz beträgt 588 Mio. Euro.

Tabelle 2:
Die 20 meistverkauften synthetischen Schlafmittel (Monopräparate) nach Packungsmengen im Jahre 2013 (OTC = nicht rezeptpflichtiges Arzneimittel, +++ hohes Abhängigkeitspotenzial) (IMS, 2014)

Rang	Präparat	Wirkstoff	Absatz 2013 in Tausend	Missbrauchs-/Abhängigkeitspotenzial
1	Hoggar	Doxylamin	2040,2	eher nicht*
2	Zopiclon	Zopiclon	1565,0	+++
3	Vivinox Sleep	Diphenhydramin	1116,9	eher nicht*
4	Zolpidem ratiopharm	Zolpidem	1029,6	+++
5	Zolpidem AL	Zolpidem	892,6	+++
6	Schlafsterne	Doxylamin	724,4	eher nicht*
7	Zopiclon AL	Zopiclon	641,5	+++
8	Zopiclon ratiopharm	Zopiclon	623,6	+++
9	Zolpidem 1A Pharma	Zolpidem	588,9	+++
10	Zopiclon CT	Zopiclon	579,8	+++
11	Zopiclodura	Zopiclon	524,2	+++
12	Lendormin	Brotizolam	378,5	+++
13	Betadorm D	Diphenhydramin	354,1	eher nicht*
14	Zolpidem Stada	Zolpidem	293,8	+++
15	Stilnox	Zolpidem	274,9	+++
16	Zopiclon Neuraxpharm	Zopiclon	265,9	+++
17	Noctamid	Lormetazepam	246,5	+++
18	SchlafTabs ratiopharm	Doxylamin	236,8	eher nicht*
19	Lormetazepam AL	Lormetazepam	232,8	+++
20	Zopiclon Stada	Zopiclon	221,1	+++
Gesamtabsatz synthetische Schlafmittel 2013			17401,7	
Gesamtindustrieumsatz 2013 in Euro: 63104,2				

Anmerkung: * Diese „Eher-nicht-Einschätzung" bezieht sich auf den bestimmungsgemäßen Gebrauch. Bei missbräuchlich hoch dosiertem Dauerkonsum von Diphenhydramin und Doxylamin (z. B. > 200 mg) kann es aber zu Toleranzentwicklung und Entzugssyndromen kommen.

7 Daten zum Gebrauch ausgewählter Arzneimittel

Es gibt einige wenige Untersuchungen, die in der Bevölkerung nach dem Arzneimittelkonsum fragen. Dabei zeigen sich die in Tabelle 3 dargestellten Einnahmemuster in ausgesuchten Arzneimittelbereichen.

Tabelle 3:
Prävalenz in % der mindestens einmaligen Medikamenteneinnahme in den letzten 12 Monaten (Kraus et al., 2014)

		Altersgruppen							Gesamt
		18–20	21–24	25–29	30–39	40–49	50–59	60–64	
Männer	Gesamt[1]	223	351	448	862	1174	1066	437	4561
	Schmerzmittel	49,1	55,3	56,1	65,3	61,9	49,3	43,0	56,1
	Schlafmittel	3,0	3,4	3,3	3,7	4,2	4,9	6,0	4,2
	Beruhigungsmittel	3,1	2,9	5,5	4,8	4,2	5,8	3,6	4,6
	Anregungsmittel	2,1	2,3	2,2	1,5	0,7	0,7	0,2	1,2
	Appetitzügler	0,7	0,4	0,6	0,0	0,3	0,2	0,2	0,2
	Antidepressiva	1,2	1,4	3,2	4,5	7,9	7,8	4,7	5,6
	Neuroleptika	1,4	0,4	1,5	0,7	1,1	2,1	1,6	1,3
	Anabolika	0,7	1,9	1,2	1,5	0,4	0,4	0,7	0,9
	mindestens 1 Medikament[2]	50,7	57,7	57,3	67,8	65,0	53,3	46,2	59,0
Frauen	Gesamt[1]	212	338	430	814	1126	1070	456	4446
	Schmerzmittel	71,9	75,8	75,3	71,7	71,7	62,8	49,5	68,0
	Schlafmittel	2,9	3,6	6,2	4,3	7,4	8,8	10,2	6,8
	Beruhigungsmittel	4,5	4,7	5,3	4,7	5,2	9,6	6,4	6,2
	Anregungsmittel	0,8	1,1	1,3	0,8	0,5	0,6	0,1	0,7
	Appetitzügler	0,5	0,3	0,9	0,4	1,1	0,5	0,4	0,6
	Antidepressiva	2,0	2,9	4,0	5,7	6,7	11,2	7,0	6,9
	Neuroleptika	0,3	0,3	1,0	1,0	1,5	2,6	1,4	1,5
	Anabolika	0,2	1,8	1,0	0,5	0,3	0,4	0,6	0,6
	mindestens 1 Medikament[2]	72,7	77,5	77,6	73,6	74,8	67,8	56,7	71,4

Tabelle 3:
Fortsetzung

		Altersgruppen							Gesamt
		18–20	21–24	25–29	30–39	40–49	50–59	60–64	
Gesamt	Gesamt[1]	434	689	878	1676	2300	2136	893	9007
	Schmerzmittel	60,2	65,4	65,5	68,4	66,7	56,1	46,3	61,9
	Schlafmittel	3,0	3,5	4,7	4,0	5,8	6,9	8,1	5,5
	Beruhigungsmittel	3,7	3,8	5,4	4,8	4,7	7,7	5,0	5,4
	Anregungsmittel	1,5	1,7	1,8	1,2	0,6	0,7	0,1	0,9
	Appetitzügler	0,6	0,3	0,7	0,2	0,7	0,3	0,3	0,4
	Antidepressiva	1,6	2,1	3,6	5,1	7,3	9,5	5,8	6,2
	Neuroleptika	0,9	0,3	1,3	0,8	1,3	2,4	1,5	1,4
	Anabolika	0,4	1,9	1,1	1,0	0,3	0,4	0,7	0,7
	mindestens 1 Medikament[2]	61,4	67,4	67.2	70,6	69,8	60,6	51,6	65,1

Anmerkungen: [1] = Anzahl der Fälle bezogen auf den Anteil an der Gesamtstichprobe mit validen Angaben auf mindestens einer der aufgeführten Substanzen. [2] = Schmerzmittel, Schlafmittel, Beruhigungsmittel, Anregungsmittel, Appetitzügler, Antidepressiva oder Neuroleptika.

Bei den bis zu 64-Jährigen sind vor allem die Schmerzmittel, die Antidepressiva, die Schlafmittel und Beruhigungsmittel häufig eingenommene Medikamente, natürlich neben den hier nicht aufgeführten Mitteln gegen die oft vorkommenden somatischen Erkrankungen wie Bluthochdruck, Angina pectoris, Herzinsuffizienz, Diabetes oder Asthma. Interessant ist sicherlich bei den hier genannten Gruppen, dass Frauen alle Mittel außer den Anregungsmitteln und Anabolika häufiger einnehmen als Männer – sicherlich ein Hinweis auf die notwendigen geschlechtsspezifischen Analysen im Konsum von Arzneimitteln und auf die Notwendigkeit, gesellschaftlich erkennbare Einflüsse auf den Arzneimittelverbrauch zu berücksichtigen. Wichtig ist auch der gleichzeitige Hinweis darauf, dass wegen des hohen Arzneimittelkonsums bei älteren Menschen (vgl. Abb. 1) auch die über 65-Jährigen in die Befragung mit einbezogen werden sollten.

Literatur

BfArM – Bundesinstitut für Arzneimittel und Medizinprodukte. (2015). *Zugelassene Arzneimittel. Verkehrsfähige Arzneimittel im Zuständigkeitsbereich des BfArM*. Zugriff am 26.4.2015. Verfügbar unter http://www.bfarm.de/DE/Service/Statistik/AM_statistik/statistik-verkf-amzustBfArM.html?nn=4109974

Böger, R. & Schmidt, G. (2013). Analgetika. In U. Schwabe & D. Paffrath (Hrsg.), *Arzneiverordnungs-Report 2013* (S. 257–274). Heidelberg: Springer.

Bundesverband der Arzneimittel-Hersteller e.V. (2014). *Der Arzneimittelmarkt in Deutschland in Zahlen*. Bonn: Bundesverband der Arzneimittel-Hersteller.

Coca, V. & Nink, K. (2011). Arzneimittelverordnungen nach Alter und Geschlecht. In U. Schwabe & D. Paffrath (Hrsg.), *Arzneiverordnungs-Report 2011* (S. 943–957). Heidelberg: Springer.

Coca, V. & Schröder, H. (2012). Arzneimittelverordnungen nach Alter und Geschlecht. In U. Schwabe & D. Paffrath (Hrsg.), *Arzneiverordnungs-Report 2012* (S. 965–979). Heidelberg: Springer.

Glaeske, G. (2015). Medikamente 2013 – Psychotrope und andere Arzneimittel mit Missbrauchs- und Abhängigkeitspotenzial. In Deutsche Hauptstelle für Suchtfragen (Hrsg.), *Jahrbuch Sucht 2015* (S. 102–126). Lengerich: Pabst.

Glaeske, G., Hoffmann, F., Koller, D., Tholen, K. & Windt, R. (2012). *Faktencheck Gesundheit – Antibiotika-Verordnungen bei Kindern*. Gütersloh: Bertelsmann-Stiftung.

Glaeske, G. & Schicktanz, C. (2011). *BARMER GEK Arzneimittelreport 2011. Auswertungsergebnisse der BARMER GEK Arzneimitteldaten aus den Jahren 2009 bis 2010* (Schriftenreihe zur Gesundheitsanalyse, Bd. 8). St. Augustin: Asgard.

Glaeske, G. & Schicktanz, C. (2014). *BARMER GEK Arzneimittelreport 2014. Auswertungsergebnisse der BARMER GEK Arzneimitteldaten aus den Jahren 2012 bis 2013* (Schriftenreihe zur Gesundheitsanalyse, Bd. 26). Siegburg: Asgard.

Hoffmann, F., van den Bussche, H., Wiese, B., Glaeske, G. & Kaduszkiewicz, H. (2014). Diagnoses indicating pain and analgesic drug prescription in patients with dementia: a comparison to age- and sex-matched controls. *BMC Geriatrics, 14*, 20. http://doi.org/10.1186/1471-2318-14-20

IMS – Institut für medizinische Statistik (2014). *Der Pharmazeutische Markt Deutschland 2014*. Frankfurt am Main: Institut für medizinische Statistik.

IMS – Institut für medizinische Statistik (2015). *Der Pharmazeutische Markt Deutschland 2015*. Frankfurt am Main: Institut für medizinische Statistik.

Kraus, L., Pabst, A., Gomes de Matos, E. & Piontek, D. (2014). *Kurzbericht Epidemiologischer Suchtsurvey 2012. Tabellenband: Prävalenz der Medikamenteneinnahme und medikamentenbezogener Störungen nach Geschlecht und Alter im Jahre 2012*. München: IFT Institut für Therapieforschung.

Schwabe, U. & Paffrath, D. (Hrsg.). (2012). *Arzneiverordnungs-Report 2012*. Heidelberg: Springer.

Schwabe, U. & Paffrath, D. (Hrsg.). (2014). *Arzneiverordnungs-Report 2014*. Heidelberg: Springer.

Soyka, M., Queri, S., Küfner, H. & Rösner, S. (2005). Wo verstecken sich 1,9 Millionen Medikamentenabhängige? *Der Nervenarzt, 76* (1), 72–77. http://doi.org/10.1007/s00115-004-1828-y

Stipanitz, S. (2013). *Wechselwirkung der Medikamente*. Vortrag auf dem 9. Bayrischen Selbsthilfekongress, Landshut, 25. Oktober. Zugriff am 20.07.2015. Verfügbar unter http://www.seko-bayern.de/files/schmerzforum_wechselwirkungen.pdf

Arzneimittelverbrauch und Arzneimitteltherapiesicherheit bei älteren Menschen

Ulrike Junius-Walker und Petra Thürmann

1 Steigender Arzneimittelverbrauch – nicht zuletzt aufgrund einer alternden Bevölkerung

Arzneimittelausgaben der Gesetzlichen Krankenversicherung (GKV) wachsen trotz politisch regulativer Einsparverordnungen in Deutschland stetig. 2013 wurden knapp 794 Mio. Rezepte ausgestellt und dabei 32,1 Mrd. Euro ausgegeben. Die Ausgaben im GKV-Fertigarzneimittelmarkt sind näher untersucht: Während die gesamten Nettokosten gegenüber dem Vorjahr um 4,2 % gestiegen sind, lässt sich ein wachsender Verbrauch des Arzneimittelvolumens in definierten Tagesdosen[1] von lediglich +2,1 % feststellen; der Rest der Mehrausgaben begründet sich in einer Wertsteigerung von Arzneitherapien (Schwabe & Paffrath, 2014, S. 3 ff.).

Ein überproportional hoher Anteil der Arzneimittelausgaben ist auf die ältere Population zurückzuführen. Aus Berechnungen des Arzneimittelreports 2014 geht hervor, dass 65-Jährige und Ältere 22 % der Gesamtpopulation ausmachten, sie jedoch bereits 55 % des gesamten Arzneimittelvolumens (in definierten Tagesdosen) benötigten und dabei 43 % des Umsatzes verursachten. Im Schnitt, so ergeben diese GKV-Analysen, nahmen ältere Menschen ab 65 Jahren über das Jahr gerechnet 3,8 verordnete Tagesdosen ein (Schwabe & Paffrath, 2014, S. 1065 ff.). Untersuchungen der Barmer-GEK-Arzneidaten aus dem zweiten Quartal 2012 kommen zu sehr ähnlichen Resultaten: Versicherte ab 65 Jahren nahmen in diesem Zeitraum 3,6 verschiedene Wirkstoffe ein, die einer Verordnung unterlagen (Glaeske & Schicktanz, 2013, S. 74 ff.). Ein stetig wachsender Verbrauch ist allerdings mit fortschreitendem Alter nicht zu verzeichnen. Männer zwischen 80 und 85 Jahren und Frauen zwischen 85 und 90 Jahren nahmen die höchsten Arzneimengen ein. Im noch höheren Alter sank der Verbrauch wieder (Glaeske & Schicktanz, 2013, S. 27 ff.).

Daten der GKV können nur das Segment der ärztlich verordneten und von den Kassen erstatteten Medikation abbilden. Damit ist noch nicht belegt, ob diese Medikamente – und in welcher Regelmäßigkeit – eingenommen werden. In Industrienationen beträgt die Adhärenz bei chronischen Erkrankungen im Durchschnitt 50 %, dieser Prozentsatz schwankt sehr in Abhängigkeit von der Art der Erkrankung und zahlreichen soziode-

---

[1] Die definierte Tagesdosis (defined daily dose, DDD) stellt die mittlere tägliche Erhaltungsdosis für die Hauptindikation bei einem Erwachsenen mit einem Gewicht von 70 kg dar. Es ist eine rechnerische Größe, die nicht notwendigerweise der tatsächlich angewandten Dosierung entspricht. DDD erlaubt die Berechnung einer gesamten Arzneimenge unabhängig von ihren Wirkstoffen.

mografischen Faktoren (World Health Organization, 2003). Um sich über die Personen bezogene Medikamentenanwendung ein Bild zu machen, ist es sinnvoll, auch andere Erhebungsquellen zu Rate zu ziehen. Bei Umfragen von Bürgern, Versicherten und Patienten ist davon auszugehen, dass über die tatsächlich verordneten und frei erhältlichen Medikamente berichtet wird. Allerdings muss hier je nach Fragestellung mit einem „recall bias" (verzerrte Erinnerung) gerechnet werden; weiterhin ist nicht identifizierbar, ob die tatsächlich eingenommenen Medikamente oder solche, die auf einem persönlichen Medikamentenplan stehen, angegeben werden. Es kommt weiterhin auf die Zielgruppe an: die in Praxen befragten Patienten nehmen sicherlich mehr Medikamente ein als solche, die sich außerhalb von medizinischen Einrichtungen befinden. In der repräsentativen Erhebung DEGS, „Studie zur Gesundheit Erwachsener in Deutschland" des Robert Koch-Instituts von 2008 bis 2011, wurde eine Stichprobe der Bevölkerung in Deutschland im Alter von 18 bis 79 Jahren gezogen. Insgesamt nahmen 7092 Personen an der Arzneimittelbefragung teil. Dabei ging es um die Medikamenteneinnahme der letzten 7 Tage. Die 70- bis 79-Jährigen berichteten über den höchsten Arzneiverbrauch von im Mittel 5,5 Präparaten (Frauen) und 4,7 Präparaten (Männer; Knopf & Grams, 2013). Eine Befragung von 1936 hausärztlichen Patienten ab 72 Jahren (mittleres Alter 78 Jahre) ergab eine Einnahme von im Schnitt 5,9 (± 3,2) unterschiedlicher und regelmäßig eingenommener Medikamente. Vier Fünftel der angegebenen Medikamente waren rezeptpflichtig (Thürmann, 2010). Kreislaufwirksame Medikamente wurden den älteren Patienten am häufigsten verschrieben. Mehr als zwei Drittel der Frauen und Männer nahmen ein Medikament mit Wirkung auf das Renin-Angiotensin-System ein. Ein antithrombotisches Mittel erhielten mehr als die Hälfte der Frauen und Männer. An dritter Stelle lagen die ß-Adrenorezeptor-Antagonisten.

2   Selbstmedikation im Alter

Die Selbstmedikation, gemeint ist in diesem Kontext die eigeninitiativ und ohne Rezept erworbene Medikation, ist eine entscheidende Größe auf dem deutschen Arzneimittelmarkt.[2] Im Jahr 2013 wurden fast so viele Packungseinheiten (PE) für rezeptfreie Arzneimittel (709 Mio. PE) in der Apotheke ausgegeben wie rezeptpflichtige (710 Mio. PE). Von den rezeptfreien Mitteln ließen sich 83 % auf Selbstmedikation zurückführen, 17 % waren vom Arzt verordnete rezeptfreie Medikamente (Bundesverband der Arzneimittel-Hersteller, 2013). Mehr noch als bei den verordneten steigt die Einnahme der eigeninitiativ erworbenen Medikamente seit den 90er Jahren kontinuierlich. Nach einer Online-Befragung von 2004 gibt es hierfür verschiedene Gründe, wobei der Wunsch, sich ohne Arzt selbst zu heilen, der häufigste ist. An zweiter Stelle stehen Mittel zur Vorbeugung und an dritter Stelle der Erwerb eines nicht verschreibungspflichtigen Medikaments, das inzwischen aus der Erstattungsfähigkeit ausgegrenzt wurde

---

[2]   Von anderen Autoren wird unter Selbstmedikation auch die Einnahme ärztlicher verordneter Medikation verstanden, wobei die Verordnung jedoch zu einem früheren Zeitpunkt stattfand (z. B. Reste von Antibiotika und Schmerzmitteln in der Hausapotheke) oder für eine andere Person veranlasst wurde (oftmals LebenspartnerIn und andere nahestehende Personen).

(Forschungsgruppe Wahlen Online, 2004). Die Gruppe der älteren Menschen verhält sich, was die Selbstmedikation angeht, nicht substanziell anders als jüngere. Eine repräsentative Umfrage mit 3000 GKV-Versicherten aus dem vierten Quartal 2006 zeigt, dass 47 % der Männer und 64 % der Frauen ab 60 Jahren in diesem Zeitraum eigeninitiativ Arzneimittel einnahmen – nicht wesentlich mehr als über alle Altersgruppen hinweg (46 % der Männer, 63 % der Frauen). Allerdings stieg die Menge an Präparaten mit dem Alter: 7,2 Präparate im Vergleich zu 6,0 Präparaten in der Gesamtstichprobe (Zok, 2006; vgl. auch die Angaben zur Selbstmedikation von jungen und alten Menschen im Beitrag von Eichenberg, Auersperg & Brähler, in diesem Band). Während jüngere Menschen eher zu Hustenmitteln greifen, steht der präventive Aspekt für Ältere im Vordergrund. Gut zwei Drittel aller Einkäufe fallen auf Vitamine, Mineralstoffe und Stärkungsmittel, gefolgt von Schmerzmitteln (Zok, 2012).

3 Geschlechtsunterschiede

Geschlechtsunterschiede beim Arzneiverbrauch sind auch im Alter vorhanden. Frauen nehmen insgesamt mehr Medikamente ein als Männer. Eine Analyse zu den DDD-Volumen der GKV zwischen Männern und Frauen zeigt, dass Frauen ein um 19 % höheres verordnetes Arzneimittelvolumen erhalten als Männer. Dieser Unterschied bezieht sich auf das jüngere bis mittlere und wiederum sehr hohe Lebensalter. In der Altersgruppe der 60- bis 74-Jährigen verordnen Ärzte den Männern geringfügig mehr definierte Tagesdosen als den Frauen. Das Verhältnis kehrt sich ab 75 Jahren wieder um. Frauen erhalten nebst Gynäkologika mehr Osteoporosemittel, Schilddrüsentherapeutika, Analgetika und Psychopharmaka. Männer nehmen neben Urologika mehr Medikamente zur Senkung des kardiovaskulären Risikos ein, wie antithrombotische Mittel und Lipidsenker (Schwabe & Paffrath, 2014, S. 1065 ff.). Es gibt Hinweise darauf, dass bei der kardiovaskulären Sekundärprävention noch immer Verschreibungsunterschiede bestehen, die durch geschlechtsspezifische Risiken allein nicht zu erklären sind (Koopmann et al., 2013). Bei der Selbstmedikation ist der Frauenanteil in allen Altersgruppen deutlich höher als der Männeranteil. Besonders deutlich sind diese Unterschiede für Nahrungsergänzungsmittel, für den Analgetika- und Antiphlogistikagebrauch sowie für Psychopharmaka (Knopf & Grams, 2013).

4 Multimorbidität und Polypharmazie sind häufige Phänomene im Alter

Mit dem kontinuierlichen Anstieg der mittleren Lebenserwartung, die für Frauen und Männer bei 83 bzw. 78 Jahren liegt (Statistisches Bundesamt, 2015), manifestieren sich auch vermehrt chronische Erkrankungen. Hausärztlich dokumentierte Diagnosen von ca. 13 500 Patienten aus Nijmegen belegen, dass 30 % der 65- bis 74-Jährigen und 55 % der über 74-Jährigen unter mindestens drei chronischen Erkrankungen leiden (Uijen & Lisdonk, 2008). Zu den fünf häufigsten Diagnosen der multimorbiden Patienten zählen Hypertonie (bei 80 % aller älteren Patienten), Hypercholesterinämie (59 %), Rückenschmerz (50 %), Gelenkarthrose (43 %) und ein Diabetes (29 %; van den Bussche et al., 2013). Diese Erkrankungen finden sich auch unter den häufigsten Multimorbiditätsmustern wieder, wobei hier jedoch weiterhin die ischämische Herzerkrankung einzubeziehen ist. Menschen mit chronischen Mehrfacherkrankungen (Multimorbidität) nehmen deutlich vermehrt medizinische Leistungen in Anspruch und zwar beratende, diagnostische und therapeutische Leistungen im hausärztlichen Bereich, aber auch fachärztliche sowie stationären Leistungen. Beispielsweise steigen Anzahl und Länge der Krankenhausaufenthalte deutlich mit zunehmender Erkrankungszahl (Lehnert & König, 2012).

Wenn chronische Erkrankungen mit dem Alter hinzukommen, findet meist auch eine Addition medikamentöser Therapien statt. Nach einer Analyse der Barmer-GEK nehmen 33 % der Versicherten ab 65 Jahren mindestens fünf verordnete Medikamente ein (Glaeske & Schicktanz, 2013, S. 74 ff.). Zu ähnlichen Ergebnissen kommt das Wissenschaftliche Institut der AOK auf Grundlage einer Versichertenbefragung der gleichen Altersgruppe. Demnach erhalten 27 % der älteren Versicherten fünf und mehr verordnete Medikamente (Zok, 2012). Nach einer hausärztlichen Patientenbefragung (ab 70 Jahren) sind über die Hälfte der Patienten und Patientinnen (53 % bzw. 54 %) von einer solchen Mehrfacheinnahme verordneter und eigeninitiativ gekaufter Medikamente betroffen (Junius-Walker et al., 2007).

Unter Polypharmazie wird meist die gleichzeitige Einnahme von mindestens fünf Medikamenten verstanden, jedoch variieren die Definitionen von mindestens zwei bis sechs Medikamenten bis zum Gebrauch unnötiger Medikamente (Neuner-Jehle, 2013). Die Ursachen einer Vielverschreibung sind vielfältig. Durch die Ausrichtung der ärztlichen Versorgung auf Einzelerkrankungen mit ihren evidenzbasierten Therapien ergibt sich für Patienten mit Multimorbidität eine Aneinanderreihung von medikamentösen Behandlungen. Begünstigt wird der Fokus auf Einzelerkrankungen durch das traditionelle Sprechstundenformat, das anliegenorientiert verläuft und oft in der Verordnung „a pill for every ill" mündet. Zusätzliche Verschreibungen durch Spezialisten, nach Krankenhausaufenthalten und die Behandlung potenzieller Arzneimittelnebenwirkungen durch weitere Medikamente ziehen eine Verschreibungskaskade nach sich (Burkhardt & Wehling, 2010). Nicht zuletzt beeinflusst die Lobby der Pharmaindustrie das ärztliche Verschreibungsverhalten. Der Hausarzt versteht sich hierbei als „Rad" im System (vgl. Hausärztliche Leitlinie „Multimedikation"; Leitliniengruppe Hessen, 2014).

5 Polypharmazie gefährdet die Patientensicherheit

Polypharmaziebegünstigende Faktoren sowie deren Auswirkungen sind komplex und tragen dazu bei, dass das Thema einer adäquaten Pharmakotherapie in der Praxis bisher wenig durchdrungen ist. Die Konsequenzen einer additiven Vielverschreibung werden dort eher unterschätzt (Burkhardt & Wehling, 2010). Eine Multimedikation begünstigt unerwünschte Arzneimittelwirkungen (UAWs) und Medikationsfehler (Leendertse et al., 2008; Marengoni et al., 2014). Zu den UAWs tragen potenziell inadäquate Medikamente im Alter bei (PIM; vgl. Abschnitt 6), Arzneimittelinteraktionen, wiederum Medikationsfehler und auch eine fehlende Therapietreue.

Als typische anticholinerge Nebenwirkungen gelten beispielsweise Delirium, Schwindel, Atemnot, trockener Mund, Verstopfung, Probleme beim Wasserlassen und Schlafstörungen (Neuner-Jehle, 2013; Bundesministerium für Bildung und Forschung, 2012). Blutungen (Gerinnungshemmer und nicht steroidale Antirheumatika), Hypoglykämien (antidiabetische Therapie) sowie Stürze stellen häufige und gefährliche UAWs dar (Rottenkolber et al., 2011; Corsinovi et al., 2009), die zu Hospitalisierungen führen, teilweise sogar mit Todesfolge (Beer et al., 2011). Insgesamt sind etwa 5 % aller Krankenhauseinweisungen auf arzneimittelbedingte UAWs zurückzuführen; bei älteren Patienten mit Multimedikation wird dieser Prozentsatz noch deutlich höher geschätzt. Für Deutschland bedeutet dies jährlich ca. 160 000 bis 800 000 UAW-bedingte stationäre Aufnahmen und etwa 10 000 bis 40 000 Todesfälle (Amann et al., 2012). Ein sorgfältiges Verschreiben und Monitoring könnte nicht nur Leben retten, sondern auch unnötige Kosten reduzieren. Modellrechnungen zufolge können jährlich zwischen 816 Mio. und 1,3 Mrd. Euro eingespart werden (Stark et al., 2011). Wesentliche Grundlagen für eine sichere (Poly-)Pharmakotherapie sind nicht nur pharmakologisches Wissen, Interaktionsüberprüfung und Monitoring, sondern die Kenntnis der gesamten Medikation des Patienten. Aus diesem Grund war die Forderung nach einem standardisierten, möglichst elektronisch und in Papierform existierenden Medikationsplan eine der wesentlichen Bestandteile des Aktionsplans Arzneimitteltherapiesicherheit des Bundesministeriums für Gesundheit (Aly, 2013). Mittlerweile wurde im Rahmen des eHealth-Gesetzes ab Oktober 2016 ein Medikationsplan für jeden Patienten, der mindestens drei Medikamente einnimmt, verpflichtend gemacht (Bundesregierung, 2015).

6 Potenziell inadäquate Medikamente im Alter (PIM)

Medikamente können bei älteren Menschen eine andere Wirkung und Wirkdauer entfalten. Dies lässt sich zurückführen auf eine altersbedingte Abnahme wichtiger Körperfunktionen, etwa einer verminderten renalen Elimination und hepatischen Metabolisierung, auf eine höhere Empfindlichkeit für anticholinerge und sedierende Effekte im Nervensystem und auch auf fehlende Kompensationsmöglichkeiten, weil sich Regulationsmechanismen und die Bindung zwischen Arzneimitteln und Rezeptoren verändern. Hochaltrige Menschen haben zudem eine geringere Muskelmasse und ihr Immunsystem ist oft schwächer (Wehling & Peiter, 2003). Abgesehen von altersbedingten Veränderungen sind es die chronischen Erkrankungen selbst, die veränderte Körperfunktionen verursachen und schädliche Arzneimittelwirkungen begünstigen können. Aus diesem Grund sind zahlreiche Arzneimittel wegen ihrer pharmakologischen Wirkung und/oder möglicher Nebenwirkungen als ungeeignet für ältere Menschen eingestuft worden. Bei diesen potenziell inadäquaten Medikamenten (PIM) ist zu befürchten, dass das Risiko einer UAW bei älteren Menschen den klinischen Nutzen überwiegt, insbesondere wenn besser verträgliche Alternativen vorhanden sind. Im Rahmen des vom Bundesministerium für Bildung und Forschung geförderten Verbundprojektes PRISCUS[3] wurde eine Liste potenziell inadäquater Medikamente (Priscus-Liste) für Deutschland entwickelt und konsentiert (Holt et al., 2010). Sie enthält 83 Arzneistoffe aus 18 Arzneistoffklassen.

Eine Untersuchung von 25,6 Mio. AOK-Versicherten ab 65 Jahren im Jahr 2011 belegt, dass 5 % aller verordneten Packungen einer PIM-Verordnung entsprach. Hausärzte verschrieben dabei die meisten PIM-Medikamente, was nicht weiter verwundert, da sie in aller Regel die medikamentöse Betreuung älterer Patienten übernehmen. Bezogen auf das gesamte Verordnungsvolumen verordneten Hausärzte dagegen leicht unterdurchschnittlich viele Priscus-Medikamente (Thürmann & Selke, 2014). 26 % aller älteren Versicherten nahmen nach dieser Statistik zumindest ein PIM-Medikament ein. Der Anteil der Versicherten mit PIM-Verordnung war bei Frauen im Alter von 80 bis 84 Jahren mit 30 % und bei Männern im Alter von 85 bis 89 Jahren mit 25 % am höchsten. Bei Erhebungen im hausärztlichen Bereich lag der PIM-Bestand mit 17 bis 18 % aller älteren Patienten etwas darunter (Thiem et al., 2011). Faktoren, die mit einer PIM-Einnahme einhergehen, sind in einer multivariaten logistischen Regressionsanalyse von 74 000 älteren AOK-Versicherten exploriert worden. Hier erwiesen sich das zunehmende Alter, weibliches Geschlecht und Polypharmazie als Prädiktoren für eine inadäquate Einnahme von Medikamenten (Schubert et al., 2013). Ein anderes Mehrebenen-Modell mit Arzneidaten von knapp 3 300 älteren Teilnehmern aus der Age-CoDe-Kohorte konnte den Einfluss des Geschlechts auf eine PIM-Verordnung jedoch nicht bestätigen (Zimmermann et al., 2013). Geschlechtsspezifische Unterschiede werden jedenfalls deutlich, wenn es um die Art der PIM-Verordnungen geht. Ältere Männer erhalten PIMs vor allem zur Therapie kardiovaskulärer Erkrankungen. In der Analyse der AOK-Daten (siehe oben; Thürmann & Selke, 2014) machten sie 27 % aller PIM-Tagesdosen aus. Weitere 17 % der PIM-Tagesdosen bezogen sich auf Sedativa und Hypnotika. Fast die Hälfte aller PIM-Verordnungen für ältere Frauen steht mit einer Therapie psychischer Probleme in Verbindung. Nach den AOK-Daten waren 22 % aller PIM-Tagesdosen der Frauen auf Sedativa, Hypnotika zurückzuführen und weitere 22 % auf Antidepressiva.

Ein erheblicher Anteil älterer Patienten nimmt während eines Krankenhausaufenthaltes PIM-Medikamente ein. Das wurde in einer Studie mit 308 Patienten aus der stationären Geriatrie untersucht. 35 % der geriatrischen Patienten kamen mit zumindest einem PIM-Medikament zur Aufnahme, 43 % erhielten ein PIM während des Aufenthaltes und noch 29 % bei Entlassung. Sedativa und Hypnotika spielten auch während des Aufenthaltes eine maßgebliche Rolle (Siebert et al., 2013).

Heimbewohner sind möglicherweise dem größten Risiko einer PIM-Verordnung ausgesetzt. Eine erste Erhebung anhand der Priscus-Liste bei 549 Bewohnern im südbadischen Raum ergab einen Bewohneranteil mit mindestens einem PIM von 40 % (Böhme et al., 2011). Eine Untersuchung der Krankenkassendaten mit einer französischen PIM-Liste, die eine geringere Medikamentenzahl beinhaltet, ergab einen gerin-

---

[3] Priscus (lat.) bedeutet altehrwürdig.

geren Anteil von Heimbewohnern mit PIM von 22 % über einen Untersuchungszeitraum von 3 Monaten. In dieser Stichprobe nahm die PIM-Vergabe mit sehr hohem Alter ab (Kölzsch et al., 2011).

Anhand verschiedener Analysen von Routinedaten der Krankenkassen konnte gezeigt werden, dass die Einnahme von PIM mit einem erhöhten Risiko für eine Hospitalisierung allgemein (Henschel et al., 2015) oder bedingt durch Stürze mit konsekutiven Frakturen (Bauer et al., 2012) verbunden ist. Allerdings ist bisher noch nicht erkenntlich, dass das ärztliche Wissen um die PIM-Medikamente tatsächlich zu einer Reduktion in der Verordnung führt (Linder et al., 2014) und ob das Absetzen von PIM auch eine geringere Rate unerwünschter Ereignisse nach sich zieht.

7 Einstellung zu Medikamenten und Adhärenz

Das Vertrauen in den verschreibenden Arzt spielt für ältere Patienten eine sehr große Rolle. 71 % von 1 000 älteren GKV-Versicherten, die an einer Umfrage teilnahmen, gaben an, dass ihr Arzt wisse, was in Bezug auf die Medikation am besten für sie sei (Zok, 2012). Dieses Vertrauen legt Ärzten trotz geringerer Verordnungserwartung im höheren Alter eine große therapeutische Verantwortung auf. Sie kann jedoch nur geteilt werden, wenn Ärzte mit ihren Patienten über Verordnungsentscheidungen mehr als bisher sprechen, und Patienten zugleich gefordert werden, sich aktiv über ihre Medikation zu informieren. Dass hier ein Informationsdefizit besteht, bestätigt die oben genannte Umfrage. Ein Drittel der befragten Versicherten war bei allgemeinen Fragen zu altersbedingter Anfälligkeit für Arzneimittelnebenwirkungen verunsichert und wusste nicht, ob es sich tatsächlich so verhält. Möglicherweise bedingt auch ein begrenztes Risikobewusstsein gegenüber Arzneimitteln die geringe Informiertheit (Zok, 2012).

Ältere Patienten sind in der Regel therapietreuer in der Medikamenteneinnahme als jüngere. Jedoch sinkt diese Adhärenz signifikant, wenn mehrere Medikamente gleichzeitig eingenommen werden (Rottländer et al., 2007). Es scheint, dass ältere Patienten zu wenig von ihren Erfahrungen mit Medikamenten rückmelden und sehr zurückhaltend sind, über abweichendes Einnahmeverhalten zu sprechen (Schäffer et al., 2007). Oft haben Patienten aber gute Gründe für ihre geringere Adhärenz. Eine systematische Übersichtsarbeit befasst sich mit diesen Gründen: Neben patientenassoziierten Faktoren, wie z. B. geringe Bildung oder auch Schwierigkeiten beim Einnehmen, sind medikationsbedingte, ökonomische, gesundheitssystembedingte und auch erkrankungsassoziierte Faktoren zu nennen (Jin et al., 2008). Noch gehen Ärzte und Patienten in der Anzahl der verordneten bzw. eingenommenen Medikamente wenig konform. In einer Stichprobe älterer hausärztlicher Patienten mit Polypharmazie gab es nur eine 43 %ige Übereinstimmung hinsichtlich der Anzahl der verordneten bzw. eingenommenen Medikamente. In der Regel gingen Hausärzte von weniger Medikamenten aus (Junius-Walker et al., 2007).

8 Heimbewohner als besondere Risikogruppe

Die Arzneimitteltherapiesicherheit ist unter Heimbewohnern besonders gefährdet. Derzeit sind in Deutschland 713 000 Heimbewohner registriert mit steigender Tendenz. Im Jahr 2030 rechnet man damit, dass die Zahl der Bewohner auf 1 138 000 ansteigt (Rothgang et al., 2012). Die Mehrheit ist mobilitätseingeschränkt und multimorbide, und ungefähr die Hälfte leidet unter kognitiven Beeinträchtigungen (Urhan & Schaefer, 2010). Infolgedessen ist Polypharmazie die Regel. Im Schnitt nehmen Heimbewohner auf die Dauer sechs unterschiedliche Medikamente ein. Jeder zehnte Bewohner erhält sogar mehr als zehn Arzneimittel (Bader et al., 2003). Dabei ist der Anteil der Psychopharmaka besonders hoch. In einer Studie in Münchner Altenheimen erhielten 56% der Bewohner psychisch wirksame Mittel (Molter-Bock et al., 2006). Dies wurde in einer weiteren Studie über 136 Einrichtungen aus Deutschland und Österreich bestätigt (Richter et al., 2012). Unerwünschte arzneimittelbedingte Ereignisse (UAEs) treten auch deshalb in dieser Population besonders häufig auf. In einer Studie aus Nordrhein-Westfalen wurde festgestellt, dass die 30-Tage-Inzidenz von UAEs 7,8 pro 100 Heimbewohner betrug. Jedes dritte Ereignis war schwerwiegend oder lebensbedrohlich und führte zu einem Arztkontakt. 70% der UAEs wurde als vermeidbar eingestuft (Thürmann, 2010). Das medikamentöse Management der Heimbewohner ist besonders aufwendig. Viele Berufsgruppen sind an der Versorgung beteiligt, wobei wenig schnittstellenübergreifende Zusammenarbeit erfolgt. In der Regel beliefern schon einmal mehrere Pharmazeuten ein Heim. Hinzu kommt eine Vielzahl von Ärzten, die die Gesamtheit der Bewohner medizinisch versorgt. Durch die vielen Ansprechpartner wird das Pflegepersonal vor hohe zeitliche und organisatorische Anforderungen gestellt. Dabei reicht häufig die Personalbesetzung nur für die direkte Versorgung der Heimbewohner aus; Zeitressourcen für die Begleitung des Arztes oder dessen individuelle Wünsche fehlen. Wenn dann noch mehrere Fachärzte einen Patienten versorgen, kann es vorkommen, dass Verordnungen nicht aufeinander abgestimmt werden. Eine systematische Beobachtung von UAWs wird von keiner Berufsgruppe vorgenommen. Es zeigt sich, dass multidisziplinäre Ansätze erforderlich sind und besonders im Schnittstellenmanagement Qualitätsreserven für eine adäquate und sichere medikamentöse Versorgung liegen.

9 Fazit

Ältere Menschen nehmen viele Medikamente ein. Bei Multimorbidität und im Heimsetting ist Polypharmazie bereits der Normalfall. Das führt nicht nur zu einem Anstieg der Arzneimittelausgaben, sondern gefährdet auch die Gesundheit der Betroffenen. Diese Gefährdung liegt nach heutigen Erkenntnissen nicht nur bei der Vielfacheinnahme verordneter Medikamente vor, sondern auch bei der (zusätzlichen) Einnahme selbstgekaufter Mittel. Deshalb geraten Themen der Patientensicherheit zunehmend in den Mittelpunkt gesundheitspolitischer Forderungen und wissenschaftlicher Überlegungen. Die Arzneimitteltherapiesicherheit ist inzwischen in die Versorgungsforschung des Rahmenprogramms Gesundheitsforschung der Bundesregierung aufgenommen worden. Hierbei soll es um die Bearbeitung komplexer Fragestellungen gehen. Sie beziehen sich neben der Erforschung der arzneibedingten Nebenwirkungen unter Alltagsbedingungen auf strukturelle Gegebenheiten und Arbeitsabläufe des Medikamentenmanagements, auf Fragen der Aus-, Fort- und Weiterbildung, auf den Ausbau von qualitativ hochwertigen Informations- und Kommunikationsmöglichkeiten (auch IT) sowie auf die Beteiligung und Adhärenz von Arzneimittelanwendern. Im Aktionsplan des Bundesministeriums für Gesundheit zur Verbesserung der Arzneimitteltherapiesicherheit (AMTS 2013–2015) werden deshalb Themen in den Vordergrund gestellt, die genau diesen Fragestellungen entsprechen (Bundesministerium für Gesundheit, 2013).

Literatur

Aly, A. (2013). Medikationsplan für den Überblick. *Deutsches Ärzteblatt, 110*, A751–752.

Amann, C., Hasford, J. & Stausberg, J. (2012). Hospital admission due to adverse drug events (ADE): an analysis of German routine hospital data of 2006. *Gesundheitswesen, 74*, 639–644.

Bader, A., auf dem Keller, S., Puteanus, U. & Wessel, T. (2003). Erhalten die Bewohner von Pflegeheimen vor Ort die richtigen Arzneimittel? *Gesundheitswesen, 65*, 236–242. http://doi.org/10.1055/s-2003-39026

Bauer, T. K., Lindenbaum, K., Stroka, M. A., Engel, S., Linder, R. & Verheyen, F. (2012). Fall risk increasing drugs and injuries of the frail elderly – evidence from administrative data. *Pharmacoepidemiology and Drug Safety, 21* (12), 1321–1327. http://doi.org/10.1002/pds.3357

Beer, C., Hyde, Z., Almeida, O. P., Norman, P., Hankey, G. J., Yeap, B. B. & Flicker, L. (2011). Quality use of medicines and health outcomes among a cohort of community dwelling older men: an observational study. *British Journal of Clinical Pharmacology, 71*, 592–599. http://doi.org/10.1111/j.1365-2125.2010.03875.x

Böhme, K., Grandt, D., Kossow, S. & Niebling, W. (2011). *Die PRISCUS-Liste – Prävalenz von potenziell altersinadäquater Medikation in Alten- und Pflegeheimen.* Forum Medizin, 21, 45. Kongress für Allgemeinmedizin und Familienmedizin, Salzburg.

Bundesministerium für Bildung und Forschung. (2012). *Medikamente im Alter: Welche Wirkstoffe sind ungeeignet?* Zugriff am 05.05.2015. Verfügbar unter http://www.bmbf.de/pub/Medikamente_im_Alter.pdf

Bundesministerium für Gesundheit. (2013). *Aktionsplan 2013–2015 zur Verbesserung der Arzneimitteltherapiesicherheit in Deutschland.* Zugriff am 08.04.2016. Verfügbar unter http://www.bmg.bund.de/fileadmin/dateien/Downloads/A/Arzneimittelversorgung/Aktionsplan_2013_-_2015.pdf

Bundesregierung. (2015). *Gesetzentwurf der Bundesregierung. Entwurf eines Gesetzes für sichere digitale Kommunikation und Anwendungen im Gesundheitswesen.* Zugriff am 11.06.2015. Verfügbar unter http://www.bmg.bund.de/fileadmin/dateien/Downloads/E/eHealth/150527_Gesetzentwurf_E-Health.pdf

Bundesverband der Arzneimittel-Hersteller e.V. (2013). *Der Arzneimittelmarkt in Deutschland in Zahlen. Verordnungsmarkt und Selbstmedikation 2013.* Berlin: Krahe Druck.

Burkhardt, H., Wehling, M. (2010). Probleme bei der Pharmakotherapie älterer Menschen. *Internist, 51*, 737–748. http://doi.org/10.1007/s00108-010-2582-9

Corsinovi, L., Bo, M., Ricauda Aimonino, N., Marinello, R., Gariglio, F., Marchetto, C., Gastaldi, L. et al. (2009). Predictors of falls and hospitalization outcomes in elderly patients admitted to an acute geriatric unit. *Archives of Gerontology and Geriatrics, 49*, 142–145. http://doi.org/10.1016/j.archger.2008.06.004

Forschungsgruppe Wahlen Online. (2004). *Selbstmedikation und Internet*. Zugriff am 21.05.2015. Verfügbar unter http://www.forschungsgruppe.de/Umfragen/Archiv__weitere_Umfragen/Selbstmedikation/Selbstmedik_Internet.pdf

Glaeske, G. & Schicktanz, C. (2013). *Barmer GEK Arzneimittelreport 2013. Auswertungsergebnisse der BARMER GEK Arzneimitteldaten aus den Jahren 2011 bis 2012* (Schriftenreihe zur Gesundheitsanalyse, Bd. 20). Siegburg: Asgard.

Henschel, F., Redaelli, M., Siegel, M. & Stock, S. (2015). Correlation of incident Potenzially inappropriate medication prescriptions and hospitalization: An analysis based on the PRISCUS-List. *Drugs – Real World Outcomes, 2*, 249–259. http://doi.org/10.1007/s40801-015-0035-4

Holt, S., Schmiedl, S. & Thürmann, P. (2010). Potenziell inadäquate Medikation für ältere Menschen: Die PRISCUS-Liste. *Deutsches Ärzteblatt, 107*, 543–551.

Jin, J., Sklar, G., Min Sen Oh, V. & Chuen Li, S. (2008). Factors affecting therapeutic compliance: A review from the patient's perspective. *Journal of Therapeutics and Clinical Risk Management, 4*, 269–286.

Junius-Walker, U., Theile, G. & Hummers-Pradier, E. (2007). Prevalence and predictors of polypharmacy among older primary care patients in Germany. *Family Practice, 24*, 4–19.

Knopf, H. & Grams, D. (2013). Arzneimittelanwendung von Erwachsenen in Deutschland. Ergebnisse der Studie zur gesundheit Erwachseneer in Detuchland (DEGSI1). *Bundesgesundheitsblatt – Gesundheitsforschung – Gesundheitsschutz, 56*, 868–877.

Kölzsch, M., Kopke, K., Fischer, T., Hofmann, W., Kuhnert, R., Bolbrinker, J. et al. (2011). Prescribing of inappropriate medication in nursing home residents in Germany according to a French consensus list: a cross-sectional cohort study. *Pharmacoepidemiology and Drug Safety, 20*, 12–19. http://doi.org/10.1002/pds.2005

Koopman, C., Vaartjes, I., Heintjes, E. M., Spiering, W., van Dis, I., Herings, R. M. & Bots, M. L. (2013). Persisting gender differences and attenuating age differences in cardiovascular drug use for prevention and treatment of coronary heart disease, 1998–2010. *European Heart Journal, 34*, 3198–3205.

Leendertse, A. J., Egberts, A. C., Stoker, L. J. & van den Bemt, P. M. (2008). Frequency of and risk factors for preventable medication-related hospital admissions in the Netherlands. *Archives of Internal Medicine, 168*, 1890–1896.

Lehnert, T. & König, H. H. (2012). Auswirkungen von Multimorbidität auf die Inanspruchnahme medizinischer Versorgungsleistungen und die Versorgungskosten. *Bundesgesundheitsblatt – Gesundheitsforschung – Gesundheitsschutz, 55*, 685–692.

Leitliniengruppe Hessen. (2014). *Hausärztliche Leitlinie Multimedikation. Empfehlung zum Umgang mit Multimedikation bei Erwachsenen und geriatrischen Patienten*. Version 1.09 vom 16.04.2014. Zugriff am 08.04.2016. Verfügbar unter http://www.pmvforschungsgruppe.de/pdf/03_publikationen/multimedikation_ll.pdf

Linder, R., Schneider, U., Köthemann, M. & Verheyen, F. (2014). Ärztliches Verordnungsverhalten von potenziell inadäquaten Medikamenten für ältere Menschen. Eine Potenzialanalyse anhand der PRISCUSListe auf Basis von TK-Routinedaten. *Deutsche Medizinische Wochenschrift, 139*, 983–989.

Marengoni, A., Pasina, L., Concoreggi, C., Martini, G., Brognoli, F., Nobili, A. et al. (2014). Understanding adverse drug reactions in older adults through drug–drug interactions. *European Journal of Internal Medicine, 25*, 843–846. http://doi.org/10.1016/j.ejim.2014.10.001

Molter-Bock, E., Hasford, J. & Pfundstein, T. (2006). Psychopharmakologische Behandlungspraxis in Münchener Altenpflegeheimen. *Zeitschrift für Gerontologie und Geriatrie, 39*, 336–343. http://doi.org/10.1007/s00391-006-0401-7

Neuner-Jehle, S. (2013). Weniger ist mehr – wie Polypharmazie vermeiden? *Praxis, 102*, 21–27. http://doi.org/10.1024/1661-8157/a001161

Richter, T., Mann, E., Meyer, G., Haastert, B. & Köpke, S. (2012). Prevalence of psychotropic medication use among German and Austrian nursing home residents: a comparison of 3 cohorts. *Journal of the American Medical Directors Association, 13*, 187. http://doi.org/10.1016/j.jamda.2011.03.007

Rothgang, H., Müller, R. & Unger, R. (2012). *Themenreport „Pflege 2030". Was ist zu erwarten – was ist zu tun?* Gütersloh: Bertelsmann Stiftung.

Rottenkolber, D., Schmiedl, S., Rottenkolber, M., Farker, K., Slajé, K., Mueller, S. et al. (2011). Adverse drug reactions in Germany: direct costs of internal medicine hospitalizations. *Pharmacoepidemiology and Drug Safety, 20*, 626–634. http://doi.org/10.1002/pds.2118

Rottländer, D., Scherner, M., Schneider, T. & Erdmann, E. (2007). Multimedikation, Compliance und Zusatzmedikation bei Patienten mit kardiovaskulären Erkrankungen. *Deutsche Medizinische Wochschrift, 132*, 139–144. http://doi.org/10.1055/s-2007-959300

Schaeffer, D., Müller-Mundt, G. & Haslbeck, J. (2007). *Bewältigung komplexer Medikamentenregime bei chronischen Erkrankungen – Herausforderungen aus der Sicht der Gesundheitsprofessionen* (Veröffentlichungsreihe des Instituts für Pflegewissenschaft an der Universität Bielefeld, P07–134). Bielefeld: IPW.

Schubert, I., Küpper-Nybelen, J., Ihle, P. & Thürmann, P. (2013). Prescribing potentially inpropriate medication (PIM) in Germany's elderly as indicated by the PRISCUS list. An analysis based on regional claims data. *pharmacoepidemiol drug safety, 22*, 719–727.

Schwabe, U. & Paffrath, D. (Hrsg.). (2014). *Arzneimittelreport*. Heidelberg: Springer.

Siebert, S., Elkeles, B., Hempel, G., Kruse, J. & Smolich, M. (2013). Die Priscus Liste im klinischen Test. Praktikabilität und Vergleich mit internationalen PIM-Listen. *Zeitschrift für Gerontologie und Geriatrie, 46*, 35–47. http://doi.org/10.1007/s00391-012-0324-4

Stark, R. G., John, J. & Leidl, R. (2011). Health care use and costs of adverse drug events emerging from outpatient treatment in Germany: a modelling approach. *BMC Health Services Research, 11*, 9. http://doi.org/10.1186/1472-6963-11-9

Statistisches Bundesamt. (2015). *3 Sterbefälle. 3.1.6 Durchschnittliche weitere Lebenserwartung nach Altersstufen*. Zugriff am 21.05.2015. Verfügbar unter https://www.destatis.de/DE/ZahlenFakten/GesellschaftStaat/Bevoelkerung/Sterbefaelle/Tabellen/Lebenserwartung.pdf?__blob=publicationFile

Thiem, U., Hinrichs, I., Müller, C. A., Holt-Noreiks, S., Nagl, A., Bucchi, C. et al. (2011). Voraussetzungen für ein neues Versorgungsmodell für ältere Menschen mit Multimorbidität: Ergebnisse und Schlussfolgerungen aus 3-jähriger Forschung im „Priscus"-Verbund. *Zeitschrift für Gerontologie und Geriatrie, 44*, 101–12. http://doi.org/10.1007/s00391-011-0246-6

Thürmann, P. (2010). *Abschlussbericht zum Projekt: Arzneimitteltherapiesicherheit in Alte- und Pflegeheimen: Querschnittsanalyse und Machbarkeit eines multidisziplinären Ansatzes*. Zugriff am 21.05.2015. Verfügbar unter https://www.uni-wh.de/fileadmin/media/g/medi/g_med_ls_klinische-pharmakologie/Pubs/Abschlussbericht_AMTS_in_Alten-_und_Pflegeheimen.pdf

Thürmann, P. & Selke, G. (2014). Arzneimittelversorgung älterer Patienten. In J. Klauber, C. Günster, B. Gerste, B. Robra & N. Schmacke (Hrsg.), *Versorgungsreport 2013/14* (S. 168–208). Berlin: Schattauer.

Uijen, A. & van de Lisdonk, E. (2008). Multimorbidity in primary care: Prevalence and trend over the last 20 years. *The European journal of general practice, 14* (Suppl. 1), 28–32. http://doi.org/10.1080/13814780802436093

Urhan, T. & Schaefer, M. (2010). Arzneimittelversorgung und Arzneimittelsicherheit in stationären Pflegeeinrichtungen. *Bundesgesundheitsblatt – Gesundheitsforschung – Gesundheitsschutz, 53*, 451–459.

van den Bussche, H., Schäfer, I., Wiese, B., Dahlhaus, A., Fuchs, A., Gensichen, J. et al. (2013). A comparative study demonstrated that prevalence figures on multimorbidity require cautions interpretation when drawn from a single database. *Journal of Clinical Epidemiology, 66*, 209–217. http://doi.org/10.1016/j.jclinepi.2012.07.019

Wehling, M., Peiter, A. (2003). Arzneimitteltherapie im Alter aus der Sicht des klinischen Pharmakologen. *Internist, 44*, 1003–1009. http://doi.org/10.1007/s00108-003-0950-4

World Health Organization (WHO). (2003). *Adherence to long-term therapies: evidence for action.* Zugriff am 11.06.2015. Verfügbar unter http://whqlibdoc.who.int/publications/2003/9241545992.pdf

Zimmermann, T., Kaduszkiewicz, H., van den Bussche, H., Schön, B., Brettschneider, C., König, H.-H. et al. (2013). Potenziell inadäquate Medikamente bei älteren hausärztlich versorgten Patientinnen und Patienten. Eine retrospektive Längsschnittanalyse. *Bundesgesundheitsblatt – Gesundheitsforschung – Gesundheitsschutz, 56*, 941–949.

Zok, K. (2006). Arzneimittelmarkt: Selbstmedikation im Fokus. *Wido-Monitor, 3*, 1–7.

Zok, K. (2012). Einstellungen älterer Menschen zur Arnzeimitteltherapie. Ergebnisse einer Umfrage unter 1000 GKV-Versicherten ab 65 Jahren. *Wido-Monitor, 9*, 1–8.

Arzneimittelgebrauch bei Kindern und Jugendlichen – Ergebnisse des Kinder- und Jugendgesundheitssurveys (KiGGS)

Hildtraud Knopf

1 Einleitung

Bereits im Kindes- und Jugendalter stellt die Anwendung von Arzneimitteln eine wesentliche Komponente präventiven und therapeutischen Handelns dar. Unter Berücksichtigung der besonderen Lebenssituation von Kindern und Jugendlichen und der Problematik des häufigen Off-Label- oder Unlicensed-Use von Arzneimitteln in dieser Altersgruppe ('t Jong et al., 2003; Bücheler et al., 2002; Knopf et al., 2013a; Schirm, Tobi & de Jong van den Berg, 2003) ergibt sich die Notwendigkeit eines kontinuierlichen Monitorings der Arzneimittelanwendung. Diese Notwendigkeit ist vor allem auch darin begründet, dass bisher Kinder und Jugendliche häufig nicht oder nicht ausreichend in klinische Studien vor Zulassung eines Medikaments einbezogen waren und so potenzielle Nebenwirkungen erst nach Anwendung in der kindlichen Population festgestellt werden konnten (Lewis, Kuhl-Habich & von Rosen, 2001). Unter den Arzneimitteln, die im Zeitraum von 1995 bis 2005 von der European Medicine Agency (EMA) zugelassen wurden, war lediglich ein Drittel speziell für Kinder zugelassen (Ceci et al., 2006).

Die meisten Untersuchungen zur Arzneimittelanwendung basieren auf Verordnungsdaten (Bachmann & Hoffmann, 2013; Schaufler, 2013; Schwabe, 2005). Rückschlüsse auf die Arzneimittelanwendung im Kindes- und Jugendalter sind damit nur bedingt möglich, da zum einen die Compliance maßgeblich dafür ist, was tatsächlich angewendet wird und zum anderen der gesamte Bereich der Selbstmedikation durch Verordnungsdaten nicht abgebildet wird. Wie bereits die vorangegangenen Erhebungen im Rahmen der Gesundheitssurveys bei Erwachsenen, können auch die Daten der Kinder und Jugend Gesundheitssurveys (KiGGS) diese Informationslücke schließen, da sie den gesamten Arzneimittelgebrauch erfassen.

2 Studiendesign

Die Basiserhebung von KiGGS wurde von 2003 bis 2006 vom Robert Koch-Institut (RKI) durchgeführt. Ziel dieser Studie war es, wesentliche Indikatoren zu Gesundheit und Krankheit, gesundheitsrelevanten Lebensbedingungen und Verhaltensweisen sowie zur Inanspruchnahme präventiver und kurativer Leistungen bei Kindern und Jugendlichen im Alter von 0 bis 17 Jahren zu erheben (Kurth et al., 2008). Details zum Studiendesign wurden bereits publiziert (Kurth et al., 2008). Insgesamt sind 17 641 Kinder und Jugendliche befragt und untersucht worden, darunter 8 985 Jungen und 8 656

Mädchen. Um repräsentative Aussagen treffen zu können, wurden die Analysen mit einem Gewichtungsfaktor durchgeführt, der Abweichungen der Stichprobe von der Bevölkerungsstruktur (Stand: 31.12.2004) hinsichtlich Alter, Geschlecht, Region und Staatsangehörigkeit korrigiert (Kamtsiuris, Lange & Schaffrath Rosario, 2007).

3 Erfassung des Arzneimittelgebrauchs

Die Erfassung des Arzneimittelgebrauchs erfolgte in einem standardisierten ärztlichen Interview. Interviewt wurden die Eltern aller teilnehmenden Mädchen und Jungen. Jugendliche ab 14 Jahre konnten die Angaben zum Medikamentengebrauch auch selbst machen. Mit der Frage: *Hat Ihr Kind innerhalb der letzten 7 Tage Medikamente angewendet? Bitte denken Sie auch an Salben, Einreibungen, Empfängnisverhütung (z. B. Pille), Vitamine (z. B. Vit C, Vit D, Vit E, Multivit.) und Mineralstoffe (z. B. Kalzium, Magnesium, Silicea, Selen), med. Tees, pflanzliche Arzneimittel und Homöopathika!*, wurde der gesamte Arzneimittelgebrauch in den letzten 7 Tagen vor der Untersuchung erhoben. Im Einladungsschreiben wurde darum gebeten, die Packungen aller Präparate, die in den letzten 7 Tagen eingesetzt worden waren, ins Studienzentrum mitzubringen. Für jedes erfasste Präparat wurde neben dem Namen u. a. die Herkunft (z. B. vom Arzt oder Heilpraktiker verordnet, ohne Rezept selbst gekauft), die Dosierung, die Darreichungsform, die Verträglichkeit, die Indikation und die Anwendungsdauer dokumentiert (Knopf, 2007). Diese detaillierte Erfassung bezog sich nicht nur auf die vom Arzt oder Heilpraktiker verordneten Arzneimittel, sondern auch auf die Selbstmedikation, worin sowohl die frei verkäuflichen OTC-Produkte (Over-the-Counter-Produkte) als auch auf anderem Wege (z. B. Hausapotheke) beschaffte Medikamente eingingen (Knopf et al., 2002).

4 Ergebnisse

4.1 Prävalenz der Arzneimittelanwendung nach soziodemografischen Merkmalen

Von 17 450 Kindern und Jugendlichen, für die ein Arzneimittelinterview durchgeführt worden war, wendeten 8 899 Mädchen und Jungen (50,8 %) in den letzten 7 Tagen mindestens ein Präparat an. Mädchen wendeten mit 53,1 % (95 %-KI[1]: 51,5–54,7) signifikant häufiger Arzneimittel an als Jungen (48,7 %; 95 %-KI: 47,2–50,3). Im Säuglings- und Kleinkindesalter war die Prävalenz mit über 70 % sehr hoch; für Jungen und Mädchen gleichermaßen (76,7 % vs. 73,1 %). Mit zunehmendem Alter ging die Prävalenz kontinuierlich zurück und erreichte mit Beginn des Schulalters (6 bis 7 Jahre) ihre niedrigsten Werte. Bei den Jungen setzte sich diese Entwicklung im Wesentlichen fort, bei den Mädchen war mit Beginn der Pubertät ein erneuter Anstieg zu beobachten. Es bestand nicht nur ein Zusammenhang zwischen Arzneimittelanwendung und Alter

---

[1] KI = Konfidenzintervall

sowie Geschlecht, sondern auch zwischen Arzneimittelanwendung und Sozialstatus bzw. Migrationshintergrund. Jungen und Mädchen aus Familien mit hohem Sozialstatus hatten mit 55,1% (95%-KI: 53,0–57,3) eine signifikant höhere Arzneimittelanwendungsprävalenz als Kinder, deren Familien einen mittleren (51,2%; 95%-KI: 49,7–52,7) oder niedrigen Sozialstatus (47,1%; 95%-KI: 45,0–49,2) aufwiesen. Kinder aus Familien ohne Migrationshintergrund hatten eine signifikant höhere Prävalenz (52,8%; 95%-KI: 51,5–54,1), als Mädchen und Jungen mit Migrationshintergrund (41,5%; 95%-KI: 38,8–44,2). Wohnortgröße und Leben in den West- oder Ostdeutschland zeigten keinen signifikanten Zusammenhang zur Anwendungsprävalenz (vgl. Tab. 1; Knopf, 2007).

Tabelle 1:
Prävalenz der Arzneimittelanwendung nach soziodemografischen Merkmalen; KiGGS 2003–2006; Angaben in % (Knopf, 2007)

		Insgesamt (N=17450)		Jungen (n=8880)		Mädchen (n=8570)	
		Prävalenz	95%-KI*	Prävalenz	95%-KI*	Prävalenz	95%-KI
Insgesamt		50,8	49,5–52,2	48,7	47,2–50,3	53,1	51,5–54,7
Alter	0 bis 2 Jahre	74,9	72,9–76,9	76,7	73,8–79,3	73,1	70,1–76,0
	3 bis 6 Jahre	51,1	48,8–53,3	51,9	49,0–54,8	50,2	47,4–53,0
	7 bis 10 Jahre	42,6	40,4–44,8	43,6	40,9–46,2	41,5	38,7–44,4
	11 bis 13 Jahre	42,4	40,1–44,7	42,0	38,9–45,2	42,8	39,9–45,7
	14 bis 17 Jahre	50,7	48,8–52,5	40,5	37,9–43,1	61,4	58,7–64,0
Migrantenstatus	Migrant	41,5	38,8–44,2	39,6	36,4–42,9	43,5	40,1–47,0
	Nichtmigrant	52,8	51,5–54,1	50,7	49,1–52,3	55,0	53,4–56,6
Sozialstatus	niedrig	47,1	45,0–49,2	44,9	42,1–47,8	49,5	47,0–51,9
	mittel	51,2	49,7–52,7	49,6	47,7–51,4	52,9	50,9–55,0
	hoch	55,1	53,0–57,3	52,4	49,7–55,2	57,9	55,3–60,6
Gemeindegröße	ländlich[1]	50,5	47,8–53,1	47,2	44,0–50,4	53,9	51,0–56,8
	kleinstädtisch[2]	50,9	48,3–53,5	49,9	46,8–53,0	52,0	48,7–55,3
	mittelstädtisch[3]	50,7	48,2–53,3	48,5	45,7–51,3	53,1	49,9–56,1
	großstädtisch[4]	51,2	48,4–53,9	48,8	45,5–52,1	53,7	50,5–56,8
Region	ost	51,7	49,2–54,2	47,2	43,7–50,7	56,4	54,0–58,9
	west	50,7	49,2–52,2	49,0	47,3–50,8	52,4	50,6–54,2

Anmerkungen: *95%-Konfidenzintervall, [1]<5000 Einwohner, [2]5000 bis <20000 Einwohner, [3]20000 bis <100000 Einwohner, [4]100000 Einwohner und mehr.

4.2 Arzneimittelspektrum

Abbildung 1 zeigt die Prävalenz der Arzneimittelanwendung nach ATC-Klassen (ATC = Anatomisch-Therapeutisch-Chemisch) und Häufigkeit geordnet. Mit einer Prävalenz von 16,8% wurden Präparate zur Behandlung des Respirationstraktes (ATC-Code R00) am häufigsten eingesetzt. Husten- und Erkältungsmittel (ATC-Code R05: 9,1%) sowie Rhinologika (ATC-Code R01: 5,9%) trugen hierzu wesentlich bei. Es folgten Präparate für das alimentäre System und den Stoffwechsel (ATC-Code A00: 16,0%). Mit 8,1% gehörten Stomatologika (ATC-Code A01) und Vitamine (ATC-Code A11: 5,4%) zu den am häufigsten genannten Arzneimittelgruppen. Auf den weiteren Rängen lagen Dermatika mit 9,7% (ATC-Code D00) und Arzneimittel zur Behandlung des Nervensystems mit 7,2% (ATC-Code N00). Bei der ATC-Klasse N00 waren es insbesondere die Analgetika (ATC-Code N02), die zur Höhe der Prävalenz beitrugen. Mit einer Prävalenz von 4,7%, lag die Anwendung von Homöopathika (ATC-Code Z00) auf Platz 6 (Knopf, 2007). Signifikante Unterschiede in der Anwenderprävalenz zwischen den Geschlechtern bestanden erwartungsgemäß bei Präparaten der ATC-Klasse: G00 Urogenitalsystem und Sexualhormone (Mädchen: 6,6%; 95%-KI: 6,0–7,2; Jungen: 0,3%; 95%-KI: 0,2–0,5). Die Anwendung oraler Kontrazeptiva (ATC-Code G03A) bestimmte die Höhe der Prävalenzrate bei den Mädchen wesentlich. Etwa jedes vierte Mädchen im Alter von 13 bis 17 Jahren gab an, orale Kontrazeptiva einzunehmen. Geschlechtsspezifische Differenzen in der Prävalenzrate waren auch für die Arzneimittelklasse H00 Systemische Hormonpräparate, exklusive Sexualhormone

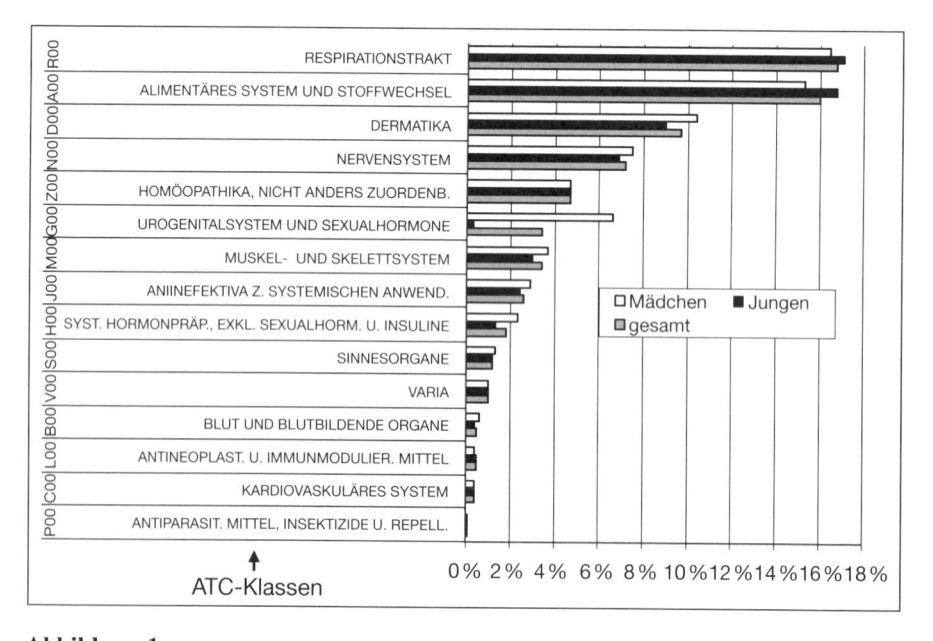

Abbildung 1:
Prävalenz der Arzneimittelanwendung bei Mädchen und Jungen nach ATC-Klassen, KiGGS 2003–2006 (Knopf, 2007)

und Insuline, festzustellen, und zwar ebenfalls dahingehend, dass die Mädchen die höheren Werte aufwiesen (Mädchen: 2,3 %; 95 %-KI: 1,9–2,8; Jungen: 1,3 %; 95 %-KI: 1,0–1,8). In der ATC-Klasse H00 waren es vor allem die Schilddrüsenpräparate (ATC-Code H03), die die Höhe der Prävalenzrate bestimmten (Knopf, 2007).

4.3   Indikationen

Für jedes genannte Präparat wurde erfasst, mit welcher Indikation es eingesetzt worden war. Von insgesamt 14 588 berichteten Präparaten wurden 12,4 % mit der Indikation „Sonstige näher bezeichnete prophylaktische Maßnahme" (ICD-Code Z29.8), darunter in erster Linie zur Karies- und Rachitisprophylaxe, angewendet. Auf dem zweiten und dritten Rang folgten mit jeweils rund 11,0 % die Indikationen „Akute Rhinopharyngitis" (ICD-Code J00) und „Husten" (ICD-Code R05). „Kopfschmerzen" (ICD-Code R51) und „Atopisches Ekzem" (ICD-Code L20.8) wurden in 3,4 % bzw. 3,3 % aller Arzneimittelnennungen als Indikation angegeben. Für Mädchen im Alter von 13 bis 17 Jahren war „Kontrazeptive Maßnahmen" (ICD-Code Z30.9) mit fast 14 % die am häufigsten genannte Indikation.

4.4   Verordnungs- vs. Selbstmedikation

Mehr als die Hälfte (58 %) aller erfassten Arznei- bzw. Nahrungsergänzungsmittel war ärztlich verordnet. Ein Viertel (25 %) war ohne Rezept selbst gekauft. Mit 14 % lag der Anteil von Präparaten, die aus sonstiger Quelle stammen, an dritter Stelle. Bezogen auf die Studienpopulation betrug der Anteil von Kindern und Jugendlichen mit Verordnungsmedikation 31,8 %. Mädchen wendeten mit 34,4 % (95 %-KI: 33,1–35,8) signifikant häufiger ärztlich verordnete Arzneimittel an als Jungen (29,2 %; 95 %-KI: 28,1–30,4). Die Prävalenz der Selbstmedikation insgesamt betrug 25,2 %, die Prävalenz für Selbstmedikation mit OTC-Präparaten 17,0 % und die der Selbstmedikation aus sonstigen Quellen 9,9 %. In einer multivariaten Analyse zur Selbstmedikation zeigte sich, dass die Wahrscheinlichkeit zur Selbstmedikation höher war bei Jugendlichen im Alter von 14 bis 17 Jahren (OR[2]: 1,16; 95 %-KI: 1,00–1,33), bei Kindern mit einem von den Eltern als schlecht eingeschätzten Gesundheitszustand (OR: 1,29; 95 %-KI: 1,10–1,52), bei Kindern ohne Migrationshintergrund (OR: 1,55; 95 %-KI: 1,33–1.80), aus Familien mit einem höheren Haushaltseinkommen (OR: 1,23; 95 %-KI: 1,06–1,42) sowie bei Mädchen und Jungen, deren Mütter einen höheren Bildungsabschluss hatten (OR: 1,37; 95 %-KI: 1,19–1,57). Das Spektrum der Selbstmedikation zeichnete sich dadurch aus, dass Vitaminpräparate (ATC-Code A11) mit einer Prävalenz von 4,7 % am häufigsten angewendet wurden. Jungen wiesen mit 5,2 % eine signifikant höhere Prävalenz auf als Mädchen (4,1 %, p<0,001). Husten- und Erkältungspräparate (ATC-Code R05) folgten mit einer Anwendungsprävalenz von 4,4 % (Jungen: 4,3 %, Mädchen 4,5 %, p>0,05) auf dem zweiten und Analgetika (ATC-Code N02) mit 3,7 %

---

[2]   OR = Odds Ratio

auf dem dritten Platz. Bei der Anwendung von Analgetika waren zwischen den Geschlechtern signifikante Differenzen zu verzeichnen (Jungen: 3,0%, Mädchen 4,4%, p <0.001; Du & Knopf, 2009).

4.5 Schmerzmittel

Arzneimittel zur Behandlung von Fieber und Schmerzen zählen bei Kindern und Jugendlichen insbesondere auf dem Gebiet der Selbstmedikation zu den am häufigsten eingesetzten Medikamenten. Die Analyse der KiGGS-Daten zur Schmerzmittelanwendung bezog sich auf Mädchen und Jungen im Alter von 3 bis 17 Jahren, da für diese Kinder auch Angaben zu Häufigkeit und Stärke von Schmerzen vorlagen. In die Auswertung wurden nicht nur Analgetika (ATC-Code N02) einbezogen, sondern auch Antiphlogistika und Antirheumatika (ATC-Code M01) sowie topische Mittel gegen Muskel- und Gelenkschmerzen (ATC-Code M02). Die Prävalenz der so definierten Schmerzmittelanwendung betrug in den letzten 7 Tagen vor der Untersuchung insgesamt 8,9%. Mädchen und Jungen, deren Eltern oder die selbst angegeben hatten mindestens einmal pro Woche unter Schmerzen zu leiden, wiesen eine Schmerzmittelprävalenz von 17,5% auf. Paracetamol, Acetylsalicylsäure (ASS) und Ibuprofen wurden mit zwei Dritteln aller eingesetzten Schmerzmittel am häufigsten angewendet. Der überwiegende Teil (67%) der Schmerzmittel kam über den Weg der Selbstmedikation zum Einsatz. Mit 92% war der kurzzeitige Gebrauch (weniger als 1 Woche) das dominierende Anwendungsmuster. In mehr als 85% der Fälle waren Schmerzen allein oder in Verbindung mit Fieber die Indikation zur Anwendung. Unter Berücksichtigung soziodemografischer und gesundheitsbezogener Merkmale war die Schmerzmittelanwendung in multivariaten Auswertungen signifikant höher bei Mädchen (OR: 1,33; 95%-KI: 1,02–1,76), bei Jugendlichen im Alter von 11 bis 13 (OR: 3,12; 95%-KI: 1,83–5,32) und 14 bis 17 Jahren (OR: 4,49; 95%-KI: 2,64–7,66). In Westdeutschland (OR: 1,42; 95%-KI: 1,07–1,89) sowie bei Jungen und Mädchen mit einem von den Eltern als schlechter beurteilten Gesundheitszustand (OR: 1,64; 95%-KI: 1,01–2,65) wurde ebenfalls höhere Risiken ermittelt. Ein Zusammenhang zwischen Schmerzmittelgebrauch und Sozialstatus bzw. Migrationshintergrund der Familien zeigte sich dagegen nicht (Du, Ellert, Zhuang & Knopf, 2012).

4.6 Arzneimittelanwendung bei Erkältung und Infektion der oberen Atemwege

Arzneimittel zur Behandlung von Erkältungskrankheiten und Infektionen der oberen Atemwege gehören bei Kindern und Jugendlichen zu den am häufigsten eingesetzten Präparaten. In einer Studie von Eckel et al. (2014) wurden anhand der KiGGS-Daten Prävalenz und Korrelationen der Arzneimittelanwendung bei diesen Erkrankungen untersucht. Im Ergebnis zeigte sich, dass 13,8% aller Kinder und Jugendlichen Arzneimittel zur Behandlung von Erkältungen und Infektionen der oberen Atemwege angewendet hatten. Über 50% der Präparate waren ärztlich verordnet. Signifikante Zusammenhänge zur verordneten Medikation zeigten sich in multivariaten Analysen bei

0- bis 10-Jährigen (OR: 2,27; 95 %-KI: 1,81–2,85), bei Kindern mit Migrationshintergrund (OR: 1,60; 95 %-KI: 1,21–2,11) und bei Familien mit niedrigem Sozialstatus (OR: 1,58; 95 %-KI: 1,25–1,99). 11,5 % der Mädchen und Jungen mit ärztlich verordneter Medikation wiesen mindestens eine Antibiotikaanwendung zur Behandlung dieser Erkrankungen auf. Die Anwendung von Antibiotika war signifikant assoziiert mit weiblichem Geschlecht (OR: 1,52; 95 %-KI: 1,05–2,18), Alter von 11 bis 17 Jahren (OR: 1,45; 95 %-KI: 1,01–2,08), Wohnort in den neuen Bundesländern (OR: 1,67; 95 %-KI: 1,19–2,34) und Migrationshintergrund (OR: 2,37; 95 %-KI: 1,51–3,73). Die Ergebnisse der Analyse belegten, dass die Anwendung von Arzneimitteln zur Behandlung von Erkältungskrankheiten und Infektionen der oberen Atemwege weit verbreitet ist. Sie lieferten gleichzeitig Hinweise auf die Notwendigkeit der indikationsgerechten Verordnung und Anwendung von Antibiotika bei Kindern und Jugendlichen in Deutschland (Eckel, Sarganas, Wolf & Knopf, 2014).

4.7 ADHS-Medikation

Wie die Ergebnisse internationaler Studien (Hugtenburg, Heerdink & Egberts, 2004; Vinker, Vinker & Elhayany, 2006; Zuvekas, Vitiello & Norquist, 2006) zeigten auch die Daten der Gesetzlichen Krankenversicherung (GKV) bis Anfang der 2010er Jahre einen steigenden Trend in der Verordnung von Arzneimitteln zur Behandlung des Aufmerksamkeitsdefizit-Hyperaktivitätssyndroms (ADHS; Lohse & Müller-Oerlinghausen, 2009, 2013; Schmidt-Troschke et al., 2004). Diese Entwicklung hatte sowohl in der interessierten Öffentlichkeit als auch unter Experten die Diskussion zu Über-, Unter- oder Fehlversorgung in der medikamentösen Therapie von ADHS intensiviert (Glaeske & Janhsen, 2007). Nach den Ergebnissen von KiGGS betrug die Anwendungsprävalenz von ADHS-Medikation 0,9 % (95 %-KI: 0,7 %–1,1 %). Sie lag damit auf einem vergleichbaren Niveau wie die Ergebnisse einer Studie aus Hessen (Schubert, Koster & Lehmkuhl, 2010), aus Skandinavien und westeuropäischen Ländern (Acquaviva et al., 2009; Zito et al., 2008; Schirm, Tobi, Zito & de Jong-van den Berg, 2001), aber deutlich unter den Raten aus den Vereinigten Staaten von Amerika (Zuvekas et al., 2006), Großbritannien und Australien (Sawyer, Rey, Graetz, Clark & Baghurst, 2002). Mädchen wiesen in KiGGS mit 0,3 % (95 %-KI: 0,2–0,5 %) eine signifikant niedrigere Prävalenz auf als Jungen (1,5 %; 95 %-KI: 1,2–1,8 %). Mit 1,7 % (95 %-KI: 1,3–1,7 %) war die Prävalenzrate für 11- bis 13-Jährigen am höchsten. Kinder mit Migrationshintergrund hatten eine signifikant niedrigere Anwendungsprävalenz (0,4 %; 95 %-KI: 0,2–0,8 %) als Kinder aus Familien ohne Migrationshintergrund (1,0 %; 95 %-KI: 0,8–1,2 %). Auffällig war, dass Jungen mit der Diagnose ADHS häufiger medikamentös behandelt wurden als Mädchen (21,8 % vs. 14,8 %). Die geschlechtsspezifische Differenzen waren im Alter zwischen 6 und 10 Jahren statistisch signifikant (vgl. Abb. 2; Knopf, Holling, Huss & Schlack, 2012).

Bevölkerungsrepräsentative Aussagen zur zeitlichen Entwicklung der Anwendungsprävalenz von ADHS-Medikation werden sich nach Vorliegen der Ergebnisse aus der KiGGS2-Studie treffen lassen. Daten der Barmer GEK wiesen für den Zeitraum 2006 bis 2011 einen Anstieg von 14,76 auf 19,86 Verordnungen von Methylphenidat je 1000

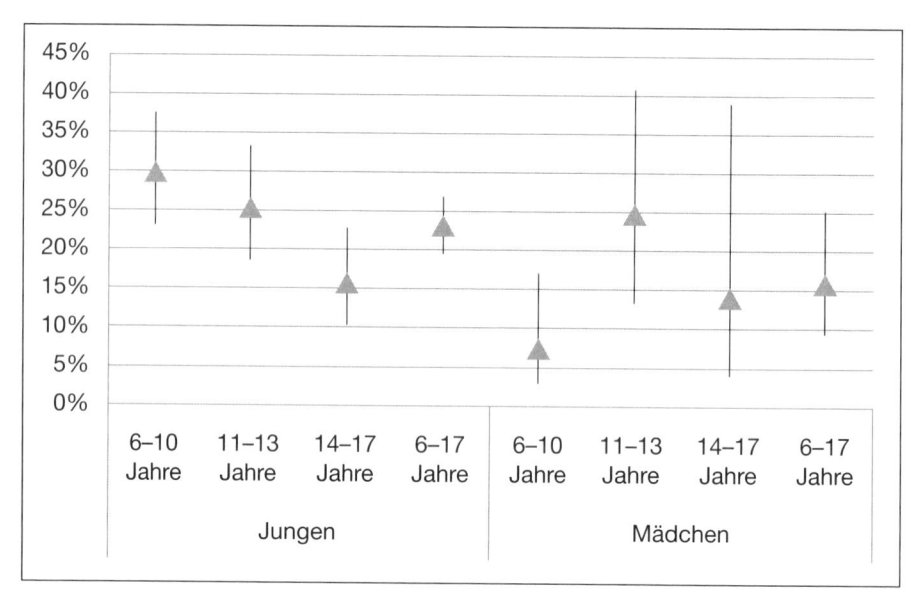

Abbildung 2:
Anteil medikamentös behandelter Kinder und Jugendlicher mit ADHS nach Alter und Geschlecht, KiGGS 2003–2006 (Knopf et al., 2012)

Kinder und Jugendliche im Alter von 0 bis 19 Jahren auf (Grobe, Bitzer & Schwartz, 2013).

4.8 Off-Label-Use

Studien zum Off-Label-Use bei Kindern beziehen sich vorrangig auf Ergebnisse aus stationären Einrichtungen (Conroy et al., 2000; Cuzzolin, Atzei & Fanos, 2006; Hsien et al., 2008) oder auf Verordnungsdaten aus dem ambulanten Bereich (Ekins-Daukes, Helms, Simpson, Taylor & McLay, 2004; Muhlbauer, Janhsen, Pichler & Schoettler, 2009; Olsson, Kimland, Pettersson & Odlind, 2011). Mit KiGGS lagen erstmals bevölkerungsrepräsentative und bundesweite Ergebnisse des Off-Label-Use für Deutschland vor. Danach betrug der Anteil des Off-Label-Use 30%. Differenziert nach Indikation, Alter, Über- oder Unterdosierung fiel auf, dass Unterdosierung mit 17,4% das Hauptproblem beim Off-Label-Use war. Der Off-Label-Use aufgrund von Unterdosierung wurde nicht nur bei der Verordnungsmedikation – hier lag der Anteil bei 16,1% –, sondern auch bei der Selbstmedikation (19,6%) beobachtet und war in den meisten Arzneimittelgruppen u. a. auch bei der Anwendung von Antibiotika die häufigste Form des Off-Label-Use. In multivariaten Analysen zeigten sich signifikante Zusammenhänge des Off-Label-Use mit Geschlecht, Alter, Wohnortgröße und dem durch die Eltern eingeschätzten Gesundheitszustand. Jungen wiesen eine höhere Wahrscheinlichkeit auf als Mädchen (OR: 1,13; 95%-KI: 1,03–1,25). Im Alter von 14 bis 17 Jahren war der Off-Label-Use signifikant niedriger (p<0,001) als in allen anderen Altersgruppen, und Kinder und Jugendliche, deren Eltern den Gesundheitszustand als zufriedenstellend bis sehr schlecht einschätzen, wiesen eine höhere Wahrscheinlichkeit auf (p<0,001). Das Leben in einer ländlichen Gemeinde war mit einem niedrigeren Off-Label-Use assoziiert (p<0,022; Knopf et al., 2013).

5   Zusammenfassung und Ausblick

Mit den Daten der bevölkerungsrepräsentativen Untersuchung zur gesundheitlichen Situation von Kindern und Jugendlichen (KiGGS 2003–2006) liegen erstmals Informationen, zum Arzneimittelanwendungsverhalten für diese Bevölkerungsgruppe unter alltäglichen Bedingungen und für ganz Deutschland vor. Die Prävalenz der Anwendung von Arznei- und Nahrungsergänzungsmitteln ist im Kindes- und Jugendalter in etwa so hoch wie bei erwachsenen Personen mittleren Alters. Gänzlich anders gestaltet sich aber das Präparatespektrum. Während bei den Erwachsenen Arzneimittel zur Behandlung chronisch degenerativer Krankheiten bzw. deren Risikofaktoren überwiegen, sind es bei den Kindern und Jugendlichen Präparate zur Therapie akuter Zustände wie z. B. Erkältungskrankheiten. Darüber hinaus kommt insbesondere im Säuglings- und Kleinkindesalter der Anwendung von Arzneimitteln mit präventiver Indikation eine herausragende Bedeutung zu. Bei den Mädchen gewinnt die Einnahme hormoneller Kontrazeptive mit Beginn der Pubertät zunehmend an Bedeutung. Die Anwendung von Arzneimitteln zeigt insbesondere im Bereich der Selbstmedikation und bei ärztlich verordneter Arzneimitteltherapie psychischer Störungen deutliche Zusammenhänge zu soziodemografischen Merkmalen der Studienteilnehmerinnen und -teilnehmer bzw. deren Familien. Die Ergebnisse zum Off-Label-Use unterstreichen die weite Verbreitung in der kindlichen Population und zeigen, dass in der ambulanten Bevölkerung unter alltäglichen Bedingungen Unterdosierung das größte Problem ist. Obwohl der therapeutische Effekt ausbleibt, kann Unterdosierung das Risiko unerwünschter Arzneimittelwirkungen erhöhen und insbesondere im Zusammenhang mit der Resistenzentwicklung bei Antibiotika ist Unterdosierung als problematisch anzusehen.

Im Rahmen des Gesundheitsmonitoring werden im RKI in regelmäßigen Abständen bevölkerungsweite Surveys zur Beurteilung der gesundheitlichen Situation durchgeführt. Gegenwärtig befindet sich mit KiGGS Welle 2 eine erneute Untersuchung und Befragung zur Gesundheit von Kindern und Jugendlichen in der Datenerhebungsphase (Feldphase). Im Rahmen dieses Gesundheitssurveys werden erneut Informationen zur Arzneimittelanwendung bei Kindern und Jugendlichen mit identischer Methodik wie in KiGGS 2003–2006 erhoben (RKI, 2015). Damit wird es erstmals für Deutschland möglich sein, differenzierte, bevölkerungsrepräsentative Aussagen zur Entwicklung des Arzneimittelanwendungsverhaltens für Kinder und Jugendliche zu treffen, die nicht nur die verordnete, sondern auch die Selbstmedikation abbilden.

Literatur

Acquaviva, E., Legleye, S., Auleley, G. R., Deligne, J., Carel, D. & Falissard, B. B. (2009). Psychotropic medication in the French child and adolescent population: prevalence estimation from health insurance data and national self-report survey data. *BMC Psychiatry, 9*, 72. http://doi.org/10.1186/1471-244X-9-72

Bachmann, C. & Hoffmann, F. (2013). Ambulante Verordnungen von Antipsychotika bei Kindern und Jugendlichen. In G. Glaeske & C. Schicktanz, *BARMER GEK Arzneimittelreport 2013* (Schriftenreihe zur Gesundheitsanalyse, Bd. 20, S. 157–175). Siegburg: Asgard.

Bücheler, R., Meisner, C., Kalchthaler, B., Mohr, H., Schröder, H. & Mörike, K. et al. (2002). „Off-label" Verschreibung von Arzneimitteln in der ambulanten Versorgung von Kindern und Jugendlichen. *Deutsche Medizinische Wochenschrift, 127*, 2551–2557. http://doi.org/10.1055/s-2002-35819

Ceci, A., Felisi, M., Baiardi, P., Bonifazi, F., Catapano, M. & Giaquinto, C. et al. (2006). Medicines for children licensed by the European Medicines Agency (EMEA): the balance after 10 years. *European Journal of Clinical Pharmacology, 62* (11), 947–952. http://doi.org/10.1007/s00228-006-0193-0

Conroy, S., Choonara, I., Impicciatore, P., Mohn, A., Arnell, H., Rane, A. et al. (2000). Survey of unlicensed and off label drug use in paediatric wards in European countries. European Network for Drug Investigation in Children. *British Medical Journal, 320* (7227), 79–82. http://doi.org/10.1136/bmj.320.7227.79

Cuzzolin, L., Atzei, A. & Fanos, V. (2006). Off-label and unlicensed prescribing for newborns and children in different settings: a review of the literature and a consideration about drug safety. *Expert Opinion on Drug Safety, 5* (5), 703–718. http://doi.org/10.1517/14740338.5.5.703

Du, Y., Ellert, U., Zhuang, W. & Knopf, H. (2012). Analgesic use in a national community sample of German children and adolescents. *European Journal of Pain, 16* (6), 934–943. http://doi.org/10.1002/j.1532-2149.2011.00093.x

Du, Y. & Knopf, H. (2009). Self-medication among children and adolescents in Germany: results of the National Health Survey for Children and Adolescents (KiGGS). *British Journal of Clinical Pharmacology, 68* (4), 599–608. http://doi.org/10.1111/j.1365-2125.2009.03477.x

Eckel, N., Sarganas, G., Wolf, I. K. & Knopf, H. (2014). Pharmacoepidemiology of common colds and upper respiratory tract infections in children and adolescents in Germany. *BMC Pharmacology Toxicology, 15*, 44. http://doi.org/10.1186/2050-6511-15-44

Ekins-Daukes, S., Helms, P. J., Simpson, C. R., Taylor, M. W. & McLay, J. S. (2004). Off-label prescribing to children in primary care: retrospective observational study. *European Journal of Clinical Pharmacology, 60* (5), 349–353. http://doi.org/10.1007/s00228-004-0752-1

Glaeske, G. & Janhsen, K. (2007). *GEK-Arzneimittel-Report 2007. Auswertungsergebnisse der GEK-Arzneimitteldaten aus den Jahren 2005–2006* (Schriftenreihe zur Gesundheitsanalyse, Bd. 55). St. Augustin: Asgard.

Grobe, T. G., Bitzer, E. M. & Schwartz, F. W. (2013). *BARMER GEK Arztreport 2013. Schwerpunkt: ADHS* (Schriftenreihe zur Gesundheitsanalyse, Bd. 18). Siegburg: Asgard.

Hsien, L., Breddemann, A., Frobel, A. K., Heusch, A., Schmidt, K. G. & Laer, S. (2008). Off-label drug use among hospitalised children: identifying areas with the highest need for research. *International Journal of Clinical Pharmacy, 30* (5), 497–502. http://doi.org/10.1007/s11096-008-9193-8

Hugtenburg, J. G., Heerdink, E. R. & Egberts, A. C. (2004). Increased psychotropic drug consumption by children in the Netherlands during 1995–2001 is caused by increased use of methylphenidate by boys. *European Journal of Clinical Pharmacology, 60* (5), 377–379. http://doi.org/10.1007/s00228-004-0765-9

Kamtsiuris, P., Lange, M. & Schaffrath Rosario, A. (2007). Der Kinder- und Jugendgesundheitssurvey (KIGGS): Stichprobendesign, Response und Nonresponse-Analyse. *Bundesgesundheitsblatt – Gesundheitsforschung – Gesundheitsschutz, 50* (5–6), 547–556. http://doi.org/10.1007/s00103-007-0215-9

Knopf, H. (2007). Arzneimittelanwendung bei Kindern und Jugendlichen. Erfassung und erste Ergebnisse beim Kinder- und Jugendgesundheitssurvery (KIGGS). *Bundesgesundheitsblatt – Gesundheitsforschung – Gesundheitsschutz, 50* (5–6), 863–870. http://doi.org/10.1007/s00103-007-0249-z

Knopf, H., Bergmann, E., Dippelhofer, A., Kamtsiuris, P., Melchert, H. U., Reiter, S. & Tischer, A. (2002). Der Kinder- und Jugendgesundheitssurvey als wesentliche Datenquelle zur Beschreibung wesentlicher Aspekte der gesundheitlichen Versorgung im Kindes- und Jugendalter. *Gesundheitswesen, 1*, 43–48. http://doi.org/10.1055/s-2002-38996

Knopf, H., Holling, H., Huss, M. & Schlack, R. (2012). Prevalence, determinants and spectrum of attention-deficit hyperactivity disorder (ADHD) medication of children and adolescents in Germany: results of the German Health Interview and Examination Survey (KiGGS). *British Medical Journal Open, 2* (6). http://doi.org/10.1136/bmjopen-2011-000477

Knopf, H., Wolf, I. K., Sarganas, G., Zhuang, W., Rascher, W. & Neubert, A. (2013). Off-label medicine use in children and adolescents: results of a population-based study in Germany. *BMC Public Health, 13*, 631. http://doi.org/10.1186/1471-2458-13-631

Kurth, B. M., Kamtsiuris, P., Holling, H., Schlaud, M., Dolle, R. & Ellert, U. et al. (2008). The challenge of comprehensively mapping children's health in a nation-wide health survey: design of the German KiGGS-Study. *BMC Public Health, 8*, 196. http://doi.org/10.1186/1471-2458-8-196

Lewis, M. A., Kuhl-Habich, D. & von Rosen, J. (2001). Drug use and adverse event monitoring in German children. *International journal of clinical pharmacology and therapeutics, 39* (11), 507–512.

Lohse, M. J. & Müller-Oerlinghausen, B. (2009). Psychopharmaka. In In U. Schwabe & D. Paffrath (Hrsg.), *Arzneiverordnungsreport 2009. Aktuelle Daten, Kosten Trends und Kommentare* (S. 767–810). Heidelberg: Springer.

Lohse, M. J. & Müller-Oerlinghausen, B. (2013). Psychopharmaka. In U. Schwabe & D. Paffrath (Hrsg.), *Arzneiverordnungsreport 2013. Aktuelle Daten, Kosten, Trends und Kommentare* (S. 821–865). Berlin: Springer.

Muhlbauer, B., Janhsen, K., Pichler, J. & Schoettler, P. (2009). Off-label use of prescription drugs in childhood and adolescence: an analysis of prescription patterns in Germany. *Deutsches Ärzteblatt, 106* (3), 25–31. http://doi.org/10.3238/arztebl.2009.0025

Olsson, J., Kimland, E., Pettersson, S. & Odlind, V. (2011). Paediatric drug use with focus on off-label prescriptions in Swedish outpatient care--a nationwide study. *Acta Paediatrica, 100* (9), 1272–1275. http://doi.org/10.1111/j.1651-2227.2011.02287.x

Robert Koch-Institut. (2015). *Eckdaten zur „Studie zur Gesundheit von Kindern und Jugendlichen in Deutschland" KiGGS Welle 2*. Zugriff am 08.04.2016. Verfügbar unter http://www.kiggs-studie.de/fileadmin/KiGGS-Dokumente/KiGGS2-Eckdaten_2015.pdf

Sawyer, M. G., Rey, J. M., Graetz, B. W., Clark, J. J. & Baghurst, P. A. (2002). Use of medication by young people with attention-deficit/hyperactivity disorder. *Medical Journal of Australia, 177* (1), 21–25.

Schaufler, J. T. C. (2013). Arzneiverordnungen nach Alter und Geschlecht. In U. Schwabe & D. Paffrath (Hrsg.), *Arzneiverordnungsreport 2013. Aktuelle Daten, Kosten, Trends und Kommentare* (S. 967–981). Berlin: Springer.

Schirm, E., Tobi, H., Zito, J. M. & de Jong-van den Berg, L. T. W. (2001). Psychotropic medication in children: a study from the Netherlands. *Pediatrics, 108* (2), E25. http://doi.org/10.1542/peds.108.2.e25

Schirm, E., Tobi, H. & de Jong van den Berg, L.T.W. (2003). Risk Factors for Unlicended and Off-Label Drug Use in Children Outside the Hospital. *Pediatrics, 111*, 291–295. http://doi.org/10.1542/peds.111.2.291

Schmidt-Troschke, S.O., Ostermann, T., Melcher, D., Schuster, R., Erben, C.M. & Matthiessen, P.F. (2004). Der Einsatz von Methylphenidat im Kindesalter: Analyse des Verordnungsverhaltens auf der Basis von Routinedaten der gesetzlichen Krankenkassen zu Arzneimittelverordnungen. *Gesundheitswesen, 66* (6), 387–392. http://doi.org/10.1055/s-2004-813322

Schubert, I., Koster, I. & Lehmkuhl, G. (2010). The changing prevalence of attention-deficit/hyperactivity disorder and methylphenidate prescriptions: a study of data from a random sample of insurees of the AOK Health Insurance Company in the German State of Hesse, 2000–2007. *Deutsches Ärzteblatt International, 107* (36), 615–621. http://doi.org/10.3238/arztebl.2010.0615

Schwabe, U. (2005). Arzneiverordnungen im Kindesalter. In U. Schwabe & D. Paffrath (Eds.), *Arzneimittelverordnungs-Report 2005. Aktuelle Daten, Kosten, Trends und Kommentare* (S. 993–1049). Heidelberg: Springer.

't Jong, G.W., Eland, I.A., Sturkenboom, M.C., van den Anker, J.N. & Stricker, B.H. (2003). Determinants for drug prescribing to children below the minimum licensed age. *European Journal of Clinical Pharmacology, 58* (10), 701–705.

Vinker, S., Vinker, R. & Elhayany, A. (2006). Prevalence of methylphenidate use among Israeli children: 1998–2004. *Clinical Drug Investigation, 26* (3), 161–167. http://doi.org/10.2165/00044011-200626030-00006

Zito, J.M., Safer, D.J., de Jong-van den Berg, L.T., Janhsen, K., Fegert, J.M., Gardner, J.F. et al. (2008). A three-country comparison of psychotropic medication prevalence in youth. *Child Child and Adolescent Psychiatry and Mental Health, 2* (1), 26. http://doi.org/10.1186/1753-2000-2-26

Zuvekas, S.H., Vitiello, B. & Norquist, G.S. (2006). Recent trends in stimulant medication use among U.S. children. *American Journal of Psychiatry, 163* (4), 579–585. http://doi.org/10.1176/appi.ajp.163.4.579

Selbstmedikation in Deutschland

Christiane Eichenberg, Felicitas Auersperg und Elmar Brähler

1 Selbstmedikation im Zeitverlauf

Selbstmedikation, d. h. die eigenverantwortliche Behandlung von Erkrankungen ohne das Hinzuziehen eines Arztes, ist kein erst kürzlich entstandenes Phänomen. Die zum Teil noch heute eingesetzten Hausmittel, wie die Einnahme von bestimmten Lebensmitteln gegen Krankheitssymptome, zeugen davon, dass auch unsere Vorfahren versuchten, als nicht lebensbedrohlich eingestuften Krankheiten ohne die Hilfe einer medizinisch geschulten Person beizukommen.

Aktuelle Untersuchungen zeigen, dass der Selbstmedikationsmarkt wächst. Die Nielsen Marktforschung berechnete die deutschlandweiten Umsätze von nicht verschreibungspflichtigen Arznei- und Gesundheitsmitteln im Jahr 2012 auf 7,15 Mrd. Euro, was eine Steigerung von 2,8 % zum Vorjahr bedeutet (Fulst, 2013). Im Januar 2013 konnte das Segment der nicht verschreibungspflichtigen Arzneimittel Zuwächse von 12 % nach Wert und 14 % nach Menge verbuchen, was durch eine Erkältungs- und Grippewelle und den damit einhergehenden Absatzzuwachs von Schmerz- und Erkältungsarzneien erklärt wird (Fulst, 2013). Eine Repräsentativ-Umfrage unter 3000 GKV-Versicherten ergab, dass bereits 2006 jeder zweite Versicherte im Verlauf eines Quartals nicht verschreibungspflichtigen Arzneimittel kaufte (Zok, 2006). Im Jahr 2012 gaben 94,9 % Befragten einer für Deutschland repräsentativen Studie an, sich schon mindestens einmal mit nicht verschreibungspflichtigen Arzneimittel selbst behandelt zu haben, bevor sie einen Arzt aufsuchten (Eichenberg, Auersperg, Rusch & Brähler, 2015). Laut eines Berichtes des Bundesverbands der Arzneimittel-Hersteller (2014) gaben die Deutschen im Jahr 2013 knapp 6 Mrd. Euro für nicht verschreibungspflichtigen Arzneimittel aus, wobei 78,3 % dieser Summe auf solche ohne Empfehlung durch den Arzt fielen.

Die Gesamtheit nicht verschreibungspflichtiger und damit frei verkäuflicher Arzneimittel wird mit „Over-the-Counter-(OTC)-Markt" bezeichnet. Die folgende Analyse von Selbstmedikation in der deutschen Bevölkerung bezieht sich auf genau diesen Markt und klammert daher Selbstmedikation mittels verschreibungspflichtiger Medikamente aus (hierzu siehe z. B. Bundesverband der Arzneimittel-Hersteller, 2014).

Zur Erfassung und Beschreibung der aktuellen Situation bezüglich der Selbstmedikation in der deutschen Bevölkerung wurde eine Literaturrecherche durchgeführt mit dem Ziel dominante Forschungsthemen zu ermitteln und kursorisch anhand aktueller deutscher Befunde zusammen zu fassen. Dazu wurde einerseits die Online-Datenbank Pubmed verwendet. Die eingegebene Suchkombination „(„self medication"[MeSH Terms] OR („self"[All Fields] AND „medication"[All Fields]) OR „self medication"[All Fields]) AND otc [All Fields]" ergab 301 Treffer. Andererseits wurde die deutschsprachige Datenbank Medpilot herangezogen. Hier ergab die Eingabe des Suchterms

„Selbstmedikation OTC" 37 Treffer. Zudem wurde die Suchmaschine Google (hier v. a. Google Scholar) genutzt, um Hinweise auf Artikel auszuspüren, die evtl. sogenannte „Graue Literatur" darstellen.

2 Dominante Forschungsthemen

Deutschland hat in Bezug auf die Forschungslage zur Selbstmedikation eine führende Rolle inne (Jung, 2010). Die Gründe für den steigenden Absatz von OTC-Produkten sind noch nicht eingehend erforscht – das wachsende Bewusstsein für Prävention und Gesundheit in der Bevölkerung könnte eine Erklärung für den steigenden Trend zur Einnahme nicht verschreibungspflichtiger Arzneimittel sein. Zudem ermöglicht das Internet den Konsumenten heute sich schnell und effizient über gesundheitsbezogene Inhalte zu informieren: Rund zwei Drittel der deutschen Internetnutzer konsultieren das Netz für gesundheitliche Fragen (Eichenberg, Wolters & Brähler, 2013). Dieser verbesserte Informationszugang und die niederschwellige Bestellmöglichkeit über das Netz könnten ebenfalls Gründe für die steigende Bereitschaft zur Eigeninitiative sein (König, 2009). Zweifellos ist die Ausgrenzung nicht verschreibungspflichtiger Arzneimittel aus der Erstattungsfähigkeit im Rahmen des GKV-Modernisierungsgesetzes in Deutschland, das 2004 verabschiedet wurde, ein Wachstumsfaktor des Marktes für Selbstmedikation (Zok, 2006).

Neben diesen gesellschaftlichen Veränderungen auf Makroebene, die hinter dem Trend zur Selbstmedikation stehen könnten, wird auch versucht, individuelle Motivationen für den Konsum rezeptfreier Medikamente ohne Rücksprache mit einem Arzt zu erfassen und nachzuvollziehen (z. B. Eichenberg et al., 2015). Als Determinanten für Selbstmedikation werden in der internationalen Literatur u. a. das Geschlecht (Al-Hussaini et al., 2014), das Alter (Carrasco-Garrido et al., 2014), der sozioökonomische Status und die Gemeindegröße genannt (Beitz et al., 2004). Gegenstand der Forschung sind hierbei v. a. verschiedene Risikogruppen, altersspezifische Verhaltensweisen, Selbstmedikation im Zusammenhang mit Mediennutzung sowie die Selbstmedikation bei verschiedenen Beschwerden und unterschiedliche Informations- und Absatzkanäle.

3 Aktuelle Befunde zu Risikogruppen

Als Risikogruppen werden bezogen auf Selbstmedikation in der wissenschaftlichen Literatur besonders ältere Menschen und Schwangere neben Studenten genannt. Es werden unterschiedliche Maßnahmen zur Prävention (z. B.: http://www.gesundheitshilfe.de/ueber-gesundheitshilfe/initiative-pro-sm/, für weitere Institutionen siehe unten) von Fehlmedikationen und unerwünschten Folgen von Selbstmedikation diskutiert, die für Risikogruppen in besonderem Maße gelten. Unter anderem sollten so Patienten dazu angehalten werden, eine Liste mit Namen und Dosierung jener Medikamente zu führen, die sie auf die Empfehlung eines Arztes oder in Selbstmedikation einnehmen, und diese bei Bedarf ihrem behandelnden Arzt zu zeigen (Korzilius, 2010).

3.1 Schwangerschaft

Die Informationen zur Anwendung während Schwangerschaft und Stillzeit sind in Beipackzetteln häufig ungenau, wodurch das Medikamentenrisiko häufig überschätzt wird. So werden eigentlich nötige Arzneimittel nicht verabreicht oder eingenommen oder Schwangerschaften werden nach der Einnahme von kritischen Medikamenten abgebrochen. Mangelnde Information kann aber auch zu einem unnötig erhöhten Risiko für das ungeborene oder neugeborene Kind führen (Korzilius, 2010).

Laut Kojda und Goecke (2005) nehmen 9 von 10 Frauen während ihrer Schwangerschaft Arzneimittel ein, wobei etwa 70 % dieser Arzneimittel im Rahmen von Selbstmedikation erworben werden. Diese Angaben decken sich mit dem Ergebnis einer multinationalen Studie (Lupattelli et al., 2014), laut der 81,2 % der befragten Schwangeren Medikamente zu sich nahmen, wobei es sich in 66,9 % der Fälle um OTC-Präparate handelte, um schwangerschaftstypische Beschwerden zu behandeln. Die kontinuierliche Weitergabe von Informationen über diese Einnahmen an den behandelnden Gynäkologen sind für die Sicherheit von Mutter und Kind von großer Wichtigkeit (Kojda, 2006). Servey und Chang (2014) geben einen Überblick über geeignete und gefährliche OTC-Produkte für Schwangere und diskutieren pflanzliche Alternativen und deren Risiken. So schlagen sie beispielsweise Ingwer als sicheres und effektives Mittel gegen Übelkeit vor.

3.2 Junge und alte Menschen

Wie von Beitz et al. (2004) erwähnt, wird das Alter der Konsumenten als Determinante für Selbstmedikation angenommen. Bei Studien, die Adoleszente bzw. spezifisch die Gruppe der Studierenden untersuchten (z. B. Lv et al., 2014; Martinez et al., 2014; Verdi et al., 2014), konnte international ein Anstieg des Konsums von OTC-Präparaten in der Prüfungszeit festgestellt werden (Almalak et al., 2014). Neben den Gewohnheiten von Studenten steht besonders das Medikationsverhalten älterer Personen im Fokus der Forschung. Sie stehen an der Spitze der Verbraucher pharmazeutischer Präparate (Junius-Walker et al., 2007). Nach Schmiedl et al. (2014), der für Deutschland unerwünschte Folgen der Selbstmedikation untersucht hat, treten die meisten Wechselwirkungen von OTC-Produkten mit anderen Arzneimitteln bei älteren Konsumenten (Frauen: 70 bis 79, Männer: 60 bis 69) auf. Als Conclusio hinter der Erforschung beider Altersgruppen steht die Forderung nach intensiverer Konsumentenaufklärung und verbesserter Kennzeichnung der Inhaltsstoffe von OTC-Produkten (Roumie & Griffin, 2004, bezogen auf ältere Personen; Verdi et al., 2014, bezogen auf Studierende). Auch in der eigenständigen Behandlung von Kindern durch ihre Eltern ergeben sich Risikofelder durch Inhaltsstoffe wie Alkohol oder Codein, das Atemdepression auslösen kann (z. B. nachzulesen: European Medicines Agency, 2013). Etwa die Hälfte der Kinder und Jugendlichen in Deutschland nehmen Medikamente, Salben, Nahrungsmittelergänzungen, pflanzliche oder auch homöopathische Mittel ein. Ein Viertel der Jugendlichen betreibt Selbstmedikation. Besonders häufig werden schmerzlindernde und fiebersenkende Arzneien ohne ärztliche Verordnung konsumiert (Robert

Koch-Institut, 2008). Wichtige Einblicke im Hinblick auf die Selbstmedikation von Kindern und Jugendlichen bietet die Studie KIGGS, die die Gesundheit von Kindern und Jugendlichen in Deutschland in den Fokus stellt (vgl. den Beitrag von Knopf, in diesem Band). Dabei hatten 25,2 % der im Rahmen dieser Untersuchung befragten 0- bis 17-Jährigen in der Woche zuvor Selbstmedikation betrieben (Du & Knopf, 2009).

3.3 Weitere Risikogruppen

Menschen mit chronischen Erkrankungen, die auf die dauerhafte Einnahme von Medikamenten angewiesen sind, stellen durch die daraus möglicherweise entstehenden Wechselwirkungen mit selbst gewählten Arzneimitteln ebenfalls eine Risikogruppe dar (Müller et al., 2009). Gerade Personen mit chronischen Kopfschmerzen oder Allergien sollten regelmäßig den Arzt aufzusuchen um kontrollierte Selbstmedikation betreiben zu können, da der übermäßige Konsum von Schmerzmitteln oder Antihistaminika zur Verstärkung der Symptome oder auch zu einer Abhängigkeit führt (Cooper, 2013).

4 Selbstmedikation und Medien

Rund zwei Drittel der deutschen Internetnutzer konsultieren das Internet zur Klärung gesundheitlicher Fragen (Eichenberg, Wolters & Brähler, 2013). Daher verwundert es nicht, dass immer mehr Konsumenten OTC-Präparate über das Internet erwerben. Als Gründe hierfür werden von deutschen Internetnutzern u. a. niedrigere Medikamentenpreise, Zeitersparnis, direkte Lieferung nach Hause oder auch die Entscheidungsfreiheit für ein bestimmtes Produkt angegeben (Eichenberg & Hübner, 2016). Neben diesen Vorteilen birgt die Bestellung selbst von verschreibungspflichtigen Arzneimitteln über das Internet aber auch Risiken. So können minderwertige oder gefälschte Arzneimittel bezogen werden, die Behandlung ist ohne Rücksprache mit einem Arzt oft wenig effizient und schließlich finden eigentlich nötige Folgebehandlungen nicht statt. Nicht nur im Internet, auch im Fernsehen werden potenzielle Nutzer häufig mit Werbung für OTC-Produkte konfrontiert mit dem Ziel, Bekanntheit und Kundenloyalität zu bekannten Markennamen zu fördern (Haag, 2004). Laut Analyse des Bundesverbands der Arzneimittel-Hersteller (2014) wurden in Deutschland im Jahr 2012 398 Mio. Euro im Fernsehen und 14 Mio. Euro im Internet für Werbung für Arzneimittel aufgebracht. Dennoch sind die beliebtesten Bezugsquellen von nicht verschreibungspflichtigen Arzneimitteln immer noch Apotheken, Drogeriemärkte, Verbrauchermärkte und der Apotheken-Versandhandel (z. B. Sander, 2013; Eichenberg et al., 2015). In Deutschland ist der Versandhandel mit verschreibungspflichtigen und nicht verschreibungspflichtigen Arzneimitteln grundsätzlich zugelassen, wobei Apotheken, die Arzneimittel versenden, eine öffentliche Apotheke betreiben müssen und eine zusätzliche Erlaubnis der zuständigen Behörde brauchen (Bundesministerium für Gesundheit, 2014).

5 Mit nicht verschreibungspflichtigen Arzneimitteln behandelte Beschwerden

Die häufigsten durch Selbstmedikation behandelten Beschwerden der Deutschen sind in der vorliegenden Literatur nicht konsistent dargestellt und es zeichnen sich mit den Jahren verändernde zentrale Beschwerden und Motive ab. Beitz et al. (2004) geben an, dass die häufigste Angabe der Befragten „Prävention" ist und in erster Linie Vitamine, Mineralstoffe und Analgetika bezogen werden. Eine repräsentative Bevölkerungsbefragung des Landesinstituts für Gesundheit und Arbeit des Landes Nordrhein-Westfalen (Mensing et al., 2009) identifizierte Husten- und Erkältungsmittel, Vitamine, Stärkungsmittel und Mineralstoffe sowie Mittel gegen Magenbeschwerden als die am häufigsten gekauften Arzneimittel. Auf Grundlage eines bundesweiten Projektes auf Initiative der Landesapothekerkammern zusammen mit dem Zentrum für Arzneimittelinformation und Pharmazeutische Praxis konnte 2009 ein Ranking der am häufigsten von Konsumenten in der Apotheke angesprochenen Indikationen erstellt werden, das OTC-Wünsche abbildet. An erster Stelle stehen Schmerzen, dicht gefolgt von Beschwerden des Respirationstrakts (Husten, Sinusitis, Halsschmerzen, Schnupfen, trockene Nasenschleimhaut) und des Magen-Darm-Trakts (Eickhoff et al., 2009). Laut der Analyse des Bundesverbands der Arzneimittel-Hersteller (2014) sind in Deutschland die umsatzstärksten Indikationsbereiche der Selbstmedikation in Apotheken, Drogerie- und Verbrauchermärkten, Lebensmitteleinzelhandel, Discountern und im Versandhandel: Husten und Erkältungen, Magen und Verdauung, Schmerzmittel und Muskel und Gelenke sowie Herz und Kreislauf, Hautmittel, Vitamine, Mineralstoffe, Nahrungsergänzungsmittel, Beruhigung, Schlaf und Stimmungsaufheller sowie Tonika und Geriatrika. Als Wachstumsträger wurden für das Jahr 2012 neben Produkten gegen Hautpilze Diätmittel und Beruhigungs- oder Schlafmittel identifiziert. Rückläufige Tendenzen konnten bei Multivitaminprodukten und Mitteln gegen Gedächtnisverlust verzeichnet werden (Fulst, 2013). Eine 2012 durchgeführte repräsentative Befragung ermittelte, dass leichte Erkältungsbeschwerden wie Husten oder Schnupfen sowie Kopfschmerzen und Fieber besonders häufig mit nicht verschreibungspflichtigen Arzneimitteln behandelt werden, bevor ein Arzt aufgesucht wird. Auch Verletzungen wie Schnitt- und Schürfwunden oder Sportunfälle werden häufig in Eigenverantwortung mit entsprechenden Mitteln versorgt. Gastrointestinale Beschwerden sowie Rückenschmerzen werden immerhin von über der Hälfte der Deutschen, der unter diesen Beschwerden leiden, schon vor einem Arztbesuch selbst behandelt. Vergleichsweise selten werden Allergiesymptome, Harnwegsinfekte, Zeckenbisse, Stimmungsschwankungen und Potenzprobleme ohne ärztliche Beratung medikamentös behandelt (Eichenberg et al., 2015). Laven et al. (2014) geben ebenfalls Erkältungsbeschwerden, Schmerzen und gastrointestinale Beschwerden als besonders häufig selbst behandelte Beschwerden an.

Eine Marktanalyse der Axel Springer AG (Fulst, 2013) weist auf die saisonale Bedingtheit des Absatzes von OTC-Produkten hin. Weitere Gründe für unterschiedliche Ergebnisse können in regionalen Besonderheiten, aber auch in methodischen Unterschieden oder den Untersuchungszeitpunkten liegen.

6 Motive für Selbstmedikation

Die Motive dafür, rezeptfreie Medikamente ohne die Konsultation eines Arztes zu konsumieren, sind vielfältig. Eine repräsentative Befragung in Deutschland (Eichenberg et al., 2015) zeigte, dass die meisten Deutschen, die sich selbst medikamentieren, dieses Verhalten mit dem Unwillen, wegen Bagatellerkrankungen den Arzt aufsuchen zu müssen erklären: 68,5 % halten die angegebenen Beschwerden nicht für so bedrohlich, dass deswegen ein Arzt aufgesucht werden müsste. Außerdem geben 42,0 % an, ungern zum Arzt zu gehen und ein weiterer Grund sei die Sorge, bei der Inanspruchnahme ärztlicher Hilfe bei Bagatellerkrankungen als Hypochonder zu gelten (17,1 %). Wesentlich bei der Vermeidung eines Besuches der ärztlichen Praxis sind oftmals lange Wartezeiten (rd. 39 %) und der Zeitdruck, unter dem viele im Alltag stehen (24,4 %) sowie die beschränkten Öffnungszeiten der Arztpraxen (15,4 %). Allerdings stellt für nur 3,4 % die Entfernung zu der nächstgelegenen Arztpraxis ein Hindernis dar, den Arzt aufzusuchen anstatt Selbstmedikation zu betreiben. Andere wichtige Gründe für Selbstmedikation sind, dass Ärzte gegen bestimmte Krankheiten keine Arzneimittel verschreiben (34,2 %), Krankenkassen oder Versicherungen für bestimmte Erkrankungen keine Kosten für Medikamente erstatten (26,0 %) oder dass die Befragten sich Kosten ersparen wollen (21 %). Zudem erwähnen 7,8 %, dass Beratungsleistung in Apotheken häufig ausführlicher ist als beim Arzt. Nur einzelne begründen ihr Vorgehen damit, das Gesundheitswesen finanziell entlasten zu wollen, indem sie Arzneimittel selbst zahlen (1,5 %). Gut 3 % der Befragten gaben andere Gründe für ihre Selbstmedikation an, u. a. bewährte Familienmittel oder Homöopathie.

Internationale Studien identifizieren weitere Gründe. So werden auch Zweifel an der Wirksamkeit verschriebener Medikamente (Metta et al., 2014) sowie der Missbrauch von OTC-Produkten beispielsweise zur Leistungssteigerung (Wazaify et al., 2014) und Sucht (Cooper, 2013) als Motive genannt. Auch der Wunsch nach einem schlankeren oder muskulöseren Körper kann eine Rolle spielen (Kanayama et al., 2001).

Fest steht, dass die Scheu, wegen vermeintlicher Kleinigkeiten den Arzt zu besuchen, ein zentrales Motiv zur Selbstmedikation ist (88,3 %). Auch die Tatsache, dass die überwiegende Mehrheit der deutschen Bevölkerung, die sich mittels OTC-Präparaten selbst behandelt, bisher gute Erfahrungen mit Selbstmedikation gemacht hat, spricht in den Augen der Konsumenten für Selbstmedikation. Das Vertrauen der deutschen Endabnehmer in die Beratung durch Apotheken wurde ebenfalls als Motiv genannt (Eichenberg et al., 2015). Berichte wie „Diese Medikamente sind gut und günstig", in denen von der Stiftung Warentest als wirksam und günstig klassifizierte Medikamente vorgestellt werden, illustrieren, dass auch der Wunsch nach Kostenersparnis einen Grund zum Griff nach OTC-Produkten darstellt (Augsburger Allgemeine, 2010).

7 Informationsquellen und Absatzkanäle

In der genannten aktuellen repräsentativen Umfrage in Deutschland (Eichenberg et al., 2015) werden als Informationsquellen neben der Apotheke, die von 70,3 % eindeutig als beliebteste und üblichste Anlaufstelle genannt wird, auch Freunde, Bekannte und Verwandte von 42,3 % und der Arzt von 32,8 % der Befragten angegeben. Partnerin oder Partner werden vergleichsweise deutlich seltener konsultiert (18,4 %) ebenso wie Apotheken-Kundenzeitschriften (13,5 %) oder Gesundheitsportale im Internet (9,2 %). Der Anteil von Frauen, die schon Informationsleistungen vor dem Kauf rezeptfreier Arzneien in Anspruch genommen haben, ist mit einer Differenz von 12,1 Prozentpunkten höher als der Anteil der männlichen Teilnehmer. Männer wandten sich vermehrt Rat suchend an ihre Partnerinnen, wenn es um den Bezug verordnungsfreier Arzneimittel ging (+ 13,1 Prozentpunkte).

Heilpraktiker (5,6 %) oder Physiotherapeuten (3,4 %) werden kaum zu Rate gezogen, ebenso wenig wie Selbsthilfegruppen und Patientenorganisationen (1,1 %), medizinische Beratungs-Hotlines von Krankenkassen oder Krankenversicherungen (0,9 %). Diese Ergebnisse decken sich mit den Befunden weiterer aktueller deutscher Studien, die die beliebtesten Bezugsquellen von nicht verschreibungspflichtigen Arzneimitteln erhoben haben (Sander, 2013; Bundesverbands der Arzneimittel-Hersteller, 2014).

8 Diskussion

Im Folgenden wird die aktuelle Datenlage zur Selbstmedikation der Deutschen zusammengefasst, zentrale Institutionen in Deutschland, die sich mit diesem Thema auseinandersetzen, werden gelistet und es wird ein Forschungs- und Praxisausblick gegeben.

8.1 Aktuelle Datenlage zur Selbstmedikation der Deutschen

Trotz der nicht konsistenten Angaben zu den am häufigsten durch rezeptfreie Medikamente behandelten Beschwerden in der Literatur, die aus regionalen Besonderheiten, methodischen Unterschieden, den Untersuchungszeitpunkten oder saisonalen Bedingungen entstehen könnten, zeichnen sich insgesamt Tendenzen zum Selbstmedikationsverhalten der Deutschen ab. Die aktuelle Datenlage zur Selbstmedikation in Deutschland zeigt, dass einige Krankheitssymptome, wie u. a. leichte Erkältungserscheinungen, schwaches Fieber oder leichte Verletzungen, bevorzugt selbst behandelt werden. Die subjektive Einschätzung der Schwere dieser Symptome durch den Betroffenen als nicht bedrohlich spielt hierbei eine wichtige Rolle. Auch der Widerwillen, den Arzt zu besuchen, wurde als Motiv identifiziert, woraus sich Fragen zum Vertrauensverhältnis und zur Kommunikationsqualität zwischen Arzt und Patient ergeben (Eichenberg et al., 2015). In Untersuchungen zu den bevorzugten Informations- und Bezugsquellen deutscher Konsumenten hat sich die Apotheke als bedeutsamste Stelle herauskristallisiert. Es hat sich aber auch gezeigt, dass informelle Berater wie Familienmitglieder, Freunde oder der Partner ebenfalls häufig zum Thema Selbstmedikation befragt werden. Diese informelle Kommunikation und das dafür vorauszusetzende implizite Wissen über nicht verschreibungspflichtige Arzneimittel sind bisher nicht erforscht. Weiterführende qualitative und quantitative Studien könnten zum besseren Verständnis der Präferenzen der Konsumenten und neuerer Informationsquellen wie z. B. Fernsehwerbung beitragen.

8.2 Kulturvergleichende Bemerkungen

Selbstmedikation gestaltet sich vor allem in verschiedenen Kulturen, aber auch in verschiedenen Ländern unterschiedlich. Die Gründe hierfür sind übergreifend kaum erforscht, lassen sich jedoch in Unterschieden in den Gesundheitssystemen, Armut, regionalen Besonderheiten und individuell unterschiedlichen Anfälligkeiten für Krankheiten vermuten. Eine Studie, die sich auf Selbstmedikation unter Latinos in Südflorida spezialisierte, identifizierte neben dem eingeschränkten Zugang zu gesundheitsbezogenen Leistungen auch kulturell bedingte Traditionen als Motive für Selbstmedikation in dieser Bevölkerungsgruppe (Sánchez, 2014). Hamrosi et al. (2006) untersuchten den Umgang von Aborigines mit verschriebenen Arzneimitteln und fanden heraus, dass das Teilen von Medikamenten als Selbstmedikationsmaßnahme üblich ist. Darüber hinaus wurde in ihrer Untersuchung klar, dass die Aborigines, wie die Deutschen, nur ungern medizinische Beratung in Anspruch nehmen. Eine koreanische Untersuchung ergab, dass Frauen mit Gesundheit und dem Gebrauch von Medikamenten sensibler und informierter umgehen als Männer (Lee et al., 2014), was die Ergebnisse aus Deutschland, die Frauen als Verantwortliche für Gesundheitsfragen in Familien darstellen, stützt (Eichenberg et al., 2015). Eine französische Studie (Roussin et al., 2013), die den Fokus auf Selbstmedikation im Zusammenhang mit nicht verschreibungspflichtigen Kodeinen und Sedativa legte, machte Kopfschmerzen als Motiv für tägliche Selbstmedikation mit der genannten Arzneimittelgruppe aus. Auch dieses Ergebnis passt zu den in Deutschland gesammelten Daten, in denen Kopfschmerzen bzw. Schmerzen eine wichtige Rolle innerhalb der am häufigsten mittels Selbstmedikation behandelten Beschwerden spielen (z. B. Eichenberg et al., 2015). Die in der Hausapotheke der Franzosen am häufigsten gefundenen Medikamente, nämlich gegen Verdauungs- und Kreislaufbeschwerden, ähneln ebenfalls denen in Deutschland (z. B. Bundesverband der Arzneimittel-Hersteller, 2014). In Italien werden vor allem Entzündungshemmer, Paracetamol und Medikamente gegen gastrointestinale Beschwerden frei verkauft. Die befragten Italiener gaben an, OTC-Produkte in Eigenregie nur über kurze Zeiträume und gegen als harmlos eingestufte Beschwerden einzusetzen (Cuzzolin & Benoni, 2010). Vaknin et al. (2011) geben an, dass 70 % der israelischen Bevölkerung OTC-Produkte kaufen, und dass hierbei Apotheken der wichtigste Absatzkanal sind. Während die Deutschen hier im Vergleich offenbar eher Selbstmedikation mit nicht verschreibungspflichtigen Arzneimitteln betreiben (94,9 %), ist die Apotheke auch hier der wichtigste Absatzkanal (Eichenberg et al., 2015). Vaknin et al. (2011) vermuten den Grund des vergleichsweise zögerlichen Zugangs der Israelis zu anderen Verkaufsstellen in der erst 2005 erfolgten Reform, nach der bestimmte Präparate auch außerhalb von Apotheken verkauft werden dürfen.

8.3 Zentrale Institutionen

In Deutschland beschäftigen sich u. a. die in Tabelle 1 genannten Institutionen mit dem Thema Selbstmedikation.

Tabelle 1:
Selbstmedikation: Institutionen in Deutschland (beispielhafte Auswahl)

Institution	Internetadresse
ABDA (Bundesvereinigung Deutscher Apothekerverbände)	www.abda.de
Arzneimittelkompass	www.arzneikompass.de
BPI (Bundesverband der Pharmazeutischen Industrie)	www.bpi.de
BAH (Bundesverband der Arzneimittel-Hersteller)	www.bah-bonn.de
Gesundheitsberichterstattung des Bundes	www.gbe-bund.de
IMS Health	www.imshealth.com/de/
Kölner Institut für Handelsforschung	www.ifhkoeln.de
Patientenberatungen	Beispiele: www.patientenberatung.de/arzneimittelberatung/ www.patientenberatung-hamburg.de www.embryotox.de

8.4 Forschungs- und Praxisausblick

Zur Selbstmedikation in Deutschland liegen einige Untersuchungen vor, von denen allerdings die meisten quantitativen Studiendesigns folgen. Diese bieten die Möglichkeit, Zusammenhänge abzubilden und Vergleiche zu ziehen, sagen allerdings wenig über die individuelle Seite von Selbstmedikation aus. Es ist daher lohnend, nun mit qualitativen Forschungsansätzen die vorliegenden Befunde zu validieren und zu ergänzen. Dies betrifft z. B. die offenbar bestehenden genderspezifischen Unterschiede im Umgang mit Selbstmedikation und die möglicherweise mit Rollenzuschreibungen zusammenhängenden Verantwortlichkeiten für Gesundheitsfragen innerhalb der Familie. Auch der Missbrauch von OTC-Produkten ist bisher nur oberflächlich untersucht worden. Individuelle Motive für Selbstmedikation sind bisher nur wenig beleuchtet, vor allem bei besonders gefährdeten Gruppen. Dies betrifft nicht nur die häufig thematisierten Risikogruppen wie ältere und schwangere Personen, sondern z. B. bestimmter Berufsgruppen wie Angehörige medizinischer Berufe. Weitere Risikogruppen müssten erschlossen werden. Ein wichtiges Gebiet, das ebenfalls durch qualitative Studien weiter beleuchtet werden kann, ist die offenbar z. T. belastete Beziehung zwischen Arzt und Patient. Dass viele Deutsche den Arztbesuch vermeiden, Selbstmedikation vor ihrem Arzt verheimlichen und befürchten, als Hypochonder wahrgenommen zu werden, wenn sie bei Krankheitssymptomen den Arzt aufsuchen (Eichenberg et al., 2015), deutet auf ein gestörtes Vertrauensverhältnis hin. Dieser Verdacht erhärtet sich durch den Vergleich mit internationaler Literatur, die zeigt, dass auch in weiter entfernten Kulturen der Arztbesuch negativ konnotiert ist (siehe oben). Ein weiterer Bereich, der bisher nur wenig beachtet wurde, sind über die Jahre auftauchende Trends im Konsum von OTC-Produkten. Es konnten zwar saisonale Bedingungen herausgearbeitet und besonders beliebte nicht verschreibungspflichtige Arzneien identifiziert werden, aber die Frage, welche subjektiven Beweggründe für den Griff zu bestimmten Inhaltsstoffen verantwortlich sind, ist bislang ungeklärt.

Für die Praxis ist es einerseits wichtig, Apotheker für ihre Rolle als wichtigste Informationsstelle zu sensibilisieren und andererseits das Verhältnis zwischen Arzt und Patient genauer zu untersuchen und zu stärken, sodass auch der Arzt als vertrauenswürdige Quelle auf der Suche nach Informationen über OTC-Produkte wahrgenommen wird. Da der Markt für OTC-Produkte in Deutschland stetig wächst, sollten Forschungen intensiviert und als wichtiger Aspekt der Patientenbehandlung wahrgenommen werden. Das bedeutet, dass im Anamnesegespräch verstärkt auf mögliche Selbstmedikation eingegangen wird, und auch positive Effekte der bewussten Entscheidung des Patienten für ein bestimmtes OTC-Produkt, wie möglicherweise erhöhte Compliance oder gesenkte Reaktanz, genutzt werden könnten.

Literatur

Al-Hussaini, M., Mustafa, S. & Ali, S. (2014). Self-medication among undergraduate medical students in Kuwait with reference to the role of the pharmacist. *Journal of Research in Pharmacy Practice, 3*, 23–27. http://doi.org/10.4103/2279-042X.132706

Almalak, H., Albluwi, A., Alkhelb, D., Alsaleh, H. M., Khan, T. M. et al. (2014). Students' attitude toward use of over the counter medicines during exams in Saudi Arabia. *Saudi Pharmaceutical Journal, 22*, 107–112. http://doi.org/10.1016/j.jsps.2013.02.004

Augsburger Allgemeine. (2010). *Diese Medikamente sind gut und günstig*. Zugriff am 27.01.2015. Verfügbar unter http://www.augsburger-allgemeine.de/panorama/Diese-Medikamente-sind-gut-und-guenstig-id7320236.html

Beitz, R., Dören, M., Knopf, H. & Melchert, H. U. (2004). Selbstmedikation mit Over-the-Counter- (OTC-) Präparaten in Deutschland. *Bundesgesundheitsblatt – Gesundheitsforschung – Gesundheitsschutz, 47*, 1043–1050.

Bundesministerium für Gesundheit. (2014). *Versandhandel mit Arzneimitteln*. Zugriff am 03.08.2014. Verfügbar unter http://www.bmg.bund.de/krankenversicherung/arzneimittelversorgung/versandhandel-mit-arzneimitteln.html

Bundesverband der Arzneimittel-Hersteller. (2014). Verordnungsmarkt und Selbstmedikation. In *Bundesverband der Arzneimittel-Hersteller e.V. Wissenschafts- und Wirtschaftsdienst* (Hrsg.), Der Arzneimittelmarkt in Deutschland in Zahlen. Bonn: Krahe.

Carrasco-Garrido, P., de Andrés, A. & Barrera, V. (2014). Predictive factors of self-medicated analgesic use in Spanish adults: a cross-sectional national study. *BMC Pharmacology and Toxicology, 15*, 36. http://doi.org/10.1186/2050-6511-15-36

Cooper, R. J. (2013). 'I can't be an addict. I am.' Over-the-counter medicine abuse: a qualitative study. *British Medical Journal Open, 3* (6), 20.

Cuzzolin, L. & Benoni, G. (2010). Safety of non-prescription medicines: knowledge and attitudes of Italian pharmacy customers. *Pharmacy World & Science, 32* (1), 97–102. http://doi.org/10.1007/s11096-009-9348-2

Du, Y. & Knopf, H. (2009). Self-medication among children and adolescents in Germany: results of the National Health Survey for Children and Adolescents (KiGGS). *British Journal of Clinical Pharmacology, 68*, 599–608. http://doi.org/10.1111/j.1365-2125.2009.03477.x

Eichenberg, C., Auersperg, F., Rusch, B. & Brähler, E. (2015). Selbstmedikation: Eine bundesdeutsche Repräsentativbefragung zu Motiven, Anlässen und Informationsquellen für den Konsum rezeptfreier Medikamente. *Psychotherapie – Psychosomatik – Medizinische Psychologie, 65*, 304–310. http://doi.org/10.1055/s-0035-1545311

Eichenberg, C. & Hübner, L. (2016). Selbstmedikation, Gesundheit und Internetbestellung: Eine Online-Befragung. *Das Gesundheitswesen*. Epub ahead of print. http://doi.org/10.1055/s-0035-1549970

Eichenberg, C., Wolters, C. & Brähler, E. (2013). The Internet as a Mental Health Advisor in Germany-Results of a National Survey. *PLoS ONE, 8* (11), e79206. http://doi.org/10.1371/journal.pone.0079206

Eickhoff, C., Griese, N., Hämmerlein, A. & Schulz, M. (2009). ABP in der Selbstmedikation. Chance und Auftrag für die Apotheke. *Pharmazeutische Zeitung Online, 154*, 3606–3615.

European Medicines Agency. (2013). *Anwendungsbeschränkung von Codein zur Schmerzlinderung bei Kindern – die CMDh befürwortet die Empfehlung des PRAC*. Zugriff am 19.02.2015. Verfügbar unter http://www.ema.europa.eu/docs/de_DE/document_library/Referrals_document/Codeine_containing_medicinal_products/Position_provided_by_CMDh/WC500144850.pdf

Fulst, C. (2013). *Trend Topic Gesundheit und Pharmazie. Axel Springer Marktanalyse.* Zugriff am 03.07.2014. Verfügbar unter http://www.axelspringer-mediapilot.com/artikel/-IMPRESSUM_653995.html

Haag, M. (2004). *Strategische Neuausrichtung der Pharmaindustrie im Bereich Selbstmedikation als Konsequenz auf die Veränderung im Gesundheitsbewusstsein der Verbraucher.* Hamburg: Diplomica Gmbh.

Hamrosi, K., Taylor, S. J. & Aslani, P. (2006). Issues with prescribed medications in Aboriginal communities: Aboriginal health workers' perspectives. *Rural and Remote Health Journal, 6*, 557.

Jung, U. (2010). *Deutschland ist führend bei der Selbstmedikation.* Zugriff am 23.01.2015. Verfügbar unter http://www.aerztezeitung.de/politik_gesellschaft/arzneimittelpolitik/article/621522/deutschland-fuehrend-selbstmedikation.html

Junius-Walker, U., Theile, G. & Hummers-Pradier, E. (2007). Prevalence and predictors of polypharmacy among older primary care patients in Germany. *Family Practice, 24*, 14–19. http://doi.org/10.1093/fampra/cml067

Kanayama, G., Gruber, A. J., Pope, H. G. Jr., Borowiecki, J. J. & Hudson, J. I. (2001). Over-the-counter drug use in gymnasiums: an underrecognized substance abuse problem? *Psychotherapy and Psychosomatics, 70* (3), 137–40. http://doi.org/10.1159/000056238

Kojda, G. (2006). Selbstmedikation in der Schwangerschaft. *Apothekenmagazin, 24*, 22–23.

Kojda, G. & Goecke, T. (2005). Selbstmedikation in der Schwangerschaft. Teil 2. *Apothekenmagazin, 23*, 8–15.

König, D. (2009). Selbstmedikation und Internet. In B. Stetina & I. Kryspin-Exner (Hrsg.), *Gesundheit und neue Medien* (S. 207–233). Berlin: Springer.

Korzilius, H. (2010). *Arzneimitteltherapie: Mehr Sicherheit für Risikogruppen Deutsches Ärzteblatt, 107*, 28–29.

Laven, A., Schäfer, J. & Läer, S. (2014). PHARMAGRIPS: structured pharmaceutical counseling in the self-medication of the common cold. A randomised controlled study (RCT). *Medizinische Monatsschrift für Pharmazeuten, 37* (6), 209–220.

Lee, K.P., Nishimura, K., Ngu, B., Tieu, L. & Auerbach, A.D. (2014). Predictors of completeness of patients' self-reported personal medication lists and discrepancies with clinic medication lists. *Annals Pharmacotherapy, 48* (2), 168–177. http://doi.org/10.1177/1060028013512109

Lupattelli, A., Spigset, O., Twigg, M.J., Zagorodnikova, K., Mårdby, A.C., Moretti, M.E. et al. (2014). Medication use in pregnancy: a cross-sectional, multinational web-based study. *British Medical Journal Open, 17*, 4.

Lv, B., Zhou, Z., Xu, G., Yang, D., Wu, L., Shen, Q. et al. (2014). Knowledge, attitudes and practices concerning self-medication with antibiotics among university students in western China. *Tropical Medicine & International Health, 19*, 769–779. http://doi.org/10.1111/tmi.12322

Martinez, J.E., Pereira, G.A.., Ribeiro, L.G.., Nunes, R.., Ilias, D.. & Navarro, L.G. (2014). Study of self-medication for musculoskeletal pain among nursing and medicine students at Pontifícia Universidade Católica – São Paulo. *Revista Brasileira de Reumatologia, 54* (2), 90–94.

Mensing, M.,Hellmeier, W. & Puteanus, U. (2009). Arzneimittel ohne Arztbesuch – wie verbreitet ist Selbstmedikation? Ergebnisse einer repräsentativen Bevölkerungsbefragung 2008 als Teil des Gesundheitsmonitorings in Nordrhein-Westfalen. *Gesundheitswesen, 71*, 278. http://doi.org/10.1055/s-0029-1239328

Metta, E., Haisma, H., Kessy, F., Hutter, I. & Bailey, A. (2014). „We have become doctors for ourselves": motives for malaria self-care among adults in southeastern Tanzania. *Malaria Journal, 13*, 249. http://doi.org/10.1186/1475-2875-13-249

Müller, C., Michel, U. & Triebel, T. (2009). *Ernährung in Prävention und Therapie*. Stuttgart: Hippokrates Verlag.

Robert Koch-Institut. (2008). *Erkennen – Bewerten – Handeln: Zur Gesundheit von Kindern und Jugendlichen in Deutschland*. Berlin: Robert Koch-Institut.

Roumie, C. & Griffin, M. (2004). Over-the-counter analgesics in older adults:acall for improved labelling and consumer education. *Drugs aging, 21*, 485–498. http://doi.org/10.2165/00002512-200421080-00001

Roussin, A., Bouyssi, A., Pouché, L., Pourcel, L. & Lapeyre-Mestre, M. (2013). Misuse and dependence on non-prescription codeine analgesics or sedative H1 antihistamines by adults: a cross-sectional investigation in France. *PLoS One, 8* (10), e76499. http://doi.org/10.1371/journal.pone.0076499

Sánchez, J. (2014). Self-Medication Practices among a Sample of Latino Migrant Workers in South Florida. *Frontiers in Public Health, 2*, 108. http://doi.org/10.3389/fpubh.2014.00108

Sander, E. (2013). *Selbstmedikation Beitrag zur Volksgesundheit*. Zugriff am 27.01.2015. Verfügbar unter http://www.imshealth.com/deployedfiles/ims/Global/EMEA/Austria%20and%20Germany/Austria%20Inhalte/SELBSTMEDIKATION%20-%20BEITRAG%20ZUR%20VOLKSGESUNDHEIT.pdf

Schmiedl, S. (2014). Self-Medication with Over-the-Counter and Prescribed Drugs Causing Adverse-Drug-Reaction-Related Hospital Admissions: Results of a Prospective, Long-Term Multi-Centre Study. *Drug safety, 37*, 225–235. http://doi.org/10.1007/s40264-014-0141-3

Servey, J. & Chang, J. (2014). Over-the-Counter Medications in Pregnancy. *American Family Physician, 90*, 548–555.

Vaknin, S., Abadi-Korek, I., Marom, E., Shemer, J. & Luxenburg, O. (2011). The over the counter drugs reform in Israel – two years later. *Harefuah, 150* (1), 4–8.

Verdi, G., Weyandt, L.L. & Zavras, B.M. (2014). Non-Medical Prescription Stimulant Use in Graduate Students: Relationship with Academic Self-Efficacy and Psychological Variables. *Journal of Attention Disorders.* Published online before print April 22, 2015. http://doi.org/10.1177/1087054714529816

Wazaify, M.., Bdair, A., Al-Hadidi, K. & Scott, J. (2014). Doping in gymnasiums in Amman: the other side of prescription and nonprescription drug abuse. *Substance Use & Misuse, 49* (10), 1296–1302. http://doi.org/10.3109/10826084.2014.891625

Zok, K. (2006). Arzneimittelmarkt: Selbstmedikation im Fokus. *Wido-Monitor, 3,* 1–7.

Polypharmazie

Bernard Braun

1 Einleitung

Zwischen 60 und 75 % aller Arztbesuche werden in Deutschland mit der Verordnung eines oder mehrerer Medikamente abgeschlossen (Klingenberg & Szecsenyi, 1998). Dies führt zusammen mit der seit vielen Jahren unverändert hohen Zunahme multimorbider und chronisch kranker Patienten zu Polypharmazie, d. h. der gleichzeitigen Verordnung einer höheren Anzahl von Arzneimittel, die zum Teil noch durch den Zukauf von rezeptfreien Mitteln weiter erhöht wird. Die mit dem Neben-, Mit-, aber auch Gegeneinander vieler Wirkstoffe assoziierten, gesundheitsbezogenen Effekte stellen für eine zunehmende Anzahl von Patienten, aber auch das Gesundheitssystem eine wachsende Herausforderung dar.

Bevor geklärt werden kann, ob und wie stark die von verschiedenen Akteuren propagierten Instrumente, Polypharmazie abzumildern oder zu vermeiden, erfolgreich sein können, muss allerdings eine Reihe von Unklarheiten oder Kenntnislücken beseitigt werden. Sie betreffen die Fragen, was Polypharmazie genau ist, warum dies ein Problem darstellt, wie groß die Betroffenheit in welchen Bevölkerungs- oder Patientengruppen ist und worin ihre unerwünschten (Neben-)Wirkungen bestehen.

Ab wann spricht man von Polypharmazie?

Sowohl bei der Anzahl von Arzneimitteln, ab der Wissenschaftler und Experten von Polypharmazie sprechen, als auch bei Aspekten, die sie für deren Bewertung als wichtig erachten, werden erhebliche Unterschiede deutlich (vgl. Fincke et al., 2005).

So schwankt der Wert, ab dem von Polypharmazie oder auch Multimedikation gesprochen wird, stark, zwischen zwei (Knopf & Melchert, 2003), vier und mehr Arzneimitteln (Cochrane-Review zur Medikation von älteren Patienten: Patterson et al., 2014), neun und mehr Wirkstoffen (Sachverständigenrat zur Begutachtung der Entwicklung im Gesundheitswesen, 2009) oder es wird zwischen „Minor-" (zwei bis drei Arzneimittel), moderater (vier bis fünf Arzneimittel) und „Major-" (fünf und mehr Arzneimittel) Polypharmazie unterschieden (Veehof et al., 2000).

In den meisten Studien wird Polypharmazie als die Verordnung von fünf und mehr gleichzeitig verordneten unterschiedlichen Arzneimitteln oder Wirkstoffen in definierten Zeiträumen wie z. B. drei Monaten oder einem Jahr definiert (vgl. dazu Mukhtar, 2010; Meyer, 2010). Zur Vielzahl der Werte trägt noch bei, dass in einigen Studien jede Verordnung eines Medikaments in die Berechnung der Polypharmazie eingeht – also ein- und dasselbe Medikament auch mehrmals berücksichtigt wird –, andere Autoren dagegen unter Polypharmazie nur „die gleichzeitige Einnahme von mehreren unterschiedlichen Arzneimitteln" (Mukhtar, 2010) verstehen.

Je nach dem „cutpoint" für Polypharmazie sowie Versorgungskontext und Alter der Patienten unterscheiden sich auch die Aussagen über die Prävalenz von Polypharmazie erheblich. In den fünf Studien, die sich auf Gesamtpopulationen bezogen, befanden sich zwischen 2 und 24 % Polypharmazie-Betroffene ($M = 10\%$). Konzentrierten sich Studien auf die Untersuchung von Krankenhauspopulationen, so lag die Prävalenz von Polypharmazie höher, zwischen 6 und 47 % ($M = 27\%$). Die Prävalenz von Polypharmazie in sechs weiteren Studien, die sich auf ältere Krankenhauspatienten oder Heimbewohner konzentrierte, schwankte zwischen 39 und 62 %. Noch etwas ausgeprägter war der Anteil Betroffener im Falle der sechs bereits weiter oben genannten Studien mit Altersbeschränkungen. Unter den überwiegend 65 Jahre alten und älteren Probanden dieser Studien waren zwischen 9 und 81 % von Polypharmazie betroffen.

Zu den Schwierigkeiten, eindeutig von und über Polypharmazie zu sprechen, tragen schließlich auch noch zwei weitere Details der Medikamentenempirie bei.

Erstens ist bei vielen Quantifizierungen und gesundheitsbezogenen Schlussfolgerungen nicht klar, ob für die Bestimmung der Existenz von Polypharmazie die Anzahl verordneter oder die der tatsächlich eingenommenen Medikamente herangezogen wird. Die Forschung zu der gerade bei Arzneimitteln besonders häufig (Kojda, 2008; Braun & Marstedt, 2011) eingeschränkten Compliance bei bis zu 50 % der chronisch Kranken in entwickelten Ländern (z. B. World Health Organization, 2003) zeigt, dass die Einnahmewirklichkeit nur sehr beschränkt den impliziten Annahmen über eine „richtige Einnahme" und deren möglichen Angemessenheit oder Risiken entspricht.

Zweitens zeigt eine Analyse von 36 Studien zum Medikationsgeschehen (Mukhtar, 2010), dass in 90 % kein Abgleich mit Diagnosen stattgefunden hat. Das bedeutet, dass nicht unterschieden wurde, ob es sich um die möglicherweise therapeutisch indizierte Verordnung mehrerer Arzneimittel, um Polypharmazie oder um die gesundheitlich nicht indizierte oder sogar kontraindizierte Verordnung von Medikamenten handelte.

2 Überblick zur Häufigkeit und Betroffenheit von Polypharmazie

Trotz der eingangs für Deutschland beschriebenen enormen Bedeutung von Polymedikation gibt es hier zulande dazu nur relativ wenige Untersuchungen. 2010 fanden sich international in 542 veröffentlichten Artikeln Hinweise auf 36 Studien (Mukhtar, 2010). Darunter stammten lediglich drei aus Deutschland. Querschnittsstudien stellten mit 81 % das Gros dar, 53 % der Studien wurden anhand von Routinedaten durchgeführt. Ein wünschenswerter Abgleich der Anzahl von Medikamenten mit Diagnosen, also eine Überprüfung der Angemessenheit einer Medikation, erfolgte lediglich bei 10 % der Studien (n = 31).

2.1 Polypharmazie in Deutschland

Die aufgezeigten Möglichkeiten und Grenzen der Gewinnung von Informationen über Polypharmazie führen zu einer Vielfalt von Ergebnissen. Diese unterscheiden sich hauptsächlich quantitativ, nicht aber bei ihren grundsätzlichen qualitativen Aussagen. So kommen z. B. die meisten Studien, trotz einiger Unterschiede bei den Mengenangaben, zu dem Ergebnis, dass ältere Personen besonders häufig von Polypharmazie betroffenen sind (vgl. u. a. Fulton et al., 2005; Jaehde et al., 2008; Junius-Walker et al., 2007; Mai, 2011; Rossi et al., 2007).

In einer bevölkerungsrepräsentativen schriftlichen Befragung von 1498 Personen im Rahmen des „Gesundheitsmonitors 2011" (Lochner et al., 2011) erfüllten 11 % der Befragten das dort gewählte Kriterium für Polypharmazie (> 3 Monate dauernde Einnahme von ≥ 5 Arzneimitteln). 55 % nahmen länger als 3 Monate ein bis vier Medikamente ein und 34 % gaben kurzfristige oder gar keine Medikamenteneinnahme an. Die Polypharmazie-Gruppe nahm im Mittel 6,7 Medikamente ein. Unter Berücksichtigung der zusätzlich eingenommenen OTC-Medikamente erhöhte sich die Anzahl der insgesamt eingenommenen Arzneimittel auf 7,3. Je nach Geschlecht, Alter und Gesundheitszustand variierte die Wahrscheinlichkeit von Polypharmazie signifikant. Demnach waren 16 % der Männer und 7 % der Frauen von Polypharmazie betroffen. Die altersspezifische Prävalenz war bei den 60- bis 79-Jährigen mit knapp 23 % am höchsten. Am häufigsten trat Polypharmazie mit 71 % bei den chronisch Kranken auf.

Andere bundesweite (z. B. Glaeske et al., 2013) und regionale (z. B. Braun, 2012) Studien mit Routinedaten gesetzlicher Krankenkassen bestätigen diese Ergebnisse. So waren von 2,1 Mio. Versicherten der Barmer GEK über 65 Jahre ein Drittel der Versicherten von Polypharmazie betroffen (täglich mehr als fünf Arzneimittelwirkstoffe). Bei den Hochbetagten zwischen 80 und 94 Jahren war fast jeder Zweite betroffen (Glaeske et al., 2013).

Von den überwiegend im nordwestdeutschen Raum lebenden Versicherten der Handelskrankenkasse (hkk) bekamen 2010 35,6 % so viele Medikamente verordnet, dass sie durchgängig das ganze Jahr von Polypharmazie betroffen waren. Bei den ≥ 65-Jährigen steigt dieser Anteil auf 61,3 %.

2.2 Über die Schwierigkeiten eines vollständigen Überblicks zur Einnahme von Medikamenten

Selbst wenn über den „cutpoint", die Definitionen und die Verordnungs- und Einnahmeumstände von Medikamenten Einigkeit herrscht, sind damit noch keineswegs alle Barrieren für die notwendige Transparenz über den personenbezogenen Umfang und die damit verbundene Problemlast von Polypharmazie überwunden. So sind unterschiedliche Angaben über die Häufigkeit von Polypharmazie häufig auf die Nutzung einzelner und/oder unterschiedlicher Informationsquellen zurückzuführen. Eine vollständige Transparenz zu Anzahl und Art verordneter Arzneimittel ist, wenn überhaupt, nur durch die Nutzung mehrerer Quellen zu gewinnen. Die Vor- und Nachteile der dabei wesentlichen Quellen und die Möglichkeiten einer additiven Vervollständigung werden im Folgenden kurz dargestellt.

Viele Wissenschaftler greifen für Polypharmazie-Studien wegen des relativ geringen Datenerhebungsaufwands auf die *Routinedaten der Gesetzlichen Krankenversicherung (GKV)* zurück. Diese umfassen seit einigen Jahren u. a. auch versicherten- und arztbezogene Daten zur Häufigkeit und Art der von ambulant tätigen Ärzten verordneten rezeptpflichtigen Arzneimittel (vgl. Bjerrum et al., 1997). Bei diesen Daten muss berücksichtigt werden, dass sie je nach Land, Morbidität und Zeitpunkt der Datenerhebung nur einen Teil aller eingenommenen Arzneimittel abbilden. Dies liegt daran, dass sogenannte „Over-the-Counter-(OTC)"-Medikamente nicht in den GKV-Daten abgebildet werden. Die Anzahl und Art dieser OTC-Medikamente schwanken international erheblich und verändern sich je nach Land und Zeitraum. In Deutschland nimmt die Menge der nicht verordnungspflichtigen Arzneimittel und damit der potenziellen OTC-Medikamente seit einigen Jahren ständig zu. Verschreibungspflichtige Medikamente werden zu nicht verschreibungspflichtigen Medikamenten und verschwinden so aus den Routinedaten der gesetzlichen Krankenkassen. Diese Routinedaten ermöglichen zwar die Bestimmung von definierten Tagesdosen, geben also Auskunft über die potenzielle Dauer der Einnahme, aber nicht über die tatsächliche Einnahme der Medikamente, also, wann und wie kontinuierlich sie in welcher Dosis eingenommen werden.

Kenntnisse über den Kauf und die Nutzung von OTC-Medikamenten und damit einer zweiten „Quelle" von Polypharmazie werden vorrangig durch Befragungen gewonnen. Eine Verknüpfung dieser Informationen mit personenbezogenen Daten über ärztlich verordnete Arzneimittel ist jedoch kaum möglich. Der im Rahmen des Bundesgesundheitssurvey (einer repräsentativen Stichprobe der 18- bis 79-jährigen deutschen Wohnbevölkerung) 1998 durchgeführte Arzneimittelsurvey zeigte, dass lediglich 68 % der in den letzten 7 Tagen angewendeten Arzneimittel vom Arzt verschrieben wurden. 26 % der Arzneimittel wurden dagegen ohne Rezepte gekauft und der Rest befand sich in der Hausapotheke, ohne dass sich die Befragten an die Umstände des Erhalts erinnern konnten (Knopf & Melchert, 2003).

Eine dritte Quelle für Erkenntnisse über den Erhalt von Arzneimitteln sind Verordnungen auf Privatrezept. Die dazu vorliegenden Daten zeigen, dass solche Verschreibungen auch bei bestimmten Teilgruppen der gesetzlich Krankenversicherten und bei bestimmten Arzneimitteln in einer quantitativ relevanten Menge stattfinden, ohne dass dies in die Routinedaten der GKV eingeht. Eine explorative Studie mit Wirtschaftsdaten von bundesweit 65 Apotheken hat gezeigt, dass der Anteil der auf Privatrezept verordneten Benzodiazepine und Non-Benzodiazepine erheblich über dem Erwartungswert von 10,5 %, d. h. dem Anteil der privat Krankenversicherten liegt (Martens et al., 2011).

3 Was macht Polypharmazie zum Problem?

Häufig entstehen schon durch die Anzahl der gleichzeitig eingenommenen unterschiedlichen Arzneimittel gravierende gesundheitliche Probleme. Darüber hinaus können die spezifischen Eigenschaften verordneter oder selbst beschaffter Arzneimittel zu Neben- oder Wechselwirkungen führen.

Mit jedem zusätzlichen Arzneimittel steigt bei Patienten die Wahrscheinlichkeit unzureichender Therapietreue durch Vergessen, Verunsicherung und Verängstigung – etwa nach der Lektüre von fünf oder mehr Beipackzetteln oder durch die rein physischen Schwierigkeiten einer gleichzeitigen und dann noch regelmäßigen Einnahme von fünf oder mehr Arzneimitteln. Das Ergebnis eines Literatur-Reviews für die Jahre 1986 bis 2007 (Hajjar et al., 2007) lautet, dass rund 50 % der älteren Personen, die mit Polypharmazie zu tun hatten, Probleme mit ihrer Therapietreue hatten. Ältere Patienten, die z. B. „nur" drei Arzneimittel verordnet bekamen, nahmen diese jedoch vorschriftsmäßig ein und unterschieden sich darin auch nicht von jüngeren Patienten.

Mit mehr und unterschiedlichen Wirkstoffen aus verschiedenen Arzneien nimmt die Wahrscheinlichkeit von Nebenwirkungen oder unangenehmen bis gefährlichen Wechselwirkungen zu. Die theoretisch denkbare Anzahl der Möglichkeiten von Arzneimittelkombinationen und -wechselwirkungen steigt von vier bei drei gleichzeitig verabreichten Arzneimitteln auf 26 bei fünf Medikamenten und auf 247 bei acht Arzneien (Haefeli, 2005). Bei älteren Patienten kommt ES außerdem durch die alterungsbedingt veränderte Pharmakokinetik und Pharmakodynamik, d.h. die physiologisch bedingte langsamere Aufnahme und den längeren Verbleib von Wirkstoffen im Körper, häufig zu Verwirrungen oder zu vermehrten Stürzen und Frakturen (Sommeregger et al., 2010).

Mit der bei Polypharmazie wachsenden Möglichkeit von Wechselwirkungen nimmt für den verordnenden Arzt selbst im besten Fall der Aufwand der Informationsbeschaffung und -kommunikation zu. Dies gilt ebenfalls für das Risiko von nicht verfügbarem Wissen oder Wissenslücken. In einer Studie untersuchten Heidelberger Pharmakologen auf der Basis von 579 wissenschaftlich belegten und in der Praxis relevanten Wechselwirkungen von jeweils zwei Arzneimitteln, was darüber im „Summary of Product Characteristics (SPC)" zu finden ist. Nur für 33 % der gesuchten Arzneimittel-Wechselwirkungen existierten ausreichende Informationen. Zu 16 % der klinisch relevanten Wechselwirkungen fehlten die Informationen ganz und für 51 % war die Darstellung im Vergleich zur wissenschaftlichen Literatur unzureichend. Die praktische Bedeutung dieser Mängel des SPC zeigte sich daran, dass viele der nicht oder unzureichend beschriebenen Arzneimittel-Kombinationen für 4 bis 12 % der 4 949 ambulant behandelten Studienpatienten verordnet wurden (Bergk et al., 2005).

Mit steigender Anzahl verordneter Arzneimittel nimmt auch das Risiko zu, dass speziell älteren Personen Wirkstoffe verordnet werden, die nach einem mittlerweile weltweiten Konsens für diese Personengruppe nicht geeignet sind. Diese Wirkstoffe sind in der sogenannten Priscus-Liste zusammengefasst (vgl. dazu ausführlicher Amann et al., 2012; Siegmund-Schultze, 2012; Schubert et al.; 2012).

Die besonders für ältere Patienten bekannten Risiken von Polypharmazie (Mertens, 2009; Patterson et al. 2014) umfassen eine breite Palette mit erheblichen unerwünschten Wirkungen auf deren Gesundheit und den Aufwand für ihre Versorgung.

In Westaustralien erfolgten 30,4 % der Krankenhauseinweisungen unter den über 75-Jährigen aufgrund von unerwünschten Arzneimittelwirkungen (UAW). 25 % der

Patienten, die deswegen stationär behandelt werden mussten, bekamen vorher mehrere Arzneimittel verordnet, 46 % nur ein einziges. Bei 26 % der untersuchten Patienten lag mangelnde Therapietreue oder ein willkürlicher Abbruch der Arzneimitteleinnahme vor. Die Einweisung von mehr als der Hälfte dieser Patienten hätte vermieden werden können (Chan et al., 2001).

Das Risiko für Stürze und Knochenbrüche durch die relativ häufig und langfristig verordneten Benzodiazepine, Antidepressiva (1,2- bis 6-fach erhöhtes Risiko) und Antipsychotika ist bei Menschen, die 60 Jahre und älter sind, unterschiedlich stark und meist signifikant erhöht (Gencer & Abholz, 2010; Hartikainen et al., 2007). Bei Bewohnern von Pflegeheimen, die fünf bis neun Arzneimittel einnahmen, zeigen mehrere Studien eine Erhöhung des Sturzrisikos um das Vierfache. Das Risiko steigt bei der Einnahme von ≥ 10 Medikamenten sogar um das 5,5-Fache (Hartikainen et al., 2007).

Zu den häufigen Nebenwirkungen zählen bei Personen im Alter von ≥ 65 Jahren z. B. Blutdruckschwankungen, Schwindel, Verwirrungszustände, Erbrechen, Blutzuckerschwankungen und unregelmäßige Herztätigkeit. Diese Effekte verschlechtern nicht nur die Lebensqualität, sondern werden, wenn sie nicht als Nebenwirkungen erkannt werden, als Anzeichen für weitere gesundheitliche Probleme oder Erkrankungen interpretiert. Damit können sie Anlass für die Verordnung weiterer Arzneimittel sein (Haefeli, 2005).

Die gesundheitliche und gesundheitsökonomische Relevanz der Pharmakodynamik und -kinetik älterer Patienten zeigt sich an den Ergebnissen einer 2007 veröffentlichten Analyse der „Deutschen Pharmakovigilanz-Studiengruppe" für bereits eine einzige Arzneimittel- oder Wirkstoffgruppe. Zwischen 2000 und 2004 hatten 10,2 % aller Patienten, die wegen eines unerwünschten Arzneimitteleffekts in ein deutsches Krankenhaus eingewiesen wurden, Probleme mit der Einnahme von Digitalis-Präparaten. Nicht nur, dass nach Einschätzung der Autoren der klinische Nutzen einer Digitalistherapie bei Herzinsuffizienz begrenzt ist (Schmiedl et al., 2007), vielmehr wird bei der Festlegung der Dosis das Körpergewicht und die verlängerte Halbwertszeit derartiger Wirkstoffe im Körper älterer Menschen nicht ausreichend beachtet.

Überwiegend aus anderen europäischen oder außereuropäischen Ländern (Überblick z. B. in Braun, 2012) liegen Studien über Polypharmazie in Bevölkerungs- oder Patientengruppen jenseits des Leitmerkmals Alter vor. Dort geht es z. B. um Polypharmazie im Lebenslauf (z. B. in Finnland; Linjakumpu et al., 2002), bei Personen mit unterschiedlichem sozioökonomischem Status (Haider et al., 2008), nach Art und Umfang von sozialer Unterstützung (Hessel et al., 2000; Junius-Walker et al., 2006; Linjakumpu et al., 2002) oder Geschlecht. Für den Zusammenhang von Polypharmazie und Geschlecht liegen beispielsweise folgende Erkenntnisse vor: Frauen bekommen demnach in der Regel mehr und auch andere Arzneimittel verordnet als Männer. Damit tragen sie ein höheres Polypharmazie-Risiko (Knopf & Melchert, 2003; Flores & Mengue, 2005; Linjakumpu et al., 2002). In einer finnischen Studie bewegte sich der Anteil von Frauen, die von Polpharmazie betroffen waren, zwischen 23 und 29 % (Linjakumpu et al., 2002). Der Anteil der Männer schwankte zwischen 15 und 20 %. In anderen Studien (Hessel et al., 2000; Veehof et al., 2000; Junius-Walker et al., 2006) unterscheiden sich die Arzneimittelverordnungen von Frauen jedoch nicht signifikant von denen der Männer.

Neben dem häufig beklagten Mangel an geeigneten Querschnitts- und Längsschnittdaten liefern diese Studien häufig widersprüchliche Ergebnisse und begründen damit die Notwendigkeit vielfältiger weiterer Forschung.

4 Handlungsnotwendigkeiten und -möglichkeiten

Angesichts der Vielfältigkeit des Phänomens Polypharmazie verspricht nur eine Kombination aus langfristigen Veränderungen grundlegender Einstellungen, Handlungsmotiven und Verhaltensweisen bei Patienten, Ärzten und Apothekern mit einer Vielzahl edukativer, kommunikativer, technischer oder organisatorischer Maßnahmen messbare Erfolge.

Bei der Suche nach qualitativ hochwertigen und erfolgreichen Vorbildern und Modellen für solche Initiativen wird man nur bedingt fündig. Es gibt nur wenige systematische Reviews oder Metaanalysen, die sich mit einer Verbesserung oder einer Reduktion der Einnahme vieler Arzneimittel beschäftigen. Dies liegt vor allem daran, dass die meisten Einzelstudien zur Einnahme von Arzneimitteln auf die Therapietreue bei einzelnen Arzneimitteln oder Arzneimittelgruppen fokussieren (vgl. dazu George et al., 2008) und nicht auf die Reduktion der Anzahl verordneter Arzneimittel (Rollason et al., 2003).

Ein systematischer Review von 28 randomisierten kontrollierten bzw. kontrollierten Interventionsstudien mit Expertenberatung und Bildungsangeboten für Patienten und Ärzte (Maeda, 2009) präsentiert zwar einige wirksame Interventionen, deren Effekte jedoch deprimierend gering sind. Mit fast allen edukativen Interventionen lässt sich zwar eine signifikante Reduktion der Anzahl verordneter Arzneimittel oder sonstige Verbesserungen bei der Therapietreue erreichen, aber in den meisten Studien werden trotzdem immer noch fünf und mehr Arzneimittel verordnet.

Auch der bereits erwähnte Cochrane-Review (Patterson et al., 2014) über aktuell 12 methodisch hochwertige und facettenreiche Studien zur Reduktion von Polypharmazie bei älteren Patienten kommt zu dem zwiespältigen Ergebnis, es sei zwar unklar, ob die durchaus erkennbaren Wirkungen der Interventionen klinisch signifikante Verbesserungen bedeuteten, jedoch seien sie für die Reduktion unangemessener Arzneimittelverordnung nützlich.

4.1 Grundlegende Voraussetzungen für die Veränderungen von Polypharmazie

Trotz aller empirischen Kenntnisse über Art, Umfang und Risiken von Polypharmazie mangelt es vor allem Patienten als der Personengruppe, ohne die sich an Polypharmazie nichts ändern wird, bereits am dafür notwendigen Problembewusstsein. Dies bele-

gen u. a. die Ergebnisse einer bevölkerungsrepräsentativen Befragung von Arzneimittelnutzern (Lochner et al., 2011):
- Die Gruppe der Befragten, für die nach ihren eigenen Angaben Polypharmazie zutrifft, stimmt am wenigsten der Feststellung zu (21 %), dass Ärzte zu oft Arzneimittel verordnen würden.
- Unter denjenigen, die dieser Feststellung zustimmen, sind ältere Personen, d. h. eine der am stärksten von Polypharmazie betroffenen Gruppen, auch noch unterdurchschnittlich vertreten.
- Von Polypharmazie betroffene Personen geben in derselben Befragung mehrheitlich (59 %) und signifikant an, sie sähen bei dem Bemühen, möglichst wenige Medikamente einzunehmen, keinen Gewinn darin, wenn sich ihr Arzt mehr Zeit für sie nehmen würde.
- Umgekehrt beurteilen aber gerade Patienten, die von Polypharmazie betroffen sind, die Qualität der Beratung durch ihre Hausärzte als sehr hoch. Fast drei Viertel (72 %) der Befragten gab an, ihre Ärzte wüssten, welche Medikamente ihnen von anderen Ärzten verordnet wurden, und zwar umso besser, je größer die Anzahl der verordneten Arzneimittel war.
- Und schließlich berichteten 96 % aller, d. h. auch der Befragten mit Polypharmazie, sie wüssten selbst genau, welches Medikament Ärzte ihnen gegen welche Beschwerden oder welche Krankheit verschrieben hatten.

Um dieser Vorstellung erfolgreich zu begegnen, alles „im Griff" zu haben und eigentlich keine Unterstützung zu benötigen, bedarf es längerfristiger, gruppenspezifischer Aufklärungsinitiativen möglichst vieler Beteiligter, die weder allzu arztkritisch noch zu bevormundend sein dürfen.

Zu den Voraussetzungen zur Verminderung von Polypharmazie gehören auch grundlegende Veränderung der professionellen Denk-, Bewertungs- und Handlungsgewohnheiten von Ärzten. Dazu zählt besonders der Umgang mit multimorbiden, überwiegend älteren Patienten, also der herausragenden Polypharmazie-Patientengruppe. Polypharmazie ist auch die Konsequenz der verbreiteten Vorstellung, dass jede Krankheit gleichwertig und gleichzeitig mit allen zur Verfügung stehenden Mitteln behandelt werden muss. Dies konfligiert dann oft mit dem Gebot, Patienten keinen Schaden oder Nachteil zuzufügen. Dieser Konflikt droht besonders dann, wenn multimorbide Patienten nebeneinander und weitgehend uninformiert und unabgestimmt von Allgemein- und Fachärzten für die jeweilige Einzelkrankheit „optimal" mit Arzneimitteln behandelt werden.

Einen grundlegenden Wandel dieses Behandlungsparadigmas und damit auch eine Reduktion von Polypharmazie aufgrund von Parallelbehandlung/-Behandler könnte mittels wissenschaftlich gesicherter Leitlinien zur Behandlung multimorbider Patienten erreicht werden.

Aber auch solche Leitlinien müssen in Aktivitäten von Institutionen wie den Krankenkassen, Verbraucherorganisationen oder Ärzteverbänden eingebettet werden, die das Vertrauen herstellen, dass die Anwendung der Leitlinien keinen Leistungsverlust, sondern einen Gesundheitsgewinn bedeuten.

4.2 Einzelmaßnahmen zur Beeinflussung von Polypharmazie durch Ärzte und Apotheker

Sofern Ärzte, die von der Notwendigkeit einer intensiveren Aufklärung von und Kooperation mit Polypharmazie-Patienten überzeugt waren und entsprechende Instrumente und Verfahren nutzten, zeigten die wenigen Modellversuche auch messbare Erfolge. So gelang es selbst durch vergleichsweise einfache und eindimensionale Maßnahmen, Polypharmazie zu reduzieren. Dazu zählt beispielsweise ein explizites *10-Minuten-Review*, also ein 10-minütiges Gespräch des Hausarztes mit dem Patienten über die Menge und Art aller vom Patienten einzunehmenden Arzneimittel. Mit Hilfe dieses Reviews konnte deren Anzahl signifikant reduziert und zum Teil sogar auf Null abgesenkt werden (Walsh et al., 2010). Positive Wirkungen erzielt auch das in Australien entwickelte und dort wie in einigen anderen Ländern (z. B. Niederlande, Wales, Kanada) erprobte Modell des *Home Medication Review* (Duerden et al., 2013), wo überwiegend Apotheker auf Veranlassung von Ärzten deren Patienten zu Hause oder in Pflegeheime aufsuchen und deren Medikation überprüfen.

Mit Sicherheit spielt aber auch die Kommunikation der Ärzte untereinander während der Entscheidung für oder gegen die Verordnung von Arzneimitteln und dem Entstehen einer Verordnungskaskade (Rochon et al., 1997) eine wichtige Rolle für die letztlich verordnete Anzahl von Medikamenten (Tarn et al., 2006). Eine für die Aneignung des notwendigen pharmakologischen Wissens und die praktische Durchführung hilfreiche Form können auch *Ärztenetzwerke* sein, die sich eigenständig (z. B. das QuE-Ärztenetz Nürnberg Nord) oder in Zusammenarbeit mit gesetzlichen Krankenkassen (z. B. das Praxisnetz Gesundheitsregion Siegerland der Kassenärztlichen Vereinigung Westfalen-Lippe und Barmer GEK) gezielt und auch mit Erfolg mit der Beratung von Polypharmazie-Patienten beschäftigen. Tatsache ist aber auch, dass es sich bei den in Deutschland existierenden Maßnahmen trotz des seit Jahrzehnten thematisierten Bedarfs immer noch um Einzelaktivitäten handelt und oft mehr darüber geredet und gestritten wird, ob die Ärzte oder Apotheker für diese Aufgabe zuständig sind. Trotz Zweifeln an der fachlichen Kompetenz, an der Freiheit von Interessenkonflikten sowie der Eignung der Räumlichkeiten vieler Apotheken für vertrauliche Gespräche reklamieren Verbandsvertreter der Apotheker seit einiger Zeit, allein oder zumindest als primus inter pares auch für die Beeinflussung von Polypharmazie zuständig zu werden. Die dabei von kritischen Pharmakologen entwickelte Vorstellung von Apotheken als „pharmakotherapeutischen Referenzzentren" spricht zwar zu Recht die Notwendigkeit kompetenter Beratung an. Zu befürchten ist aber, dass dadurch zunächst der Zuständigkeitswettbewerb zwischen Apothekern und Ärzten weiter angefacht wird und das Beratungs- und Steuerungsdefizit bei Arzneimitteln zu Lasten der Polypharmazie-Patienten noch um weitere Jahre verlängert oder gar verstetigt wird. Ob daran allein der von der Bundesregierung 2015 vorgeschlagene Medikationsplan etwas ändern wird, kann daher bereits jetzt bezweifelt werden.

Mit Sicherheit müssen viele Ärzte erst vom Einsatz und Nutzen solcher Aktivitäten überzeugt bzw. in die Lage versetzt werden sie auszuführen. Eine Reihe von Interventionsstudien belegt, dass es durch mehrdimensionale Weiterbildungsangebote für Ärzte durchaus möglich ist, die Verordnung von Arzneimitteln im Hinblick auf angemessenen Einsatz und somit auch Polypharmazie zu beeinflussen. Bregnhøj et al. (2009)

zeigten dies in einer Studie mit dänischen Ärzten, in denen gemeinsame Fallkonferenzen und patientenbezogene, fachliche Rückmeldungen zum Verordnungsverhalten durch klinische Pharmakologen positive Wirkungen erzielten. Ein Problem dieser Studie, welches die Erwartungen bezüglich der Verallgemeinerbarkeit der Effekte dämpft, ist die geringe Bereitschaft von Ärzten, solche Angebote zu nutzen – und damit auch die geringe Anzahl von Patienten, deren Medikation vor und nach solchen Interventionen untersucht werden kann. Von den 277 zur Teilnahme eingeladenen niedergelassenen Allgemeinärzten beteiligten sich nur 41 oder 14,8 %. Somit gingen in die Wirkungsanalyse der Intervention lediglich die Daten von 166 Patienten ein.

Literatur

Amann, U., Schmedt, N. & Garbe, E. (2012). Prescribing of potentially inappropriate medications for the elderly: an analysis based on the PRISCUS list. *Deutsches Ärzteblatt International, 109* (5), 69–75.

Bergk, V., Haefeli, W. E., Gasse, C., Brenner, H. & Martin-Facklam, M. (2005). Information deficits in the summary of product characteristics preclude an optimal management of drug interactions: a comparison with evidence from the literature. *European Journal of Clinical Pharmacology, 61* (5–6), 327–335. http://doi.org/10.1007/s00228-005-0943-4

Bjerrum, L., Rosholm, J. U., Hallas, J. & Kragstrup, J. (1997). Methods for estimating the occurrence of polypharmacy by means of a prescription database. *European Journal of Clinical Pharmacology, 53* (1), 7–11. http://doi.org/10.1007/s002280050329

Braun, B. (2012). *Polypharmazie. Eine Analyse mit GKV-Routinedaten (hkk-Gesundheitsreport 2012)*. Bremen: hkk Erste Gesundheit.

Braun, B. & Marstedt, G. (2011). Non-Compliance bei der Arzneimitteltherapie: Umfang, Hintergründe, Veränderungswege. In J. Böcken, B. Braun & U. Repschläger (Hrsg.), *Gesundheitsmonitor 2011* (S. 56–76). Gütersloh: Bertelsmann Stiftung.

Bregnhøj, L., Thirstrup, S., Kristensen, M. B., Bjerrum, L. & Sonne, J. (2009). Combined intervention programme reduces inappropriate prescribing in elderly patients exposed to polypharmacy in primary care. *European Journal of Clinical Pharmacology, 65* (2), 199–207. http://doi.org/10.1007/s00228-008-0558-7

Bundesregierung. (2015). *Entwurf eines Gesetzes für sichere digitale Kommunikation und Anwendungen im Gesundheitswesen*. Zugriff am 11.04.2016. Verfügbar unter http://www.bmg.bund.de/fileadmin/dateien/Downloads/E/eHealth/150527_Gesetzentwurf_E-Health.pdf

Chan, M., Nicklason, F. & Vial, J. H. (2001). Adverse drug events as a cause of hospital admission in the elderly. *International Medical Journal, 31* (4), 199–205. http://doi.org/10.1046/j.1445-5994.2001.00044.x

Duerden, M., Avery, T. & Payne, R. (2013). *Polypharmacy and medicines optimization. Making it safe and sound*. London: Kings Fund.

Fincke, B., Snyder, K., Cantillon, C., Gaehde, S., Standring, P., Fiore, L. et al. (2005). Three complementary definitions of polypharmacy: methods, application and comparison of findings in a large prescription database. *Pharmacoepidemiology and Drug Safety, 14*, 121–128. http://doi.org/10.1002/pds.966

Flores, L. M. & Mengue, S. S. (2005). Drug use by the elderly in Southern Brazil. *Rev Saúde Pública, 39* (6), 1–5.

Fulton, M. M. & Riley Allen, E. (2005). Polypharmacy in the Elderly: A Literature Review. *Journal of the American Academy of Nurse Practitioners, 17* (4), 123–132. http://doi.org/10.1111/j.1041-2972.2005.0020.x

Gencer, K. & Abholz, H. H. (2010). Die Verordnung potenziell suchterzeugender Substanzen in der Hausarztpraxis – eine Analyse von Verordnungen und deren Begründungen. *Zeitschrift für Allgemeinmedizin, 86*, 118–125.
George, J., Elliott, R. A. & Stewart, D. C. (2008). A systematic review of interventions to improve medication taking in elderly patients prescribed multiple medications. *Drugs & Aging, 25* (4), 307–324. http://doi.org/10.2165/00002512-200825040-00004
Glaeske, G. & Schicktanz, C. (2013). *Barmer GEK Arzneimittelreport 2013. Auswertungsergebnisse der BARMER GEK Arzneimitteldaten aus den Jahren 2011 bis 2012* (Schriftenreihe zur Gesundheitsanalyse, Bd. 20). Siegburg: Asgard.
Haefeli, W. E. (2005). *Herausforderungen durch Multimorbidität und Polypharmazie an der Schnittstelle zwischen stationärer und ambulanter Versorgung.* Vortrag „Schnittstelle ambulant/stationär", Universitätsklinikum Heidelberg.
Haider, S., Johnell, K., Thorslund, M. & Fastbom, J. (2008). Analysis of the association between polypharmacy and socioeconomic position among elderly aged ≥ 77 years in Sweden. *Clinical Therapeutics, 30* (2), 419–427. http://doi.org/10.1016/j.clinthera.2008.02.010
Hajjar, E. R. & Cafiero, A. C. & Hanlon, J. T. (2007). Polypharmacy in elderly patients. *The American Journal of Geriatric Pharmacotherapy, 5* (4), 345–351. http://doi.org/10.1016/j.amjopharm.2007.12.002
Hartikainen, S., Lönnroos, E. & Louhivuori, K. (2007). Medication as a risk factor for falls: critical systematic review. The journals of gerontology. *Series A, Biological sciences and medical sciences, 62* (10), 1172–1181. http://doi.org/10.1093/gerona/62.10.1172
Hessel, A., Gunzelmann, T., Geyer, M. & Brähler, E. (2000). Inanspruchnahme medizinischer Leistungen und Medikamenteneinnahme bei über 60-Jährigen in Deutschland. *Zeitschrift für Gerontologie und Geriatrie, 33* (4), 289–299.
Jaehde, U., Hanke, F. & Demgenski, M. (2008). Arzneimitteltherapie im Alter. Mehr Überblick trotz Polymedikation. *Pharmazeutische Zeitung, 21*, 14–23.
Junius-Walker, U., Theile, G. & Hummers-Pradier, E. (2006). Prevalence and predictors of polypharmacy among older primary care patients in Germany. *Family Practice, 11*, 1–6.
Junius-Walker, U., Theile, G. & Hummers-Pradier, E. (2007). Prevalence and predictors of polypharmacy among older primary care patients in Germany. *Journal of Family Practice, 24* (1), 14–19. http://doi.org/10.1093/fampra/cml067
Klingenberg, A. & Szecsenyi, J. (1998). *„Nicht jeder Arztbesuch erfordert ein Rezept". Patientenzufriedenheit mit der hausärztlichen Arzneimitteltherapie.* Göttingen: AQUA-Institut für angewandte Qualitätsförderung und Forschung im Gesundheitswesen GmbH.
Knopf, H. & Melchert, H. U. (2003). *Bundes-Gesundheitssurvey: Arzneimittelgebrauch. Konsumverhalten in Deutschland (Beiträge zur Gesundheitsberichterstattung des Bundes).* Berlin: Robert Koch-Institut.
Kojda, G. (2008). Noncompliance bei Arzneimitteltherapie. *Fortbildungstelegramm Pharmazie, 2*, 123–135.
Linjakumpu, T., Hartikainen, S., Klaukka, T., Veijola, J., Kivelä, S. L. & Isoaho, R. (2002). Use of medications and polypharmacy are increasing among the elderly. *Journal of Clinical Epidemiology, 55* (8), 809–817. http://doi.org/10.1016/S0895-4356(02)00411-0
Lochner, S., Buitkamp, M. & Kirch, W. (2011). Polypharmazie – wie beurteilen Patienten die Medikamentenverschreibung der Ärzte. In J. Böcken, B. Braun & U. Repschläger (Hrsg.), *Gesundheitsmonitor 2011* (S. 77–92). Gütersloh: Bertelsmann Stiftung.
Maeda, K. (2009). A Systematic Review of the Effects of Improvement of Prescription to Reduce the Number of Medications in the Elderly with Polypharmacy. Yakugaku zasshi. *Journal of the Pharmaceutical Society of Japan, 129* (5), 631–45.
Mai, C. (2011). *Psychopharmaka im Alter. Sucht im Alter, Polypharmazie und Grenzen der leitliniengestützten psychopharmakologischen Behandlung bei Demenz – Ein Überblick.* Vortrag anlässlich der Tagung „Neue Ansätze für alte Menschen", DIAKO Flensburg, 30.11.2011.

Martens, M. S., Raschke, P., Holzbach, R. & Verthein, U. (2011). *Epidemiologie der Verschreibung von Medikamenten in Hamburg. Eine deskriptive Analyse unter besonderer Berücksichtigung der Verordnungen von Benzodiazepinen*. Hamburg: Zentrum für Interdisziplinäre Suchtforschung der Universität Hamburg (ZIS).

Mertens, G. (2009). *Polypharmazie im Alter. Zur Assoziation von soziodemografischen Merkmalen, Lebensqualität und subjektiver Gesundheitseinschätzung mit Polypharmazie bei Frauen und Männern ab 60 Jahren. Literaturreview*. Magisterarbeit, Technische Universität Berlin.

Meyer, F. (2010). *Ergebnisse aus eigener Sekundärdatenanalyse: Polypharmazie*. Beitrag bei der Fachtagung Polypharmazie und Priscus-Liste am 18.11.2010, Berlin.

Mukhtar, A. M. (2010). *Methodische Aspekte der Datenanalyse zu Polypharmazie*. Beitrag bei der Fachtagung Polypharmazie und Priscus-Liste; 18.11.2010, Berlin.

Patterson, S. M., Cadogan, C. A., Kerse, N., Cardwell, C. R., Bradley, M. C., Ryan, C. & Hughes, C. (2014). Interventions to improve the appropriate use of polypharmacy for older people. *Cochrane Database of Systematic Reviews, 10*, CD008165. http://doi.org/10.1002/14651858.CD008165.pub3

Rochon, P. A. & Gurwitz, J. H. (1997). Optimising drug treatment for elderly people: the prescribing cascade. *British Medical Journal, 315* (7115), 1096–1099. http://doi.org/10.1136/bmj.315.7115.1096

Rollason, V. & Vogt, N. (2003). Reduction of Polypharmacy in the Elderly: A Systematic Review of the Role of the Pharmacist. *Drugs & Aging, 20* (11), 817–832. http://doi.org/10.2165/00002512-200320110-00003

Rossi, M. I., Young, A., Maher, R., Rodriguez, K. L., Appelt, C. J., Perera, S. et al. (2007). Polypharmacy and Health Beliefs in Older Outpatients. *The American Journal of Geriatric Pharmacotherapy, 5* (4), 317–323. http://doi.org/10.1016/j.amjopharm.2007.12.001

Sachverständigenrat zur Begutachtung der Entwicklung im Gesundheitswesen (2009). *Gutachten 2009 des Sachverständigenrates zur Begutachtung der Entwicklung im Gesundheitswesen Koordination und Integration – Gesundheitsversorgung in einer Gesellschaft des längeren Lebens* (Drucksache des Deutschen Bundestages Drucksache 16/13770). Retrieved from http://dip21.bundestag.de/dip21/btd/16/137/1613770.pdf

Schmiedl, S., Szymanski, J., Rottenkolber, M., Drewelow, B., Haase, G. Hippius, M. et al. (2007). Fingerhut – ein alter Hut? Eine Analyse stationärer Aufnahmen durch digitalisassoziierte unerwünschte Arzneimittelwirkungen. *Medizinische Klinik, 102*, 603–611.

Schubert, I., Hein, R., Abbas, S. & Thürmann, P. (2012). The frequency of prescription of immediate-release nifedipine for elderly patients in Germany: utilization analysis of a substance on the PRISCUS list of potentially inappropriate medications. *Deutsches Ärzteblatt International, 109* (12), 215–219.

Siegmund-Schultze, N. (2012). Polypharmakotherapie im Alter: Weniger Medikamente sind oft mehr. *Deutsches Ärzteblatt, 109* (9), A-418/B-360/C-356.

Sommeregger, U., Iglseder, B., Böhmdorfer, B., Benvenuti-Falger, U., Dovjak, P., Lechleitner, M. et al. (2010). Polypharmazie und Stürze im Alter. *Wiener Medizinische Wochenschrift, 160*, 293–296. http://doi.org/10.1007/s10354-010-0789-y

Tarn, D. M. & Heritage, J., Paterniti, D. D., Hays, R. D., Kravitz, R. L. & Wenger, N. S. (2006). Physician communication when prescribing new medications. *Archives of Internal Medicine, 166* (17), 1855–1862. http://doi.org/10.1001/archinte.166.17.1855

Veehof, L. J. G., Stewart, R. E., Haaijer-Ruskamp, F. M. & Meyboom-de Jong, B. (2000). The development of polypharmacy. A longitudinal study. *Family Practice, 17*, 261–267. http://doi.org/10.1093/fampra/17.3.261

Walsh, E. K. & Cussen, K. (2010). „Take ten minutes": a dedicated ten minute medication review reduces polypharmacy in the elderly. *Irish Medical Journal, 103*, 236–8.

World Health Organization (WHO). (2003). *Adherence to long term therapies. Evidence for action*. Genf: WHO.

Einflüsse von Persönlichkeitsmerkmalen bei der Selbstmedikation

Elmar Brähler, Christiane Eichenberg und Lena Becker

1 Einleitung

Selbstmedikation im Sinne einer eigenverantwortlichen Behandlung von Erkrankungen mit selbst erworbenen Arzneimitteln hat in den letzten Jahren zunehmend an Relevanz gewonnen. Eine Reihe von Untersuchungen beschäftigen sich in diesem Zusammenhang v. a. mit Motiven und Anlässen, Risikogruppen, altersspezifischer Selbstmedikamentierung, Selbstmedikation im Zusammenhang mit Mediennutzung sowie der Selbstmedikation bei verschiedenen Beschwerden (vgl. Eichenberg, Auersperg & Brähler, in diesem Band). Allerdings wurde bisher vernachlässigt, Persönlichkeitsmerkmale in ihrer Auswirkung auf die Selbstmedikation zu untersuchen. Dieses Forschungsdesiderat wurde in einer eigenen Studie aufgegriffen, deren zentrale Befunde im Folgenden referiert werden. Dabei wurden jene Persönlichkeitsmerkmale berücksichtigt, die den gegenwärtigen Stand der Persönlichkeitsforschung repräsentieren. So wurde einerseits der Zusammenhang der Big-Five-Persönlichkeitsdimensionen mit Selbstmedikation untersucht, andererseits aber auch der mit Selbstwirksamkeit, sozialer Unterstützung, Ängstlichkeit, Depressivität, Vertrauen, Einsamkeit, Kontrollüberzeugungen und der erlebten subjektiven Gesundheit.

Im Folgenden werden Methodik und Ergebnisse der Studie dargestellt und auf dieser Basis Typologiegruppen beschrieben, die sich in Bezug auf das soziale Selbst und die Selbstmedikation herausfiltern lassen. Abschließend werden vor diesem Hintergrund Möglichkeiten zur Förderung der individuellen Gesundheitsfürsorge diskutiert.

2 Methoden

2.1 Methodische Herangehensweise

2.1.1 *Stichprobe*

Für die Untersuchung wurden 1 000 telefonische Interviews durchgeführt (496 Männer, 504 Frauen; 30 % waren 18 bis 39 Jahre, 39 % waren 40 bis 59 Jahre und 31 % waren über 60 Jahre). Die 10-minütigen Interviews wurden 2015 im Rahmen des CATI-Omnibus (Computer Aided Telephone Interview) realisiert. Die Telefonnummern wurden per „Random-Last-Two-Digits(RL[2]D)-Verfahren" generiert. Dazu werden im ersten Schritt aus den verfügbaren Telefonnummern der Bundesrepublik durch „Abschneiden" der letzten beiden Stellen Nummernstämme gebildet. Im zweiten Schritt wird das Universum der möglichen Telefonnummern für diese Stämme generiert, in dem jeder vorkommende Nummernstamm mit allen Ziffernkombinationen ergänzt wird. Aus diesem Universum wird im dritten Schritt eine Zufallsstichprobe proportional zur Haushaltsverteilung nach Bundesländern und Gemeindegrößen gezogen. Innerhalb der Haushalte werden die zu befragenden Personen zufällig ausgewählt („next birthday"), sodass ein Interviewereinfluss auf die Auswahl der Zielperson ausgeschlossen ist. Die Stichprobe wurde hinsichtlich der Merkmale Bundesland, Ortsgröße, Geschlecht, Alter, Berufstätigkeit, Schulbildung, Haushaltsgröße und Beruf des Haushaltsvorstandes per Gewichtung von zufälligen Abweichungen bereinigt. Die resultierende Stichprobe ist repräsentativ für Männer und Frauen ab 18 Jahren, d. h. die erhobenen Daten sind im Rahmen der statistischen Schwankungsbreiten auf die Grundgesamtheit hochrechenbar. Dabei sind Prozentzahlen auf der Basis von weniger als 70 Personen nur begrenzt aussagefähig. Die Summe der Prozentzahlen ergibt infolge von Auf- und Abrundungen nicht immer genau 100 %. Prozentanteile unter 0,5 % sind als 0 dargestellt.

2.1.2 *Eingesetzte Instrumente*

Neben den üblichen soziodemografischen Variablen Alter, Geschlecht, Bildungsgrad, Schicht etc. wurde zunächst nach dem Vorliegen von 19 Beschwerden in den letzten 12 Wochen bei Männern und Frauen gefragt, wie z. B. Schlafstörungen, Gewichtsprobleme, Wadenkrämpfe, Stimmungsschwankungen, Rückenschmerzen etc. Eine 20. Frage zu Menstruationsbeschwerden wurde nur Frauen gestellt.

Für maximal 6 der genannten Beschwerden wurde die Frage gestellt „Wie stark haben Sie sich durch die von Ihnen genannten Beschwerden belästigt gefühlt. Sie haben dafür eine Skala von „nicht", „kaum", „einigermaßen", „erheblich", „stark". Bei diesen Beschwerden wurde auch in einer weiteren Frage gefragt „Wie haben Sie die Beschwerden behandelt? Sie haben dafür eine Skala von „nicht", „mit rezeptfreien Medikamenten ohne Arztbesuch", „mit ärztlich verordneten empfohlenen Medikamenten" sowie „sowohl ärztlich empfohlen verordnete Medikamente als auch selbst gewählte rezeptfreie Medikamente aus der Apotheke".

Des Weiteren wurden die im Folgenden dargestellten Persönlichkeitsfragebögen eingesetzt.

Big Five Inventory (BFI-10)

Das BFI-10 erhebt anhand von 10 Items die fünf Persönlichkeitsdimensionen Extraversion, Verträglichkeit, Gewissenhaftigkeit, Emotionale Stabilität und Offenheit für Erfahrungen reliabel und valide (z. B. „Ich gehe aus mir heraus, bin gesellig"). Das BFI-10 wurde bereits in zahlreichen Studien und in verschiedensten Erhebungsmodi national und international eingesetzt. Für den deutschen Sprachraum existieren bevölkerungsrepräsentative Normwerte (Rammstedt, 2007; Rammstedt et al., 2012). In dieser Untersuchung erfolgte die Beantwortung mittels einer fünfstufigen Ratingskala von 1 = „trifft überhaupt nicht zu" bis 6 = „trifft voll und ganz zu".

Allgemeine Selbstwirksamkeit Kurzskala (ASKU)

Die ASKU wurde zur Erfassung des Konstrukts Allgemeine Selbstwirksamkeitserwartung, also der Einschätzung eigenen Kompetenzen, Handlungen erfolgreich planen und ausführen zu können und allgemeine Schwierigkeiten und Probleme im Leben bewältigen zu können (Bandura, 1997), entwickelt (Beierlein et al., 2012). Ausgangspunkt für die Entwicklung stellt die 10-Item-Skala von Jerusalem und Schwarzer (1999) dar. Die ASKU enthält drei Items, die anhand der Antwortkategorien 1 = „trifft gar nicht zu", 2 = „trifft wenig zu", 3 = „trifft etwas zu", 4 = „trifft ziemlich zu", 5 = „trifft voll und ganz zu" bewertet werden. Um einen Skalenwert zu erhalten, werden die Antworten der einzelnen Items gemittelt.

Loneliness Scale-SOEP (LS-S)

Die LS-S ist eine aus drei Items bestehende, eindimensionale Skala zur Einschätzung von Einsamkeitsgefühlen in der erwachsenen Allgemeinbevölkerung (Richter & Weinhardt, 2014). Einsamkeit bezieht sich hier nicht auf das „Alleine-Sein", sondern beinhaltet das Gefühl der Isolation, des „Getrennt-Seins" und des „Nicht-Dazugehörens". Die Antwortvorgaben sind als fünfstufige Ratingskala mit den verbalisierten Ankern „sehr oft", „oft", „manchmal", „selten", „nie" angelegt. Die Antworten auf den Items werden zu einem Skalengesamtwert gemittelt.

Skala Internale-Externale-Kontrollüberzeugung-4 (IE-4)

Die IE-4 wurde zur ökonomischen Erfassung des Persönlichkeitsmerkmals Kontrollüberzeugung (engl.: locus of control of reinforcement) entwickelt (Kovaleva et al., 2012). Mit jeweils zwei Items erfasst die IE-4 zwei Dimensionen: die internale und die externale Kontrollüberzeugung. Die internale Kontrollüberzeugung bezeichnet die Erwartung einer Person, auf die Konsequenzen ihres Handelns Einfluss nehmen zu können. Die externale Kontrollüberzeugung markiert die Erwartung, dass Konsequenzen des eigenen Verhaltens außerhalb der persönlichen Einflussmöglichkeiten liegen. Die Items werden mittels einer verbal verankerten Skala mit sechsstufigem Antwortformat von 1 = „trifft gar nicht zu" bis 6 = „trifft voll und ganz zu" beantwortet. Die Antworten auf die zwei Items werden zu einem Skalenwert gemittelt.

Oslo Social Support Scale (OSSS)

Die OSSS wurde als Kurzskala zur eindimensionalen Erfassung von wahrgenommener sozialer Unterstützung entwickelt und hat seither eine breite Anwendung gefunden (vgl. Kocalevent & Brähler, 2014). Sie besteht aus drei Items: (1) „Wie viele Menschen stehen Ihnen so nahe, dass Sie sich auf sie verlassen können, wenn Sie ernsthafte, persönliche Probleme haben?" (Antwortformat: 1 = „niemand", 2 = „1 bis 2", 3 = „3 bis 5", 4 = „mehr als 5") (2) „Wie viel Interesse zeigen andere Menschen für Sie und das was Sie tun?" (3) „Wie einfach ist es, von Ihren Nachbarn praktische Hilfe zu bekommen, wenn Sie diese brauchen?" Die Antwortkategorien für die Items 2 und 3 reichen von 1 = „trifft gar nicht zu" bis 5 = „trifft voll und ganz zu". Die Auswertung erfolgt über die Bildung eines Summenscores.

Vertrauen: Propensity To Trust-SOEP (PTT-S)

Die PTT-S ist eine aus drei Items bestehende, eindimensionale Skala zur Selbstbeurteilung der allgemeinen Vertrauenstendenz in der erwachsenen Allgemeinbevölkerung (Bsp.: „Im Allgemeinen kann man den Menschen vertrauen"; Naef & Schupp, 2009). Das Konzept des generalisierten Vertrauens bezieht sich auf die durchschnittliche Erwartung an die Vertrauenswürdigkeit noch unbekannter Personen im Gegensatz zum Vertrauen in Institutionen oder persönliche Bekanntschaften (Stolle, 2002). Dabei wird Vertrauen als ein Maß zwischenmenschlicher kooperativer Beziehungen interpretiert (Luhmann, 2000). Die Items werden mittels einer verbal verankerten Skala mit sechsstufigem Antwortformat von 1 = „trifft gar nicht zu" bis 6 = „trifft voll und ganz zu" beantwortet. Die Antworten werden zum Skalengesamtwert aufsummiert (Inversion der Items 2 und 3).

Generalized Anxiety Disorder-2 (GAD-2)

Die GAD-2 ist ein kurzer Selbstbeurteilungsfragebogen zur Messung pathologischer Ängstlichkeit und ein Screening für Angststörungen (Löwe et al., 2010). Zusätzlich können mit der GAD-2 Personen identifizierten werden, bei denen ein begründeter Verdacht auf eine Panikstörung, eine soziale Phobie oder eine posttraumatische Belastungsstörung vorliegt. Der Fragebogen besteht aus zwei Items, die nach der Auftretenshäufigkeit von zwei Kernsymptomen der generalisierten Angststörung innerhalb der letzten zwei Wochen fragen. Die Testpersonen werden instruiert, einzuschätzen, wie oft sie durch „Nervosität, Ängstlichkeit oder Anspannung" und „nicht in der Lage sein, Sorgen zu stoppen oder zu kontrollieren" beeinträchtigt waren. Als Antwortmöglichkeiten wurde in dieser Untersuchung das Antwortmodell „nie, selten, manchmal, oft, sehr oft" verwendet.

Patient Health Questionnaire-2 (PHQ-2)

Beim PHQ-2 handelt es sich um ein Screening-Verfahren für Depressivität (Löwe et al., 2010). Es handelt sich um eine Kurzform des Depressionsmoduls des Patient Health Questionnaires (PHQ-9). Im PHQ-2 müssen zwei Items („Wenig Interesse oder Freude an Ihren Tätigkeiten", „Niedergeschlagenheit, Schwermut oder Hoffnungslosigkeit") hinsichtlich der Häufigkeit ihres Auftretens in den letzten beiden Wochen beurteilt werden. Als Antwortmöglichkeiten wurde in dieser Untersuchung das Antwortmodell „nie, selten, manchmal, oft, sehr oft" verwendet.

Subjektiver Gesundheitszustand

Der subjektive Gesundheitszustand wurde fünfstufig abgefragt: sehr gut, gut, zufriedenstellend, weniger gut, schlecht. Der subjektive Gesundheitszustand hat sich in vielen Untersuchungen als wichtiger Indikator erwiesen und ist damit unverzichtbar.

3 Ergebnisse

3.1 Selbstmedikation in Deutschland

Abbildung 1 zeigt die Verteilung verschiedener Medikationsarten nach verschiedenen soziodemografischen Parametern. Dazu wurde die Frage 11 herangezogen: „Wie haben Sie Beschwerden behandelt?". Hier konnte man angeben, ob die Beschwerden mit rezeptfreien Medikamenten ohne Arztbesuch behandelt wurden oder mit ärztlich verordneten empfohlenen Medikamenten sowie selbstgewählten rezeptfreien Medikamenten aus der Apotheke. Die Abbildung enthält die Personen, die
– überhaupt keine Beschwerden angegeben haben,
– bei keiner der Beschwerden eine Medikation vorgenommen haben,
– bei irgendeiner der Beschwerden zur Selbstmedikation gegriffen haben und bei keiner die Konsultation des Arztes gesucht haben,
– irgendeine der Beschwerden zu einer Konsultation des Arztes genutzt haben.

Deutlich wird, dass 8 % der gesamten Stichprobe keinerlei Beschwerden angaben, 22 % der Personen bei keiner Beschwerde eine Medikation vornehmen, 30 % der Bevölkerung ausschließlich auf Selbstmedikation setzen, während 40 % der Bevölkerung bei mindestens einer der Beschwerden den Arzt konsultiert.

Die Ergebnisse zeigen, dass vor allem Männer wenig zur Medikation neigen, während Frauen die Selbstmedikation bevorzugen. Senioren ab 60 präferieren die Konsultation

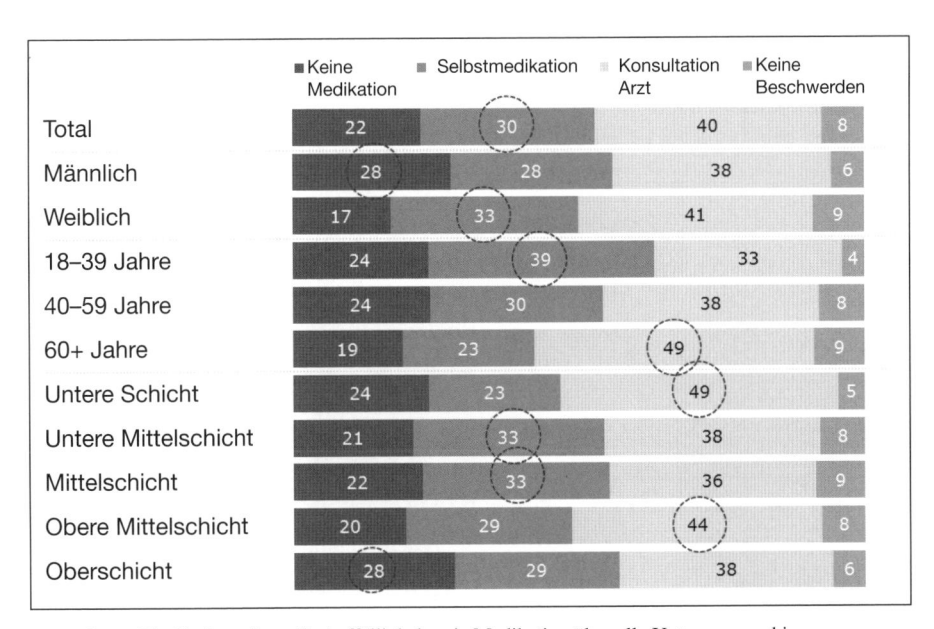

	Keine Medikation	Selbstmedikation	Konsultation Arzt	Keine Beschwerden
Total	22	30	40	8
Männlich	28	28	38	6
Weiblich	17	33	41	9
18–39 Jahre	24	39	33	4
40–59 Jahre	24	30	38	8
60+ Jahre	19	23	49	9
Untere Schicht	24	23	49	5
Untere Mittelschicht	21	33	38	8
Mittelschicht	22	33	36	9
Obere Mittelschicht	20	29	44	8
Oberschicht	28	29	38	6

Anmerkung: Die Kreise zeigen die Auffälligkeiten je Medikation über alle Untergruppen hinweg.

Abbildung 1:
Medikation in Deutschland nach Alter, Geschlecht und Schicht

beim Arzt, während jüngeren Personen von 18 bis 39 Jahren eher zur ausschließlichen Selbstmedikation neigen.

Die Unterschicht bevorzugt die Arztkonsultation, während die untere Mittelschicht und die Mittelschicht eher zur ausschließlichen Selbstmedikation greifen. Die obere Mittelschicht nimmt gehäuft ärztliche Konsultationen wahr, bei der Oberschicht wird zulasten der ärztlichen Konsultation eher auf die Medikation verzichtet. Der Anteil der Personen mit ausschließlicher Selbstmedikation ist bei der unteren Schicht geringer als bei allen anderen Schichten. Das absolute Ausmaß der Selbstmedikation wurde in dieser Untersuchung nicht erhoben. Bezüglich der Geschlechterunterschiede entsprechen die Ergebnisse der Literatur (vgl. Eichenberg et al., 2015).

3.2 Beschwerden und Medikation

Die Abbildungen 2 und 3 enthalten die Häufigkeiten von Beschwerden bei Deutschen in den letzten 12 Wochen. In den Tabellen ist außerdem die Intensität der Beschwerden angegeben. Hier wurden „erheblich" und „stark" zusammengefasst. Außerdem enthalten die Abbildungen zu den jeweiligen Beschwerden die Art der Medikation.

Bei den Beschwerden liegen Rückenschmerzen und leichte Erkältungsbeschwerden, Kopfschmerzen, steifer Hals und Nackenschmerzen vorne, aber auch mit Schlafstörungen, Gewichtsproblemen, Wadenkrämpfen, Schnitt- und Schürfwunden hatten über ein Viertel der Bevölkerung Beschwerden in den letzten 12 Wochen. Die Ergebnisse entsprechen denen anderer Untersuchungen (z. B. Brähler, Hinz & Scheer, 2008).

Die Intensität der Beschwerden ist am höchsten bei Schlafstörungen und bei dem relativ selten auftretenden Fieber, aber auch bei Allergiesymptomen, wie z. B. Heuschnupfen, und bei Rückenschmerzen.

Total	Beschwerden letzte 12 Wo.	Intensität Top2 (erheblich + stark)	Keine Medikation	Selbstmedikation	Konsultation Arzt	Beides: Selbst/Arzt
Rückenschmerzen	48	44	54	17	24	3
Leichte Erkältungsbeschwerden	38	22	41	45	9	5
Kopfschmerzen	32	39	27	64	7	2
Steifer Hals, Nackenschmerzen	30	33	54	22	19	4
Schlafstörungen	27	50	74	14	10	
Gewichtsprobleme	27	34	90		4	3
Wadenkrämpfe, eingeschlafener Fuß	25	23	57	30	12	
Schnitt-/Schürfwunden	25	5	63	26	9	
Bekannte Allergiesymptome, z. B. Heuschnupfen	19	47	34	37	22	5
Stimmungsschwankungen/ depressive Verstimmung	17	26	68	21	11	

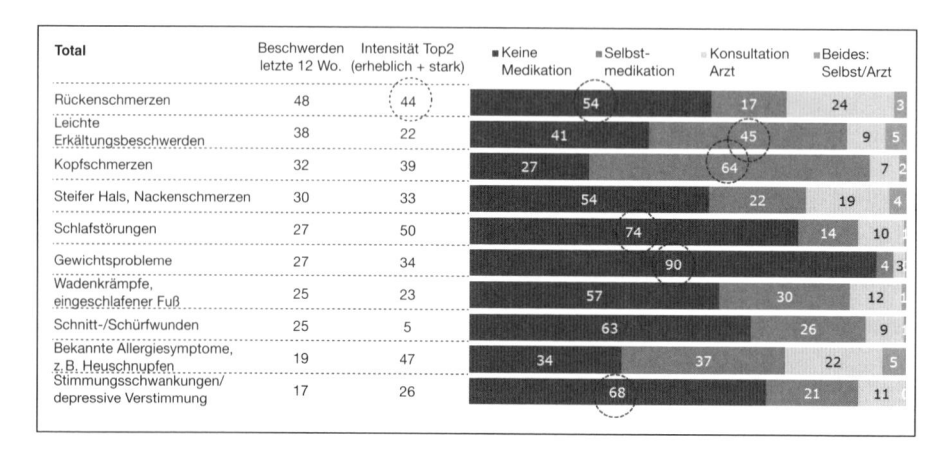

Abbildung 2:
Häufigkeit, Intensität und Medikation von Beschwerden in Deutschland I

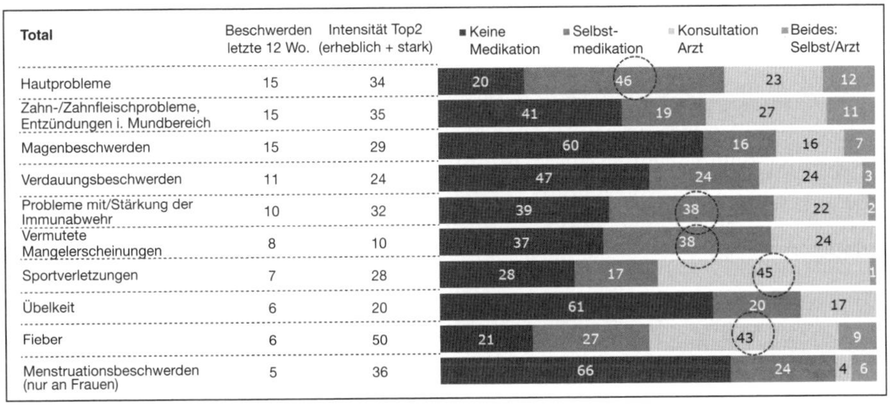

Total	Beschwerden letzte 12 Wo.	Intensität Top2 (erheblich + stark)	Keine Medikation	Selbstmedikation	Konsultation Arzt	Beides: Selbst/Arzt
Hautprobleme	15	34	20	46	23	12
Zahn-/Zahnfleischprobleme, Entzündungen i. Mundbereich	15	35	41	19	27	11
Magenbeschwerden	15	29	60	16	16	7
Verdauungsbeschwerden	11	24	47	24	24	3
Probleme mit/Stärkung der Immunabwehr	10	32	39	38	22	2
Vermutete Mangelerscheinungen	8	10	37	38	24	
Sportverletzungen	7	28	28	17	45	1
Übelkeit	6	20	61	20	17	
Fieber	6	50	21	27	43	9
Menstruationsbeschwerden (nur an Frauen)	5	36	66	24	4	6

Abbildung 3:
Häufigkeit, Intensität und Medikation von Beschwerden in Deutschland II

Zu den meisten Arztkonsultationen kommt es bei Fieber, bei Sportverletzungen, während leichte Erkältungsbeschwerden, Kopfschmerzen, Gewichtsprobleme, Schlafstörungen, Schnitt- und Schürfwunden, depressive Verstimmungen und Menstruationsbeschwerden der Frauen eher weniger zu Arztkonsultationen führen.

Erstaunlich ist die hohe Zahl von fehlender Medikation bei vielen Beschwerden, so bei Gewichtsproblemen, Schlafstörungen, depressiven Stimmungsschwankungen, Übelkeit, steifem Hals und Nackenschmerzen, Schnitt- und Schürfwunden, Wadenkrämpfe, Magenbeschwerden, Übelkeit und Rückenschmerzen. Unter diesen Beschwerden, die von über 50 % der Befragten nicht mit Medikamenten behandelt werden, befinden sich nicht nur Bagatelleiden.

Dominierend bei der Selbstmedikation sind die Kopfschmerzen, die leichten Erkältungsbeschwerden, aber auch Hautprobleme. Ebenso werden häufig vermutete Mangelerscheinungen, Probleme mit der Immunabwehr mit Selbstmedikation behandelt, aber auch Allergiesymptome wie Heuschnupfen mit Selbstmedikation behandelt.

Bei Hautproblemen, Zahnproblemen, Fieber und leichten Erkältungsbeschwerden kommt es relativ häufig sowohl zu ärztlich verordneter Medikation als auch zur Selbstmedikation.

Tabelle 1 zeigt die Häufigkeit von erlebten Beschwerden, die in der Bevölkerung als „erheblich" oder „stark" belästigend wahrgenommen werden.

Von den Beschwerden mit häufiger hoher Intensität werden Kopfschmerzen, leichte Erkältungsbeschwerden und Heuschnupfen relativ häufig mit Selbstmedikation behandelt, während bei Rückenschmerzen, steifem Hals und Nackenschmerzen, Gewichtsproblemen und Schlafstörungen nur eine sehr geringe Selbstmedikation stattfindet.

Tabelle 1:
Häufige Beschwerden mit starker Intensität in Deutschland

Beschwerde mit starker Intensität	Häufigkeit in %
Rückenschmerzen	21,1
Schlafstörungen	13,5
Kopfschmerzen	12,5
steifer Hals, Nackenbeschwerden	9,9
Gewichtsprobleme	9,2
bekannte Allergiesymptome, z. B. Heuschnupfen	8,9
leichte Erkältungsbeschwerden	8,4

3.3 Subjektiver Gesundheitszustand und Medikation

Insgesamt wird der eigene Gesundheitszustand als gut bis zufriedenstellend eingeschätzt. Die Mittelwerte des subjektiven Gesundheitszustandes betragen für die Personen ohne Medikation in den letzten 12 Wochen 2,02, für die Personen mit ausschließlicher Selbstmedikation 2,22 und für Personen mit Arztkonsultation 2,60. Die Unterschiede sind hochsignifikant.

Tabelle 2 zeigt die Medikationsart bei verschiedenen Bewertungen des Gesundheitszustandes.

Tabelle 2:
Häufigkeit der Medikation (in %) und subjektiver Gesundheitszustand

Gesundheitszustand	Keine Medikation	Selbstmedikation	Ärztliche Medikation
sehr gut	31	36	33
gut	29	34	37
zufriedenstellend	18	36	47
weniger gut	12	19	70
schlecht	6	21	73

Personen, die einen eher guten Gesundheitszustand haben, medikamentieren sich entweder überhaupt nicht oder durch Selbstmedikation. Personen mit einem schlechteren Gesundheitszustand gehen deutlich mehr zum Arzt und betreiben weniger Selbstmedikation. Fehlende Medikation hängt linear vom (besseren) Gesundheitszustand ab.

3.4 Medikation und soziales Selbst

Tabelle 3 zeigt die Ergebnisse der Skalenauswertung der eingesetzten Instrumente zum sozialen Selbst in Abhängigkeit von der Medikation. Bei den Big Five NEO-FFI ergibt sich folgendes Bild:

Personen, die *nur Selbstmedikation* betreiben, sind eher weniger gewissenhaft bzw. weniger zwanghaft, d.h. eher lockerer als Personen, die keine Medikation betreiben oder den Arzt konsultieren. Sie sind auch neurotischer und introvertierter.

Personen, die *keine Medikamente* nehmen, sind weniger verträglich als die beiden anderen Gruppen. Sie verfügen nach den Ergebnissen aber auch über eine höhere Selbstwirksamkeit als Personen, die *Selbstmedikation* betreiben, und Personen, die die *ärztliche Konsultation* bevorzugen. Ein ähnliches Ergebnis gibt es bei der Skala Einsamkeit. Personen, die *keine Medikation* vornehmen, fühlen sich eher nicht einsam.

Tabelle 3:
Soziales Selbst und Medikation (alle Skalen außer soziale Unterstützung durchschnittliche Itemmittelwerte)

Skala	Keine Medikation	Selbstmedikation	Konsultation Arzt
Extraversion	4,10	3,82	4,11*
Verträglichkeit	3,79	3,99	4,01
Gewissenhaftigkeit	4,72	4,42	4,73*
Neurotizismus	2,70	3,11	2,72*
Offenheit	3,91	3,91	4,15*
Selbstwirksamkeit	4,89	4,56	4,53*
Einsamkeit	1,72	1,93	1,97*
Internale Kontrollüberzeugung	3,27	3,13	3,25
Externale Kontrollüberzeugung	2,04	2,27	2,37*
Depression	1,89	1,95	1,97
Angst	1,61	2,07	1,94*
Soziale Unterstützung	12,15	11,48	11,66*
Vertrauen	3,50	3,55	3,57

Anmerkung: * = $p < 0.05$

Bei der Kontrollüberzeugung findet sich eine Tendenz dahingehend, dass Personen mit niedriger internaler Kontrollüberzeugung, d.h. die weniger von sich überzeugt sind, ihr Schicksal in der Hand zu haben, eher nicht zur *Selbstmedikation* neigen. Das ist zunächst etwas überraschend. Personen mit sehr hoher externaler Kontrollüberzeugung konsultieren eher den Arzt, Personen mit niedriger externaler Kontrollüberzeugung, d. h. diejenigen, die glauben von äußeren Einflüssen eher unabhängig zu sein, nehmen überhaupt *keine Medikamente*.

Augenfällig sind die Ergebnisse für die Angstskala: Personen, die zur *Selbstmedikation* neigen, aber auch Personen, die den *Arzt konsultieren*, sind am ängstlichsten.

Zudem verfügen Personen, die zur *Selbstmedikation* greifen, und auch die, die zum Arzt gehen, über weniger soziale Unterstützung als die Personen, die *keine Medikation* vornehmen.

4 Zusammenfassung und Folgerungen

4.1 Medikation in Abhängigkeit von Geschlecht, Alter, Schicht

Die Tendenz zur Selbstmedikation ist stärker bei Jüngeren (18 bis 39 Jahre), bei Frauen und der Mittelschicht ausgeprägt. Männer und die Oberschicht verzichten ganz auf eine Behandlung und gehen auch nicht zum Arzt. Für die Erreichbarkeit der verschiedenen Gruppen für die Gesundheitsförderung durch Selbstmedikation sind daher unterschiedliche Strategien notwendig.

Jüngere und Männer suchen Informationsangebote verstärkt im Internet (Eichenberg & Hübner, 2015). Männer werden oft nur über ihre Frauen erreicht, welche vielfach die „Beauftragten" in der Familie für die Gesundheit der Familie sind.

Bei den Mittelalten und vor allem den Älteren ist die Selbstmedikation ein nützlicher und bequemer Zusatz zur ärztlichen Konsultation. Die eher Begüterten fokussieren auf den Komfort bei der Selbstmedikation, auf die Bequemlichkeit und die Zeitersparnis gegenüber dem Besuch der Arztpraxis.

4.2 Medikation und Beschwerden

Bei vielen Personen mit schweren Beeinträchtigungen durch Schmerzen werden vor allem Kopfschmerzen, leichte Erkältungsbeschwerden und allergische Symptome und Hautprobleme, aber auch Probleme mit vermuteten Mangelerscheinungen bzw. Immunabwehr mit Selbstmedikation behandelt. Wenig medikamentiert werden Schlafstörungen, aber auch (leichte) Stimmungsschwankungen, (leichte) depressive Verstimmung und vor allem auch Gewichtsprobleme. Auch Nackenschmerzen und Rückenschmerzen, die oft psychische Mitbedingungen haben, werden relativ wenig medikamentiert. Magenbeschwerden und Übelkeit bleiben häufig unbehandelt. Auch bei Problemen im Mundbereich ist die Selbstmedikation unterdurchschnittlich.

4.3 Medikation und Gesundheitszustand

Selbstmedikation nutzen die (eher) Gesunden. Hier steht in der Selbstwahrnehmung der Präventionsgedanke im Vordergrund: primäre Prävention zur Krankheitsverhütung, aber auch die sekundäre Prävention zur Vorbeugung der Chronifizierung. Personen mit Selbstmedikation sind eigentlich gesunde Menschen, die sich leicht zugänglicher Hilfsmittel bedienen.

4.4 Selbstmedikation und ärztliche Medikation

Selbstmedikation zusätzlich zur ärztlichen Medikation kommt relativ selten vor. Vorteile wie z. B. die Barrierefreiheit der Selbstmedikation, den Komfort, die schnelle Erreichbarkeit, die Zeitersparnis und die Unabhängigkeit sehen diese Gruppen zurzeit nicht.

4.5 Selbstmedikation und soziales Selbst

Personen, die zur Selbstmedikation greifen, haben eher negativere Selbstzuschreibungen im Vergleich zu Personen, die keine Medikation betreiben: introvertiert, neurotisch, wenig selbstwirksam, einsam, von außen steuerbar, ängstlich und mit wenig sozialer Unterstützung. Als eher positiv kann man ihre höhere Verträglichkeit bewerten und ihre größere Lockerheit. Um diese Personen zu motivieren, sich auch mit den Vorteilen und Möglichkeiten der Selbstmedikation auseinanderzusetzen, sollte besonders im (paternalistisch orientierten) Apothekengespräch eine einfühlsame Beratung, aber auch eindeutige Empfehlungen, möglichst konstante Ansprechpersonen, Geduld und Zuhörbereitschaft berücksichtigt werden. Gerade für diese Personen ist auch die Barrierefreiheit der Selbstmedikation relevant.

4.6 Keine Medikation und soziales Selbst

Personen, die keine Medikation betreiben, sind eher aus sich herausgehend, fühlen sich selbstwirksam, sind nicht neurotisch oder ängstlich, sind nicht einsam und finden soziale Unterstützung, nehmen ihr Schicksal eher selber in die Hand, sind aber auch eher unverträglicher und korrekter.

Um diese Personen zur Gesundheitsförderung durch Selbstmedikation zu motivieren, wäre ein Shared-decision-making-Konzept vom Typ Apotheker/Patient anzustreben. Diese Personen wollen informiert sein, entweder durch Eigenrecherchen oder durch den Apotheker, und möchten dann am liebsten selbst entscheiden. Sie müssen das Gefühl haben, das Richtige zu tun und nicht gedrängt oder gar gegängelt zu werden. Es muss ihnen klar sein, dass durch eine Selbstmedikation ein Benefit erzielbar ist, der einfach und bequem erreichbar ist und ihre Unabhängigkeit stärkt.

Das größte Bedürfnis ist für diese Personengruppe, autark zu sein, von niemandem abhängig. Diese Personengruppe möchte nicht abhängig sein von Terminvorgaben, Anweisungen und sie möchte nicht belehrt werden.

5 Diskussion

Tatsächlich lassen sich aus den Persönlichkeitsmerkmalen zwei besonders starke differenzierte Gruppen in Bezug auf das soziale Selbst und die Selbstmedikation herausfiltern.

5.1 Ängstlich-isoliertes soziales Selbst

Der Personenkreis, der zur Selbstmedikation greift, sich aber introvertiert, neurotisch, wenig selbstwirksam, einsam, von außen steuerbar, ängstlich und mit wenig sozialer Unterstützung gibt, kann als Typus des „ängstlich-isolierten sozialen Selbst" bezeichnet werden.

Will man diese Persönlichkeitsstruktur in seiner eigenen Gesundheitsfürsorge bestärken, so muss auf diese Merkmale sicherlich deutlicher als bisher spezifisch eingegangen werden. Besonders bedeutsam ist hierbei die Kommunikation durch den Apotheker und sein Fachpersonal innerhalb der Apotheke.

Weitere Studien wären erforderlich, um die praktische Situation in der Apotheke zu analysieren. Doch die beobachtbare Apotheker-Patienten-Gesprächssituation lässt durchaus plausibel darauf schließen, dass diese dem ängstlich-isolierten sozialen Selbst als Persönlichkeitstypus eher nicht gerecht wird. Zum Beispiel erwartet der Apotheker in der Apotheke eher eine Frage und einen konkreten Wunsch des Patienten. Doch hier müsste er eine gegenteilige Position einnehmen: Von sich aus beginnen und das Gespräch führen. Auch Nachfragen müssen so formuliert sein, dass eine eigene Unsicherheit oder Überlegung zur Auswahl, die als Unsicherheit interpretiert werden kann, gar nicht erst aufkommt. Dabei bedarf diese starke Führungskommunikation einerseits Behutsamkeit im Umgang (um nicht zu verschrecken), andererseits einer besonderen Sprachsensibilität.

5.2 Selbstwirksam-autarkes soziales Selbst

Völlig abgegrenzt ist dagegen der Persönlichkeitstyp, der aus seiner Sicht kaum Medikation betreibt und sich autark und selbstwirksam generiert. Das „selbstwirksam-autarke soziale Selbst" ist jederzeit fähig, sich selbst zu informieren, soziale Unterstützung zu erhalten und zu einer eigenen Entscheidung zu bekommen.

Auch hier sind weitere Studien erforderlich, die die Kommunikation dieses Typus im Arzt- oder Apothekergespräch analysieren. Plausibel abgeleitet werden kann aber schon heute für das selbstwirksam-autarke soziale Selbst in Bezug auf ein Eingehen auf diesen Persönlichkeitstyp folgendes: Wer diesen Typus in ein Gespräch mit Experten wie Apotheker oder Arzt bringen will, muss außerhalb beginnen. Hier bieten sich TV-Programme, Internet und Presse sowie Gesundheitsveranstaltungen und -messen an. Experten wie Apotheker und Arzt müssen dabei selber resilient sein und damit umgehen können, dass dieser Typus durchaus auch unverträglicher und weniger konziliant und meinungsstark auftritt. Die kommunikative Strategie sollte daher darauf ausgerichtet sein, dem selbstwirksam-autarken sozialen Selbst Alternativen offen anzubieten, Vor- und Nachteile für ihn ohne eigene Bewertung darzulegen und die Sachgerechtigkeit hervorzuheben. Da die Auswahl der vorgestellten Medikation oder des Verfahrens bereits eine Expertenentscheidung ist, ist die Entscheidung dem Patientenkunden zu überlassen. So kommt über diesen Weg eine Shared-decision-making-Situation zustande. Für diesen Personenkreis wäre ebenso ein anderes Setting in den Apotheken anzustreben: z. B. Beratungsecken, die abgeschirmt sind, – vor allen Dingen ist aber eine Situation zu vermeiden, die ein Entscheidungsdrängeln durch Warteschlangen oder Verkaufsgespräche im Direktumfeld vorantreibt.

Das Hauptergebnis dieser Typologie und Studie ist folglich: Der Patientenkunde wird häufig im Durchschnitt gesehen und bedacht. Doch Persönlichkeitsmerkmale zeigen auf, dass Typologiegruppen sehr unterschiedlich und sogar deutlich trennscharf sind. Eine gezielte Kommunikation zur Gesundheitsförderung kann daher nicht von einer durchschnittlichen Betrachtung ausgehen, sondern muss vielmehr adaptiv auf unterschiedliche Gruppen mit verschiedenen Motiven, Anliegen und Bedürfnissen ausgerichtet werden.

Literatur

Bandura, A. (1997). *Self efficacy: The exercise of control*. New York: Freemann.
Beierlein, C., Kovaleva, A., Kemper, C. J. & Rammstedt, B. (2012). *Ein Messinstrument zur Erfassung subjektiver Kompetenzerwartungen. Allgemeine Selbstwirksamkeit Kurzskala (ASKU) (GESIS Working Papers, 17)*. Köln: GESIS.
Brähler, E., Hinz, A. & Scheer, J. W. (2008). *GBB-24. Der Gießener Beschwerdebogen. Manual*. Bern: Huber.
Eichenberg, C., Auersperg, F., Rusch, B. & Brähler, E. (2015). Selbstmedikation: Eine bundesdeutsche Repräsentativbefragung zu Motiven, Anlässen und Informationsquellen für den Konsum rezeptfreier Medikamente. *Psychotherapie – Psychosomatik – Medizinische Psychologie, 65*, 304–310. http://doi.org/10.1055/s-0035-1545311
Eichenberg, C. & Hübner, L. (2015). Selbstmedikation, Gesundheit und Internetbestellung: Eine Online-Befragung. *Das Gesundheitswesen*. http://doi.org/10.1055/s-0035-1549970
Jerusalem, M. & Schwarzer, R. (1999). Allgemeine Selbstwirksamkeitserwartung. In R. Schwarzer & M. Jerusalem (Hrsg.), *Skalen zur Erfassung von Lehrer- und Schülermerkmalen. Dokumentation der psychometrischen Verfahren im Rahmen der Wissenschaftlichen Begleitung des Modellversuchs Selbstwirksame Schulen* (S. 13–14). Berlin: Freie Universität Berlin.
Kocalevent, R. & Brähler, E. (2014). OSSS Oslo Social Support Scale. In C. J. Kemper, E. Brähler & M. Zenger (Hrsg.), *Psychologische und sozialwissenschaftliche Kurzskalen. Standardisierte Erhebungsinstrumente für Wissenschaft und Praxis* (S. 216–219). Berlin: MWV Medizinisch Wissenschaftliche Verlagsgesellschaft.
Kovaleva, A., Beierlein, C., Kemper, C. J. & Rammstedt, B. (2012). *Eine Kurzskala zur Messung von Kontrollüberzeugung: Die Skala Internale-Externale-Kontrollüberzeugung-4 (IE-4) (GESIS Working Papers 2012/19)*. Köln: GESIS.
Löwe, B., Wahl, I., Rose, M., Spitzer, C., Glaesmer, H., Wingenfeld, K. et al. (2010). A 4-item measure of depression and anxiety: validation and standardization of the Patient Health Questionnaire-4 (PHQ-4) in the general population. *Journal of Affective Disorders, 122*, 86–95. http://doi.org/10.1016/j.jad.2009.06.019

Luhmann, N. (2000). *Vertrauen: Ein Mechanismus der Reduktion sozialer Komplexität*. Stuttgart: Lucius & Lucius.

Naef, M. & Schupp, J. (2009). *Measuring trust: Experiments and surveys in contrast and combination (SOEPpapers on multidisciplinary panel data research, No. 167)*. Berlin: Deutsches Institut für Wirtschaftsforschung.

Rammstedt, B. (2007). The 10-Item Big Five Inventory (BFI-10): Norm values and investigation of socio-demographic effects based on a German population representative sample. *European Journal of Psychological Assessment, 23*, 193–201 http://doi.org/10.1027/1015-5759.23.3.193

Rammstedt, B., Kemper, C.J., Klein, M.C., Beierlein, C. & Kovaleva, A. (2012). *Eine kurze Skala zur Messung der fünf Dimensionen der Persönlichkeit, Big-Five-Inventory-10 (BFI-10) (GESIS Working Papers, 23)*. Köln: GESIS.

Richter, D. & Weinhardt, M. (2014). LS-S Loneliness Scale-SOEP. In C.J. Kemper, E. Brähler & M. Zenger (Hrsg.), *Psychologische und sozialwissenschaftliche Kurzskalen. Standardisierte Erhebungsinstrumente für Wissenschaft und Praxis* (S. 192–193). Berlin: MWV Medizinisch Wissenschaftliche Verlagsgesellschaft.

Stolle, D. (2002). Trusting Strangers – The concept of generalized trust in perspective. *Österreichische Zeitschrift für Politikwissenschaft, 31*, 397–412.

Teil II
Selbstbehandlung bei verschiedenen Indikationen

Selbstmedikation mit OTC-Präparaten in Deutschland – Ergebnisse bevölkerungsbezogener Gesundheitssurveys

Hildtraud Knopf

1 Einleitung

Over-the-Counter(OTC)-Präparate sind Arzneimittel, die nicht der Rezeptpflicht unterliegen und in Apotheken, Drogeriemärkten oder über den Internethandel bezogen werden. Erfolgt deren Anwendung selbstständig und eigenverantwortlich zur Erhaltung von Gesundheit oder zur Behandlung von Gesundheitsstörungen, wird laut Bundesverband der Arzneimittel-Hersteller e. V. (BAH) von Selbstmedikation gesprochen (Bundesverband der Arzneimittel-Hersteller, 2002). Selbstmedikation mit OTC-Präparaten stellt in der medikamentösen Prävention und Therapie von Gesundheitsstörungen und Krankheiten eine nicht zu vernachlässigende Größe dar. Nach einer Studie aus dem Jahr 2005 hat innerhalb eines Quartals jeder zweite GKV-Versicherte rezeptfreie Medikamente erworben (Zok, 2006). Im Zeitraum von 2001 bis 2015 stieg der Arzneimittelumsatz im Bereich der Selbstmedikation von 3,91 Mrd. auf 5,16 Mrd. Euro. Für rezeptfreie Medikamente aus den Apotheken veränderte sich der Umsatz von 6,95 Mrd. auf 6,41 Mrd. Euro. Für frei verkäufliche Präparate außerhalb von Apotheken wurden 2001 ca. 350 Mio. Euro bezahlt, 2015 waren es etwa 200 Mio. (Bundesverband der Arzneimittel-Hersteller e. V., 2016). Bei der Interpretation von Zeitreihendaten zur Selbstmedikation ist zu berücksichtigen, dass seit 2004 rezeptfrei erhältliche Arzneimittel in der Regel nicht mehr von den gesetzlichen Krankenkassen bezahlt werden (Schwabe, 2006) und mittlerweile einige früher verschreibungspflichtige Wirkstoffe rezeptfrei erhältlich sind.

Was veranlasst Frauen und Männer, Arzneimittel ohne ärztliche Verordnung anzuwenden? Motive, Anlässe und Informationsquellen für die Anwendung von Arzneimitteln in Selbstmedikation in Deutschland wurden in einer repräsentativen Befragung von Personen ab 14 Jahre erfasst. Danach hatten sich 94,9 % aller Teilnehmenden schon einmal gegen mindestens eine der 25 in der Befragung erfassten Beschwerden/Krankheiten mit rezeptfreien Arzneimitteln behandelt, bevor sie einen Arzt aufgesucht hatten. Am häufigsten wurden Erkältungsbeschwerden und Kopfschmerzen selbst genannt. Obwohl die Gründe dafür durchaus unterschiedlich waren, kristallisierten sich Bedenken, ärztliche Hilfe wegen Bagatellerkrankungen in Anspruch zu nehmen als wesentliches Motiv heraus. Mit 70,3 % aller Befragten erwies sich die Apotheke als beliebteste Informationsquelle über rezeptfreie Arzneimittel (Eichenberg, Auersperg, Rusch & Brähler, 2015).

Eine Studie zu Art und Häufigkeit arzneimittelbezogener Probleme in der Selbstmedikation ergab, dass im Wesentlichen vier Gründe dafür verantwortlich waren: Inadäquate Selbstmedikation, für den Behandlungsanlass ungeeignetes Arzneimittel, zu lange Anwendungsdauer und falsche Dosierung (Eickhoff, Hammerlein, Griese & Schulz, 2012). Selbstmedikation, bei der neben der Anwendung von OTC-Präparaten auch die eigenmächtige Einnahme von ärztlich verordneten Arzneimitteln berücksichtigt wurde, war nach einer multizentrischen Beobachtungsstudie für ca. 4 % aller arzneimittelinduzierten Krankenhauseinweisungen verantwortlich. Die Autoren schließen daraus, dass Selbstmedikation in der Allgemeinbevölkerung eine begrenzte Rolle für arzneimittelinduzierte Krankenhauseinweisungen spielt. Ihre gesundheitliche Relevanz und präventive Strategien fokussieren sich aber auf Personen im höheren Alter sowie auf Patientinnen und Patienten mit lebensbegleitender Medikation (Schmiedl et al., 2014). Gemessen am Umsatz stellen Mittel gegen Husten und Erkältungskrankheiten die stärkste Arzneimittelgruppe im Selbstmedikationsbereich dar. Auf sie entfiel 2013 rund ein Viertel des gesamten Selbstmedikationsumsatzes. An zweiter Position lagen Präparate zur Behandlung von Schmerzen/Muskel- und Gelenkschmerzen, gefolgt von Arzneimitteln zur Behandlung von Magen- und Verdauungsbeschwerden (vgl. Abb. 1, Bundesverband der Arzneimittel-Hersteller e. V., 2013).

Neben den Daten zu Verkaufszahlen frei verkäuflicher Arzneimittel können bevölkerungsbezogene Gesundheitssurveys Informationen zu Umfang und Spektrum der

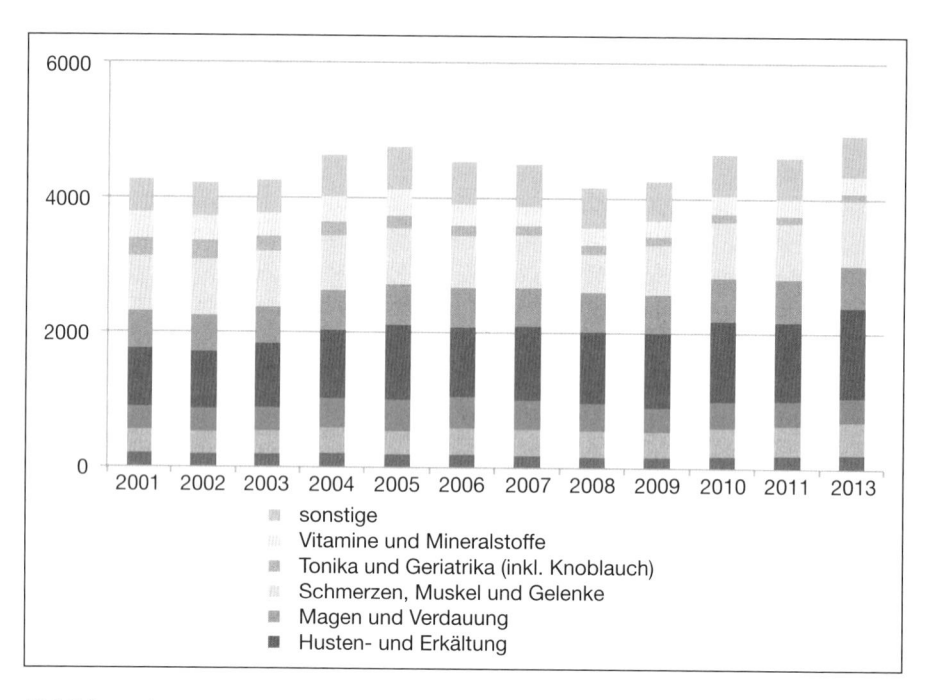

Abbildung 1:
Selbstmedikation – Umsatzstärkste Indikationsbereiche in Apotheken, Drogerie- und Verbrauchermärkten, Lebensmitteleinzelhandel, Discountern und Versandhandel (in Tsd. Euro) von 2001 bis 2013 (Bundesverband der Arzneimittel-Hersteller e.V., 2014)

Selbstmedikation liefern. Im Rahmen dieser Gesundheitssurveys erfolgt eine differenzierte Erfassung des gesamten aktuellen Gebrauchs (in den letzten 7 Tagen vor der Untersuchung) von Arznei- und Nahrungsergänzungsmitteln. Der erste Gesundheitssurvey, der vom Robert Koch-Institut (RKI) für ganz Deutschland mit einheitlicher Methodik durchgeführt wurde, war der Bundes-Gesundheitssurvey 1998 (BGS98; Bellach, Knopf & Thefeld, 1998). Von 2008 bis 2011 wurden im Rahmen des Gesundheitsmonitorings am RKI in einer ersten Welle der Studie zur Gesundheit Erwachsener in Deutschland (DEGS1) erneut wesentliche Informationen zur gesundheitlichen Lage der 18- bis 79-Jährigen gewonnen (Scheidt-Nave et al., 2012). Sowohl in BGS98 als auch in DEGS1 wurde die gesamte aktuelle Anwendung von Arzneimittel- und Nahrungsergänzungsmitteln vergleichbar erfasst.

2 Methodik zur Arzneimittelerfassung

Die Erfassung der aktuellen Medikation erfolgte in BGS98 und DEGS1 mithilfe eines computergestützten persönlichen Interviews (CAPI) durch eine entsprechend geschulte Interviewerin bzw. einen entsprechend geschulten Interviewer. Im Einladungsschreiben wurden die Studienteilnehmerinnen und -teilnehmer gebeten, sämtliche Originalpackungen der Arzneimittel mitzubringen, die sie in den letzten 7 Tagen eingesetzt hatten. Mit der Frage: *„Haben Sie innerhalb der letzten 7 Tage Medikamente oder Nahrungsergänzungsmittel, wie z. B. Vitamine oder Mineralstoffe, eingenommen? Bitte denken Sie auch an Schmerzmittel, Insulin-Präparate, vom Arzt erhaltene Medikamente, Spritzen und Medikamente auf pflanzlicher Basis. Geben Sie auch Präparate aus dem Supermarkt oder aus Drogerien an."* wurde sichergestellt, dass nicht nur angewendete Arzneimittel, sondern auch Nahrungsergänzungsmittel, sogenannte Supplemente, erhoben wurden und zwar unabhängig davon, ob diese verschrieben oder selbst mediziert waren (Knopf & Grams, 2013; Robert Koch-Institut, 2003). Der Begriff „Arzneimittel" wird in den weiteren Ausführungen im Sinne dieser breit gefassten Begriffsbestimmung verwendet und geht damit über die Definition laut Arzneimittelgesetz hinaus (Bundesministerium für Justiz und Verbraucherschutz, 1976, Fassung von 2005). Für jedes, im standardisierten Interview erfasste Präparat wurde neben dem Namen die Herkunft (z. B. vom Arzt verordnet, ohne Rezept selbst gekauft), die Dosierung, die Darreichungsform, die Indikation und die Anwendungsdauer dokumentiert. Diese detaillierte Erfassung bezog sich nicht nur auf die verordneten Arzneimittel, sondern auch auf die Selbstmedikation, worin sowohl die frei verkäuflichen OTC-Produkte als auch auf anderem Wege (z. B. Hausapotheke) beschaffte Medikamente eingingen (Knopf & Grams, 2013).

3 Ergebnisse

3.1 Selbstmedikation bei Erwachsenen in BGS98

Von 7 099 Männern und Frauen, die am Arzneimittelinterview des BGS98 teilgenommen hatten, wiesen 83 % der Frauen und fast 60 % der Männer (59,2 %) mindestens eine Arzneimittelanwendung in den letzten 7 Tagen auf. Von den Anwenderinnen und Anwendern wurden fast 15 000 Präparate genannt. 26 % aller Präparate kamen auf dem Weg der Selbstmedikation zur Anwendung. Bezogen auf die Bevölkerung betrug die Prävalenz der Selbstmedikation 31,1 % und zwar unabhängig davon, ob gleichzeitig noch ärztlich verordnete Präparate angewendet worden waren oder nicht. Die Prävalenz der Selbstmedikation war bei Männern mit 25,5 % signifikant ($p < 0,001$) niedriger als bei Frauen (36,4 %). Im Gegensatz dazu wurde bei ausschließlicher Selbstmedikation (ohne gleichzeitige Anwendung ärztlich verordneter Arzneimittel) eine höhere Prävalenz für Männer beobachtet (17,6 % vs. 10,8 %, $p < 0,001$; Beitz, Doren, Knopf & Melchert, 2004). Mit zunehmendem Alter nahm die Prävalenz ausschließlicher Selbstmedikation ab. Ein Vergleich der ausschließlichen Selbstmedikationsprävalenz wies erhebliche Unterschiede zwischen den alten und neuen Bundesländern dahingehend auf, dass die Rate in den alten Bundesländern über der im Osten Deutschlands lag. Diese Ost-West-Unterschiede betrafen alle Altersgruppen und waren gleichermaßen bei Frauen und bei Männern zu verzeichnen (Robert Koch-Institut, 2003). Verordnungs- und Selbstmedikation wurden aber nicht nur alternativ angewendet, sondern in vielen Fällen auch parallel. Dies ist ein Umstand, der in Zusammenhang mit unerwünschten Arzneimittelwirkungen (UAW) von Bedeutung sein kann, zumal sich diese Art der „verdeckten" Multimedikation der verordnenden Ärztin bzw. dem verordnenden Arzt oft nicht erschließt.

Betrachtet man das Spektrum der Selbstmedikation, so zeigte sich, dass Medikamente zur Behandlung von Schmerzen (Analgetika-ATC-Code: N02, 11,1 %), Arzneimittel zur Förderung respektive Stabilisierung der Gesundheit wie Vitamine (ATC-Code: A11, 9,3 %) und Mineralstoffpräparate (ATC-Code: A12, 5,1 %), allgemeine Diätetika (ATC-Code: V06, 3,5 %) oder Husten- und Erkältungspräparate (ATC-Code: R05, 2,9 %) auf den vorderen Rängen lagen. Auffällig waren die Ost-West-Unterschiede bei Analgetika, Vitaminen und Mineralstoffpräparaten. In den alten Bundesländern wurden etwa doppelt so häufig selbst verordnete Vitamine und Mineralstoffe konsumiert. Dagegen wurden im Osten u. a. mehr topische Mittel gegen Gelenk- und Muskelschmerzen (ATC-Code: M02) in Selbstmedikation angewendet (Robert Koch-Institut, 2003). Die häufigsten Indikationen, die bei der OTC-Medikation berichtet wurden, sind in Tabelle 1 beschrieben. Danach wurde am häufigsten „Prävention" genannt, gefolgt von „Kopfschmerzen" und „grippaler Infekt" (Beitz et al., 2004).

Bei der Beschreibung der Ergebnisse stellte sich die Frage, welche Merkmale mit Selbstmedikation assoziiert sind und wie sich diese mithilfe der zugrunde liegenden Untersuchung identifizieren lassen.

In einer Analyse von Beitz et al. (2004) wurden Prävalenz und Determinanten der Selbstmedikation mit OTC-Präparaten anhand der Daten des Arzneimittelsurveys aus dem BGS98 untersucht. Determinanten der Selbstmedikation mit OTC-Arzneimitteln waren u. a. das Geschlecht, das Alter und der sozioökonomische Status. Die Wahrscheinlichkeit, ausschließlich Selbstmedikation zu betreiben, war bei Männern größer als bei Frauen, nahm mit dem Alter ab und war bei Personen mit niedriger Schulbildung geringer als bei denen mit hoher Schulbildung. Während sich bei Männern kein Einfluss der Gemeindegröße auf die Wahrscheinlichkeit zur ausschließlichen Selbstmedikation zeigte, wiesen Frauen in Orten mit > 500 000 Einwohnern eine höhere Wahrscheinlichkeit auf.

Tabelle 1:
Häufigste angegebene Indikationen (in %) von selbst medizierten OTC-Arzneimitteln – Ebene der Anwender, BGS98, 18- bis 79-jährige Personen (Beitz et al., 2004)

Angegebene Indikation	Männer			Frauen		
	Gesamt	OTC und verordnet*	Nur OTC**	Gesamt	OTC und verordnet*	Nur OTC**
Prävention	13,0	7,2	5,8	16,5	12,2	4,3
Kopfschmerzen	7,3	5,1	2,2	10,5	7,4	3,1
grippaler Infekt	3,1	2,2	0,9	3,7	2,5	1,2

Anmerkungen: *Anwender von selbst medizierten OTC-Präparaten zusätzlich zu ärztlich verordneten Arzneimitteln; **Anwender von ausschließlich selbst medizierten OTC-Arzneimitteln

3.2 Selbstmedikation bei Erwachsenen in DEGS1

In Tabelle 2 sind die Ergebnisse der Analyse zur Selbstmedikation in DEGS1 beschrieben. Danach hatten 38,8 % der Personen Arznei- und Nahrungsergänzungsmittel ohne ärztliche Verordnung auf dem Weg der Selbstmedikation angewendet. Die Prävalenz lag mit 46,4 % (95 %-KI[1]: 44,1–48,7) bei den Frauen signifikant über der entsprechenden Rate bei den Männern (31,1 %; 95 %-KI: 29,2–33,1). Bei beiden Geschlechtern stieg mit zunehmendem Alter die Prävalenz von Selbstmedikation an. Während sich für die Arzneimittelanwendung insgesamt keine signifikanten Unterschiede mit Blick auf den Sozialstatus zeigten, war für die Selbstmedikation ein Sozialgradient zu erkennen. Mit steigendem Sozialstatus nahm die Anwendungsprävalenz zu. Die Differenzen in der Selbstmedikation zwischen Personen mit niedrigem und hohem Sozialstatus waren statistisch signifikant. In Großstädten und in mittelgroßen Städten wurde signifikant häufiger Selbstmedikation beobachtet als im ländlichen Raum (Knopf & Grams, 2013).

Am häufigsten wurden mit 17,6 % Präparate aus der ATC-Gruppe V06 „Varia" über den Weg der Selbstmedikation angewendet (vgl. Abb. 2). In dieser ATC-Gruppe bestimmten vor allem die Nahrungsergänzungsmittel die Anwendungsprävalenz. Mehr als jede zehnte Person hatte ohne ärztliche Verordnung Präparate aus der ATC-Gruppe V06 eingesetzt. Mit 8,6 % folgten auf dem zweiten Rang Analgetika (ATC-Code N02). Eine Selbstmedikation mit Antiphlogistika, Antirheumatika (ATC-Code M01) war bei 4,3 % der Studienpopulation zu verzeichnen, Husten und Erkältungspräparate (ATC-Code R05) wurden zu 3,1 % ohne ärztliches Rezept (OTC) angewendet oder stammten aus der Hausapotheke ohne vorherige ärztliche Verordnung. Bei allen beschriebe-

---
[1] KI = Konfidenzintervall

nen ATC-Gruppen lagen die Anwendungsprävalenzen für Frauen signifikant über denen der Männer. Besonders ausgeprägt waren die Differenzen mit Blick auf die Nahrungsergänzungsmittel (ATC-Code V06XX02).

Tabelle 2:
Prävalenz der Selbstmedikation nach Alter, Geschlecht, Sozialstatus und Gemeindegröße, DEGS1 2008–2011 (Knopf & Grams, 2013); Angaben in % (95%-KI jeweils in Klammern)

		Frauen	**Männer**	**Gesamt**
Gesamt-N = 7091		46,4 (44,1–48,7)	31,1 (29,2–33,1)	38,8 (37,2–40,4)
Alter	18–29 Jahre	39,4 (34,2–44,9)	29,0 (24,6–33,9)	34,1 (30,6–37,9)
	30–39 Jahre	42,4 (36,7–48,2)	33,5 (28,2–39,3)	37,9 (33,8–42,1)
	40–49 Jahre	50,9 (45,4–56,4)	29,8 (25,7–34,4)	40,1 (36,8–43,6)
	50–59 Jahre	45,2 (41,1–49,3)	29,6 (25,4–34,2)	37,4 (34,4–40,5)
	60–69 Jahre	49,2 (44,3–54,2)	30,7 (25,9–35,8)	40,2 (36,6–43,9)
	70–79 Jahre	51,5 (45,9–57,0)	37,0 (31,9–42,4)	44,9 (41,2–48,7)
Sozioökonomischer Status	niedrig	38,7 (33,3–44,3)	26,3 (22,0–31,2)	32,7 (28,9–36,7)
	mittel	47,1 (44,3–49,9)	31,2 (28,7–33,9)	39,4 (37,6–41,3)
	hoch	52,4 (48,1–56,7)	35,4 (31,9–39,2)	43,0 (40,1–46,0)
Gemeindegrößenklasse	ländlich (<5000 Einw.)	41,1 (36,3–46,2)	27,8 (23,9–31,9)	34,2 (30,8–37,7)
	kleinstädtisch (5000 <20000 Einw.)	44,2 (40,2–48,3)	29,0 (25,1–33,1)	36,6 (33,5–39,9)
	mittelstädtisch (20000 <100000 Einw.)	48,5 (44,1–52,8)	33,8 (30,4–37,4)	41,3 (38,6–44,0)
	großstädtisch (100000 Einw. und mehr)	48,5 (44,1–52,9)	32,0 (28,3–35,9)	40,4 (37,2–43,6)

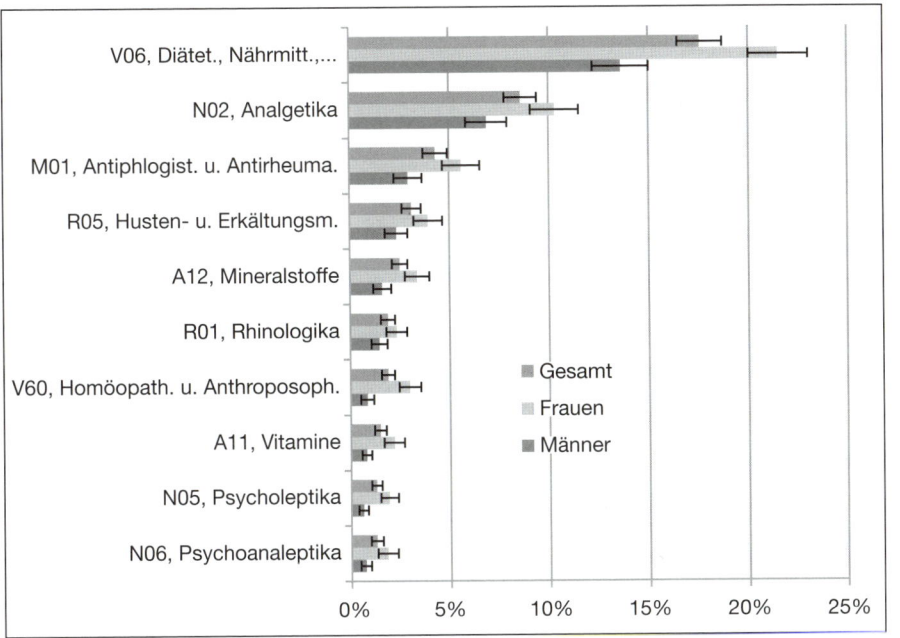

Abbildung 2:
Prävalenz und Rangfolge (10 erste Ränge) der Selbstmedikation nach ATC-Gruppen und Geschlecht, DEGS1 2008–2011 (Knopf & Grams, 2013)

Verglichen mit den Ergebnissen des BGS98 zeigte sich, dass sich die Prävalenz der Selbstmedikation innerhalb einer Dekade (1998 bis 2008–2011) von 31,2 % auf 38,8 % signifikant erhöht hat. Diese signifikante Steigerung war sowohl bei den Frauen als auch bei den Männern zu verzeichnen (vgl. Abb. 3).

Schmerzmittel nahmen in der Selbstmedikation hinsichtlich ihrer Anwendungshäufigkeit einen der vorderen Ränge ein. Eine Analyse von Sarganas et al. (2015) zur Anwendung rezeptfreier Schmerzmittel mit den Wirkstoffen Acetylsalicylsäure, Diclofenac, Ibuprofen, Paracetamol und Naproxen zeigte, dass zum Zeitpunkt von DEGS1 (2008–2011) 21,4 % der Bevölkerung im Alter von 18 bis 79 Jahren in den letzten 7 Tagen Schmerzmittel angewendet hatten. Die Prävalenz derjenigen, die ausschließlich OTC-Analgetika einsetzen, betrug 12,2 %. Der Anstieg der Schmerzmittelanwendung in der letzten Dekade von 19,2 % (95 %-KI: 18,1–20,3) auf 21,4 % (95 %-KI: 20,1–22,6) war ausschließlich auf die Anwendung von OTC-Analgetika zurückzuführen (BGS98: 10,0 %; 95 %-KI: 9,2–10,8; DEGS1: 12,2 %; 95 %-KI: 11,2–13,2).

OTC-Analgetika wurden häufiger von Frauen angewendet als von Männern (OR[2]: 1,68; 95 %-KI: 1,36–2,07) und von Raucherinnen und Rauchern häufiger als von Nichtrau-

---

[2] OR = Odds Ratio

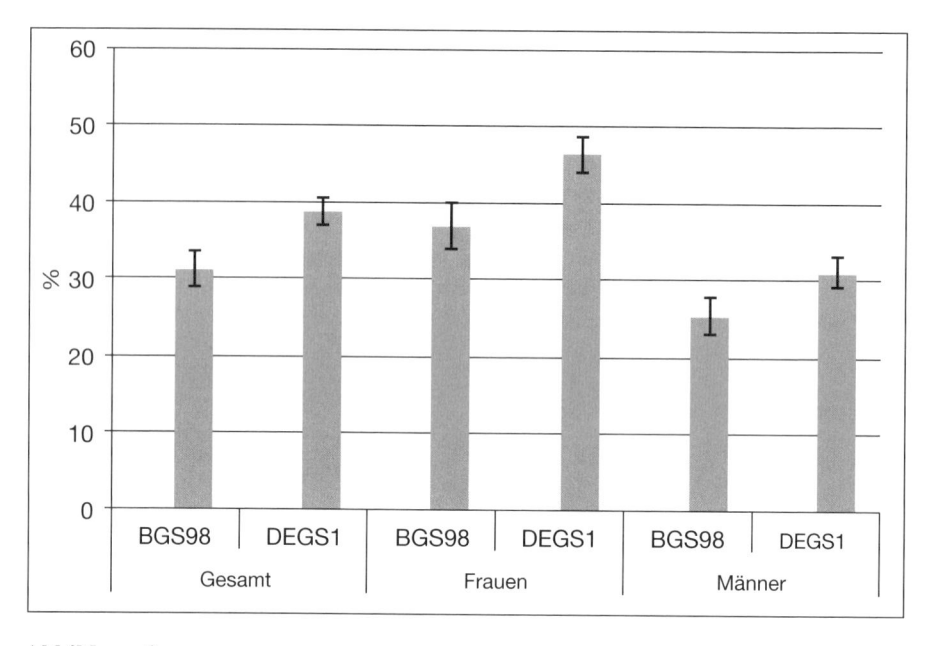

Abbildung 3:
Prävalenz der Selbstmedikation im Trend (BGS98 und DEGS1), nach Geschlecht (Robert Koch-Institut, 2015)

cherinnen und Nichtrauchern (OR: 1,65; 95%-KI: 1,32–2,07). Im Alter von 65 Jahren und darüber (OR: 0,27; 95%-KI: 0,19–0,37) war die Wahrscheinlichkeit, OTC-Analgetika anzuwenden, geringer als bei Jüngeren. Übergewichtige (OR: 0,79; 95%-KI: 0,64–0,99) und Adipöse hatten ebenso eine geringere Wahrscheinlichkeit zur Anwendung (OR: 0,75; 95%-KI: 0,61–0,93) wie normalgewichtige Personen.

4 Zusammenfassung und Ausblick

Die Selbstmedikation mit OTC-Präparaten ist für Frauen und Männer in Deutschland von großer Bedeutung. Das belegen neben bundesweiten Befragungen (Eichenberg et al., 2015) vor allem auch die bevölkerungsrepräsentativen Ergebnisse der Gesundheitssurveys (Beitz et al., 2004; Knopf & Grams, 2013; Robert Koch-Institut, 2003). Neben der Wirkung gesetzlicher Regelungen scheint der Aspekt eines gestiegenen Gesundheitsbewusstseins und der Wunsch nach Selbstbestimmtheit (Eichenberg & Auersberg, 2015) für die Selbstmedikation relevant zu sein. Ergebnisse zur Arzneimittelanwendung aus den bevölkerungsrepräsentativen Gesundheitssurveys bilden das Arzneimittelanwendungsverhalten unter alltäglichen Bedingungen ab und gestatten durch die Erfassung der Herkunft des angewendeten Arzneimittels sowohl eine Beschreibung der Verordnungs- als auch der Selbstmedikation. So werden Aussagen möglich, die über die Verordnungsdaten der GKV nicht getroffen werden können. Die Arzneimittelsurveys schließen damit bestehende Informationslücken. Mit der Etablierung des Gesundheitsmonitorings im RKI werden in regelmäßigen Abständen bevölkerungsrepräsentative Untersuchungen zur gesundheitlichen Situation von Kindern und Jugendlichen sowie von Erwachsenen durchgeführt. In diesem Rahmen wird auch das Arzneimittelanwendungsverhalten durch vergleichbar durchgeführte Arzneimittelinterviews beschrieben. Die darin enthaltene Erfassung der Herkunft der Präparate ermöglicht eine Differenzierung nach Verordnungs- und Selbstmedikation und stellt damit belastbare, bevölkerungsweite Daten zur zeitlichen Entwicklung der Verordnungs- und Selbstmedikation sowie deren Einflussfaktoren zur Verfügung.

Obwohl die Verordnungsmedikation nach wie vor prägend für die Arzneimittelanwendung ist, verdient die Selbstmedikation besondere Beachtung. Die Zunahme der Selbstmedikation im Vergleich zu 1998 muss im Kontext gesundheitspolitischer Änderungen gesehen werden. Sie verdeutlicht gleichzeitig die Notwendigkeit der kontinuierlichen Beobachtung von Ausmaß und Spektrum der Selbstmedikation, insbesondere unter dem Aspekt unerwünschter Arzneimittelnebenwirkungen. Der nicht zu vernachlässigende Anteil von Selbstmedikation neben ärztlich verordneter Medikation unterstreicht gleichzeitig wie wichtig regelmäßige Arzneimittelanamnesen sind, bei denen unbedingt auch nach der Anwendung von OTC-Arzneimitteln gefragt werden sollte. Das belegen u. a. die Ergebnisse der bundesrepräsentativen Befragung von Eichenberg et al. (2015), wonach ein Fünftel aller Teilnehmenden (20,9 %) die Anwendung nicht verschreibungspflichtiger Arzneimittel bewusst nicht ihrem Arzt bzw. ihrer Ärztin mitgeteilt hat.

Literatur

Beitz, R., Doren, M., Knopf, H. & Melchert, H. U. (2004). Self-medication with over-the-counter (OTC) preparations in Germany. *Bundesgesundheitsblatt – Gesundheitsforschung – Gesundheitsschutz, 47* (11), 1043–1050. http://doi.org/10.1007/s00103-004-0923-3

Bellach, B. M., Knopf, H. & Thefeld, W. (1998). The German Health Survey. 1997/98. *Gesundheitswesen, 60* (Suppl. 2), S59–68.

Bundesverband der Arzneimittel-Hersteller e. V. (2002). *Der Arzneimittelmarkt in Deutschland in Zahlen 2002 – Unter besonderer Berücksichtigung der Selbstmedikation*. Unkel: Krahe Druck.

Bundesverband der Arzneimittel-Hersteller e. V. (2013). *Der Arzneimittelmarkt in Deutschland in Zahlen – Verordnungsmarkt und Selbstmedikation 2013*. Bonn: Bundesverband der Arzneimittel-Hersteller e. V.

Bundesverband der Arzneimittel-Hersteller e. V. (2014). *Der Arzneimittelmarkt in Deutschland in Zahlen 2013. Verordnungsmarkt und Selbstmedikation*. Bonn: Bundesverband der Arzneimittel-Hersteller e. V.

Bundesverband der Arzneimittel-Hersteller e. V. (2016). *Der Arzneimittelmarkt in Deutschland – Zahlen und Fakten*. Retrieved from http://www.gbe-bund.de

Bundesministerium für Justiz und Verbraucherschutz. (1976). *Gesetz über den Verkehr mit Arzneimitteln (Arzneimittelgesetz – AMG)*. Zugriff am 18.04.2016. Verfügbar unter http://www.gesetze-im-internet.de/amg_1976/BJNR024480976.html

Eichenberg, C. & Auersberg, F. (2015). Selbstmedikation. Wunsch nach Selbstbestimmtheit. *Deutsches Ärzteblatt, 13* (2), 75–77.

Eichenberg, C., Auersperg, F., Rusch, B. D. & Brähler, E. (2015). Selbstmedikation: Eine bundesdeutsche Repräsentativbefragung zu Motiven, Anlässen und Informationsquellen für den Konsum rezeptfreier Medikamente. *Psychotherapie – Psychosomatik – Medizinische Psychologie, 65*(8), 304–310. http://doi.org/10.1055/s-0035-1545311

Eickhoff, C., Hammerlein, A., Griese, N. & Schulz, M. (2012). Nature and frequency of drug-related problems in self-medication (over-the-counter drugs) in daily community pharmacy practice in Germany. *Pharmacoepidemiology and Drug Safety, 21* (3), 254–260. http://doi.org/10.1002/pds.2241

Knopf, H. & Grams, D. (2013). Medication use of adults in Germany: results of the German Health Interview and Examination Survey for Adults (DEGS1). *Bundesgesundheitsblatt – Gesundheitsforschung – Gesundheitsschutz, 56* (5–6), 868–877. http://doi.org/10.1007/s00103-013-1667-8

Robert Koch-Institut. (2003). *Bundes-Gesundheitssurvey: Arzneimittelgebrauch. Konsumverhalten in Deutschland.* Berlin: Robert Koch-Institut.

Robert Koch-Institut. (2015). *Gesundheit in Deutschland. Gesundheitsberichterstattung des Bundes. Gemeinsam getragen von RKI und Destatis.* Berlin: Robert Koch-Institut.

Sarganas, G., Buttery, A. K., Zhuang, W., Wolf, I. K., Grams, D., Schaffrath-Rosario, A. et al. (2015). Prevalence, trends, patterns and associations of prescription and OTC analgesic use among adults in Germany. *BMC Pharmacology and Toxycology, 16*, 28. http://doi.org/10.1186/s40360-015-0028-7

Scheidt-Nave, C., Kamtsiuris, P., Gosswald, A., Holling, H., Lange, M., Busch, M. A. et al. (2012). German health interview and examination survey for adults (DEGS) – design, objectives and implementation of the first data collection wave. *BMC Public Health, 12*, 730. http://doi.org/10.1186/1471-2458-12-730

Schmiedl, S., Rottenkolber, M., Hasford, J., Rottenkolber, D., Farker, K., Drewelow, B. et al. (2014). Self-medication with over-the-counter and prescribed drugs causing adverse-drug-reaction-related hospital admissions: results of a prospective, long-term multi-centre study. *Drug Safety, 37* (4), 225–235. http://doi.org/10.1007/s40264-014-0141-3

Schwabe, U. (2006). Nicht verschreibungspflichtige Arzneimittel. In D. P. U. Schwabe (Hrsg.), *Arzneiverordnungs-Report 2005* (S. 108–190). Heidelberg: Springer.

Zok, K. (2006). Arzneimittelmarkt: Selbstmedikation im Fokus. Ergebnisse einer Repräsentativ-Umfrage unter 3.000 GKV-Versicherten. *WIdO-monitor, 3* (1), 1–7.

Selbstbehandlung mit OTC-Präparaten und Internetnutzung

Christiane Eichenberg und Lisa Hübner

1 Einleitung

Der Trend der Selbstmedikation, d. h. Selbstbehandlung mit nicht verschreibungspflichtigen Arzneimitteln, hat in den letzten Jahren auch durch gesundheitspolitische Veränderungen im deutschsprachigen Raum zugenommen. Er entspricht vor allem dem Bedürfnis nach Selbstbestimmung, das auch in gesundheitsbezogenen Fragen in unserer Gesellschaft immer wichtiger zu werden scheint. Der Bundesverband der Arzneimittel-Hersteller e. V. definiert Selbstmedikation als die eigenverantwortliche Anwendung nicht verschreibungspflichtiger Arzneimittel bzw. sogenannte Over-the-Counter-(OTC)-Präparate zur Behandlung von Gesundheitsstörungen und zur Erhaltung der Gesundheit. OTC-Präparate unterliegen nicht der Rezeptpflicht und können daher eigenverantwortlich zur Selbstmedikation eingenommen oder aber auch ärztlich verordnet werden. Winter (2000) unterteilt die verschiedenen Produkte des OTC-Marktes in kurativ wirkende Arzneimittel (z. B. Husten- oder Erkältungsmittel), Naturheilmittel, präventive Arzneimittel (z. B. Vitamine oder Mineralstoffe) und Lifestyle-Produkte (z. B. Schönheits- oder Schlankheitsmittel).

Besonders die Verwendung des Internets als Gesundheitsratgeber zur einfachen und schnellen Beschaffung von Informationen beeinflusst die Möglichkeiten der Selbstbehandlung. Eine aktuelle bundesrepräsentative Studie belegt die intensive Nutzung des Internets in gesundheitsbezogenen Fragen (Eichenberg, Wolters & Brähler, 2013), wobei das Online-Bestellen von verschreibungspflichtigen und nicht verschreibungspflichtigen Arzneimitteln – auch im Sinne einer Selbstmedikation – dabei eine besondere Nutzungsform darstellt (vgl. Eichenberg & Hübner, 2016). Obwohl Online-Apotheken durch gesetzliche Bestimmungen reglementiert sind und somit auch der Verschreibungspflicht folgen müssen, bietet vor allem das Internet die Möglichkeit, diese zu umgehen, und von Seiten der Konsumenten somit die Option, illegale Selbstmedikation mit verschreibungspflichtigen Medikamenten zu betreiben. König (2009) schlägt daher vor, die ursprüngliche Definition der Selbstmedikation aus psychologischer Perspektive vor allem in Zusammenhang mit dem Thema Internet weiter zu fassen: Diese bezieht sich nicht mehr nur auf OTC-Präparate, sondern auch auf den selbstverantwortlichen (illegalen) Konsum verschreibungspflichtiger Arzneimittel. Der vorliegende Beitrag zum Thema Selbstbehandlung mit OTC-Präparaten und Internetnutzung folgt diesem erweiterten Verständnis der Selbstmedikation und schließt in Abschnitt 7 („Cybercrime") auch verschreibungspflichtige Arzneimittel ein, die im klassischen Sinne nicht der OTC-Definition entsprechen.

Nach einem Überblick zu den aktuellen Forschungsbereichen auf dem Gebiet der Selbstmedikation in Zusammenhang mit Internet wird kurz auf die Selbstmedikation mit OTC-Präparaten im Allgemeinen eingegangen und eigene sowie weitere empirische Daten zur Art und Weise der Selbstmedikation mit nicht verschreibungspflichtigen Arzneimitteln vorgestellt. Anschließend wird der Themenbereich des OTC-Kaufs im Internet im Speziellen dargestellt, d. h. Motive und Gründe für den Arzneimittelkauf im Internet werden diskutiert und empirische Daten zu Unterschieden zwischen Online-Pharmabeziehern und Personen, die ihre Pharmakäufe nicht online tätigen, aufgezeigt.

Des Weiteren werden Vor- und Nachteile der Online-Bestellung besprochen und Charakteristika von Pharmakäufern im Internet zusammengefasst. Unter dem Stichwort „Cybercrime" werden die Gefahren der illegalen Online-Bestellung diskutiert. Darauf aufbauend behandelt ein weiterer Abschnitt den Zusammenhang von Internet und Medikamentenmissbrauch- bzw. -abhängigkeit. Ein weiterer Abschnitt bezieht sich auf die Evaluierung von Internet-Apotheken und fasst außerdem Hinweise für den sicheren Pharmakauf im Internet zusammen. Im Resumé werden Implikationen für die Praxis abgeleitet.

2 Übersicht relevanter Forschungsthemen

Um relevante Forschungsthemen im Bereich Internet und Selbstmedikation zu identifizieren, wurde eine systematische Literaturrecherche über verschiedene wissenschaftliche Datenbanken (medline, psyndex) durchgeführt. Schlüsselbegriffe wie „Selbstmedikation/selfmedication", „Internet", „online drugs/online Arzneimittel", „OTC", „online pharmacies/Internet Apotheke" wurden miteinander kombiniert und ergaben pro Suchanfrage zwischen 5 und 132 Hits bei insgesamt 380 Suchergebnissen (Stand: Juni 2015). Relevante Studien wurden im Anschluss bezüglich ihres Forschungsthemas sortiert, sodass folgende Hauptthemenbereiche in der aktuellen wissenschaftlichen Auseinandersetzung mit den Themen Selbstmedikation und Internet zusammengefasst werden konnten:

– *Motivation/Gründe für Internetbestellung von OTC-Präparaten:* Einige Erhebungen versuchen die Gründe bzw. die Motivation der Internetnutzer, die ihre Arzneimittel im Internet bestellen, zu erfassen. In Erweiterung zur Motivation der Online-Bestellung von Medikamenten beschäftigen sich einige Studien mit typischen Eigenschaften von Internetnutzern, die ihre Medikamente in Online-Apotheken bestellen. Dabei werden neben Kategorien wie Alter, Gender oder soziodemografische Daten auch gesundheitspsychologische Aspekte der Nutzer erhoben.
– *Gefahren und Risiken vs. Chancen:* Viele Studien fokussieren die Gefahren und Risiken bei dem Kauf von Arzneimitteln via Internet-Apotheken. Demgegenüber arbeiten nur wenige Untersuchungen auch Vorteile der Internetbestellung heraus.
– *Cybercrime:* Einige Studien beschäftigen sich ausschließlich mit dem illegalen Verkauf von Medikamenten im Internet und setzen sich beispielsweise mit der Online-Verfügbarkeit eines bestimmten Arzneimittels auseinander. Dabei gehen die meisten Untersuchungen der Frage nach in wie weit das Internet dazu ausgenutzt werden kann auch verschreibungspflichtige Präparate illegal anzubieten und zu erwerben.

– *Arzneimittel-Abhängigkeit und Internet:* Diverse Studien befassen sich mit der Untersuchung des Zusammenhangs von Medikamentenabhängigkeit/-missbrauch und dem Gebrauch des Internets.
– *Evaluierung von Internet-Apotheken:* Die meisten Forschungsarbeiten beschäftigen sich mit der Evaluierung von unterschiedlichen Online-Apotheken, die dabei auf Qualität, Angebot, Sicherheit etc. überprüft werden.

3 Selbstmedikation mit OTC-Präparaten

Die Selbstmedikation bei leichteren Beschwerden, aber auch zur Vorbeugung von Krankheiten und zur Unterstützung der Gesundheit bzw. zur Aufrechterhaltung eines gewissen Lifestyles, ist eine weitverbreitete und von den meisten Verbrauchern akzeptierte Methode im Umgang mit der eigenen Gesundheit.

In einer eigenen empirischen Online-Befragung von Internetnutzern zum Thema Selbstmedikation mit OTC-Präparaten (Eichenberg & Hübner, 2016) gaben alle Befragungspersonen ($N = 104$) an, im letzten Jahr nicht verschreibungspflichtige Arzneimittel eingenommen zu haben (99 %). Die am häufigsten verwendeten Arzneimittelgruppen sind hierbei Schmerzmittel (76,9 %), gefolgt von Husten- und Erkältungsmitteln (70,2 %) sowie Vitaminen (44,2 %). Dabei werden nach eigenen Angaben 15,90 € ($SD = 16,70$) pro Quartal für OTC-Präparate ausgegeben, wobei die meisten Arzneimittel in der örtlichen Apotheke (82,7 %) gekauft werden. Knapp ein Viertel der befragten Internetnutzer erwirbt Arzneimittel (auch) im Internet (24 %). Eine Statistik des Bundesverbands der Arzneimittel-Hersteller e. V. (2013) kommt zu vergleichbaren Ergebnissen, wonach Husten- und Erkältungsmittel, gefolgt von Schmerzmitteln und Arzneimitteln für Magen und Verdauung die umsatzstärksten OTC-Arzneimittel darstellen.

In unserer Erhebung konnten wir nachweisen, dass der Gesundheitszustand einer Person einen Einfluss auf das Selbstbehandlungsverhalten ausübt. Die Gruppe der Personen mit akuten Erkrankungen ($M = 12,01$ €; $SD = 9,77$) unterscheiden sich signifikant von derjenigen mit chronischen Erkrankungen ($M = 22,81$ €; $SD = 23,33$) dahingehend, dass letztere im Durchschnitt mehr Geld pro Quartal für rezeptfreie Medikamente ausgibt ($N(43) = 2,69$, $p < .05$). Ergänzend dazu kann festgestellt werden, dass, je mehr Erkrankungen die Befragten angeben und je eher diese chronisch sind, umso mehr Geld wird auch für nicht verschreibungspflichtige Arzneimittel pro Quartal ausgegeben ($X^2(3, N = 104) = 9,14$; $p < .05$).

In Bezug auf die Entscheidungsprozesse zur Einnahme von nicht verschreibungspflichtigen Arzneimitteln lässt sich zusammenfassen, dass die Mehrheit der Probanden mit der Einnahme nach einiger Zeit ohne Symptomverbesserung beginnt (67,3 %). Rund ein Drittel entscheidet sich bereits bei ersten Beschwerden für Medikation (31,7 %) und kaum jemand wendet diese ausschließlich präventiv an (1 %). Die Mehrzahl der Befragten bedenkt die Nebenwirkungen (65,4 %) und liest die Gebrauchsinformation (56,7 % bei neuen Medikamenten; 32,7 % immer). Insgesamt zeigt sich, dass Studienteilnehmer, die ein Arzneimittel in der Regel prophylaktisch oder bei den ersten Beschwerden einnehmen ($N = 34$; $M = 24{,}09$ €; $SD = 23{,}8$), höhere Ausgaben für nicht verschreibungspflichtige Arzneimittel angeben als jene, die erst nach einiger Zeit ohne Symptomverbesserung Präparate einnehmen ($N = 70$; $M = 11{,}89$ €; $SD = 10{,}44$ mit $T = 2{,}97$; $p < .05$).

Die wichtigsten Motive und Situationen für Selbstmedikation in unserer Erhebung scheinen in Aspekten der Autonomie und Unabhängigkeit (Wunsch, Beschwerden allein in den Griff zu bekommen und Arztbesuche zu vermeiden) und der Symptomschwere (bzw. Bagatellisierung der Erkrankung) zu liegen. Das Prinzip der Eigenverantwortung des Patienten hat durch die Möglichkeit der Selbstmedikation laut Eberwein (2010) im doppelten Sinne einen höheren Stellenwert gewonnen. Zum einen für die eigene Gesundheit, zum anderen aber auch in Bezug auf wirtschaftliche Aspekte. Da nicht verschreibungspflichtige Arzneimittel seit 2004 nicht mehr von den Krankenkassen bezahlt werden, kann die Selbstmedikation als eine Entlastung der Solidargemeinschaft betrachtet werden. Neben diesem wirtschaftlichen Vorteil birgt das größte Risiko eine unkontrollierte Selbstbehandlung, sodass Nebenwirkungen, Wechselwirkungen oder Fehldiagnosen die Gesundheit belasten können. Vor allem durch das Internet als Informations-, aber auch Bezugsquelle für Gesundheitsinformationen und den Erwerb von Arzneimitteln sind neue Herausforderungen in Bezug auf die Selbstbehandlung entstanden, wie beispielsweise die Gefahr, sich auf nicht gesicherte Informationen zu verlassen anstatt einen Arzt zu konsultieren oder die Möglichkeit auch rezeptpflichtige Arzneimittel online zu beziehen.

4 Motive und Gründe für die Internetbestellung von Arzneimitteln

In unserer eigenen Studie gaben ca. ein Viertel der Befragten an, ihre Arzneimittel schon einmal im Internet erworben zu haben. In anderen wissenschaftlichen Studien schwankt die Zahl der Probanden, die das Internet zum Kauf ihrer Medikamente benutzen, je nach geografischer Lage und Erhebungsverfahren zwischen 5 % (Mazer et al., 2012) und 50 % (Provost et al., 2003). Im Vergleich zu Europa (3,4 %) ist der Anteil der Internetkäufer von pharmazeutischen Produkten in den USA erheblich größer (17,2 %).

Auch wenn die empirischen Angaben bezüglich Personen, die OTC-Präparate im Internet erwerben, unterschiedlich hoch sind, verweist König (2009) darauf, dass 40 % der Internetnutzer ihre OTC-Einkäufe im WWW fortsetzten, wenn die Barriere durch den ersten Einkauf gefallen ist und positive Erfahrungen mit der Online-Bestellung gemacht wurden. Auffallend sei der Autorin zufolge außerdem, dass Personen, die im Internet nach Gesundheitsinformationen suchen, oft auch zu Kunden von Arzneimitteln über Online-Apotheken werden, was darauf schließen lässt, dass die Kaufentscheidung durch das Informationsmedium Internet beeinflusst wird, das auf User eine Art „Schaufenstereffekt" ausübt. Eichenberg et al. (2015) erläutern in diesem Zusammenhang, dass das Internet als Informationsquelle über Pharmazeutika und Krankheiten Konsumenten dahingehend beeinflussen könnte, dass diese durch die verbesserte Informationslage und den leichteren Zugang zu Arzneimitteln auch ein größeres Bedürfnis an Eigenverantwortung und somit auch ein größeres Selbstbewusstsein bezogen auf gesundheitliche Fragestellungen entwickeln.

Emmerich (2011) nennt als weiteres Motiv für den Kauf von Medikamenten im Internet den oftmals großen Preisunterschied für Arzneimittel im Vergleich zu herkömmlichen Apotheken. Dies spielt vor allem bei Produkten eine Rolle, die der Konsument gänzlich selber bezahlen muss. Des Weiteren verweist der Autor auf die besondere Möglichkeit der Anonymität, die dem Internet vorbehalten ist, und es ermöglicht, Arzneimittel, die auf ein bestimmtes Krankheitsbild hinweisen, diskret zu bestellen, ohne dass Personen im unmittelbaren Umfeld dies bemerken. Auch Eichenberg et al. (2015) verweisen in ihrer Repräsentativbefragung zur Selbstmedikation auf das Motiv der Scham: Demnach könnte eine subjektiv schambesetzte Erkrankung ein Grund für die eher anonyme Möglichkeit der Selbstmedikation sein und somit ein weiteres Motiv für den Online-Bezug von Arzneimitteln darstellen.

Im Vergleich unterscheidet sich in unserer Erhebung die Gruppe derer, die nicht verschreibungspflichtige Arzneimittel im Internet erwirbt, in ihren Motiven und Anlässen zur Selbstmedikation von Personen, die keine diesbezüglichen Netzkäufe tätigen: Internetkäufer entscheiden sich bei Auslandsaufenthalten oder auch wenn der Arzt keinen Termin frei hat häufiger zur Selbstmedikation. Ebenso scheint diese Gruppe weniger gesundheitsbewusst zu sein (treibt weniger Sport) und einen höheren Konsum von Schmerzmitteln aufzuweisen. Gute Erfahrungen mit Arzneimitteln sowie eigene Kenntnisse zu Wirkweise und Indikation von Arzneimitteln spielen bei Personen, die Internetbestellungen tätigen, eine größere Rolle.

5 Vor- und Nachteile der Online-Bestellung

Die Vorteile der Internetbestellung von Arzneimitteln werden von Probanden, die das Internet zum Erwerb dergleichen nutzen ($n = 25$), in unserer Erhebung vordergründig durch Aspekte des Preisvorteils und der Bequemlichkeit beschrieben: niedriger Preis (80 %), direkte Lieferung nach Hause (68 %) und Zeitersparnis ohne Arztbesuch (60 %). Dass ein Arztbesuch durch Selbstmedikation oftmals vermieden werden kann, weist auch auf den bereits erwähnten allgemeinen Vorteil hin, der in der finanziellen Entlastung der Krankenversicherung liegt.

Weitere Vorteile der Online-Bestellung liegen für Fung et al. (2004) in der Anonymität des Internets, da so der Kauf von Produkten erleichtert wird, welche die Intimsphäre betreffen. Zusätzlich weisen die Autoren daraufhin, dass der Online-Kauf von Arzneimitteln vor allem für Personen mit eingeschränkter Mobilität oder mit einem abgelegenen Wohnort vorteilhaft ist.

Gründe für Bedenken gegen die Bestellung von OTC im Internet unserer Befragungsgruppe sind vor allem nicht entdeckte oder diagnostizierte Krankheiten und die fehlende Beratung. Auch über „gepanschte", d. h. verfälschte Arzneimittel im Internet macht sich ein Großteil der befragten Internetnutzer Gedanken (64 %). Dass die Gefahreineinschätzung bezüglich gepanschter Medikamente im Internet durchaus berechtigt ist, belegen diverse Studien (vgl. Abschnitt 7). Diese weisen darauf hin, dass vor allem illegale Online-Apotheken nicht zugelassene, gefälschte oder abgelaufene Produkte vertreiben, die somit unter Umständen auch gefährliche Potenzen enthalten und eine falsche Wirkweise entfalten könnten.

Die von unseren Teilnehmern angegebenen Vor- und Nachteile bei der Bestellung nicht verschreibungspflichtiger Arzneimittel im Internet sind mit den Ergebnissen der Forschungsgruppe Wahlen (2004) vergleichbar. Die ständige Verfügbarkeit von Internet (z. B. durch die Nutzung von Smartphones) und auch die allgemeinen Nutzungsmöglichkeiten (z. B. Social Media) haben sich seit der Erhebung der Forschungsgruppe Wahlen, sprich im letzten Jahrzehnt, stark verändert und enorm entwickelt. Die Vor- und Nachteile der Internetbestellung von Arzneimitteln in Zusammenhang mit Selbstmedikation können aber als relativ stabil betrachtet werden. Das Beratungs- bzw. Kontaktbedürfnis könnte eine Rolle bei der Entscheidung für oder gegen Internetbestellung spielen. Obwohl einige Online-Apotheken bereits unterschwellige Beratungsfunktionen (z. B. Informationen zu Symptomen oder Krankheiten, Selbsttests) zur Verfügung stellen, scheinen diese bisher das persönliche Beratungsgespräch zwischen Arzt und Patient bzw. Apotheker und Patient nicht ersetzen zu können. Die in unserer Studie befragten Internetnutzer kaufen ihre nicht verschreibungspflichtigen Arzneimittel am häufigsten in der örtlichen Apotheke, in der das persönliche Beratungsangebot am intensivsten ist. Diese These wird auch durch unser Ergebnis, dass die fehlende Beratung am zweithäufigsten als ein Nachteil von Internetbestellungen genannt wird, gestützt.

6 Charakteristika von Pharmakäufern im Internet

König (2009) beschreibt die Zielgruppe von Versandapotheken in Deutschland und damit das allgemeine Profil von Internetkäufern wie folgt:
– chronisch kranke Menschen mit einem planbaren Arzneimittelbedarf,
– Personen, die regelmäßig Medikamente einnehmen müssen,
– Berufstätige, welche die Zeitersparnis von Online-Bestellungen nutzen,
– Bewohner ländlicher Gegenden, die lange Anfahrtszeiten vermeiden wollen.

6.1 Alter

Sowohl in unserer Studie als auch in den meisten weiteren netzbasierten Untersuchungen ist das Durchschnittsalter der Probanden, die das Internet zum Kauf ihrer Arzneimittel nutzen, eher im jüngeren Erwachsenenalter einzuordnen ($M = 32{,}7$ Jahre; $SD = 11{,}1$). Jüngere Studienteilnehmer stellen sich in unserer Erhebung im Umgang mit Selbstmedikation als weniger achtsam dar. Dies zeigt sich vor allem daran, dass sie Selbstmedikation nicht nur bei akutem krankheitsbedingtem Bedarf, sondern auch prophylaktisch oder vor wichtigen Terminen anwenden bzw. eher beeinflussbar sind durch das Selbstmedikationsverhalten von Freunden oder Familie.

Kilian (2007) verweist jedoch darauf, dass Senioren und chronisch Kranke laut statistischen Daten die größte Gruppe von Online-Pharmakäufern darstellen. Ältere Menschen nehmen vermutlich weniger häufig an Online-Befragungen teil, weshalb in den netzbasierten Erhebungen oftmals ein deutlich jüngeres Durchschnittsalter ermittelt wird.

6.2 Risikobereitschaft

Internetnutzer, die ihre nicht verschreibungspflichtigen Arzneimittel im Internet bestellen, unterscheiden sich in unserer Erhebung von denjenigen, die ihre Arzneimittel auf klassischem Wege kaufen, durch einen weniger risikobewussten Einsatz dieser Mittel (z. B. selteneres Lesen der Gebrauchsinformation). Diese Verhaltenstendenz erscheint besonders problematisch in Kombination mit dem Ergebnis, dass diese Nutzer häufiger nicht verschreibungspflichtige Schmerzmittel anwenden als Teilnehmer ohne Internetbestellungen. Cooper (2013) erklärt in diesem Kontext, dass diese Arzneimittelgruppe am häufigsten in Zusammenhang mit Medikamentenmissbrauch steht. Auf der anderen Seite geben Internetkäufer im Schnitt nicht mehr Geld für OTC-Arzneimittel aus und schätzen die von ihnen angewendete Menge an nicht verschreibungspflichtigen Arzneimitteln ähnlich realistisch ein wie Probanden ohne Internetbestellung. Es zeigt sich insgesamt also nur tendenziell ein etwas sorgloserer bzw. weniger bedachter Umgang mit Medikamenten bei denjenigen, die diese im Internet erwerben. Ähnliche Ergebnisse lassen sich auch bei König et al. (2009) finden. Die Autoren beschreiben dass Online-Pharmaka-Bezieher eine signifikant höhere Risikobereitschaft und Selbstwirksamkeitserwartungen aufweisen, wobei die erhöhte Selbstwirksamkeit sich beim Kauf negativ auf die Risikowahrnehmung auswirken könnte, indem die eigene Kompetenz das richtige Medikament auszuwählen möglicherweise überschätzt wird. In Zusammenhang mit erhöhter Selbstwirksamkeitserwartung geben auch in unserer Erhebung signifikant mehr Internetkäufer an, Selbstmedikation aufgrund guter Kenntnisse über Indikation und Wirkweise der Medikamente zu betreiben als Probanden, die keine Internetkäufe tätigen.

7 Cybercrime

Nach dem Bundesministerium des Inneren (2016) wird das Internet zunehmend auch dazu missbraucht, verschiedenste Straftaten zu begehen. Unter dem Begriff „Cybercrime" oder Internetkriminalität werden nicht nur die sogenannten „Hacking-Delikte" verstanden, sondern beispielsweise auch der illegale Verkauf von Betäubungsmitteln oder Medikamenten. Der Zugang zu verschreibungspflichtigen Arzneimitteln und auch zu Suchtmitteln via illegaler Online-Apotheken wird von diversen Studien, aber auch in den Medien immer wieder aufgegriffen und diskutiert. Der illegale Online-Handel mit Arzneimitteln beschränkt sich laut Emmerich (2011) nicht nur auf den Vertrieb verschreibungspflichtiger Arzneimittel, sondern vor allem auf den Verkauf von gefälschten Medikamenten, Plagiaten und nicht zugelassenen Arzneimitteln. Das individuelle Risiko für die Gesundheit des Konsumenten ist dem Autor zufolge hoch, da gefälschte Medikamente oftmals nicht leicht vom Original zu unterscheiden sind und entweder den richtigen, den falschen, gar keinen Wirkstoff oder die falsche Kombination von Wirkstoffen enthalten. Im schlimmsten Fall bedeutet dies für den Verbraucher die Einnahme von gefährlichen Potenzen oder giftigen Substanzen, da Fälschungen oft mit Klebstoff und Lacken gestreckt werden und verunreinigt sein können. Die gesundheitlichen Folgen gefälschter Arzneimittel mit reduzierter oder fehlender Wirksamkeit sind unterschiedlich zu bewerten: Während das Ausbleiben einer therapeutischen Wirkung im Bereich der „Lifestyle-Präparate" nicht als gesundheitsgefährdend betrachtet werden kann, sind die Folgen von nicht wirksamen Arzneimitteln bei ernsthaften Erkrankungen, d.h. im Bereich der lebensrettenden Arzneimittel, jedoch lebensbedrohlich.

Die Motivation der Täter für das Fälschen von Arzneimitteln und für den Vertrieb dieser Plagiate im Internet gründet vor allem in der hohen Gewinnsumme, dem geringen Verfolgungs- und Entdeckungsrisiko durch die Anonymität, die das Internet auch Straftätern bietet, und dem geringen Strafmaß bei Verurteilung (Mackey & Liang, 2013). Bereits der World Drug Report des United Nations Office on Drug and Crime aus dem Jahr 2009 zeigt auf, dass die illegalen Profite des Internethandels mit gefälschten Arzneimitteln die des Drogenhandels übersteigen. Bei Rauschgiften wie Heroin oder Kokain liegt dem Bericht zufolge zwischen dem Einkaufspreis im Herkunftsland der Droge und dem Verkaufspreis in Europa eine Gewinnspanne zwischen 660 und 27400 %. Im Vergleich dazu beträgt die Gewinnmarge des pharmazeutischen Wirkstoffes Sildenafil, der im Arzneimittel Viagra zur Potenzsteigerung enthalten ist, 166700 %. Die Kosten für die Herstellung der Arzneifälschungen sind im Vergleich zu dem erzielten Marktpreis gering und das illegale Geschäft mit diesen stellt sich für Straftäter folglich als ein lukratives dar.

8 Zum Zusammenhang von Medikamentenmissbrauch und Internet

Die Möglichkeit des Online-Erwerbs von Medikamenten bewirkt ein weiteres Risikopotenzial, was mit der unkontrollierten Anwendung von Arzneimitteln zusammenhängt und somit auch den Erwerb und Gebrauch verschreibungspflichtiger Substanzen begünstigt. Daher spielt die Thematik des Medikamentenmissbrauchs und der -abhängigkeit in Zusammenhang mit Selbstmedikation und Internet eine wichtige Rolle. Arzneimittel können vom Konsumenten sowohl bewusst als auch ungewollt durch Unwissenheit und Informationsmängel missbräuchlich verwendet werden. Ein Medikamentenmissbrauch besteht dann, wenn die Einnahme der Arzneimittel ohne Notwendigkeit geschieht oder die Dosierung deutlich höher ist als es für die Behandlung notwendig wäre. Vor allem Arzneimittel wie Schmerz-, Schlaf-, Entspannungs-, Beruhigungs- und Aufputschmittel sowie Appetitzügler zählen laut Goebel et al. (2011) zu jenen Medikamentengruppen, die ein hohes Abhängigkeitspotenzial aufweisen. Diese Arzneimittel können teilweise auch rezeptfrei (OTC-Präparate) erworben werden; so sind beispielsweise Schmerzmittel als schwächer wirkende koffeinhaltige Kombinationsanalgetika für die legale Selbstmedikation zugänglich.

In Deutschland sind im Jahr 2010 nach Schätzungen der Drogenbeauftragten der Bundesregierung 1,4 bis 1,9 Mio. Menschen medikamentenabhängig. In den USA lässt die ansteigende Zahl der Medikamentenabhängigen in der letzten Dekade die Vermutung zu, dass diese mit der Verfügbarkeit von Arzneimitteln über das Internet zusammenhängt. Jena und Goldman (2011) untersuchen in ihrer Studie den Zusammenhang von Medikamentenabhängigkeit und Internet und entwickeln die Hypothese, dass die Möglichkeit des einfachen Erwerbs von rezeptpflichtigen Arzneimitteln mittels illegaler Online-Apotheken im Internet zum Anstieg der Zahlen von Medikamentenabhängigen in den USA beiträgt. Da für den Kauf von rezeptpflichtigen Arzneimitteln in illegalen Online-Apotheken meist nur das Ausfüllen eines Fragebogens genügt, bei dem Käufer auch falsche Angaben zu seiner Person und seinem Gesundheitszustand machen können, trägt die Anonymität des Interneteinkaufs dazu bei, auch rezeptpflichtige Medikamente wie Beruhigungsmittel (vor allem Benzodiazepine), Schmerzmittel oder Opiate zu erwerben. Auch Littlejohn et al. (2005) geben zu bedenken, dass der wachsende Zugang zum Internet und die damit verbundene Möglichkeit illegaler Beschaffung von Medikamenten einen Einfluss auf den Missbrauch und die Abhängigkeit von Medikamenten hat. Die Autoren warnen vor stereotypen Vorurteilen gegenüber Medikamentenmissbrauch wie beispielsweise, dass dieser eher in einer sozial schwächeren Schicht stattfindet. Vor allem der Zugang zum Internet und die Möglichkeit der Internetbestellung, die aber auch oft mit einem Kreditkartenbesitz verbunden ist, verändert wohlmöglich das Klientel der Konsumenten. Dies bedeutet, dass vor allem in sozial höheren Schichten der Konsum und Missbrauch von Medikamenten durch den Zugang zum Internet ansteigt.

9   Evaluierung von Online-Apotheken

Die Existenz von Online-Apotheken und mit diesen die Möglichkeit für den Konsumenten, Arzneimittel im Internet zu erwerben, und damit auch einen persönlichen Kontakt zu Ärzten oder Apotheken zu umgehen, bringt verschiedene Themen und Fragen auf, die sich nicht nur auf das Arzt-Patienten-Verhältnis beziehen, sondern auch auf die Qualität der Arzneimittel, die Regulation von Seiten der Politik und allgemeine Auswirkungen auf das Gesundheitswesen.

Diverse Untersuchungen und Erhebungen setzten sich daher mit einer Evaluierung von Online-Apotheken auseinander, um Verbraucher zu informieren oder auch vor Gefahren zu warnen. Fung (2004) verweist zunächst auf verschiedene Typen von Online-Apotheken. Es gibt eigenständige Internetfirmen, die nicht mit einer niedergelassenen Apotheke zusammenhängen, und niedergelassene Apotheken oder auch Ketten, die zusätzlich zu ihren Geschäften einen Internetvertrieb anbieten. Die verschiedenen Apotheken-Tests und Erhebungen in den USA, aber auch in Europa, kommen insgesamt zu dem Ergebnis, dass es bei einem Großteil der Online-Apotheken nicht möglich war, die Adressen oder den Firmensitz ausfindig zu machen. Beim Einkauf rezeptpflichtiger Medikamente wurden nur selten ärztliche Verordnungen verlangt und wenige Online-Apotheken stellten adäquate Gesundheitsinformationen zur Verfügung (vgl Orizio et al., 2011; Schifano et al., 2006; Bachhuber & Cunningham, 2013; Cicerio & Ellis, 2012). In Deutschland werden Versand-Apotheken und somit auch Online-Apotheken durch das Arzneimittelgesetz (§ 43 Abs. 1 S. 1 AMG) reglementiert. Online-Apotheken dürfen nur von offiziellen Apotheken betrieben werden. Es gibt jedoch eine Vielzahl illegaler Online-Shops, die auch einen Versandhandel nach Deutschland anbieten und von legalen Seiten teilweise nur schwer zu unterscheiden sind. Bessel et al. (2003) berichten beispielsweise, dass von 104 Online-Apotheken in 13 verschiedenen Ländern nur 63 Gesundheitsinformationen anboten und die Qualität dieser Informationen für den Verbraucher insgesamt als mangelhaft zu bewerten ist. Auch die Proben diverser Medikamente wurden in verschiedenen Untersuchungen als mangelhaft bewertet, da sie entweder falsche Wirkstoffmengen enthielten oder die Zusammensetzung nicht nachvollzogen werden konnte.

Neben der nicht vorhandenen Aufklärung des Verbrauchers wurden auch Lieferzeiten und Gepäckzustellungen in verschiedenen Studien immer wieder bemängelt und festgestellt, dass beim Verbraucher oftmals eine Ungewissheit bezüglich fachgerechter Lagerung oder sicheren Transports der Arzneimittel bestehen bleibt, da Transportwege der Arzneimittel teilweise nicht nachvollziehbar sind oder die Übergabe nicht persönlich erfolgt. Fittler et al. (2013) kommen in ihrer Untersuchung zu dem Schluss, dass sich ein Großteil der von ihnen getesteten Online-Apotheken (weltweit) als illegal erweist und somit ein Gesundheitsrisiko für den Verbraucher darstellt.

Eine 2007 durchgeführte Untersuchung der Stiftung Warentest betont in diesem Kontext, dass der Online-Arzneimittelbezug über Apotheken der EU im Allgemeinen nicht als riskant bewertet werden kann. Abgeraten wird hingegen von Käufen in der Karibik und in Asien. Um das Risiko für den Verbraucher bei Online-Käufen von Arzneimittel möglichst gering zu halten, empfiehlt die Polizeiliche Kriminalprävention der Länder und des Bundes (2016), einige Richtlinien zu beachten:
– Der Internetanbieter sollte als „Apotheke" klar erkennbar sein und der Verbraucher sollte einige Angaben wie beispielsweise das Herkunftsland der Online-Apotheke, Firmensitz, Adresse und Kontaktdaten überprüfen.
– Bei verschreibungspflichtigen Arzneimitteln sollten seriöse Seiten immer nach einer ärztlichen Verschreibung verlangen.
– Die Zulassung der Internet-Apotheke kann anhand des Versandapothekenregisters (VAR) auf der Homepage des „Deutschen Instituts für Medizinische Dokumentation und Information" (DIMDI) überprüft werden.

Die Daten der verschiedenen Evaluierungen von Online-Apotheken stützen die zuvor bereits erwähnte Hypothese, dass das Internet durch Informationen und Verfügbarkeit nicht nur die Selbstbestimmung der Patienten in gesundheitlichen Fragen verändert, sondern auch Risiken in Bezug auf Medikamentenmissbrauch und -abhängigkeit mit sich bringt und somit das Gesundheitssystem vor neue Herausforderungen stellt.

10 Zusammenfassung und Implikationen für die Praxis

Die zentralen Aussagen dieses Beitrags lassen sich wie folgt zusammenfassen:
– Selbstmedikation mit OTC-Präparaten ist ein weitverbreitetes Phänomen, dass durch die Nutzung des Internets als Informations- und Bezugsquelle für den Konsumenten vereinfacht wird.
– Die Vorteile der Selbstmedikation im Allgemeinen liegen in der Selbstbestimmtheit der Konsumenten und in der Entlastung des Gesundheitssystems. Die Vorteile des Online-Bezugs von OTC-Präparaten bestehen vor allem in niedrigeren Preisen und in der Bequemlichkeit sowie im Schutz der Intimsphäre.
– Nachteile oder Risiken der Selbstmedikation im Allgemeinen sind das Auftreten einer möglichen Wechselwirkung zwischen verordneten Medikamenten und OTC-Präparaten und somit die Gefahr von gesundheitlichen Schäden. In Bezug auf die Internetbestellung von Arzneimittel besteht zusätzlich die Gefahr von qualitativ mangelhaften (gefälschten) Präparaten, sowie zu wenig und falschen Informationen.
– Die wichtigsten Motive und Situationen für Selbstmedikation scheinen in Aspekten der Autonomie (Wunsch, Beschwerden allein in den Griff zu bekommen und Arztbesuche zu vermeiden) und der Symptomschwere (bzw. Bagatellisierung der Erkrankung) zu liegen.
– Personen, die ihre Arzneimittel aus dem Internet beziehen, sind vorwiegend im Seniorenalter und zeichnen sich im Allgemeinen durch eine höhere Risikobereitschaft und Selbstwirksamkeitserwartung aus
– Cybercrime: Der illegale Internethandel mit gefälschten Arzneimitteln ist ein wachsendes Geschäft, von dem ein hohes Gesundheitsrisiko ausgeht.
– Medikamentenmissbrauch: Die Möglichkeit, auch verschreibungspflichtige Arzneimittel ohne Rezept online zu erwerben, stellt ein großes Problem dar, was in Bezug auf Medikamentenabhängigkeit auch das Gesundheitssystem belastet.
– Online-Apotheken weisen in der Testung diverse Mängel auf und sollten vom Verbraucher vor Bestellung überprüft werden.

Aus den zusammengetragenen Ergebnissen ergeben sich einige wichtige Hinweise für Ärzte, Apotheker, Gesundheitspsychologen und andere Berufsgruppen des Gesundheitssystems. Im Zusammenhang mit der Selbstmedikation von OTC-Präparaten im Allgemeinen spielt die Exploration sowie die Aufklärung über Nebenwirkungen, Wechselwirkungen und Risiken eine wichtige Rolle im klinischen Alltag. Diese ist bei Patienten, die gesundheitlich sehr belastet oder chronisch krank sind, von besonderer Bedeutung, da die umfangreiche Selbstmedikation zusätzlich zur Verordnungsmedikation mit der Krankheitsschwere ansteigt. Laut einer repräsentativen Studie des Landesinstituts für Gesundheit und Arbeit des Landes Nordrhein-Westfalen (Mensing, Streich & Terschüren, 2011) informiert nur jeder zweite Patient seinen Arzt darüber, dass neben den verschriebenen auch nicht verschreibungspflichtige Arzneimittel eingenommen werden. Auch diese Untersuchung kommt zu dem Schluss, dass die Arzneimittelsicherheit bei Selbstmedikation nur dann gegeben ist, wenn Arzt und Apotheker über die Gesamtmedikation des Patienten informiert sind. Wie an anderer Stelle bereits erwähnt, erfährt die Arzt-Patienten-Kommunikation durch das Medium Internet jedoch auch eine Veränderung. Durch eine gute gesundheitsbezogene Bildung und das hohe Informationsangebot im Internet werden Patienten immer stärker zu informierten Patienten und somit zu mündigen Kunden medizinischer Leistungen. Die Beschaffungsmöglichkeiten des Internets bewirken allerdings auch, dass ein Arztkontakt gänzlich ausgespart werden könnte. Auf diese Entwicklungen und die Gefahren, die mit der Selbstbehandlung im Zusammenhang mit dem Internet bestehen, müssen Angehörige von Gesundheitsberufen eingehen können. Im Folgenden werden einige Überlegungen zu praktischen Implikationen aufgelistet.

– Die Aufklärung über das große (auch illegale) Angebot von pharmazeutischen Produkten im Internet unter Fachleuten ist ein erster wichtiger Schritt.
– Kliniker sollten bedenken, dass alle Patienten Selbstmedikation anwenden könnten und auch der Missbrauch bzw. die Abhängigkeit von Medikamenten in keiner bestimmten sozioökonomischen Schicht stattfindet.
– Kliniker sollten über die Chancen und Gefahren der Selbstmedikation und der Bedeutung des Internets in diesem Zusammenhang informiert sein und ihre Patienten über Risiken informieren können.
– Kliniker sollten sich mit Qualitätsgütesiegeln gesundheitsbezogener Informationen im Internet (z. B. HON-Code) und Richtlinien zur Sicherheit beim Online-Arzneimittelkauf auseinandersetzen, um Patienten über geprüfte Seiten informieren und beratschlagen zu können.
– Die Etablierung von seriösen Beratungsfunktionen oder „Cyberdocs" in Online-Apotheken und auf gesundheitsbezogenen Internetseiten könnte zur Qualitätsverbesserung beitragen und würde dem Kontaktbedürfnis der Patienten entgegen kommen.
– Auch Gesundheitsberufe können von den neuen Medien profitieren. Eine Auseinandersetzung mit den Chancen und Möglichkeiten des Internets könnte nicht nur zur Qualitätssicherung gesundheitsbezogener Informationen beitragen, sondern auch weitere Optionen eröffnen, wie z. B. die Erreichbarkeit bestimmter Patientenkreise, die sonst nicht (oder sehr viel weniger) Gesundheitsleistungen in Anspruch nehmen.

Literatur

Bachhuber, M. & Cunningham, C. (2013). Availability of buprenorphine on the internet for purchase without a prescription. *Drug and Alcohol Dependence, 130* (1–3), 238–240. http://doi.org/10.1016/j.drugalcdep.2012.11.004

Bessel, T. (2003). Surfing, self-medicating and safety: buying non-prescription and complementary medicines via the internet. *Quality & Safety In Health Care, 12* (2), 88–92. http://doi.org/10.1136/qhc.12.2.88

Bundesverband der Arzneimittel-Hersteller e. V. (2013). *Der Arzneimittelmarkt in Deutschland in Zahlen 2011 – Verordnungsmarkt und Selbstmedikation* [Online-Dokument]. Verfügbar unter www.bah-bonn.de/index.php?eID=dumpFile&t=f&f=1314&token=443b1e3bb356837737fb190e837fcf37d0b66a8b [10.6.2015].

Bundesministerium des Inneren. (2016). *Cyberkriminalität. Ein wachsendes globales Kriminalphänomen, das national und international bekämpft wird* (Webseite). Zugriff am 11.04.2016. Verfübar unter http://www.bmi.bund.de/DE/Themen/Sicherheit/IT-Cybersicherheit/cyberkriminalitaet/cyberkriminalitaet_node.html

Cicerio, T. & Ellis, M. (2012). Health outcomes in patients using no-prescription online pharmacies to purchase prescription drugs. *Journal of Medical Internet Research, 14* (6), e174.

Cooper, J. (2013). Over-the-counter medicine abuse – a review of the literature. *Journal of Substance Use, 18* (2), 82–107. http://doi.org/10.3109/14659891.2011.615002

Eberwein, B. (2010). Jahresversammlung des Bundesverbades der Arzneimittelhersteller (BAH). *Der Heilpraktiker & Volksheilkunde, 11*, 41–42.

Eichenberg, C., Auersperg, F., Rusch, B. D. & Brähler, E. (2015). Selbstmedikation: Eine bundesdeutsche Repräsentativbefragung zu Motiven, Anlässen und Informationsquellen für den Konsum rezeptfreier Medikamente. *Psychotherapie – Psychosomatik – Medizinische Psychologie, 65*(8), 304–310. http://doi.org/10.1055/s-0035-1545311

Eichenberg, C. & Hübner, L. (2016). Selbstmedikation, Gesundheit und Internetbestellung: Eine Online-Befragung. *Das Gesundheitswesen.* Epub ahead of print. http://doi.org/10.1055/s-0035-1549970

Eichenberg, C., Wolters, C. & Brähler, E. (2013). The Internet as a Mental Health Advisor in Germany-Results of a National Survey. *PLoS ONE, 8* (11), e79206. http://doi.org/10.1371/journal.pone.0079206

Emmerich, M. (2011). Illegale Arzneimittel – Eine ernste Gefahr in Europa? *Die Kriminalpolizei – Zeitschrift der Gewerkschaft der Polizei – Online*, März. Zugriff am 12.04.2016. Verfügbar unter http://www.kriminalpolizei.de/ausgaben/2011/maerz/detailansicht-maerz/artikel/illegale-arzneimittel.html

Fittler, A. (2013). Evaluating aspects of online medication safety in long-term follow-up of 136 Internet pharmacies: illegal rogue online pharmacies flourish and are long-lived. *Journal of Medical Internet Research,15* (9), e199.

Forschungsgruppe Wahlen. (2004). *Selbstmedikation und Internet* [Online-Dokument]. Zugriff am 12.04.2016. Verfügbar unter http://www.forschungsgruppe.de/Umfragen/Archiv__weitere_Umfragen/Selbstmedikation/

Fung, C. (2004). Controversies and legal issues of prescribing and dispensing medications using the Internet. *Mayo Clinic Proceedings, 79* (2), 188–194. http://doi.org/10.4065/79.2.188

Goebel, R. (2011). *Medikamente: Abhängigkeit und Missbrauch Leitfaden für die apothekerliche Praxis.* Berlin: Bundesapothekerkammer.

Jena, A. & Goldman, D. (2011). Growing Internet use may help explain the rise in prescription drug abuse in the United States. *Health Affairs, 30* (6), 1192–1199. http://doi.org/10.1377/hlthaff.2011.0155

Kilian, K. (2007). *Arznei-Versandhandel: Status Quo* [Online-Dokument]. Zugriff am 10.06.2015. Verfügbar unter http://www.bvdva.de/uploads/downloads/vortraege/BVDVA_Praesentation_eliteforum310808.pdf

König, D. (2009). Selbstmedikation und Internet. In B. Stetina & I. Kryspin-Exner (Hrsg.), *Gesundheit und Neue Medien. Psychologische Aspekte der Interaktion mit Informations- und Kommunikationstechnologien* (S. 207–234). Wien: Springer.

Littlejohn, C. & Baldacchino, A. (2005). Internet Pharmacies and Online Prescription Drug Sales: A cross-sectional study. *Drugs: Education, Prevention & Policy, 12* (1), 75–80. http://doi.org/10.1080/09687630420002753263

Mackey, T. & Liang, B. (2013). Pharmaceutical digital marketing and governance: illicit actors and challenges to global patient safety and public health. *Globalization and Health, 9*, 45. http://doi.org/10.1186/1744-8603-9-45

Mazer, M. (2012). Medications from the web: use of online pharmacies by emergency department patients. *The Journal of Emergency Medicine, 42* (2), 227–232. http://doi.org/10.1016/j.jemermed.2010.05.035

Mensing, M., Streich, W. & Terschüren, C. (2011). *LIGA. Fokus 9. Die Bevölkerungsbefragung zur Gesundheit 2009 – eine repräsentative Erhebung für NRW.* Düsseldorf: LIGA.

Orizio, G., Merla, A. & Gelatti, U. (2011). Quality of online pharmacies and websites selling prescription drugs: A systematic review. *Journal of Medical Internet Research, 13* (3), 376–400. http://doi.org/10.2196/jmir.1795

Polizeiliche Kriminalprävention der Länder und des Bundes (2016). *Vorsicht bei Arzneimittel-Angeboten im Internet.* Verfügbar unter www.polizei-beratung.de/themen-und-tipps/gefahren-im-internet/arzneimittel.html

Provost, M., Perri, M., Baujard, V. & Boyer, C. (2003). *Opinions and e-health behaviours of patients and health professionals in the U.S.A. and Europe* [Online tables]. Zugriff am 21.11.2007. Verfügbar unter https://www.hon.ch/Survey/Spring2002/Tables1-6_Professionals_Patients-USAvsEurope.html

Schifano, F., Deluca, P. & Baldacchino, A. (2006). *Online Availability of Dextropropoxyphene over Time,* 2003–2005. *CyberPsychology & Behavior, 9* (4), 404–409.

Stiftung Warentest. (2007). *Test: Versandapotheken. Kommentartext.* Zugriff am 12.04.2016. Verfügbar unter https://www.test.de/Versandapotheken-Gute-Noten-fuer-DocMorris-und-Co-1578180-0/

United Nations Office on Drug and Crime. (2009). *World Drug Report 2009.* Zugriff am 11.04.2016. Verfügbar unter http://www.unodc.org/documents/wdr/WDR_2009/WDR2009_eng_web.pdf

Winter, K.-H. (2000). Spielregeln des OTC-Marketing im Mass-Market. In R. Breuer & K.-H. Winter (Hrsg.), *OTC-Marketingmanagement. Neue Schwerpunkte in Marketing und Vertrieb* (S. 263–292). Wiesbaden: Gabler.

Selbstbehandlung von Migräne und Spannungskopfschmerzen

Peter Kropp, Uwe Niederberger und Thomas Dresler

1 Einführung

Kopfschmerzen werden nach der Klassifikation der International Headache Society (Headache Classification Committee of the International Headache Society, 2013) in primäre und sekundäre Kopfschmerzarten eingeteilt. Während primäre Kopfschmerzen die Erkrankung „an sich" darstellen, sind sekundäre Kopfschmerzen als Symptom auf andere Primärerkrankungen zurückzuführen. Daraus ergeben sich therapeutisch unterschiedliche Vorgehensweisen. So werden sekundäre Kopfschmerzen dadurch behandelt, dass die eigentliche Ursache der Kopfschmerzen (z. B. Tumor, Infektion, Substanzgebrauch) angegangen wird. Eine Selbstbehandlung im eigentlichen Sinne ist dabei nahezu ausgeschlossen und aus medizinisch-psychologischer Sicht auch nicht anzuraten. Primäre Kopfschmerzen dagegen haben keine weitere Ursache und erfordern im Vergleich zu sekundären Kopfschmerzen grundsätzlich andere Behandlungsarten. Hier spielt die Selbstbehandlung eine wesentliche Rolle. Dabei werden neben medikamentösen Ansätzen auch nicht medikamentöse Behandlungen angeboten, die sich in ihrer Effektivität teilweise nicht von medikamentösen Therapien unterscheiden. Innerhalb der medikamentösen Therapie bietet sich ebenfalls eine Selbstbehandlung an, für die im Kopfschmerzbereich sogar evidenzbasierte Empfehlungen vorliegen (Haag et al., 2009). Allerdings ist hierbei die Gefahr von Übergebrauch und resultierendem medikamenteninduzierten Kopfschmerz nicht zu unterschätzen.

Folgende primäre Kopfschmerzen werden unterschieden: (1) Migräne, (2) Kopfschmerz vom Spannungstyp, (3) Clusterkopfschmerz und andere trigemino-autonome Kopfschmerzerkrankungen und (4) andere primäre Kopfschmerzen.

Im Rahmen dieses Beitrages wird nur auf die zwei häufigsten primären Kopfschmerzen, nämlich Migräne (Abschnitt 2) und Kopfschmerz vom Spannungstyp (Abschnitt 3) eingegangen und es werden nur Selbstbehandlungsformen für diese Kopfschmerzen zusammengestellt (Abschnitt 4) und bewertet (Abschnitt 5).

2 Migräne

2.1 Diagnostik der Migräne mit der IHS-Klassifikation

Die Migräne ist charakterisiert durch wiederkehrende Kopfschmerzattacken, die zwischen 4 und 72 Stunden andauern. Typische Kopfschmerzcharakteristika sind einseitige Lokalisation, pulsierend-pochender Charakter, mäßige bis starke Intensität, Verstärkung durch körperliche Routineaktivitäten und das begleitende Auftreten von Übelkeit und/

oder Licht- und Lärmempfindlichkeit. Um eine Migräne diagnostizieren zu können, müssen mindestens fünf Migräneattacken mit den beschriebenen Symptomen auftreten (IHS, 2013). Bei ca. 15 % der Patienten kommt es vor den Kopfschmerzen zu einer sogenannten „Aura", vorwiegend mit visuellen Symptomen (Diagnose nach IHS: „Migräne mit Aura"). Die Aurasymptomatik stellt eine fokale neurologische Funktionsstörung dar, die ungefähr 30 Minuten vor Beginn der eigentlichen Migräneattacke beginnt und zumeist als größer werdendes unilaterales visuelles Flimmerskotom erlebt wird. Vor oder zeitgleich mit dem Beginn der Aurasymptome zeigt sich eine verminderte regionale Durchblutung im visuellen Cortex, die oft auch größere Areale umfasst (ICHD-II). Später kann sich in den betroffenen Arealen auch eine erhöhte Durchblutung einstellen.

2.2   Epidemiologie der Migräne

Die Prävalenz für eine Migräne beträgt 6 bis 8 % bei Männern und 12 bis 14 % bei Frauen. In Deutschland leiden etwa 8 Mio. Menschen unter dieser Erkrankung. Für Kinder und Jugendliche beträgt die Häufigkeit in der Bevölkerung 4 bis 5 %; Jungen und Mädchen sind gleich häufig betroffen. Die höchste Prävalenz der Migräneattacken tritt zwischen dem 35. und dem 45. Lebensjahr auf, wobei Frauen dreimal häufiger betroffen sind als Männer. Die Migränehäufigkeit ist bei fast allen untersuchten Völkern der Erde gleich.

2.3   Migränekomplikationen – Chronische Migräne (CM)

Bei einer chronischen Migräne treten Migräneattacken an ≥ 15 Tage/Monat über ≥ 3 Monate auf, wobei an mindestens 8 Tagen pro Monat die Kriterien einer Migräne ohne Aura erfüllt sein müssen. Außerdem müssen diese Kopfschmerzen erfolgreich mit Akutmedikation behandelt werden können (IHS, 2013). Aktuellen epidemiologischen Studien zufolge liegt die Prävalenz der CM bei etwa 2 bis 4 %. Das höchste Risiko, eine CM zu entwickeln, haben Patienten mit einer Kopfschmerzfrequenz von 6 bis 14 Tagen/Monat (Katsarava et al., 2004; Le et al., 2011). Oft entwickeln diese Patienten einen medikamenteninduzierten Kopfschmerz (medication overuse headache, MOH) durch übermäßigen Gebrauch von Akutmedikation oder sie entwickeln eine „chronische Migräne".

2.4   Pathophysiologie der Migräne

Der eigentliche pathophysiologische Vorgang des Migräneanfalls kann aus unterschiedlichen Blickwinkeln betrachtet werden. So sind zunächst die duralen arteriellen Gefäßsysteme betroffen. Hier führt eine passive Überdehnung der Gefäße im akuten Anfall zu dem typischen pulsierend-pochenden Migräneschmerz. Sobald das Gefäßsystem durch Mutterkornalkaloide oder Triptane tonisiert werden kann, wird der Migräneschmerz reduziert. Die pharmakologische Wirkung der Triptane auf Blutgefäße wird über eine Aktivierung der serotonergen 5HT1B-Rezeptoren bewirkt (Kropp & Reuter,

2013). In Erweiterung zu diesem ausschließlich vaskulären Ansatz wird heute übereinstimmend das trigeminovaskuläre System (TS) als das grundlegende Substrat des Migräneschmerzes angesehen. Das TS beeinflusst die Gefäße der Dura und Pia mater und besteht aus Neuronen innerhalb des trigeminalen Ganglions. Am Schmerzgeschehen sind neuromodulatorische Strukturen wie das periaquäduktale Grau (PAG), der Locus coeruleus (LC) und die Raphe-Kerne (RK) beteiligt, die den afferenten neuronalen Einstrom beeinflussen (Pietrobon & Striessnig, 2003). Zu den wichtigsten Botenstoffen in der Entstehung und Aufrechterhaltung der Migräneattacke zählt das Neuropeptid CGRP (Calcitonin Gene related Peptide). Dieses wird während der Migräneattacke aus trigeminalen Neuronen in der Hirnhaut freigesetzt und bewirkt eine Vasodilatation u. a. duraler Blutgefäße (Kropp & Reuter, 2013). Substanzen, welche die Signalübertragung zwischen Neuronen im Hirnstamm und dem Cortex reduzieren können eine Migräne verbessern (selektive 5-HT1F-Agonisten, CGRP-Antagonisten; Färkkilä et al., 2012).

3 Kopfschmerz vom Spannungstyp

3.1 Diagnostik

Der Kopfschmerz vom Spannungstyp zeigt sich in einem dumpf-drückenden Dauerkopfschmerz, der meist nicht lateralisiert ist und sich häufig bei Bewegung bessert. Die Schmerzintensität ist dabei geringer als bei der Migräne.

Aktuell wird in der IHS-Klassifikation ein episodischer vom chronischen Kopfschmerz vom Spannungstyp unterschieden (IHS, 2013). Während der episodische Kopfschmerz noch in sporadisch (< 1 Tage/Monat) und häufig auftretend (bis max. 14 Tage/Monat) unterteilt wird, tritt der chronische Kopfschmerz vom Spannungstyp definitionsgemäß an mindestens jeden zweiten Tag auf und führt schnell zu einer starken Behinderung, einer Reduzierung der Lebensqualität und zu komplizierten Verlaufsformen (Kropp et al., 2010). Der sporadische Subtyp hat nur geringe Auswirkung auf das Leben des Betroffenen und wird kaum behandelt. Der Subtyp mit häufigeren Attacken kann mit erheblicher Behinderung (z. B. Arbeitsunfähigkeit) einhergehen und eine prophylaktische Behandlung erforderlich machen.

3.2 Epidemiologie

Der Kopfschmerz vom Spannungstyp ist der häufigste primäre Kopfschmerz. Die Lebenszeitprävalenz in der Gesamtbevölkerung variiert in Studien zwischen 30 und 78 % (chronische Formen < 5 %).

3.3 Pathophysiologie des Kopfschmerzes vom Spannungstyp

Während man bei diesem Kopfschmerz ursprünglich eine primär psychogene Ursache annahm, legen nun eine Vielzahl von Studien, nahe, dass zumindest den chronischen Verlaufsformen eine neurobiologische Genese zugrunde liegt. Beim chronischen Kopfschmerz vom Spannungstyp (cTTH) scheint ein vermehrter afferenter Einstrom eine Schmerzschwellenverstellung und dadurch eine zentrale Sensibilisierung zu bewirken, die sich als Druckschmerzhaftigkeit im Nackenbereich zeigt (Straube et al., 2012).

4 Behandlung primärer Kopfschmerzen

Primäre Kopfschmerzen werden entsprechend den einschlägigen Leitlinien behandelt (Diener & Weimar, 2012). Dabei wird in den aktuellen Leitlinien für die Behandlung der Migräne und des Kopfschmerzes vom Spannungstyp neben medikamentösen und psychotherapeutischen Verfahren auch eine Selbstbehandlung beschrieben, die ebenfalls sowohl verhaltensbezogen (Abschnitt 4.1) als auch medikamentös (Abschnitt 4.2) erfolgen kann (Straube et al., 2012).

4.1 Nicht medikamentöse Behandlung

Bei den verhaltensbezogenen Verfahren bieten sich eine niederschwellige Beratung des Patienten (Psychoedukation), aber auch Ausdauersport, Entspannungsverfahren, Hypnosetechniken, Schlaf, Temperatur-Umverteilung und Trinken an (vgl. auch Tab. 2 auf S. 123). Dabei sind diejenigen Verfahren besonders effektiv, die einen möglichst großen Anteil an Selbstbehandlung ermöglichen und damit als nicht nur durch Ärzte angeleitete Verfahren darstellen.

4.1.1 Patientenberatung (Psychoedukation)

Jede Form erfolgreicher Behandlung (auch der medikamentösen) setzt eine eingehende Beratung des Schmerzpatienten voraus. Besonderen Wert sollte hierbei auf die *Vermittlung eines verhaltensmedizinischen („biopsychosozialen") Krankheitsmodells* gelegt werden, weil damit neben der medikamentösen Behandlung auch andere Verfahren der Krankheitsbewältigung angesprochen und eingeführt werden können und der Patient zur aktiven Mitarbeit angeregt wird. So kann der Patient effektive Selbstkontrollstrategien lernen. Wesentlicher Bestandteil ist eine Verhaltensanalyse im Sinne eines SORKC-Schemas. So müssen evtl. belastende einschneidende Lebensereignisse (Verlust des Partners, Verlust des Arbeitsplatzes, Frühberentung), aber auch Alltagsbelastungen hinsichtlich ihrer möglichen Schmerzmodulierung und -chronifizierung bewertet werden. Eine genaue Analyse des Medikamentenverhaltens (Schmerzmittelübergebrauch) ist wichtig, da nahezu alle wirksamen Schmerzpräparate bei Übergebrauch eine schmerzverstärkende Wirkung haben (analgetikainduzierter Kopfschmerz; z. B. Katsarava et al., 2004). Weiterhin müssen die Auswirkungen der Beschwerden auf z. B. Familie, Beruf und Sozialkontakte berücksichtigt werden. Sinnvoll sind die Führung eines Schmerztagebuchs sowie ggf. die Protokollierung von täglichen Aktivitäten, woraus sich Hinweise auf Überforderungen ergeben können. Im

Beratungsgespräch sollten auch allgemeine Aspekte der Lebensführung (Tagesplanung, Diät, Sport, Schlafhygiene, Umweltfaktoren, Überreizung, Umgang mit Stressbelastungen etc.) angesprochen werden. Wenn sich aus der Verhaltensanalyse entsprechende Indikationsstellungen ergeben, werden weitere verhaltenstherapeutische Behandlungsformen eingesetzt (Bischoff & Traue, 2004). Patienten sollten über mögliche weitere Symptome (z. B. Schlafstörungen) bzw. sekundär auftretende Komplikationen (z. B. depressive Verstimmung, sozialer Rückzug) aufgeklärt werden; Broschüren und Ratgeber sollten mitgegeben bzw. empfohlen werden. Eine aktuelle Metaanalyse über Patientenberatung erbringt auf der Basis von neun Studien mit ca. 2 400 Patienten eine mittelgradige bis starke Evidenz für therapeutische Patientenberatung im Vergleich zu Kontrollgruppen (Kindelan-Calvo et al., 2014). Die Patientenberatung bestand in den Studien aus Bibliotherapie, Erkennen von Kopfschmerzauslösern, körperlichen Übungen gegen Migräne und Verbesserung des Schlafverhaltens. Signifikant gebessert haben sich nicht nur die Häufigkeit der Kopfschmerzen (in Tage/Monat), sondern auch kopfschmerzbezogene Behinderungen und die Einschätzung der Lebensqualität. Auf depressive Symptome und Selbsteffizienz hatte die Patientenberatung kurz- und mittelfristig keinen Einfluss.

Zusammenfassend spricht die Evidenz für die Abnahme der Kopfschmerzhäufigkeit und Besserung der kopfschmerzbezogenen Behinderung. Geringe Evidenz konnte in der Besserung der Lebensqualität gefunden werden.

Einen neuen Ansatz bietet die internetbasierte Beratung, für die es beim chronischen Schmerz eine Cochrane-Übersicht gibt (Eccleston et al., 2014). Patienten mit Kopfschmerzen berichten über Schmerzverminderung durch internetbasierte Beratung. Es wird jedoch betont, dass die Evidenzlage hierzu noch nicht schlüssig sei und insbesondere für die Identifizierung der Wirkfaktoren weitere Studien durchgeführt werden müssen.

4.1.2 Sportliche Aktivität

Sportliche Aktivität (Ausdauersport, Bewegungstherapie) kann eine Besserung der Migränesymptomatik bewirken. In einer Übersichtsarbeit konnten Busch und Gaul (2008) auf der Basis von sieben Studien zeigen, dass die Schmerzintensität während der Studiendauer abgenommen hat, die Migränesymptomatik insgesamt jedoch nicht gebessert wurde. Dagegen konnten Overath et al. (2014) in einer Prä-post-Studie mit 33 Patienten zeigen, dass ein aerobes Ausdauertraining im Zeitraum von 10 Wochen sowohl die klinische Symptomatik (Anzahl Migränetage/Monat) als auch exekutive Funktionen (Amplituden und Habituation der Contingent Negative Variation [CNV]) gebessert bzw. normalisiert hat.

Zusammenfassend ist die Studienlage bislang noch uneinheitlich, sodass generelle Schlussfolgerungen schwierig sind. Es wurde in den bisherigen Studien sowohl über Besserungen der Schmerzintensität als auch der Anfallshäufigkeit berichtet.

4.1.3 Entspannungsverfahren und Hypnose

Stressbedingte Spannungs- und Erregungszustände beeinflussen sowohl die Entstehung als auch die Aufrechterhaltung primärer Kopfschmerzen. Deswegen gelten Entspannungsverfahren als die in der psychologischen Schmerzbehandlung am häufigsten verwendeten und wirksamsten Techniken. Sie können nach dem Erlernen in hohem Maße eigenverantwortlich vom Patienten angewandt werden. Entspannungstechniken wie das Autogene Training nach Schultz, die Progressive Muskelrelaxation nach Jacobson, das „relaxation response training" sowie die Hypnose sind in ihrer Wirksamkeit bei chronischen Schmerzzuständen wiederholt belegt worden. Besonders bei Patienten, bei denen ein „Angst-Spannungs-Schmerz-Zyklus" vorliegt, können solche Verfahren indiziert sein.

Die Wirkung der progressiven Muskelrelaxation (PMR) nach Jacobson ist dabei empirisch sehr gut belegt (Fritsche et al., 2013). Die PMR ist inzwischen fester und grundlegender Bestandteil (Basistherapie) vieler ambulanter und stationärer Schmerz- und Stressbewältigungsprogramme für chronische Schmerzpatienten, z. B. Konkordanztherapie (Gerber et al. 1989), Kopfschmerztherapie mit Kindern und Jugendlichen (Denecke & Kröner-Herwig, 2000), Marburger Schmerzbewältigungsprogramm (Basler, 2001). Die Bedeutsamkeit von Entspannungsverfahren leitet sich dabei aus nachfolgenden Beobachtungen ab:

- Schmerz wirkt psychophysiologisch als Stressor und führt zu einer generellen Erregung, was langfristig psychosomatische Beschwerden verursachen kann. Gut gelernte Entspannungsübungen wirken sowohl einer kurzfristigen physiologischen Erregung als auch den langfristigen Auswirkungen von Schmerzen entgegen, da die Wirkung der Entspannung physiologisch antagonistisch zur Stressreaktion des Körpers ist. Auch wirken zahlreiche Stressoren auf dem Boden einer angeborenen und/oder erworbenen Vulnerabilität als Auslöser von Schmerzzuständen (Diathese-Stress-Modell chronischer Krankheit). Hier kann mit der Entspannungsreaktion die Auslöseschwelle von Schmerzen günstig beeinflusst werden. Der Einsatz der Entspannungstherapie geschieht somit zur Schmerzbewältigung als auch im Vorfeld der Schmerzentstehung.
- Gedanklich und im subjektiven Erleben stellt sich in Entspannungszuständen ein Gefühl von Ruhe und Wohlbefinden ein, welches dem Schmerzerleben entgegenwirkt. Der in der Entspannung erreichte Bewusstseinszustand wirkt dabei schmerzablenkend und kann Schmerzen ganz oder teilweise ausblenden.
- Durch die Wirkung der selbstinduzierten Entspannung erfährt der Patient, dass er seinen Schmerzen nicht hilflos ausgeliefert ist, sondern selbst aktiv etwas dagegen tun kann. Die Bewertung seiner Selbsteffizienz steigt.
- Insbesondere durch die PMR entsteht ein Körperempfinden für Verspannungen der Muskulatur. Der Patient kann lernen, diese Anspannung zu unterbrechen und von vornherein zu vermeiden. Auch auf der psychischen Ebene wird innerliche Anspannung besser wahrgenommen und eine mentale Entspannung eingeleitet. Persönliche Stresssituationen und der (automatische) Einsatz von Entspannung in Alltagssituationen führt zu einem veränderten Umgang mit Belastungen.
- Physiologisch wird durch Entspannungstechniken eine Umschaltung des Aktivierungsniveaus erreicht, die sich komplementär zu der Stressreaktion verhält.

Durch Entspannungsverfahren soll generell das allgemeine Aktivierungsniveau reduziert werden. Hintergrund ist dabei, dass neben einer allgemeinen entspannenden Wirkung auch eine zentrale Dämpfung der Schmerzverarbeitung erreicht werden soll (Fritsche et al., 2013; Andrasik, 2004). Entspannung bewirkt jedoch nicht nur eine Verminderung von Hypervigilanz und Aufmerksamkeit auf Schmerzsymptome. In einer experimentellen Studie mit der funktionellen Magnetresonanztomografie (fMRT) konnte nachgewiesen werden, dass entspannende Strategien bei akuter schmerzhafter Stimulation nicht nur zu reduziertem Schmerzempfinden führten, sondern auch zu einer signifikanten Zunahme der Aktivierung im periaquaeduktalen Grau, einer Region, die eng mit der kortikalen Schmerzkontrolle (absteigendes Schmerzsystem) in Zusammenhang steht (Tracey et al., 2002). Außerdem werden durch Entspannung Angstzustände reduziert, was wiederum die Schmerztoleranz erhöht und das subjektive Schmerzerleben reduziert. Den Entspannungsverfahren wird häufig eine präventive Funktion zur Verhinderung von Schmerzen zugesprochen; Patienten berichten jedoch auch über abortive Eigenschaften der Entspannung beim akuten Migräne Schmerz.

Das Verfahren der PMR wird heute sehr häufig nach einer von Bernstein und Borkovic vorgeschlagenen Form durchgeführt und besteht in einer schrittweisen einfachen An- und Entspannung verschiedener Muskelgruppen. Das größte Anwendungsproblem der PMR kann darin bestehen, dass die Methode über einen längeren Zeitraum (Wochen bis Monate) intensiv geübt werden muss, um einen guten Erfolg zu erzielen. Es wird demnach eine hohe Compliance vom Patienten abverlangt, er muss lernen sich in seinen belastenden Alltagssituationen aktiv zu entspannen.

Eng verwandt mit den Entspannungsverfahren ist die Anwendung hypnotischer Techniken zur Behandlung von chronischen Schmerzzuständen. Durch die Hypnoseinduktion wird das Bewusstsein mit schmerzinkompatiblen Inhalten beschäftigt, sodass die eigentliche Schmerzverarbeitung in den Hintergrund rückt. Eine gut evaluierte Studie im Rahmen einer verhaltenstherapeutischen Intervention bei chronischen Schmerzen wurde von Jacobs et al. (2001) vorgelegt. In einer sehr ausführlichen Metaanalyse können Jensen und Patterson (2006) die Effektivität hypnotischer Behandlungen bei chronischen Schmerzzuständen belegen.

Es existieren keine absoluten Kontraindikationen für die Anwendung der PMR oder der Hypnosebehandlung. Vorsicht ist jedoch geboten bei ausgeprägter Hypotonie, Herzerkrankungen, Diabetes mellitus sowie paranoiden und affektiven Psychosen; hierbei ist stets eine fachärztliche Abklärung und Überwachung ratsam. Bei auftretender Symptomverschlechterung durch Entspannungsverfahren (z. B. durch übermäßige Aufmerksamkeit auf schmerzbezogene Prozesse) kann man diese unter Anleitung erneut einüben bzw. auf alternative Methoden zugreifen.

4.1.4 Schlaf

Im akuten Anfall ist eine „soziale Rückzugsstrategie" oft sinnvoll. Diese kann darin bestehen, die aktuell durchgeführte Tätigkeit zu unterbrechen und sich hinzulegen.

Einige Studien weisen auf die positive Wirkung von Schlaf gegen den Migräneanfall hin (Guidetti et al., 2014). Dabei soll ein kurzer Schlaf mit einer Dauer von weniger als 10 Minuten sehr effektiv sein. Erklärt wird dies durch mögliche Migräne auslösende Mechanismen in der REM-Schlaf-Phase, die bei einem kurzen Schlaf in der Regel nicht erreicht wird (Göder et al., 2001).

4.1.5 Temperatur-Umverteilung

Ebenfalls wirksam kann die Umverteilung der Körpertemperatur während des akuten Anfalls sein. So kann oft beobachtet werden, dass im Migräneanfall die Extremitäten kalt sind. Durch Erwärmen von Händen und/oder Füßen werden periphere Gefäßbereiche geöffnet und damit die während des Anfalls zu beobachtende Hyperämie im Kopfbereich vermindert (Zaproudina et al., 2014).

4.1.6 Trinken

Abhilfe im akuten Migräneanfall kann das Trinken von Wasser schaffen. Dabei folgt diese Erkenntnis der Tatsache, dass ein Migräneanfall oft durch akute Dehydrierung ausgelöst werden kann. Regelmäßiges Trinken von mindestens 2,5 l Wasser oder auch Trinken im Anfall kann diesen reduzieren (Spigt et al., 2012).

4.1.7 Nicht medikamentöse Behandlungsverfahren – Zusammenfassung

Die vorgestellten nichtmedikamentöse Behandlungsverfahren sind effektiv und bei der Behandlung von Migräne und Kopfschmerz vom Spannungstyp wirksam. Entscheidend ist dabei die konsequente Anwendung der Methoden. Dies muss dem Kopfschmerzpatienten durch den Psychotherapeuten, durch den Arzt oder durch entsprechendes Schrifttum in Papier oder Internet vermittelt werden. Die Anwendung selbst sollte eigenverantwortlich durch den Patienten erfolgen.

4.2 Medikamentöse Behandlung

Für die Selbstmedikation bei primären Kopfschmerzen gibt es evidenzbasierte Empfehlungen unter Federführung der Deutschen Migräne- und Kopfschmerzgesellschaft (DMKG; Haag et al., 2009). Die Bewertung erfolgt auf der Basis eines berechneten Studienqualitätswertes (vier Stufen: Bereich A bis D) und der Einschätzung der wissenschaftlichen Evidenz (fünf Stufen: +++, ++, +, (+), =). Auf dieser Basis wurden dann Empfehlungen für „Mittel der 1. Wahl", „Mittel der 2. Wahl" und „nur in Einzelfällen" abgegeben. Die Empfehlungen betrafen nur diejenigen Medikamente, die in Apotheken ohne Verschreibung frei erhältlich waren. Tabelle 1 stellt die Empfehlungen zur Selbstmedikation akuter Migräneattacken mit und ohne Aura zusammen. Tabelle 2 kompiliert die Empfehlungen zur Selbstmedikation von Kopfschmerzen vom Spannungstyp.

Empfehlungen zur Selbstmedikation als Migräneprophylaxe konnten dabei nur in Einzelfällen abgegeben werden, weswegen sie hier nicht aufgeführt werden. Auch Nahrungsergänzungsmittel und deren Kombinationen wurden in der Publikation zwar berücksichtigt, sollen hier jedoch wegen unklarer Evidenz nicht aufgeführt werden.

Tabelle 1:
Empfehlungen zur Selbstmedikation akuter Migräneattacken mit und ohne Aura (nach Haag et al., 2009)

Wirkstoff	Dosierung (mg)	Wiss. Evidenz	Empfehlung
ASS	900 bis 1000	+++	1. Wahl
Ibuprofen	400	+++	1. Wahl
Naratriptan	2,5	++	1. Wahl
Paracetamol	1000	++	1. Wahl
Phenazon	1000	++	1. Wahl
ASS + Paracetamol	–	(+)	in Einzelfällen
Naproxen	–	0	in Einzelfällen
ASS + Vitamin C	ASS: 400	0	in Einzelfällen
Phenazonhaltige Kombinationen	–	0	in Einzelfällen

Tabelle 2:
Empfehlungen zur Selbstmedikation von Kopfschmerzen vom Spannungstyp, ohne Kombinationspräparate (nach Haag et al., 2009)

Wirkstoff	Dosierung (mg)	wiss. Evidenz	Empfehlung
ASS	1000	++	1. Wahl
Diclofenac	12,5	++	1. Wahl
	25	++	1. Wahl
Ibuprofen	400	++	1. Wahl
Paracetamol	1000	+	2. Wahl

4.3 Probleme bei der Selbstbehandlung

4.3.1 Fehlerhafte Indikation

Viele Probleme bei der Selbstbehandlung von primären Kopfschmerzen entstehen durch eine fehlerhafte Indikation insbesondere durch Laien. Aus aktuellen epidemiologischen Studien geht hervor, dass eine medikamentöse Selbstbehandlung bei Kopfschmerzen insbesondere von jüngeren Patienten mit höherem Ausbildungsniveau und höherem Einkommen betrieben wird (Carrasco-Garrido et al., 2014). Die Beratung zu Over-the-Counter-(OTC)-Präparaten in der Apotheke wird neuesten Studien zufolge noch als ungenügend bewertet, weswegen zu der Gefahr eines medikamenteninduzierten Kopfschmerzes mehr Wissen vermittelt werden sollte (Hedenrud et al., 2014). Die Inanspruchnahme professioneller Hilfe geschieht zunächst schrittweise und im Laiensystem; erst bei persistierenden Kopfschmerzen wird der Arzt aufgesucht. Somit ist es wichtig, dass bereits im Laiensystem Informationen über Kopfschmerzen vermittelt werden, damit die Inanspruchnahme professioneller Hilfe möglichst bald erfolgen kann (Gerber & Kropp, 2007).

4.3.2 Fehlerhafte Diagnose

Wie wichtig die exakte Unterscheidung zwischen primären und sekundären Kopfschmerzen ist, belegen die einschlägigen Leitlinien (Straube et al., 2012). Differenzialdiagnostisch muss der Experte sekundäre Kopfschmerzen möglichst zweifelsfrei ausschließen können, was dem Laien aufgrund fehlender Erfahrung nicht möglich ist. Inwieweit Hilfen aus dem Internet dazu beitragen können, bleibt abzuwarten.

4.3.3 Medikamentenübergebrauch

Vor allem wenn keine professionelle Kontrolle über den Medikamentenkonsum erfolgt, besteht Gefahr eines vermehrten Einnahmeverhaltens. Dies wurde bereits in der IHS-Klassifikation von 1988 erkannt, indem der „drug induced headache" beschrieben wurde. Der „Medikamentenübergebrauchskopfschmerz (medication overuse headache [MOH]) stellt mittlerweile ein großes finanzielles und gesundheitliches Problem dar, zumal er die Kosten der Migräneerkrankung im Jahr verdreifacht (Linde et al,. 2012). Dabei kann bei allen Arten von Kopfschmerzmedikamenten ein MOH auftreten, auch bei nicht verschreibungspflichtigen OTC-Präparaten (Katsarava et al., 2001; Tepper, 2012).

5 Zur Effektivität der nicht medikamentösen Selbstbehandlung

Die Behandlungsverfahren erweisen sich durchweg als effektiv und sinnvoll, was in den neuesten Leitlinien umfangreich dokumentiert ist (Denecke & Kröner-Herwig, 2000; Diener & Weimar, 2012; Fritsche et al., 2013). Sowohl Entspannung, aber auch Beratung und Sporttherapie sind hinsichtlich ihrer Evidenzbasierung sehr gut untersucht (Fritsche et al., 2013; Kindelan-Calvo et al., 2014; Eccleston et al., 2014). Bei Kombination der einzelnen Behandlungsarten steigen die Effektstärken weiter an. Auch eine Stabilität der Effekte dieser Verfahren über Monate konnte gezeigt werden. Insbesondere in Verbindung mit fachlich angeleiteter Pharmako- und Psychotherapie kann Selbstbehandlung als sinnvolle Ergänzung genutzt werden, um die therapeutischen Effekte zu verbessern bzw. aufrechtzuerhalten.

Nicht medikamentöse Selbstbehandlungsverfahren haben nicht nur direkt Wirkungen auf die Schmerzsymptomatik. Sie ermöglichen in Kombination mit medikamentösen oder verhaltenstherapeutischen Ansätzen eine umfassendere Wirkung. Damit kann beispielsweise eine Reduktion bzw. das Absetzen von Medikamenten erreicht werden und sie geben dem Patienten Strategien an die Hand, die beim Wiederauftreten der Kopfschmerzsymptomatik effektiv eingesetzt werden können. Dadurch kann auch die Gefahr für einen MOH reduziert werden.

6 Fazit

Primäre Kopfschmerzen, insbesondere Migräne und der Kopfschmerz vom Spannungstyp, unterliegen dem biopsychosozialen Modell und können als psychosomatische Erkrankungen klassifiziert werden. Dies impliziert, dass es unterschiedliche Wege gibt, mit denen die Schmerzzustände erklärt, aber auch behandelt werden können. Die vorgestellten nicht medikamentösen Verfahren entstammen hauptsächlich dem Methodenbereich der Verhaltenstherapie und haben sich als sehr effektiv erwiesen. Insgesamt dürfte die Therapie dann am erfolgversprechendsten sein, wenn sie möglichst gleichzeitig an biologischen, an psychologischen und an sozialen Anknüpfungspunkten des vorgestellten Modells ansetzt.

Literatur

Andrasik, F. (2004). The essence of biofeedback, relaxation and hypnosis. In R. H. Dworkin & W. S. Breitbard (Eds.), *Psychosocial aspects of pain: a Handbook for Healthcare Providers. Progress in Pain Research and Management* (pp. 285–305). Seattle, WA: IASP Press.
Basler, H. D. (2001).*Chronische Kopf- und Rückenschmerzen. Psychologisches Trainingsprogramm. Trainerhandbuch und Therapiematerialien.* Göttingen: Vandenhoeck & Ruprecht.
Bischoff, C. & Traue, H. C. (2004). *Kopfschmerzen*. Göttingen: Hogrefe.
Busch, V. & Gaul, C. (2008). Sport bei Migräne. *Schmerz, 22*, 137–147. http://doi.org/10.1007/s00482-007-0586-8
Carrasco-Garrido, P., de Andrés, A. L., Barrera, V. H., Jiménez-Trujillo, I., Fernandez-de-Las-Peñas, C., Palacios-Ceña, D. et al. (2014). Predictive factors of self-medicated analgesic use in Spanish adults: a cross-sectional national study. *BMC Pharmacology and Toxicology, 15*, 36. http://doi.org/10.1186/2050-6511-15-36
Denecke, H. & Kröner-Herwig, B. (2000). *Kopfschmerztherapie mit Kindern und Jugendlichen. Ein Trainingsprogramm.* Göttingen: Hogrefe.
Diener, H. C. & Weimar, C. (2012). *Leitlinien für Diagnostik und Therapie in der Neurologie, herausgegeben von der Kommission „Leitlinien" der Deutschen Gesellschaft für Neurologie.* Stuttgart: Thieme.
Eccleston, C., Fisher, E., Craig, L., Duggan, G. B., Rosser, B. A. & Keogh, E. (2014). Psychological therapies (Internet-delivered) for the management of chronic pain in adults. *Cochrane Database of Systematic Reviews*, CD010152. http://doi.org/10.1002/14651858.CD010152.pub2
Färkkilä, M., Diener, H. C., Géraud, G., Lainez, M., Schoenen, J. & Harner, N. (2012). Efficacy and tolerability of lasmiditan, an oral 5-HT(1F) receptor agonist, for the acute treatment of migraine: a phase 2 randomised, placebo-controlled, parallel-group, dose-ranging study. *The Lancet Neurology, 11* (5), 405–413.
Fritsche, G., Kröner-Herwig, B., Kropp, P., Niederberger, U. & Haag, G. (2013). Psychologische Therapie der Migräne. *Schmerz, 27* (3), 263–274. http://doi.org/10.1007/s00482-013-1319-9

Gerber, W. D. & Kropp, P. (2007). *Roter Faden Medizinische Psychologie und Medizinische Soziologie*. Stuttgart: WVG.

Gerber, W. D., Miltner, W., Birbaumer, N. & Haag, G. (1989). *Konkordanztherapie*. München: Röttger.

Göder, R., Fritzer, G., Kapsokalyvas, A., Kropp, P., Niederberger, U., Strenge, H. et al. (2001). Polysomnographic findings in nights preceding a migraine attack. *Cephalalgia, 21*, 31–37. http://doi.org/10.1046/j.1468-2982.2001.00141.x

Guidetti, V., Dosi, C. & Bruni, O. (2014). The relationship between sleep and headache in children: implications for treatment. *Cephalalgia, 34*, 767–76. http://doi.org/10.1177/0333102414541817

Haag, G., Diener, H. C., May, A., Meyer, C., Morck, H. & Straube, A. (2009). Selbstmedikation bei Migräne und beim Kopfschmerz vom Spannungstyp. *Nervenheilkunde, 28*, 382–397.

Headache Classification Committee of the International Headache Society. (2013). The International Classification of Headache Disorders, 3rd edition (beta version). *Cephalalgia, 33*, 629–808.

Hedenrud, T., Babic, N. & Jonsson, P. (2014). Medication overuse headache: self-perceived and actual knowledge among pharmacy staff. *Headache, 54*, 1019–1025. http://doi.org/10.1111/head.12350

Jacobs, S., Strack, M. Bode, G. & Kröner-Herwig, B. (2001). Hypnotherapeutische Interventionen im Rahmen eines verhaltenstherapeutischen Kurzprogramms zur Behandlung chronischer Schmerzen. *Verhaltenstherapie und Verhaltensmedizin, 22* (3), 199–217.

Jensen, M. & Patterson, D. R. (2006). Hypnotic treatment of chronic pain. *Journal of Behavioral Medicine, 29* (1), 95–124. http://doi.org/10.1007/s10865-005-9031-6

Katsarava, Z., Diener, H. C. & Limmroth, V. (2001). Medication overuse headache: a focus on analgesics, ergot alkaloids and triptans. *Drug Safety, 24*, 921–927. http://doi.org/10.2165/00002018-200124120-00005

Katsarava, Z., Schneeweiss, S., Kurth, T., Kroener, U., Fritsche, G., Eikermann, A., Diener, H. C. & Limmroth, V. (2004). Incidence and predictors for chronicity of headache in patients with episodic migraine. *Neurology, 62*, 788–790. http://doi.org/10.1212/01.WNL.0000113747.18760.D2

Kindelan-Calvo, P., Gil-Martinez, A., Paris-Alemany, A., Pardo-Montero, J., Munoz-Garcia, D., Angulo-Diaz-Parreno, S. et al. (2014). Effectiveness of therapeutic patient edication for adults with migraine. A systematic review and meta-analysis of randomized controlled trials. *Pain Medicine, 15*, 1619–1636. http://doi.org/10.1111/pme.12505

Kropp, P., Egli, G. & Sándor, P. S. (2010). Tension-type headache introduction and diagnostic criteria. *Handbook of Clinical Neurology, 97*, 355–358. http://doi.org/10.1016/S0072-9752(10)97028-0

Kropp, P. & Reuter, U. (2013). Klinik und Pathogenese der Migräne. In G. Fritsche & C. Gaul (Hrsg.), *Multimodale Schmerztherapie bei chronischen Kopfschmerzen* (S. 42–44). Stuttgart: Thieme.

Le, H., Tfelt-Hansen, P., Skytthe, A., Kyvik, KO. & Olesen, J. (2011). Association between migraine, lifestyle and socioeconomic factors: a population-based cross-sectional study. *The Journal of Headache and Pain, 12* (2), 157–172.

Linde, M., Gustavsson, A., Stovner, L. J., Steiner, T. J., Barré, J., Katsarava, Z. et al. (2012). The cost of headache disorders in Europe: the Eurolight project. *European Journal of Neurology, 19* (5), 703–711. http://doi.org/10.1111/j.1468-1331.2011.03612.x

Overath, C. H., Darabaneanu, S., Evers, M. C., Gerber, W. D., Graf, M., Keller, A. et al. (2014). Does an aerobic endurance programme have an influence in information processing in migraineurs? *The Journal of headache and pain, 15*, 11. http://doi.org/10.1186/1129-2377-15-11

Pietrobon, D. & Striessnig, J. (2003). Neurobiology of migraine. *Nature Reviews Neuroscience, 4*, 386–398. http://doi.org/10.1038/nrn1102

Spigt, M., Weerkamp, N., Troost, J., van Schayck, C. P. & Knottnerus, J. A. (2012). A randomized trial on the effects of regular water intake in patients with recurrent headaches. *Family Practice, 29* (4), 370–375. http://doi.org/10.1093/fampra/cmr112

Straube, A., Gaul, C., Förderreuther, S., Kropp, P., Marziniak, M., Evers, S. et al. (2012). Therapy and care of patients with chronic migraine: expert recommendations of the German Migraine and Headache Society/German Society for Neurology as well as the Austrian Headache Society/Swiss Headache Society. *Nervenarzt, 83*, 1600–1608.

Tepper, S. J. (2012). Medication-overuse headache. *Continuum, 18*, 807–822.

Tracey, I., Ploghaus, A., Gati, J. S., Clare, S., Smith, S., Menon, R. S. et al. (2002). Imaging attentional modulation of pain in the periaqueductal gray in humans. *Journal of Neurosciences, 22*, 2748–2752.

Zaproudina, N., Lipponen, J. A., Karjalainen, P. A., Kamshilin, A. A., Giniatullin, R. & Närhi, M. (2014). Acral coldness in migraneurs. *Autonomic Neurosciences, 180*, 70–3. http://doi.org/10.1016/j.autneu.2013.09.001

Selbstbehandlung bei Suchterkrankungen

Oliver Scheibenbogen, Margret Kuderer und Dina Tahan

1 Einleitung

Die Suchtbehandlung leidet wie kaum ein anderer psychiatrischer Bereich unter der Nichtinanspruchnahme fachlicher Hilfeleistungen. So dauert es in Österreich durchschnittlich zehn Jahre zwischen der Erstmanifestation alkoholspezifischer Probleme bis zur Inanspruchnahme suchtspezifischer Beratungs- und Behandlungsmöglichkeiten (Uhl et al., 2009). In der Onkologie beispielsweise sind Latenzzeiten bis zum Therapie-Onset von mehr als fünf Jahren häufig letal oder bedingen eine äußerst schlechte Prognose für die Betroffenen. Eine ähnliche Situation findet sich in Deutschland, wo Schätzungen davon ausgehen, dass nur 10,8 bis 22,5 % abhängige Alkoholkonsumenten ambulante oder stationäre Behandlung in Anspruch nehmen und die Dauer der Abhängigkeit bis zum Beginn einer stationären Entwöhnungsbehandlung bei Alkohol- bzw. Medikamentenabhängigkeit ca. 14,7 Jahre beträgt. Demnach findet nur ein geringer Teil der Menschen mit einer Suchtproblematik zeitnah Zugang zu spezifischen Versorgungssystemen (vgl. Fachverband Sucht, 2014).

Die Gründe einer dermaßen verzögerten Inanspruchnahme bzw. einer generellen Nichtinanspruchnahme fachlicher Hilfeleistungen im Suchtbereich sind vielfältig. Während sich in der Behandlung von Abhängigkeitserkrankungen von illegalen Drogen durchschnittlich ca. 80 % in Behandlung befinden – verantwortlich dafür dürfte v. a. die Substitutionsbehandlung sein – sind es, genaue Zahlen sind hier derzeit nicht verfügbar, im Falle der Alkoholabhängigkeit sicher weniger als 10 %. Der ausschlaggebende Faktor ist die Attraktivität der Behandlung. Sowohl die Abstinenz und der damit verbundene Verzicht auf das Suchtmittel als auch die Reduktion und die dafür notwendige ständige Selbstreflektion des eigenen Konsumverhaltens und das Aufrechterhalten der Kontrolle werden von Betroffenen gerade in der Initialphase einer intendierten Veränderung als motivationales Hemmnis gesehen. Streng genommen handelt es sich um „Nichtziele", welche von Experten in der Kommunikation häufig in den Vordergrund gerückt werden. Veränderungsprozesse in der Suchtbehandlung werden durch dieses Phänomen oftmals schon im Keim erstickt.

Ein weiterer Grund für die Nichtinanspruchnahme fachlicher Hilfeleistungen im Suchtbereich stellt die Stigmatisierung der Suchtkranken bis dato dar. Diese, so der Tenor in der Allgemeinbevölkerung, seien willensschwach, asozial und amoralisch, und im Falle illegaler Drogen auch oftmals delinquent. Ob der Stigmatisierung und der geringen Attraktivität der Angebote aus dem professionellen Hilfesystem verwundert es nicht, dass viele Betroffene zu allererst Versuche der Selbstbehandlung starten, um diesen Hemmnissen zu entgehen.

2 Ist Selbstheilung bei Suchterkrankten wirksamer als professionelle Suchtbehandlung?

In der Wissenschaft werden für die Beendigung einer Abhängigkeitserkrankung ohne therapeutische Hilfe zahlreiche Synonyme verwendet. Rumpf et al. (2009) nennen in diesem Zusammenhang die Termini „Remission ohne formelle Hilfe", „unbehandelte Remission", „Spontanremission", „Autoremission", „Selbstheilung", „self-change", „natural recovery" etc. Die Autoren betonen jedoch die Unschärfe des Begriffes „Spontanremission", da dieser der betroffenen Person unterstellt, keinen eigenen Beitrag zur Verbesserung der Abhängigkeitsproblematik geleistet zu haben. So finden sich in der Literatur zahlreiche Belege für den hohen Anteil an unbehandelten Remissionen in Katamnesestudien, wobei zumeist ein Jahr, manchmal auch fünf Jahre für die Dauer der Remission definiert werden. Der Anteil an unbehandelten Remissionen zu allen Remissionen bei Alkoholabhängigkeit beträgt je nach Studie zwischen 50 % und mehr als zwei Drittel (Sobell et al., 1996; Rumpf et al., 2000; De Bruijn et al., 2006). Demnach wäre es, überspitzt ausgedrückt, für betroffene Suchterkrankte ratsamer, sich nicht behandeln zu lassen, da die Wahrscheinlichkeit der Remission unter Inanspruchnahme fachlicher Hilfe weitaus geringer ausfallen müsste.

Tatsächlich handelt es sich um ein oftmals in der angewandten Forschung vorkommendes statistisches Artefakt, wie Uhl (2014) sehr deutlich zeigen konnte. Methodologen nennen dieses Phänomen „Zufallsfehler und Extremselektionsartefakt („random error and extreme selection artefact") und beschreiben damit ein statistisches Regressionsartefakt, welches zu einer erheblichen Überschätzung des Phänomens führt. Einerseits entsteht diese Fehleinschätzung durch den Messfehler des verwendeten Instruments mit seinen dementsprechenden Sensitivitäts- und Spezifitätskoeffizienten, andererseits kommen gerade im Suchtbereich kurzfristige Konsumschwankungen häufig zustande, die ebenso als Messfehler gesehen werden können und einen zusätzlichen Beitrag zur Verzerrung leisten. Dementsprechend sollte der Diskussion um die Häufigkeit von Remissionen ohne therapeutische Hilfe mit höchster Vorsicht begegnet werden und epidemiologische Daten zur Prävalenzerfassung von Spontanremissionen im Suchtbereich sollten kritisch hinterfragt werden (Uhl, 2011). Beträgt sowohl die Sensitivität als auch die Spezifität der verwendeten Messinstrumente zwischen 80 und 90 %, so können knapp zwei Drittel der damit erfassten Remissionen als Scheinremission gesehen werden (Uhl, persönliche Mitteilung, 2015).

Psychotrope Substanzen werden seit Jahrtausenden zur systematischen Manipulation der Wahrnehmung, der Befindlichkeit und der Leistungsfähigkeit eingesetzt. Kurzfristige Effekte, die sich mithilfe psychoaktiver Substanzen einfach und ohne viel Aufwand erzielen lassen, werden häufig längerfristigen, mühsamer zu erreichenden, jedoch nachhaltigeren Veränderungsprozessen vorgezogen. Deswegen verwundert es kaum, dass Individuen zur Selbstbehandlung in einem ersten Schritt zu verschiedensten – den aktuellen Zustand scheinbar verbessernden – Substanzen greifen, was in der Fachsprache der Suchttherapeutinnen und -therapeuten als suchtmittelspezifische Erwartung bezeichnet wird.

3 Psychotrope Substanzen zur Selbstmedikation

Suchterkrankungen sind oft nur die Spitze des Eisberges, unter der Oberfläche verbirgt sich eine Vielzahl von komorbiden Störungen und psychosozialen Problemen. Zu den häufigsten komorbiden Störungen im Suchtbereich zählen affektive Erkrankungen, Angststörungen und gerade im Bereich der illegalen Substanzen sowie des pathologischen Spielens Persönlichkeitsstörungen. Eine genaue Beschreibung der Häufigkeit des Auftretens von Doppeldiagnosen findet sich bei Moggi (2002). Gerade bei Patientinnen und Patienten mit Angsterkrankungen kann davon ausgegangen werden, dass deren Angstsymptome den pathologischen Alkoholkonsum fördern und letztlich Alkohol als Angstmedikation aufgrund der pharmakologischen Wirkung eingesetzt wird. Keine andere Substanz hat ein ähnlich effizientes Wirkprofil mit dosisabhängigen Effekten bei gleichzeitig hoher Verfügbarkeit wie Alkohol. Alkohol wirkt in höheren Dosen anxiolytisch, analgetisch, schlafanstoßend, enthemmend sowie in geringen Dosen euphorisierend. In experimentellen Studien konnte Kushner et al. (1996) sehr deutlich den angstreduzierenden Effekt von Alkohol nachweisen. Seine Probanden, die zuvor Alkohol konsumiert hatten, zeigten im Hyperventilationsprovokationstest eine schwächere Angstreaktion. Auch ist in der Suchtforschung seit mehreren Jahrzenten bekannt, dass v. a. bei Söhnen alkoholkranker Väter Alkohol in Stresssituation deutlich besser wirkt als bei Männern ohne alkoholische Vorprägung in der Familie (Croissant & Olbrich, 2003). Es ist selbstredend, dass diese genetisch determinierte stressreduzierende Wirkung des Alkohols bei gegebener Verfügbarkeit zu einem verstärkten Konsum im Sinne einer Selbstmedikation führt und dies wiederum die Wahrscheinlichkeit für die spätere Entwicklung einer Abhängigkeitserkrankung deutlich erhöht.

Die von Khantzian bereits 1985 postulierte Selbstmedikationshypothese, wonach Patientinnen und Patienten Substanzen zur Milderung und Behandlung von psychopathologischer Symptomatik einsetzen, wird auch von den aktuellen neurobiologischen Ergebnissen unterstützt. Dieser funktionale oder utilaristische Konsum oder – treffender formuliert – Missbrauch von Substanzen entsteht häufig im Kontext maladaptiver Affektregulation (Khantzian, 1997). Mittels Alkohol oder anderer Substanzen mit abhängigkeitsinduzierendem Potenzial wird infolge versucht, einem Ungleichgewicht in verschiedenen Neurotransmittersystemen entgegenzuwirken und die emotionale Befindlichkeit positiv zu beeinflussen. Alkohol entfaltet dabei eine stimulierende Wirkung auf die GABA-Rezeptoren, das dopaminerge, serotonerge als auch auf das endogene opioide System und wirkt inhibierend auf Glutamatrezeptoren (Deutschenbaur & Walter, 2014). Zahlreiche Befunde zur Verwendung von Alkohol zur Selbstmedikation können in der facheinschlägigen Literatur gefunden werden, wobei ein breites Feld an Indikationen empirisch belegt ist. So umfasst das Behandlungsspektrum u. a. nervöse Spannungszustände (Swendsen et al., 2000), Schlafstörungen (Brower et. al, 2001), Angstsymptome (Chutuape & de Wit, 1995) und reicht bis hin zu posttraumatischen Störungsbildern (Kaysen et al., 2007).

Im Rahmen des Probierkonsums werden psychotrope Substanzen ebenfalls zur Erreichung eines bestimmten Zieles eingesetzt. Streng genommen stellt dies, da eine Substanz nicht mehr rein zu Genusszwecken konsumiert wird, einen qualitativen Missbrauch dar. Ob diese Selbstmedikation weiter beibehalten wird, hängt neben den pharmakologischen Gewöhnungseffekten und der Bedeutung des Zielzustandes für den Betroffenen vor allem von den Ressourcen ab, das intendierte Ziel auch anders erreichen zu können. Einen schematischen Überblick über die im Sinne einer Selbstmedikation angestrebten Wirkungen unterschiedlicher Substanzen gibt Tabelle 1 wieder.

Die Wahrscheinlichkeit für die Einnahme einer psychoaktiven Substanz zur Selbstbehandlung hängt u. a. stark von den vermeintlichen gesundheitsförderlichen Eigenschaften ab, welche in der Gesellschaft unhinterfragt transportiert werden. Diese Einstellungen des Kollektivs im Sinne von tradierten Narrationen und Mythen halten jedoch einer wissenschaftlichen Überprüfung kaum stand.

Tabelle 1:
Wirkung unterschiedlicher psychotroper Substanzen

		Wirkung	Langzeitfolgen
Downer	Heroin Opium Morphin	löst Ängste und Spannungen; Desorientierung	psychische und körperliche Abhängigkeit
Stimulanzien	Kokain Speed	Euphorie, Unruhe, Anstieg der Pulsfrequenz	hohes psychisches Abhängigkeitspotenzial
Schnüffelstoffe	Poppers Lachgas Klebstoffe	Erweiterung der Blutgefäße, Rausch mit Glücksgefühl	Hirn- und Nervenschädigung, Leber- und Nierenschädigung
Synthetische Drogen	Ecstasy MDA MDE Amphetaminderivate	Euphorie, tranceähnliche Zustände	Veränderung des Serotonin-Systems im Gehirn, Depressionen
Halluzinogene	LSD Pilze	Intensivierung und Verfremdung von Wahrnehmungen	Toleranzbildung, Depressionen und Schizophrenie
Alkohol	Schnaps Wein Bier	Enthemmung, Reaktionsstörung, Aggressivität	psychische und physische Abhängigkeit, Zerstörung von Gehirnzellen

Tabelle 1:
Fortsetzung

		Wirkung	Langzeitfolgen
Nikotin	Tabak	Anregung bei Müdigkeit, Beruhigung bei Nervosität	schwere physische und psychische Abhängigkeit, Krebs, Thrombosen ...
Cannabis	Haschisch Marihuana	Gefühlszustände und Sinneseindrücke werden verstärkt	Beeinträchtigung des Kurzzeitgedächtnisses

4 Gesellschaftlich forcierte Mythen als Motivator zur Selbstbehandlung

Mythen erheben per Definition einen Anspruch auf Geltung für die von ihnen behauptete Wahrheit. Auch Alkoholmythen haben diesen sinnstiftenden Anspruch, aber darüber hinaus stellen sie auch eine Rechtfertigung für die Einnahme von Alkohol unter bestimmten Umständen dar. Alkoholmythen sind tief in unserer alkoholpermissiven Kultur verankert und prägen deutlich die Wirkungserwartung. Im späteren Verlauf der Abhängigkeitserkrankung spricht man in diesem Zusammenhang von suchtmittelspezifischen Erwartungen, die letztlich Suchtdruck oder Craving auslösen, wenngleich der kurzfristig positive Effekt zugunsten eines immer stärker werdenden, langfristigen negativen Effektes in den Hintergrund rückt. Trotzdem determinieren diese Mythen die Einnahmegebarung des Alkohols in enormem Ausmaß.

So wird Alkohol eine positive Wirkung auf den Schlaf zugesprochen. Dieser Mythos ist im Kern richtig, da Alkohol in geringen Mengen eine schlafanstoßende Wirkung besitzt. In höheren Dosen bewirkt übermäßiger Alkoholkonsum jedoch aufgrund der toxischen Wirkung den gegenteiligen Effekt und ist für Etappenschlaf und Durchschlafstörungen verantwortlich.

Besonders hartnäckig hält sich die Meinung, dass Rotwein sehr förderlich für das Herz-Kreislauf-System sei. Tatsächlich enthält Rotwein Flavonoide mit antioxidativen Eigenschaften, aber um diese in einer wirksamen Dosis zu sich zu nehmen, müsste man täglich mehr als eine ganze Flasche Wein trinken. Bei dieser Alkoholmenge überwiegen die negativen Effekte jedoch bei Weitem.

Ein Verdauungsschnaps regt, wie der Name schon sagt, die Verdauung bei schwerem und fettreichem Essen an. Er könne sogar – so die Volksmeinung – vor schädlichen Bakterien in der Nahrung schützen. Tatsächlich ist Alkohol ein Zellgift, das zu Verätzungen in der Speiseröhre führt und an diesen Stellen den Organismus für Eindringlinge sehr empfänglich macht. Häufige gastrointestinale Folgeerkrankungen wie beispielsweise Ösophagusvarizen belegen die negative Wirkung des hochprozentigen Alkohols auf den Organismus.

Diese Liste versteht sich als Auszug und kann beliebig lange fortgesetzt werden. Dem Leser sind sicherlich weitere Mythen auch für andere Substanzen bekannt. Neuren Studien zufolge, wird Alkohol als die gefährlichste Droge überhaupt mit dem höchsten Schadenspotenzial für Individuen und Umfeld eingestuft (Nutt et al., 2010).

Die teilweise aus Mythen generierte Erwartung an die Wirksamkeit einer Substanz findet sich in einem Trend, welcher die Einnahme von leistungssteigernden Substanzen in der Arbeitswelt umfasst.

5 Selbstbehandlung mittels Neuroenhancern

Die Bereitschaft zur Einnahme von leistungssteigernden Substanzen in der Bevölkerung wächst mit der zunehmenden Verdichtung und Beschleunigung der Lern- und Arbeitswelt. Gefragt sind schnelle Auffassungsgabe, gutes Erinnerungsvermögen, lebhafte Kreativität und fokussierte Aufmerksamkeit sowie Ausdauer und Stressresistenz, wonach laut der Deutschen Angestelltenkrankenkasse (DAK, 2009) ungefähr ein Drittel der bundesdeutschen Bevölkerung bereits Neuroenhancer eingesetzt hat. Dieser hohe Anteil ist insofern überraschend, als Betroffene erst dann zu leistungssteigernden Substanzen greifen, wenn sie der Meinung sind, den Anforderungen nicht genügend eigene Ressourcen entgegensetzen zu können. Demnach ist das Vertrauen in die eigenen Bewältigungsmöglichkeiten und die Selbstwirksamkeitserwartung von Neuroenhancer-Konsumenten äußerst gering ausgeprägt.

Das sogenannte pharmakologische „Neuroenhancement" – der Begriff leitet sich vom Englischen „enhancement" ab und bedeutet eine Steigerung bzw. Verbesserung – umfasst die Einnahme aller pharmakologischen Substanzen mit leistungssteigernder Wirkung auf das Gehirn. „Hirndoping" lehnt sich an den Doping-Begriff im Sport an und bezeichnet den Missbrauch von verschreibungspflichtigen und illegalen Substanzen durch Gesunde (Franke & Lieb, 2010). Zu den verschreibungspflichtigen Pharmaka zählen u. a. Psychostimulanzien wie Methylphenidat, Modafinil, Antidementiva sowie Antidepressiva, die zur Behandlung von ADHS, Narkolepsie, Schlafapnoesyndrom, Alzheimer-Demenz, Depressionen und Angsterkrankungen eingesetzt werden.

Illegale Substanzen, welche antriebssteigernd, stimmungsaufhellend und konzentrationssteigernd wirken, umfassen u. a. Kokain und Amphetamine. Diese Substanzen fallen unter das Suchtmittelgesetz, werden aber weltweit auch als Neuroenhancer verwendet. Die kurzfristige und vermeintlich positive Wirkung von Kokain zieht als Rebound-Effekt nach Abklingen der Leistungssteigerung meist eine depressive Symptomatik verbunden mit Müdigkeit und Apathie nach sich. Längerfristig ist dadurch mit der Entwicklung einer Abhängigkeit zu rechnen.

Nicht verschreibungspflichtige Substanzen, die mit dem Ziel der geistigen Leistungssteigerung eingenommen werden, sind Koffein – dazu gehören alle koffeinhaltigen Getränke wie Kaffee, Tee und Energy-Drinks sowie Koffeintabletten. Koffein, als die weltweit am häufigsten konsumierte pharmakologisch aktive Substanz, zeigt in höheren Konzentrationen vergleichbar starke Effekte wie Amphetamine und Modafinil. Allerdings dürfen die zahlreichen Nebenwirkungen wie Tachykardie, Hypertonie, Kopfschmerzen und gastrointestinale Beschwerden nicht außer Acht gelassen werden. Hinzu kommt auch ein nicht zu unterschätzendes Abhängigkeitspotenzial aufgrund der Toleranzentwicklung, wobei ab Dosen weit über 250 mg die Option einer Koffeinintoxikation mit oben genannten diagnostischen Kriterien besteht. Ferner wird im Sinne einer Forschungsdiagnose im Diagnostischen und Statistischen Manual Psychischer Störungen in der fünften Auflage (DSM-5) die Einführung einer Koffeinkonsumstörung diskutiert, da es ebenso wie bei Alkohol oder anderen psychoaktiven Substanzen bei Koffein zu ähnlichen Phänomenen der Abhängigkeit mit Kontrollverlust, Craving, Entzugserscheinungen kommen kann. Zudem kommt es bei koffeinsensiblen Personen bereits ab ungefähr 600 mg Koffein (entspricht in etwa fünf bis sechs Espressi) zu Koffeinintoxikationen und die letale Dosis liegt bei ungefähr 10 000 mg (Franke & Lieb, 2012).

Gerade ältere Personen versuchen, dem altersbedingten neurodegenerativen Abbau entgegenzuwirken, indem sie u. a. Extrakte aus Blättern des asiatischen Gingkobaumes einnehmen. Ginkgo-biloba-Präparate sind in unterschiedlichen Zubereitungen frei am Markt erhältlich und sollen mit hohen Mengen an Flavonoiden und Terpenoiden dem oxidativen Stress vorbeugen. Metaanalysen zeigen jedoch, dass Ginkgo biloba keine stabil nachweisbare Auswirkungen auf Stimmung, Aufmerksamkeit und Vigilanz hat (Franke & Lieb, 2010).

Zum Wirkungsprofil der Neuroenhancer konnte gezeigt werden, dass eine Verbesserung der kognitiven Leistungsfähigkeit nur bei den Personen zu beobachten ist, welche eine niedrige intellektuelle Basisleistung aufweisen. Bei Personen mit einer durchschnittlichen bis hohen kognitiven Begabung führen diese Stoffe hingegen, im Sinne einer inversen U-Funktion oftmals zu reduzierten Leistungen (Quednow, 2010). Nach diesem Prinzip ist eine Verbesserung nur dann möglich, solange der optimale Grad an Wachheit und Erregung noch nicht erreicht oder überschritten wurde. Die substanzinduzierte Manipulation des Aktivierungsgrades zur Erlangung einer maximalen Leistungsfähigkeit ist aufgrund der enormen Varianz des Ausgangszustandes sowie der individuellen pharmakokinetischen Disposition der Konsumenten nicht vorhersehbar und gleicht mehr oder weniger einem Glücksspiel.

Wie der oben bereits ausgeführte Einsatz von unterschiedlichsten Substanzen zur Selbstbehandlung in weiterer Folge zu einer manifesten Suchterkrankung führen kann, sind andererseits eigenmächtige Therapieversuche einer bestehenden Abhängigkeit ebenso als potenziell gesundheitsgefährdende und teilweise sogar lebensbedrohende Selbstbehandlungsstrategien einzuordnen.

6 Grenzen der Selbstbehandlung

Abruptes Absetzen einer Substanz nach chronischem Gebrauch oder eine gravierende Dosisreduktion sind stets mit der Entwicklung psychischer und körperlichen Entzugssymptome verbunden. Ein sogenannter „kalter Entzug" oder auf Englisch „cold turkey" – der Name leitet sich von der kaltschweißigen Gänsehaut der Betroffenen im akuten Entzugsstadium her – kann von äußerst gefährlichen Nebenwirkungen begleitet sein. Im Unterschied zum „warmen Entzug", bei dem unter ärztlicher Aufsicht die Entzugssymptomatik medikamentös gemildert wird, können unbehandelte Abstinenzversuche ein großes gesundheitliches Risiko darstellen, wobei die Symptomatik abhängig vom Suchtmittel variiert.

Klassische Symptome beim Alkoholentzug wie beispielsweise Tremor, Unruhe, epileptische Anfälle und sogar Halluzinationen manifestieren sich bereits einige Stunden nach der letzten Alkoholaufnahme oder bei Reduktion der Trinkmenge, wenn der Blutalkoholspiegel unter eine bestimmte Schwelle sinkt. In schweren Fällen kann sich ein Alkoholdelir oder Delirium Tremens entwickeln, das mit psychotischer und neurovegetativer Symptomatik eine potenziell lebensbedrohliche Komplikation des chronischen Alkoholabusus darstellt und unbehandelt in bis zu 15 % der Fälle letal endet (Kommission Leitlinien der Deutschen Gesellschaft für Neurologie, 2015). Der Symptomatik zugrunde liegende pathophysiologische Phänomene sind u. a. auf eine kompensatorisch reduzierte GABA-A-Rezeptorfunktion zurückzuführen und weiteren zentralnervösen Transmitter-Dysregulationen.

Ein ähnliches klinisches Bild zeigt sich beim Benzodiazepin-Entzugssyndrom, bei dem Nervosität, Ängstlichkeit, Unruhe, Konzentrationsstörungen, Schlaflosigkeit und Krampfanfälle auftreten. Der Entzug von Opiaten wie Morphin, Heroin, Methadon, Kodein verursacht grippeähnliche Symptome verbunden mit gastrointestinalen Beschwerden, thymopsychischen und vegetativen Dysregulationen. Aufgrund neurobiologischer Adaptionen im Locus coeruleus während des Opiatgebrauchs führt eine Abstinenz vom Suchtmittel zu einer Hyperaktivität des noradrenergen Systems (Tholuck et al., 2008).

Im Kokainentzug treten unterschiedliche Entzugssymptome in einem phasenhaften Verlauf auf. Im „Crash", der ersten Phase des Entzugs, verspürt der Betroffene extreme Müdigkeit, depressive Symptome und starkes „Craving" nach Kokain. Danach steht für mehrere Wochen Depressivität, Energielosigkeit, Erregungsdurchbrüche und weiterhin starkes Verlangen nach der Substanz im Vordergrund. In einer dritten Phase, die viele Monate bis Jahre anhalten kann, kommt es episodisch zu starkem „Craving" nach Kokain, typischerweise durch konditionierte Schlüsselreize ausgelöst. Eine durch Kokainabusus induzierte dopaminerge und serotonerge Fehlregulation im mesolimbischen Transmittersystem konnte als neuronale Basis für die im Entzug auftretende Symptomatik identifiziert werden (Sevarino et al., 2000).

Aus therapeutischer Perspektive kann eine Selbstmedikation im Substanzentzug bei der Verwendung von Substanzen mit hohem Abhängigkeitspotenzial wie Benzodiazepinen zu einer sekundären, weiteren Substanzstörung führen. Findet die Entzugsbehandlung nicht unter fachärztlicher Kontrolle statt, ist dies neben der Gefahr von gesundheitlichen Komplikationen oftmals der Beginn eines polytoxikomanen Verlaufs.

Im Unterschied dazu werden das „Expertentum" und der Austausch ehemals Betroffener untereinander in einem Gruppensetting im Rahmen der Nachbehandlung von Suchterkrankungen oft als hilfreich erlebt. Selbsthilfegruppen stellen diesbezüglich einen niederschwelligen Zugang dar.

7 Selbsthilfegruppen

In Deutschland engagieren sich wöchentlich ca. 200 000 Menschen in rund 7 500 Sucht-Selbsthilfegruppen (Matzat, 2009). In Österreich dürfte gemessen an der Einwohnerzahl eine noch höhere Dichte an Selbsthilfegruppen existieren (ARGE Selbsthilfe Österreich, 2014). Der Begriff der Selbsthilfe bezieht sich dabei auf selbstorganisierte, nicht institutionell abhängige Gruppen von Betroffenen, die aufgrund ihrer eigenen Erfahrungen zu „Experten" auf dem Gebiet der jeweiligen Erkrankung angesehen werden können. Innerhalb des Suchtbereichs sind Selbsthilfegruppen sowohl für Erkrankte als auch für deren Angehörige als Ergänzung für das professionelle Behandlungsangebot gedacht und haben vor allem in der Alkoholabhängigkeit eine lange Tradition (Janßen, 2003).

Erste Temperenzbewegungen und Mäßigkeitsvereine, die vor den negativen Auswirkungen der Trunksucht warnten und zum kontrollierten Trinken aufforderten, lassen sich bis ins 16. Jahrhundert zurückverfolgen (Schott, 2001). Im deutschsprachigen Raum entstanden sogenannte Abstinenzverbände sowohl vor als auch parallel zur Errichtung der ersten „Trinkerheilstätten". Den Sinn solcher Vereinigungen sah Dr. Rudolf Wlassak, der Arzt und Mitbegründer des Arbeiter-Abstinentenbundes im Jahre 1905 darin, dass hier *„… die Mitglieder nicht nur eine alkoholfreie Geselligkeit, sondern auch eine gewisse Befürsorgung und Kontrolle finden"* (vgl. Eisenbach-Stangl & Uhl, 1995, S. 27). Aus diesen Gruppierungen heraus wurde die Selbsthilfe ursprünglich nicht von Betroffenen für Betroffene organisiert, sondern kann als Fremdhilfe verstanden werden, welche sich rasch professionalisierte. Obwohl sich im weiteren Verlauf Inhalte, Strukturen und Organisation der Selbsthilfe immer wieder veränderten, lässt sich in vielen Selbsthilfegruppen der heutigen Zeit ein beratender und betreuend-interventionistischer Charakter erkennen (Eisenbach-Stangl & Uhl, 1995).

In seiner Selbsthilfe-Typologie unterscheidet Matzat (2009) drei Formen kollektiver Selbsthilfe. Neben selbstorganisierten psychotherapeutisch orientierten Gesprächs-Selbsthilfegruppen, die auf Erfahrungsaustausch von Betroffenen basieren und ohne fachliche Unterstützung auskommen, nennt er als zweite Gruppe Selbsthilfe-Organisationen, die zu diversen chronischen Krankheitsbildern – so auch zu Abhängigkeitserkrankungen – durch Initiative von Betroffenen und teilweise unter Mitwirkung professioneller Helfer entstanden sind. Im Suchtbereich findet sich dieser Kategorie zugehörig das Blaue Kreuz, eine der evangelischen Kirche nahestehende internationale Abstinenzorganisation, die 1878 in der Schweiz gegründet wurde. Hier kann jedoch bereits von einer Professionalisierung der Selbsthilfe gesprochen werden, da die ehrenamtlichen Mitarbeiter für die Betreuung alkoholgefährdeter und alkoholkranker Menschen entsprechend ausgebildet sind. Als dritte und eigenständige Form der organisierten Selbsthilfe verweist Matzat auf das aus Amerika stammende Konzept der Anonymous-Gruppen, zu deren bekanntestem Vertreter der Sucht-Selbsthilfe die weltweit agierende Gemeinschaft der Anonymen Alkoholiker zählt (vgl. Matzat, in diesem Band). Diese sieht ein bestimmtes Programm (12-Schritte-Programm) sowie Spiritualität und Transzendenz als zentrale Elemente in der Behandlung von Alkoholabhängigkeit vor. In ihren „Meetings" stehen die Ausgewogenheit von Selbst- und Fremdhilfe und das Engagement für andere Gruppenmitglieder im Vordergrund. Auf dem Weg zur Abstinenz soll die Überwindung der eigenen Suchterkrankung durch Selbsterkenntnis, der Auseinandersetzung mit den eigenen Krankheitsanteilen sowie dem Glauben an eine höhere Macht erreicht werden.

Eine eindeutige Abgrenzung von Selbst- und professioneller Hilfe im Suchtbereich erscheint oft problematisch. Zu eng sind die vielfachen Verschmelzungen und Überschneidungen zwischen den beiden Helfersystemen, wie auch aus der historischen Entwicklung ersichtlich ist. Die Grenzen zwischen betroffenen Laien, geschulten Suchthelfern und Fachkräften mit medizinischer oder therapeutischer Ausbildung, die in beratender, betreuender oder behandelnder Funktion tätig sind, werden teilweise unscharf und verschwommen wahrgenommen. Innerhalb des Suchthilfesystems erfüllen die verschiedenen Selbsthilfegruppierungen, wie beispielsweise jene zur abstinenzorientierten Alkoholselbsthilfe, häufig eine stabilisierende und auch lebensqualitätsverbessernde Funktion für Abhängige. Nach Körkel (2001) ist jedoch das Abstinenzdogma der meisten Selbsthilfegruppierungen für einen Teil der Menschen mit Alkoholproblematik keine adäquate Option, sondern eher kontraproduktiv.

8   Zusammenfassung

Unter Selbstbehandlung in der Suchtbehandlung sind ganz unterschiedliche Phänomene zu verstehen. Einerseits bezieht sich der Begriff auf die Einnahme von Substanzen mit einer intendierten substanzspezifischen Wirkung zur Verbesserung des aktuellen Zustandes des Konsumenten, andererseits kann darunter auch die Remission ohne Inanspruchnahme fachlicher Hilfeleistungen bei bestehender Abhängigkeitserkrankung verstanden werden. In beiden Fällen ist die Grenze der Selbstbehandlung durch das sich ergebende Gefahrenpotenzial, entweder der Substanz selbst oder der Abwesenheit einer medizinischen oder therapeutischen Behandlung, Begleitung und Kontrolle zu sehen. Andererseits besteht gerade im Bereich der Suchttherapie eine jahrzehntelange Tradition in der Selbstbehandlung in Form von Selbsthilfegruppen, die nicht nur als Ergänzung, sondern integraler Bestandteil einer ganzheitlichen Suchtbehandlung zu sehen ist.

Literatur

ARGE Selbsthilfe Österreich. (2014). *Jahresbericht 2014*. Wien: ARGE Selbsthilfe Österreich.
Brower, K. J., Aldrich, M. S., Robinson, E. A., Zucker, R. A. & Greden, J. F. (2001). Insomnia, Self-Medication, and Relapse to Alcoholism. *The American Journal of Psychiatry, 158* (3), 399–404. http://doi.org/10.1176/appi.ajp.158.3.399
Chutuape, M. A. & de Wit, H. (1995). Preferences for ethanol and diazepam in anxious individuals: an evaluation of the self-medication hypothesis. *Psychopharmacology, 121* (1), 91–103. http://doi.org/10.1007/BF02245595
Croissant, B. & Olbrich, R. (2003). Stressdämpfungseffekte von Alkohol: Vergleich von Frauen und Männern mit und ohne Alkoholkrankheit in der Familie. *Neurologie, Neurochirurgie und Psychiatrie, 4* (1), 21–26.
DAK. (2009). *Gesundheitsreport: Analyse der Arbeitsunfähigkeitsdaten. Schwerpunktthema Doping am Arbeitsplatz*. Hamburg: DAK Forschung.
De Bruijn, C., Van den Brink, W., de Graaf, R. & Vollebergh, W. (2006). The Three Year Course of Alcohol Use Disorders in the General Population: DSM-IV, ICD-10 and the Craving Withdrawal Model. *Addiction, 101*, 385–392. http://doi.org/10.1111/j.1360-0443.2006.01327.x
Deutschenbaur, L. & Walter, M. (2014). Neurobiologische Effekte von Alkohol. *Psychiatrie & Neurologie, 1*, 4–10.
Eisenbach-Stangl, I. & Uhl, A. (1995). Selbsthilfe für Alkoholkranke und Angehörige von Alkoholkranken in Österreich. *Wiener Zeitschrift für Suchtforschung, 18* (3), 27–46.
Fachverband Sucht e.V. (2014). *Tätigkeitsbericht 2014*. Verfügbar unter http://www.sucht.de/taetigkeitsbericht.html
Franke, A. G. & Lieb, K. (2010). Pharmakologisches Neuroenhancement und „Hirndoping". *Bundesgesundheitsblatt – Gesundheitsforschung – Gesundheitsschutz, 53*, 853–860.
Franke, A. G. & Lieb, K. (2012). *Hirndoping – Potentielle Substanzen, ihre Wirkungen und Limitationen*. Vortrag vom 28.6.2012 des Arbeitskreises Suchthilfe der Julius-Maximilians-Universität Würzburg in Kooperation mit der Bayerischen Akademie für Sucht und Gesundheitsfragen.
Janßen, H.-J. (2003). Qualität durch Selbsthilfe – Qualität in der Selbsthilfe. In Fachverband Sucht e.V. (Hrsg.), *Qualität ist, wenn … Qualitätsentwicklung in der Suchtbehandlung* (Schriftenreihe des Fachverbandes Sucht e. V., Bd. 26, S. 312–320). Geesthacht: Neuland.
Kaysen, D., Dillworth, T. M., Simpson, T., Waldrop, A., Larimer, M. E. & Resick, P. A. (2007). Domestic Violence and Alcohol Use: Trauma-related Symptoms and Motives for Drinking. *Addictive Behaviour, 32*, 1272–1283. http://doi.org/10.1016/j.addbeh.2006.09.007
Khantzian, E. J. (1985). The self-medication hypothesis of addictive disorders: focus on heroin and cocaine dependence. *The American Journal of Psychiatry, 142*, 1259–1264. http://doi.org/10.1176/ajp.142.11.1259
Khantzian, E. J. (1997). The self-medication hypothesis of substance use disorders: a reconsideration and recent applications. *Harvard Review of Psychiatry, 4* (5), 231–44. http://doi.org/10.3109/10673229709030550
Kommission Leitlinien der Deutschen Gesellschaft für Neurologie. (Hrsg.). (2015). *Alkoholdelir und Verwirrtheitszustände. Leitlinien für Diagnostik und Therapie in der Neurologie*. Zugriff am 12.04.2016. Verfügbar unter http://www.dgn.org/leitlinien/3056-ll-85-ll-alkoholdelir-und-verwirrtheitszustaende
Körkel, J. (2001). Replik zur Stellungnahme der Selbsthilfe- und Abstinenzverbände zum kontrollierten Trinken. *Sucht, 47* (3), 201–203. http://doi.org/10.1024/suc.2001.47.3.201
Kushner, M. G., Mackenzie, T. B., Fiszdon, J., Valentiner, D. P., Foa, E. & Wangensteen, D. (1996). The effects of alcohol consumption on laboratory induced panic and state anxiety. *Archives of General Psychiatry, 53*, 264–270. http://doi.org/10.1001/archpsyc.1996.01830030086013

Matzat, J. (2009). Zum Stand der Selbsthilfe in Deutschland – unter besonderer Berücksichtigung der Sucht-Selbsthilfe. *European Journal of Mental Health, 4* (1), 101–14. http://doi.org/10.1556/EJMH.4.2009.1.6

Moggi, F. (2002). *Doppeldiagnosen. Komborbidität psychischer Störungen und Sucht. Klinische Praxis.* Bern: Huber.

Nutt, D. J., King, L. A. & Phillips, L. D. (2010). Drug harms in the UK: a multicriteria decision analysis. *The Lancet, 376,* 1558–1565. http://doi.org/10.1016/S0140-6736(10)61462-6

Quednow, B. B. (2010). Neurophysiologie des Neuro- Enhancements: Möglichkeiten und Grenzen. *Suchtmagazin, 2,* 19–26.

Rumpf, H.-J., Bischof, G., Hapke, U., Meyer, Ch. & John, U. (2009). Remission ohne formelle Hilfe bei Alkoholabhängigkeit: Der Stand der Forschung. *Sucht, 55* (2), 75–85. http://doi.org/10.1024/2009.02.03

Rumpf, H.-J., Meyer, C., Hapke, U., Bischof, G. & John, U. (2000). Inanspruchnahme suchtspezifischer Hilfen von Alkoholabhängigen und –mißbrauchern: Ergebnisse der TACOS Bevölkerungsstudie. *Sucht, 46,* 9–17. http://doi.org/10.1024/suc.2000.46.1.9

Schott, H. (2001). Das Alkoholproblem in der Medizingeschichte. *Deutsches Ärzteblatt, 98,* 1958–1962.

Sevarino, K. A., Oliveto, A. & Kosten, T. R. (2000). Neurobiological Adaptations to Psychostimulants and Opiates as a Basis of Treatment Development. *Annals of the New York Academy of Sciences, 909,* 51–87. http://doi.org/10.1111/j.1749-6632.2000.tb06676.x

Sobell, L. C., Cunningham, J. A. & Sobell, M. B. (1996). Recovery from Alcohol Problems with and without Treatment: Prevalence in Two Population Surveys. *American Journal of Public Health, 86* (7), 966–72.

Swendsen, J. D., Tennen, H., Carney, M. A., Affleck, G. W., Wilard, A. & Hromi, A. (2000). Mood and alcohol consumption: An experience sampling test of the self-medication hypothesis. *Journal of Abnormal Psychology, 109* (2), 198–204. http://doi.org/10.1037/0021-843X.109.2.198

Tholuck, J., Zullino, D. F., Hättenschwiler, J. & Seifritz, E. (2008). Der Einsatz von Antikonvulsiva bei der Behandlung von stoffgebundenen Abhängigkeiten. *Epileptologie, 25,* 84–91

Uhl, A. (2011). Schein und Wirklichkeit in der Epidemiologie – Warum werden seit Jahrzehnten bekannte Erkenntnisse in der angewandten Forschung ignoriert? *Suchttherapie, 12,* 10–11.

Uhl, A. (2014). Erkenntnisse der Alkoholforschung – wie fundiert sind die Ergebnisse? *Suchtmedizin, 16* (5), 233–248.

Uhl, A., Bachmayer, S., Kobrna, U., Puhm, A., Springer, A., Kopf, N. et al. (2009). *Handbuch Alkohol – Österreich: Zahlen, Daten, Fakten, Trends.* Wien: Bundesministerium für Gesundheit.

Selbstbehandlung bei typischen Männerleiden

Malissa Engels und Kurt Seikowski

1   Selbstbehandlung bei Männerleiden?

Die „Selbstbehandlung" bei Männern bzw. bei „typischen Männerleiden" scheint bisher wenig verbreitet zu sein. Dabei ist ein Großteil der Männer von Alltagsbeschwerden, wie z. B. Kopf- und Rückenschmerzen, Magen-Darm-Beschwerden, Konzentrationsschwierigkeiten und Schlafstörungen betroffen. Mittels einer Selbstbehandlung kann der Betroffene Verfahren und Therapien gefahrlos an sich selber anwenden und der Entstehung vieler Leiden und Krankheiten vorbeugen. In welcher Form die Selbstbehandlung bei Männern erfolgreich stattfinden kann, ist bisher weitestgehend unerforscht.

Dafür gibt es eine Reihe von Studien zum Gesundheitsverhalten beim älter werdenden Mann. Gesundheitsverhalten versteht sich hier zum einen als eine Form der Prävention, damit es gar nicht erst zu Krankheiten kommt (Gesundheitsprophylaxe) und zum anderen als eine Form der Prävention zur Ausschaltung von bereits bestehenden Risikofaktoren (primäre Prävention; Seikowski, 2013). Gesundheitsverhalten stellt demnach eine Vorform der Selbstbehandlung dar.

Männer haben eine um 5 Jahre kürzere Lebenserwartung als Frauen (World Health Organization, 2014). Diesem Umstand ist zumindest teilweise die Beziehung zwischen Lebenserwartung und Gesundheitsverhalten geschuldet. In unserer Gesellschaft ist bei Männern trotz wachsender Geschlechteremanzipation noch immer das Bild des starken Geschlechts existent. Die Kommunikation von Problemen, Gefühlen und Überforderung findet bei Männern nach wie vor selten statt. Zum Problem wird dies, wenn Gefühle und Belastungen nicht wahrgenommen werden und sich in schädlichem, extremem Verhalten äußern. In unserer Gesellschaft existieren negative Vorurteile das männliche Gesundheitsverhalten betreffend: Männer rauchen und trinken viel, ernähren sich ungesund, leben risikoreicher, überfordern sich zum Teil beim Sport und gehen seltener zum Arzt. Die Frage, die sich dabei stellt, ist, wie das Gesundheitsverhalten des Mannes in der Realität aussieht und wo Potenzial für Veränderungen besteht. Besonders Männer ab dem mittleren Erwachsenenalter (ab 40 Jahren) sehen sich mit einer Reihe von Anforderungen konfrontiert: körperliche Alterungsprozesse setzen ein, ggf. ziehen die Kinder aus, die Partnerschaft muss neu definiert werden und mit fortgeschrittenem Alter muss der Einstieg in das Rentenalter gelingen.

2   Psychische Bewältigungsstrategien

Daten des Robert Koch-Instituts zeigen, dass Krankenkassen einen enormen Anstieg von Krankschreibungen in den letzten Jahren verzeichnet haben. Dabei geben Männer aller Altersgruppen im Vergleich zu Frauen weniger subjektive Beschwerden an (Lademann & Kolip, 2005). Ob Männer tatsächlich weniger von Beschwerden betroffen sind, ist unklar, die Ergebnisse wissenschaftlicher Studien verweisen darauf, dass Männer Symptome und Beschwerden unterschiedlich wahrnehmen, bewerten und auch darüber reden. Das Eingeständnis von Beschwerden ist nur schwer mit dem männlichen Selbstkonzept vereinbar. Diese These unterstützt Möller-Leimkühler (2000), die ein konstant niedrigeres Hilfesuchverhalten bei Männern, insbesondere bei emotionalen Problemen und depressiven Symptomen nachweisen konnte. Soziale, gesellschaftliche und medizinspezifische Aspekte spielen bei der Erklärung mangelnder Hilfesuche eine Rolle.

Männlichkeit wird über die Kulturen hinweg mit Zeugungsfähigkeit, der Sicherung des Unterhalts von Familie und Verwandtschaft und dem Schutz Abhängiger assoziiert (Gilmore, 1993). Auch heute noch gilt der Mann als das starke Geschlecht unserer Gesellschaft, sodass Krankheit und Gebrechlichkeit eine existenzielle Bedrohung des männlichen Status darstellen können (Möller-Leimkühler, 2013a). In der männlichen Sozialisation findet das Wahrnehmen, Zeigen und Verbalisieren von Gefühlen nur bedingt Raum. Dadurch werden Schwäche und Verletzlichkeit unzureichend in das männliche Selbstkonzept integriert, die Angst, als unmännlich zu gelten, ist gegeben. Des Weiteren erfolgt external durch die Gesellschaft eine Förderung dieses Bildes. In den 80er Jahren existierte die These, dass bei Männern im Falle des Besuchs eines Allgemeinmediziners eher eine somatische als psychische Ursache für eine Krankheit vermutet wurde (Lademann & Kolip, 2005). Die Gültigkeit dieses Diagnoseverhaltens in heutiger Zeit ist unklar. In Kombination mit einer geringeren Selbstwahrnehmung körperlicher und psychischer Befindlichkeiten bei Männern steigt damit die Gefahr, dass psychische Erkrankungen nicht erkannt werden.

Davon abgesehen existiert eine geschlechtsspezifische Vulnerabilität für bestimmte psychische Erkrankungen. Frauen erkranken häufiger an internalisierenden Störungen, die nicht von außen beobachtbar sind, wie Depressionen, Angst- oder psychosomatische Störungen. Männer hingegen sind eher von externalisierenden Störungen betroffen, welche man von außen beobachten kann. Beispiele hierfür sind z. B. Alkohol- und Drogenabhängigkeit oder antisoziale Persönlichkeitsstörungen (Möller-Leimkühler, 2013a, 2013b). Auch am Beispiel der Depression zeigt sich, dass sich das Krankheitsbild bei Männern und Frauen unterschiedlich manifestiert. Obwohl die Prävalenz für Depressionen bei Männern mit 6,1 % nur halb so hoch ist wie bei Frauen mit 10,2 % (Busch, Maske, Ryl, Schlack & Hapke, 2013), verzeichnen Männer eine ca. dreimal so hohe Suizidrate im Vergleich zu Frauen. Dieses Geschlechterparadox von Depression und Suizid ist am ehesten durch eine Unterdiagnostizierung der Depression bei Männern zu erklären, da einem Suizid in 90 % aller Fälle eine psychische Erkrankung, meist eine Depression, vorausgeht (Möller-Leimkühler, 2008). Männer zeigen Symptome eher externalisierend statt internalisierend (Möller-Leimkühler, 2009). Damit fallen sie aus dem diagnostischen Raster heraus, wodurch die Vermutung einer hohen Dunkelziffer bei Männern entsteht. Dysfunktionale Bewältigungs- und Stressverarbeitungsstrategien beim Mann können in einer mehrstufigen Spirale beschrieben werden: Häufig verleugnen oder verdrängen Männer auftretende negative Gefühle und Stress und betäuben diese in einem nächsten Schritt z. B. mit Alkohol, Arbeit, Sport oder im Internet. Bei fortschreitendem Leidensdruck werden Aggressionen und Wut zwar wahrgenommen und z. T. ausgelebt, dennoch entsteht oft kein Krankheitsgefühl, welches die Notwendigkeit einer Behandlung auslösen würde. Dieses „Fight-or-flight"-Muster ist eine häufige Stressreaktion von Männern. Sie sind dabei besonders anfällig für Stresssituationen, die ihren sozialen Status bedrohen (Möller-Leimkühler, 2003). Die Auswirkungen können gravierend sein, da es zu einer Chronifizierung der depressiven Symptome kommen kann.

Neben idealisierenden Männlichkeitsanschauungen und der einhergehenden Stigmatisierung psychischer Störungen bei Männern sind weitere Gründe für deren Unterdiagnostik bzw. -behandlung die mangelnde Inanspruchnahme des Gesundheitssystems sowie die damit zusammenhängende unzureichende Nutzung von Gesundheitsangeboten (Möller-Leimkühler, 2013b). Da Mädchen mit Austreten aus dem Kindesalter meist lückenlos eine regelmäßige gynäkologische Vorsorgebehandlung aufsuchen, entwickelt sich bei Jungen und Männern hier häufig eine Zuwendungslücke (Beermann, Hettich & Weißbach, 2013). Die Gewöhnung und Sensibilisierung für die Inanspruchnahme von Gesundheitsangeboten bei Männern wird dadurch bereits im jungen Erwachsenenalter erschwert (Beermann et al., 2013). Jedoch sollten ein gesundheitsbezogener Lebensstil, Aufklärung und präventive Maßnahmen, um Wirksamkeit auf Mortalität und Morbidität zu haben, bereits vor der Pubertät erfolgen (Klotz, 2006).

Die geschlechtsspezifischen Morbiditäts- und Mortalitätsunterschiede hauptsächlich verhaltensbezogenen bzw. soziologischen Umständen zuzuschreiben, wäre unzureichend. Klotz (2006) hält die Änderung von geschlechtstypischem Rollen- und Risikoverhalten für schwierig, da es zum männlichen biologischen Programm gehöre. So seien genetische Unterschiede maßgeblich hormonell bedingt, dies zeige sich morphologisch in geschlechtsspezifischen Unterschieden des Herz- und Kreislauf-Systems. Diese würden wiederum Unterschiede in der Vulnerabilität für bestimmte Krankheiten, Risikoerhaltensweisen (z. B. männliches Imponiergehabe) und gesellschaftlichen Strukturen (Patriarchat) fördern (Klotz, 2006).

Insgesamt herrscht geschlechtsspezifisch angepasster Handlungs- und Aufklärungsbedarf. Möller-Leimkühler (2013b) formuliert sieben übergeordnete Ziele hinsichtlich der Prävention, Diagnostik und Therapie von Männern:
– Verbessern des Gesundheitsverhaltens und der ärztlichen Diagnostik,
– Kommunikation mit und Therapie von Männern,
– Reduzieren chronischer Belastungen auf der Arbeit,
– Vorbeugen von Gewaltverhalten,
– Fördern der sozialen Integration von Männern und
– geschlechtsspezifischer Sensibilisierungs- und Entstigmatisierungskampagnen sowie
– das Fördern der Erforschung männlichen Gesundheitsverhaltens.

3 Ernährung

Einem telefonischen Gesundheitssurvey von 2003 zufolge (Mensink, Lampert & Bergmann, 2005), sind Männer in Deutschland zu 49 % übergewichtig und zu 17 % adipös

(Frauen: 34% und 20%). Übergewicht stellt ein großes Problem für die Entstehung von Krankheiten wie Bluthochdruck, Diabetes mellitus Typ 2, koronare Herzkrankheiten, Schlaganfall, Stoffwechselstörungen, Krankheiten des Bewegungsapparates und bestimmte Krebserkrankungen dar (Mensink et al., 2005). Falsche Ernährung und Bewegungsmangel sind neben der genetischen Prädisposition die Hauptursache für Übergewicht. Weitere Faktoren wie die Schulbildung haben ebenfalls Einfluss (Mensink et al., 2005).

Besonders im stressigen Berufsalltag neigen Männer schnell dazu, ungesunde Nahrung zu sich zu nehmen. Stress im Alltag kann sich zweifach auf das Essverhalten auswirken: Extreme Stressfaktoren führen häufig zu geringerem, leichter und interpersonaler Stress hingegen zu erhöhtem Nahrungskonsum (Röwe, 2014). Die tägliche (gemeinsame) Mahlzeit hingegen kann eine gute Quelle für Ruhe und Entspannung als Ausgleich zu chronischem Stress sein. Bewusstes Essverhalten ist förderlich für die Gesundheit.

Männer dürfen ca. 300 Kilokalorien mehr essen als Frauen, dieser erhöhte Energiebedarf wird jedoch schnell überschätzt (Kamensky, 2012). Fett lagert sich bei Männern genetisch bedingt schnell am Bauch an, dies führt zu einem höheren Risiko für das Herz. Männer essen durchschnittlich fast das Dreifache des durchschnittlichen Empfehlungswerts für Wurstwaren pro Woche. Zudem nehmen sie mehr Süßigkeiten zu sich und trinken doppelt so viel Limonade, Fruchtsäfte und Nektare als Frauen. Besonders junge Männer zwischen 15 und 24 Jahren konsumieren süße Getränke. Gemüse, Obst und Vollkornprodukte sind nur unzureichend Bestandteil der männlichen Ernährungsgewohnheiten (Stehle, 2012). Mit steigendem Alter ist unabhängig vom Geschlecht eine bessere Ernährungsweise festzustellen. Diese Daten stammen aus der nationalen Verzehrstudie II (Krems, Walter, Heuer & Hoffmann, 2013), welche u. a. in einer telefonischen Befragung das Ess- und Trinkverhalten der letzten 24 Stunden von insgesamt 13 753 Teilnehmern zwischen 15 und 80 Jahren erfasste.

Dass eine bestimmte Art von Ernährung positive Auswirkungen auf die psychische und körperliche Gesundheit hat, ist wissenschaftlich gut belegt. So zeigten Lorgeril et al. (1994) in ihrer *Diet-Heart*-Studie, dass mediterrane Kost zu großen Risikominderungen bei Patienten mit bereits erlittenem Herzinfarkt führte. Im Vergleich zur Kontrollgruppe, die sich wie gewohnt ernährte, konnte eine Risikoabnahme der Patientengruppe um 70% erzielt werden.

4 Bewegung

Insgesamt ist durch den technologischen Fortschritt in den letzten Jahrzehnten der tägliche Energieverbrauch in der deutschen Bevölkerung um 30 bis 40% reduziert (Haskell, 1996). Die Empfehlung für Sport liegt nach Sommer (2006) bei drei- bis fünfmal wöchentlichem Ausdauer- (60%) und Krafttraining (35%) für 20 bis 60 Minuten. In der Studie zur *Gesundheit Erwachsener in Deutschland* (Krug et al., 2013) gaben 79,5% der Männer zwischen 50 und 59 Jahren an, sich weniger als 2,5 Stunden pro Woche zu bewegen, mit zunehmendem Alter wurde dies sogar noch weniger.

Regelmäßige Bewegung wirkt sich sowohl auf das körperliche als auch auf das psychische Wohlbefinden positiv aus. So kann Sport z. B. einen wesentlichen Einfluss auf die zentralen Alterungsprozesse beim Mann haben. Zu diesem Zeitpunkt kommt es zu einer Verringerung der funktionellen Kapazität von fast allen Organsystemen: Muskelkraft, Herzzeitvolumen, Knochendichte, Vitalkapazität, Testosteronspiegel und Erektionsfähigkeit lassen um ca. 10 bis 15 % pro Dekade nach (Sommer, 2006). Bewegung erzielt eine positive Auswirkung auf die gesamte Symptomatik: Der Fettstoffwechsel wird gesteigert, Gewicht kann reduziert werden, Muskeln, Sehnen und Bindegewebe können gestärkt und Erektionsstörungen durch spezielle Trainingseinheiten verbessert werden (Sommer, 2006). Des Weiteren werden auch psychische Beeinträchtigungen gelindert: Das Selbstbewusstsein steigt und depressive Verstimmungen sinken. Sportliche Betätigung trägt somit insgesamt zu einer Stabilisierung der Psyche (u. a. durch die Ausschüttung von Endorphinen) und des Immunsystems bei. Letzteres ist wichtig für die Krebsprävention, da Karzinome abgewehrt und auf deren weitere Entstehung maßgeblich eingewirkt werden kann, sodass z. B. in der Rehabilitation von Tumorerkrankungen Bewegung gezielt eingesetzt wird. Einen detaillierten Studienüberblick über die Auswirkungen von Bewegung auf die einzelnen Körperfunktionen gibt Rauchenwald (2001).

Zusammenfassend bewirkt Bewegung also einen Anstieg der Lebenserwartung, dies konnte auch in einer Vielzahl von Studien nachgewiesen werden: Sandvik et al. (1995) verglichen z. B. 1 960 Männer und untersuchten die Abhängigkeit der Sterblichkeit von der körperlichen Fitness. Nach einem Zeitraum von 16 Jahren starben in der Gruppe mit hohen Fitnesswerten halb so viele wie in der Vergleichsgruppe mit schlechten Fitnesswerten. Zudem konnten Blair et al. (1995) zeigen, dass sich auch eine Veränderung des Sportverhaltens lohnt. Anhand einer Gesamtstichprobe von 9 777 Männern wurde bei denjenigen Teilnehmern eine signifikante Abnahme der Sterblichkeit nach zehn Jahren um 44 % nachgewiesen, denen es gelang, ihre Fitness zu steigern.

5   Alkohol

Durch Alkoholkonsum können 12,8 % aller durch Behinderungen, Verletzungen oder Erkrankungen verlorenen oder beeinträchtigten Lebensjahre von Männern erklärt werden (Rehm et al., 2009). Chronische Folgeerkrankungen durch jahrelangen Konsum können Bauchspeicheldrüsenentzündungen und alkoholische Leberkrankheiten sein (Lademann & Kolip, 2005). Der Deutschen Gesellschaft für Ernährung zufolge (Stehle, 2012) trinken Männer durchschnittlich 351 ml Alkohol pro Tag, damit liegen sie über dem empfohlenen Orientierungswert. Grundsätzlich gilt 20 g reiner Alkohol pro Tag (entspricht ca. 500 ml Bier) für Männer als gesundheitlich verträglich, diese Menge sollte jedoch nicht täglich konsumiert werden. Riskantes Konsumverhalten bei Männern ist definiert durch 20 bis 24 g Reinalkohol pro Tag, Rauschkonsum durch einen gelegentlich exzessiven Trinkanfall (Hapke, Lippe & Gaertner, 2013).

Der *Studie zur Gesundheit Erwachsener in Deutschland* (DEGS1) zufolge (Hapke, Lippe & Gaertner, 2013) weisen 40 % der 45- bis 64-jährigen Männer einen Risikokonsum an Alkohol auf, in der Gruppe der über 65-Jährigen sind es 34,4 %. Das Rauschtrinken ist bei Männern dreimal so häufig verbreitet wie bei Frauen. Risikokonsum ist bei Männern ab 45 Jahren mit höherem sozialökonomischen Status stärker ausgeprägt, bei Rauschkonsum verhält es sich hingegen umgekehrt (Hapke et al., 2013).

6 Rauchen

Tabakkonsum stellt derzeit in Deutschland die führende Ursache frühzeitiger Sterblichkeit dar und gilt als erheblicher Risikofaktor für Erkrankungen wie Herz-Kreislauf-, Atemwegs- und zahlreiche Krebserkrankungen (Lampert, Lippe & Müters, 2013). Einige Erkrankungen und Beschwerden werden allein durch Passivrauchen verursacht. Den Daten der *DEGS1-Studie* zufolge rauchen 32,6 % der deutschen Männer täglich oder gelegentlich und davon 10,6 % mehr als 20 Zigaretten pro Tag (Lampert, Lippe & Müters, 2013). Weitere 33,7 % der Männer haben früher geraucht und ein Drittel der Männer hat nie geraucht. Im jungen Erwachsenenalter liegen die Prävalenzen bei Männern am höchsten (47 %), gefolgt vom mittleren Erwachsenenalter (30 bis 40 %). Ein Rückgang ist erst mit einem höheren Lebensalter ab 65 Jahren festzustellen (11,6 %). In allen Altersklassen, mit Ausnahme des mittleren Erwachsenenalters, ist eine statistisch bedeutsame Rücklaufquote des Tabakkonsums bei Männern über die Jahre hinweg festzustellen. Unabhängig vom Geschlecht rauchen Personen mit niedrigem Sozialstatus ca. zweimal so häufig wie Personen mit hohem Sozialstatus (Lampert et al., 2013). Die meisten psychologischen Theorien zur Erklärung von Motiven des Rauchens stimmen darin überein, dass Rauchen als erlerntes Gewohnheitsmuster fungiert, welches regulative Funktionen, wie z. B. Entspannung, übernimmt (Fuchs & Schwarzer, 1997).

7 Soziale Situation

Partnerschaftliche Beziehungen und soziale Kontakte sind erwiesenermaßen nicht nur eine wichtige Voraussetzung für die psychische Gesundheit von Menschen und können individuelle Belastungen der Umwelt lindern, sondern stehen häufig im Zusammenhang mit weiteren Gesundheitsverhaltensweisen.

Kienle und Stadler (2012) konnten nachweisen, dass soziale Unterstützung den Zusammenhang zwischen der sozialen Integration einer Person und ihrem Gesundheitszustand moderiert. Besonders dem Vorhandensein einer Partnerschaft wird eine protektive Wirkung zugeschrieben (Stiehler, Tüffers & Seikowski, 2013). Bei der Untersuchung partnerschaftlicher Beziehungen wurde deutlich, dass Personen in glücklichen Beziehungen gesünder sind als alleinstehende Personen (Kienle & Stadler, 2012). Nach dem Tod der Partnerin steigen die Mortalitätsraten bei Männern doppelt so hoch an im Vergleich zu denen bei Frauen (Klotz, 2006). Stiehler (2007) sieht für den Zusammenhang zwischen Partnerschaft und Gesundheit die Qualität der Beziehung als ausschlaggebenden Punkt. Emotionales Wohlbefinden, zu welchem eine Partnerschaft einen wichtigen Beitrag leisten kann, kann zum Erhalt der Gesundheit beitragen. In einer Studie über Paarberatung (Stiehler, 2006) konnten 23 Männer homogen in zwei Untergruppen, die der „Zurückgehaltenen" und die der „Abgegrenzten", eingeteilt werden. Unabhängig des Vorliegens einer modernen oder traditionell patriarchalen Beziehungsform konnten beide Gruppen keine positive Haltung in der Partnerschaft einnehmen. Merkmale beider Formen waren Abhängigkeit, Externalität und Hilflosigkeit gegenüber den eigenen Bedürfnissen sowie Probleme, Verantwortung für das eigene Lebensglück zu übernehmen. Die Abhängigkeit von der Partnerin führt dazu, dass eine höhere Anfälligkeit besteht. Der Eintritt von Trennung oder Tod der Partnerin kann als kritisches Lebensereignis fungieren. Stiehler (2007) sieht als wichtige Aufgabe zur Förderung der Männergesundheit die Unterstützung von Männern in der Differenzierungsarbeit, d.h. in der Übernahme von Eigenverantwortung. Diese setzt jedoch den aktiven Willen zur Veränderung voraus. Wichtig an dieser Stelle ist, dass diese Aufgabe ebenso Frauen unterliegt, es sich also um einen partnerschaftlichen Prozess handelt.

Neben der Partnerschaft können weitere soziale Kontakte unterstützend wirken. Bei Männern sind die sozialen Netzwerke häufig berufsorientiert, sodass bei Arbeitslosigkeit, Erkrankung oder Berentung eine größere Anfälligkeit entsteht. Die Morbiditätsraten sind nach diesen kritischen Lebensereignissen bei Männern höher als bei Frauen (Klotz, 2006). Die Empfehlung von vereins- und sportorientierten sozialen Aktivitäten, unabhängig vom Berufs- und Eheleben, liegt dementsprechend nahe.

8 Arbeitsbelastung, Stress und Entspannung

Bei Männern nimmt die ganztägige Erwerbsarbeit im gesamten Lebensverlauf einen wesentlich höheren Anteil als bei Frauen ein. Dies sind Ergebnisse der „Sharelife-Studie", welche in 13 europäischen Ländern retrospektiv die Berufsverläufe von über 50-jährigen Männern und Frauen erfragt hat (Wahrendorf & Siegrist, 2011). Eine Arbeitswoche von mehr als 60 Stunden kommt bei Männern mehr als doppelt so häufig wie bei Frauen vor (Parent-Thirion, Macias, Hurley & Vermeylen, 2007). Auch in der Gruppe der älteren Beschäftigten (55- bis 64-Jährige) zeigt sich eine längere Arbeitszeit bei Männern. Siegrist (2013) beschreibt, dass die längere Erwerbstätigkeit sowohl positive als auch negative Aspekte für die Gesundheit mit sich bringt: mögliche positive Einflüsse sind z.B. eine Stärkung der sozialen Identität, die Erbringung von Leistungen und die Ausübung von Verantwortung. Zudem dient die berufliche Tätigkeit als fester Strukturgeber im Alltag, umgekehrt birgt dies jedoch auch Gefahren: gesteigerter Erfolgsdruck und Arbeitsplatzunsicherheit. Größere Ansprüche an Mobilität und Flexibilität führen zu größerer psychischer Beanspruchung und leisten ihren Beitrag zu erhöhter Arbeitsunfähigkeit und krankheitsbedingter Frühberentung (Siegrist, 2013).

Neben den Herausforderungen im Berufsleben können private Probleme hinzukommen, welche Körper und Seele in einen permanenten Anspannungsmodus bringen. In der *DEGS1-Studie* gaben 8,0 % der Männer zwischen 45 und 64 Jahren an (Hapke, Maske et al., 2013), unter einer starken Stressbelastung in den vergangenen 12 Monaten gelitten zu haben (gemessen an der Screening-Skala des Trier Inventars für chronischen Stress). Männer (und Frauen) mit höherem sozioökonomischen Status sind weniger durch Stressbelastungen betroffen als Personen mit niedrigem Status. Es konnte ein Zusammenhang zwischen zunehmenden chronischen Stresswerten und psychischen Beeinträchtigungen, wie Schlafstörungen, depressiven Symptomen und dem Burnout-Syndrom, festgestellt werden (Hapke, Maske et al., 2013). In der Untersuchung von Rugulies (2006) zum Zusammenhang von Arbeitsstress und der Inzidenz depressiver Symptome konnte gezeigt werden, dass bei Männern weniger der Entscheidungsspielraum und der soziale Rückhalt im Beruf, sondern mehr die fehlende Kontrolle hinsichtlich der Arbeitsplatzsicherheit zu einem erhöhten Depressionsrisiko beitragen.

Seikowski (2012) sieht alltäglichen Stress als Gesundheitsrisiko. Ressourcen und gezielte Phasen der Entspannung sind deshalb ein wichtiger Ausgleich, um dem entgegenzuwirken. Wenn Entspannungselemente (z. B. Yoga, Wellness etc.) nicht selbstständig umgesetzt werden können, sind Entspannungstherapien, wie Autogenes Training (AT) oder die progressive Muskelrelaxation (PMR) nach Jacobsen, zu empfehlen, diese sind besonders zeitökonomisch und deshalb gut umsetzbar (Seikowski, 2012). Sinnvollerweise werden Methoden der Entspannung bereits präventiv gegen die Entstehung von akutem oder chronischem Stress eingesetzt. In der Altersgruppe der 45- bis 64-Jährigen haben jedoch nur 2,6 % der Männer schon einmal an einem Entspannungskurs teilgenommen, in der Gruppe der über 65-Jährigen sind es sogar nur 0,8 % (Jordan & Lippe, 2013). Besonders Bevölkerungsgruppen mit geringer Teilnahme, wie Männer mit niedrigem sozioökonomischem Status, müssen deshalb erreicht werden.

9   Vorsorge

Wie bereits erwähnt, werden Männer vom Jugendalter an weniger für regelmäßige Arztbesuche und Gesundheitsangebote sensibilisiert (Beermann et al., 2013).

Der *DEGS1-Studie* des Robert Koch-Instituts (Jordan & Lippe, 2013) zufolge nehmen Männer nur halb so häufig an Maßnahmen der Gesundheitsförderung teil (Bewegung, Ernährung, Entspannung) im Vergleich zu Frauen (11,0 % vs. 22,1 %). Männer mit niedrigem sozialem Status (6,5 %) nutzen die Angebote deutlich weniger als Männer mit mittlerem (11,9 %) oder hohem sozialen Status (12,5 %).

Zudem ergaben Daten der *Studie zur Gesundheit Erwachsener in Deutschland* (Rattay et al., 2013), dass Männer über alle Fachrichtungen und Altersstufen hinweg weniger häufig in den vergangenen 12 Monaten zum Arzt gingen als Frauen (10,7-mal vs. 7,9-mal). Mit steigendem Alter nehmen z. B. Kenntnis und Inanspruchnahme von Krebsfrüherkennungsuntersuchungen zu (Starker & Saß, 2013). Dennoch herrscht eine große Lücke zwischen Kenntnis und tatsächlicher Inanspruchnahme von Krebsvorsorgeuntersuchungen. Im Alter von 40 bis 49 Jahren wissen 79,5 % der Männer um die Möglichkeit einer Vorsorgeuntersuchung, nur 24 % nehmen sie jedoch in Anspruch (Starker & Saß, 2013). Zwischen 50 und 59 Jahren haben bereits 91,2 % das Wissen und 46,9 % nehmen an der Vorsorge auch teil. Mit steigendem sozioökonomischem Status wurden auch hier höhere Beteiligungsraten vermerkt. Eine gezielte Förderung der Gesundheitspolitik von sozial schwächeren Gruppen wäre demnach erstrebenswert. Neben sozioökonomischen Faktoren, wie Bildung und Einkommen, spielen auch Einstellung und soziale Normen eine wichtige Rolle (Bördlein, 2008). Bördlein (2008) zufolge sind die Angst, als unmännlich zu gelten, und die Orientierung an anderen Gründe dafür, dass Männer zu selten zum Arzt gehen. Ein positiv-formulierter Präventionsansatz, z. B. durch Erwähnung derjenigen Männer die sich bereits vorbildhaft verhalten, wäre möglich.

10   Fazit

Selbstbehandlung bei Männern bzw. typischen Männerleiden ist noch ein unerforschtes Gebiet in der Wissenschaft. Aus den Daten zum Gesundheitsverhalten als einer Vorform der Selbstbehandlung wird erklärlich, warum das so ist: Männer werden immer noch als das „starke" Geschlecht erzogen, dies erschwert ihnen, sich auch mit psychischen und körperlichen Schwachstellen adäquat auseinanderzusetzen. Da sie im Vergleich zu Frauen Gefühle und Signale des Körpers (in Form psychosomatischer Reaktionen) weniger wahrnehmen bzw. teilweise verleugnen, fällt es ihnen schwerer, eigene Veränderungen auch zu registrieren. Es wird eine Aufgabe der Zukunft bleiben, Männerkonzepte aufzuzeigen, die die Entwicklung eines vermeintlich „starken" Geschlechts zu einem „adäquaten" Geschlecht erlauben. Nur so kann in unserer Gesellschaft gelten: Gesund bleibt, wer schwach sein kann (Seikowski, 2015).

Literatur

Beermann, S., Hettich, M. & Weißbach, L. (2013). Männergesundheitsangebote. In L. Weißbach & M. Stiehler (Hrsg.), *Männergesundheitsbericht 2013. Im Fokus: Psychische Gesundheit* (S. 229–250). Bern: Huber.
Blair, S. N., Kohl, H. W., Barlow, C. E., Paffenberger, R. S., Gibbons, L. W. & Macera, C. A. (1995). Changes in phyical fitness and all-cause mortality. A prospective study of healthy and unhealthy men. *Journal of the American Medical Association, 14*, 1093–1098. http://doi.org/10.1001/jama.273.14.1093
Bördlein, I. (2008). Moderne Vorsorgemaßnahmen scheitern bei Männern oft am antiquierten Rollenbild. *Ärzte Zeitung, 109*, 2.
Busch, M. A., Maske, U. E., Ryl, L., Schlack, R. & Hapke, U. (2013). Prävalenz von depressiver Symptomatik und diagnostizierter Depression bei Erwachsenen in Deutschland. *Bundesgesundheitsblatt – Gesundheitsforschung – Gesundheitsschutz, 56*, 733–739.
Fuchs, R. & Schwarzer, R. (1997). Tabakkonsum: Erklärungsmodelle und Interventionsansätze. In R. Schwarzer (Hrsg.), *Gesundheitspsychologie. Ein Lehrbuch* (2., überarb. und erw. Aufl., S. 209–244). Göttingen: Hogrefe.
Gilmore, D. D. (1993). *Mythos Mann. Wie Männer gemacht werden. Rollen, Rituale, Leitbilder*. München: dtv.
Hapke, U., Lippe, E. & Gaertner, B. (2013). Riskanter Alkoholkonsum und Rauschtrinken unter Berücksichtigung von Verletzungen und der Inanspruchnahme alkoholspezifischer medizi-

nischer Beratung. *Bundesgesundheitsblatt – Gesundheitsforschung – Gesundheitsschutz, 56*, 809–813.

Hapke, U., Maske, U. E.; Scheidt-Nave, C., Bode, L.; Schlack, R. & Busch, M. A. (2013). Chronischer Stress bei Erwachsenen in Deutschland. *Bundesgesundheitsblatt – Gesundheitsforschung – Gesundheitsschutz, 56*, 749–754.

Haskell, W. L. (1996). Physical Activity, Sport, and Health: Toward the Next Century. *Research Quarterly for Exercise and Sport, 67* (3), 37–47. http://doi.org/10.1080/02701367.1996.10 608852

Jordan, S. & Lippe, E. (2013). Teilnahme an verhaltenspräventiven Maßnahmen. *Bundesgesundheitsblatt – Gesundheitsforschung – Gesundheitsschutz, 56*, 878–884.

Kamensky, J. (2012). *Ernährung für Männer: So isst Mann erfolgreich!* [Online-Dokument]. Zugriff am 16.12.2014. Verfügbar unter http://www.vis.bayern.de/ernaehrung/ernaehrung/ ernaehrung_gruppen/ernaehrung_maenner.htm

Kienle, R. & Stadler, G. (2012). Soziales Netzwerk und soziale Unterstützung. In E. Braehler & B. Strauß (Hrsg.), *Grundlagen der Medizinischen Psychologie* (Enzyklopädie der Psychologie, Serie Medizinische Psychologie, Bd. 1, S. 744–768). Göttingen: Hogrefe.

Klotz, T. (2006). Kann Verhaltensänderung Männersterblichkeit beeinflussen? Schnittstellen zwischen Soziologie und Physiologie. *Blickpunkt der Mann, 4* (3), 16–18.

Krems, C., Walter, C., Heuer, T. & Hoffmann, I. (2013). Nationale Verzehrstudie II. Lebensmittelverzehr und Nährstoffzufuhr auf Basis von 24h-Recalls. In Deutsche Gesellschaft für Ernährung (Hrsg.), *Ernährungsbericht 2012* (S. 86–97). Bonn: Deutsche Gesellschaft für Ernährung.

Krug, S., Jordan, S., Mensink, G., Müters, S., Finger, J. & Lampert, T. (2013). Körperliche Aktivität. *Bundesgesundheitsblatt – Gesundheitsforschung – Gesundheitsschutz, 56*, 765–771.

Lademann, J. & Kolip, P. (2005). *Gesundheit von Frauen und Männern im mittleren Lebensalter. Schwerpunktbericht der Gesundheitsberichterstattung des Bundes.* Berlin: Robert Koch-Institut.

Lampert, T., Lippe, E. & Müters, S. (2013). Verbreitung des Rauchens in der Erwachsenenbevölkerung in Deutschland. *Bundesgesundheitsblatt – Gesundheitsforschung – Gesundheitsschutz, 56*, 802–808.

Lorgeril, M., Renaud, S., Salen, P., Monjaud, I., Mamelle, N., Martin, J. et al. (1994). Mediterranean alpha-linolenic acid-rich diet in secondary prevention of coronary heart disease. *The Lancet, 343*, 1454–1459. http://doi.org/10.1016/S0140-6736(94)92580-1

Mensink, G., Lampert, T. & Bergmann, E. (2005). Übergewicht und Adipositas in Deutschland 1984–2003. *Bundesgesundheitsblatt – Gesundheitsforschung – Gesundheitsschutz, 48*, 1348–1356.

Möller-Leimkühler, A. M. (2000). Männer und Depression: geschlechtsspezifisches Hilfesuchverhalten. *Fortschritte der Neurologie – Psychiatrie, 68*, 489–495.

Möller-Leimkühler, A. M. (2003). The gender gap in suicide and premature death or: why are men so vulnerable? *European archives of psychiatry and clinical neuroscience, 253* (1), 1–8. http://doi.org/10.1007/s00406-003-0397-6

Möller-Leimkühler, A. M. (2008). Depression – überdiagnostiziert bei Frauen, unterdiagnostiziert bei Männern? *Der Gynäkologe, 41*, 381–388. http://doi.org/10.1007/s00129-008-2161-5

Möller-Leimkühler, A. M. (2009). Männer, Depression und „männliche Depression". *Fortschritte der Neurologie – Psychiatrie, 77*, 412–422.

Möller-Leimkühler, A. M. (2013a). Komorbidität psychischer und somatischer Erkrankungen bei Männern – ein Problemaufriss. In L. Weißbach & M. Stiehler (Hrsg.), *Männergesundheitsbericht 2013. Im Fokus: Psychische Gesundheit* (S. 83–101). Bern: Huber.

Möller-Leimkühler, A. M. (2013b). Psychische Gesundheit von Männern: Bedeutung, Ziele, Handlungsbedarf. In L. Weißbach & M. Stiehler (Hrsg.), *Männergesundheitsbericht 2013. Im Fokus: Psychische Gesundheit* (S. 63–82). Bern: Huber.

Parent-Thirion, A., Macias, E. F., Hurley, J. & Vermeylen, G. (2007). *Fourth eurpoean working condition survey*. Luxembourg: Office for Official Publications of the European Community.

Rattay, P., Butschalowsky, H., Rommel, A., Prütz, F., Jordan, S., Nowossadeck, E. et al. (2013). Inanspruchnahme der ambulanten und stationären medizinischen Versorgung in Deutschland. *Bundesgesundheitsblatt – Gesundheitsforschung – Gesundheitsschutz, 56*, 832–844.

Rauchenwald, M. (2001). Körperliche Fitness beim alternden Mann. *Journal für Urologie und Urogynäkologie, 8*, 33–39.

Rehm, J., Mathers, C., Popova, S., Thavorncharoensap, M., Teerawattananon, Y. & Patra, J. (2009). Global burden of disease and injury and economic cost attributable to alcohol use and alcohol-use disorders. *The Lancet, 373*, 2223–2233. http://doi.org/10.1016/S0140-6736(09)60746-7

Röwe, N. (2014). *Essen und Psyche* [Online-Dokument]. Zugriff am 16.12.2014. Verfügbar unter http://www.aid.de/ernaehrung/gesundheit.php

Rugulies, R. (2006). Psychosocial Work Environment and Incidence of Severe Depressive Symptoms: Prospective Findings from a 5-Year Follow-up of the Danish Work Environment Cohort Study. *American journal of epidemiology, 163*, 877–887. http://doi.org/10.1093/aje/kwj119

Sandvik, L., Erikssen, J., Ellestad, M., Erikssen, G., Thaulow, E., Mundal, R. et al. (1995). Heart rate increase and maximal heart rate during exercise as predictors of cardiovascular mortality: a 16-year follow-up study of 1960 healthy men. *Coronary artery disease, 6*, 667–679. http://doi.org/10.1097/00019501-199508000-00012

Seikowski, K. (2012). Entspannungsberatung und Entspannungstherapien. In W. Harth (Hrsg.), *Praxishandbuch Männergesundheit. Interdisziplinärer Beratungs- und Behandlungsleitfaden* (S. 401–406). Berlin: Medizinisch Wissenschaftliche Verlagsgesellschaft.

Seikowski, K. (2013). Psychische Gesundheit des alternden Mannes. In L. Weißbach & M. Stieler (Hrsg), *Männergesundheitsbericht 2013. Im Fokus: Psychische Gesundheit* (S. 197–208). Bern: Huber.

Seikowski, K. (2015). Der alternde Mann. Gesund bleibt, wer schwach sein kann. *URO-NEWS, 19* (6), 28–33.

Siegrist, J. (2013). Männer in der Arbeitswelt: Auwirkungen auf die psychische Gesundheit. In L. Weißbach & M. Stiehler (Hrsg.), *Männergesundheitsbericht 2013. Im Fokus: Psychische Gesundheit* (S. 141–157). Bern: Huber.

Sommer, F. (2006). Männergesundheit – Muskeln, Machos, Midlifekrisis: Welchen Stellenwert haben Sport, Ernährung und Testosterontherapie? *Blickpunkt der Mann, 4*, 5–10.

Starker, A. & Saß, A.-C. (2013). Inanspruchnahme von Krebsfrüherkennungsuntersuchungen. *Bundesgesundheitsblatt – Gesundheitsforschung – Gesundheitsschutz, 56*, 858–867.

Stehle, P. (2012). *12. Ernährungsbericht 2012*. Bonn: Deutsche Gesellschaft für Ernährung.

Stiehler, M. (2006). Zurückgehalten oder abgegrenzt. Eine Untersuchung zum Verhalten von Männern in Frau-Mann-Beziehungen. *Switchboard*, 14–19.

Stiehler, M. (2007). Männer in Partnerschaft. In M. Stiehler & T. Klotz (Hrsg.), *Männerleben und Gesundheit. Eine interdisziplinäre, multiprofessionelle Einführung* (S. 123–137). Weinheim: Juventa.

Stiehler, M., Tüffers, U. & Seikowski, K. (2013). Männer in Beziehungen. In L. Weißbach & M. Stiehler (Hrsg.), *Männergesundheitsbericht 2013. Im Fokus: Psychische Gesundheit* (S. 173–196). Bern: Huber.

Wahrendorf, M. & Siegrist, J. (2011). Working conditions in mid-life and participation in voluntary work after labour market exit. In A. Börsch-Supan (Ed.), *The individual and the welfare state. Life histories in Europe* (pp. 179–188). Berlin: Springer.

World Health Organization. (2014). *World Health Statistics 2014*. Geneva: World Health Organization.

Selbstmedikation in der Frauenheilkunde und Geburtshilfe

Friederike Siedentopf

1 Hinführung zum Thema

Der zweite Gesundheitsmarkt wächst. Als Begründung dafür werden zunehmender Wohlstand und Entwicklungsstand der Gesellschaft angeführt. Frauen neigen dabei vermehrt zur Selbstmedikation als Männer, wobei Prävention der am häufigsten angegebene Grund für die Anwendung von Selbstmedikation ist (Knopf & Melchert, 2003). Frauen erhalten auch laut einer Repräsentativumfrage der Gesetzlichen Krankenversicherung (GKV) insgesamt mehr Privatrezepte als Männer. Auch greifen in dieser Befragung Frauen mehr zu Selbstmedikationsprodukten als Männer (57,6 vs. 40,5 %), wobei systematische Altersunterschiede nicht erkennbar sind. Je höher das Einkommen und die Schulbildung der Versicherten sind, desto mehr frei verkäufliche Arzneimittel werden von ihnen erworben. Interessant ist in dieser Umfrage auch der Aspekt, dass umso mehr frei verkäufliche Produkte zusätzlich erworben wurden, je kränker sich der/die Versicherte fühlte (Zok, 2006).

In der ärztlichen Praxis profitieren vom weiblichen Umgang mit Selbstmedikation und dem zweiten Gesundheitsmarkt auch Angebote wie die Individuellen Gesundheitsleistungen (IGeL), komplementärmedizinische Angebote sowie die plastische und ästhetische Medizin, die ebenfalls mehr von Frauen als von Männern in Anspruch genommen wird.

In einer Befragung hessischer niedergelassener Gynäkologen fand sich gerade unter den jüngeren Kollegen und Kolleginnen eine Kooperation hinsichtlich alternativer Behandlungsansätze auch mit anderen Berufsgruppen wie Hebammen, Apothekern, Physiotherapeuten und Heilpraktikern. In dieser Studie wurde der Einsatz von Phytotherapie bei Wechseljahrsbeschwerden und prämenstruellem Syndrom (PMS), Homöopathie bei Problemen im Wochenbett, Akupunktur und traditionelle chinesische Medizin bei Beschwerden während der Schwangerschaft und Nahrungsergänzungsmittel zur Minderung von Nebenwirkungen bei Krebstherapie genannt (Münstedt et al., 2014).

Das Umsetzen und Anwenden präventiver Maßnahmen kann durch das sogenannte Health-Belief-Modell erklärt werden. Es beschreibt, wie die persönliche Risikoeinschätzung bezüglich einer Erkrankung sowie Kosten-Nutzen-Überlegungen das präventive Gesundheitsverhalten beeinflussen. Emotionale Aspekte, hier vorrangig Befürchtungen und Sorgen, spielen ebenfalls eine Rolle und beeinflussen das Verhalten (Faselt & Hoffmann, 2010). Durch dieses Modell kann beispielsweise die Inanspruchnahme präventiver IGel erklärt werden. Verschiedene psychische Konstrukte wie das Körperbild und subjektive Ursachenvorstellungen, aber auch die weiblichen Lebensphasen mit ihren physiologischen Begleiterscheinungen und Symptomen, wirken sich auf den Umgang mit Selbstmedikation aus und sollen deshalb in diesem Kapitel mit betrachtet werden.

2   IGeL in der Gynäkologie

IGeL werden definiert als „medizinisch sinnvoll, aber nicht notwendig". Ob eine Maßnahme medizinisch notwendig ist, ist jedoch oft nicht eindeutig, sondern kann durchaus kontrovers diskutiert werden. Dies gilt auch für die Bewertung, ob etwas „medizinisch sinnvoll" ist.

Dass IGeL bei Frauenleiden eher öfter angewendet werden, liegt auch darin begründet, dass gerade in Lebensabschnitten wie beispielsweise der Schwangerschaft Frauen häufig im Bestreben um eine möglichst hohe Sicherheit für sich und ihr Kind bereit sind zusätzliche Kosten in Kauf zu nehmen. In dem Flyer „Aus eigener Tasche" des Arbeitskreises Frauengesundheit (2010) werden die in der Gynäkologie angebotenen IGeL erklärt und kritisch beleuchtet. Dabei wird deutlich, dass es sich einerseits um Untersuchungen handelt, die der Krankheitsfrüherkennung (z. B. Brustultraschall) dienen sollen, aber andererseits auch mit den physiologischen Lebensphasen von Frauen und ihren körperlichen Veränderungen (z. B. Bestimmung der Hormonwerte in den Wechseljahren) assoziiert sind.

Viele Beschwerden, die von Frauen geäußert werden, fallen nicht unbedingt in den Bereich der klassischen Krankheiten. Vielmehr handelt es sich um Befindlichkeitsstörungen, die in bestimmten Lebensphasen von Frauen passager auftreten, gleichwohl aber die Lebensqualität betroffener Frauen erheblich beeinträchtigen können. Als Beispiel seien hier klimakterische Beschwerden genannt. Diese sind in der betreffenden Lebensphase teilweise sehr belastend, obwohl nicht permanent bestehend. Schulmedizinische Ansätze zur Behandlung sind zwar vorhanden, aber nicht unbedingt immer unproblematisch hinsichtlich ihrer zugeschriebenen oder tatsächlichen negativen Begleiterscheinungen. Am Beispiel Hormontherapie in den Wechseljahren lässt sich das illustrieren: Da ihre Wirkung hinsichtlich des Anstiegs bestimmter Krebserkrankungen unklar ist, gibt es Frauen, die die Einnahme ablehnen; damit ist die Selbstmedikation durch frei verkäufliche Produkte, denen geringere Nebenwirkungen zugeschrieben werden, eine Option.

3   Körperbildaspekte

Die Wahrnehmung des eigenen Körpers hat im Bereich der Psychologie und Psychotherapie in der zweiten Hälfte des 20. Jahrhunderts eine Renaissance erfahren. Körperbildbezogene Themen werden durch die Medienpräsenz von Fitness und Gesundheit immer häufiger öffentlich diskutiert und damit sind gesellschaftliche und kulturelle Einflussfaktoren auf das Körpererleben und das Körperbild von großer Bedeutung. Geschlechtsrollenzuschreibung, Sexualität sowie Alltagsrituale prägen das Bild vom Körper. Auch der Umgang mit dem eigenen Körper (z. B. Körperpflege, Ernährung, Sport, Gesundheitsverhalten) ist gesellschaftlich beeinflusst.

Das Körperbild ist ein Teil des Selbstkonzepts. Es beschreibt das Konzept einer Person von ihrem Körper und ihre Gefühle in Bezug auf ihren Körper. Selbstbewusstsein und Sexualität sind eng damit verknüpft. Generell tendieren Frauen zu einem negativeren Körperbild als Männer, während die Aufmerksamkeit, die sie ihrem Körper zuwenden, im Vergleich höher ist (Strauß & Richter-Appelt, 1996).

4 Lebensübergänge von Frauen

Die verschiedenen Lebensphasen von Frauen werden in der Regel frauenärztlich begleitet. Kritische Stimmen in der Gynäkologie befürchten dadurch eine Pathologisierung physiologischer Vorgänge mit konsekutiver Medikalisierung, die wiederum auch eine vermehrte Nutzung des zweiten Gesundheitsmarktes und die Nutzung von Selbstmedikation nach sich ziehen kann. Die verschiedenen Lebensphasen sollen im Folgenden skizziert werden:
– Kindheit (bis zum Eintritt der Menarche),
– Pubertät,
– reproduktionsfähiges Alter,
– Klimakterium,
– Postklimakterium, Senium.

Weitere potenziell kritische Lebensereignisse sind Schwangerschaft, Geburt, Mutterschaft, schwere Erkrankungen und Verlustereignisse wie Tod, Trennungen etc., die ebenso psychosoziale Adaptationsvorgänge erfordern. Sie bieten Frauen die Chance, besondere weibliche Kompetenzen zu entfalten, können jedoch auch mit Krisen verbunden sein.

4.1 Pubertät und Adoleszenz

Für die Ausbildung einer vertrauensvollen und tragfähigen Beziehung zum eigenen Körper und zur eigenen Sexualität sind positive Erfahrungen in Kindheit und Adoleszenz erforderlich.

Bedingt durch die sexuelle Liberalisierung hat sich die psychosexuelle Entwicklung von Mädchen und Jungen in den vergangenen 30 Jahren gewandelt. Beobachtet werden kann das beispielsweise an der frühen Aufnahme von heterosexuellen Kontakten, v. a. bei Mädchen. Besonders in der Pubertät können sexuelle Identitätskonflikte auftreten und für die Adoleszentin eine starke seelische Belastung bedeuten. Wichtige Themen in der gynäkologischen Sprechstunde betreffen die körperliche Entwicklung („Ist auch alles ‚normal' bei mir?") und die Frage nach Möglichkeiten der Kontrazeption.

4.2 Der Menstruationszyklus

Menarche und Menopause markieren als einschneidende Ereignisse Anfang und Ende der weiblichen Fortpflanzungsfähigkeit. Diese Übergangsphasen stellen besondere Anforderungen an die Frau und bedingen oftmals die Neuorganisation der Persönlichkeit. Auch die Interpretation der Menstruation unterliegt kulturellen und sozialen Einflüssen und damit ebenfalls einem stetigen Wandel – hierdurch wird das bestehende Frauenbild beeinflusst. Die monatliche Regelblutung ist ein wichtiger Bestandteil weiblicher Identität. Da funktionell eine enge Wechselbeziehung zwischen hormonellen Regelkreisen und der Psyche besteht, sind Zyklusstörungen häufig psychosomatisch (mit-)bedingt.

4.3 Klimakterium

In unserem Kulturkreis wird dem Klimakterium mit einer negativen Einstellung begegnet. Es herrscht im Wesentlichen das Ideal der Jugend und Gesundheit. Einschränkungen (z. B. Abschied von der reproduktiven Lebensphase) werden schuldhaft verarbeitet und viele Frauen erleben sich im Klimakterium deshalb als defizitär. Subjektiv wird der Verlust der Reproduktionsfähigkeit mit dem Verlust an sexueller Attraktivität verbunden.

Klimakterische Beschwerden haben auch eine soziokulturelle Komponente: In Kulturen, in denen mit dem Alter der Frau auch ihr gesellschaftlicher Status steigt, sind klimakterische Beschwerden seltener als in der westlichen Industriegesellschaft. Aber auch bei uns lassen sich Unterschiede in der psychischen Verarbeitung des Klimakteriums beobachten: Frauen mit höherem sozialen Status geben weniger Wechseljahresbeschwerden an.

Aufgrund hormoneller Umstellungen (Östrogendefizit durch ovarielle Insuffizienz) verändern sich der Körper und das Körpergefühl. Die psychischen Symptome des Klimakteriums sind:
– Schlaflosigkeit,
– Depression,
– Reizbarkeit,
– Passivität,
– Schwindel,
– Palpitationen,
– Erschöpfungszustände.

4.4 Senium

Die physiologischen Veränderungen im Alter (z. B. vaginale Atrophie) sind den Patientinnen oft nicht bekannt. Es besteht häufig ein Wissensdefizit.

Tatsächlich verändert sich die sexuelle Reaktionsfähigkeit (Erregbarkeit und Orgasmusfähigkeit) von Frauen nur wenig: Frauen, die in früherem Lebensalter eine erfüllte Sexualität hatten, bewahren sich diese oftmals bis ins hohe Alter. Körperliche Alterungsprozesse und Allgemeinerkrankungen können die sexuelle Aktivität einschränken. Nicht zu unterschätzen ist auch der Einfluss der Erziehung.

5 Selbstmedikation bei ausgewählten gynäkologischen Beschwerdebildern

5.1 Selbstmedikation bei klimakterischen Beschwerden

Die Belastung durch klimakterische Beschwerden kann für die betroffene Frau erheblich sein und die Symptomatik vielgestaltig. Gleichwohl gibt es auch Zurückhaltung gegenüber den verschreibungspflichtigen Hormonpräparaten, hier spielt wohl vorrangig die Angst eine Rolle, anderen Erkrankungen Vorschub zu leisten, z. B. die Entstehung eines Mammakarzinoms zu begünstigen, während die Besorgnis bezüglich einer möglichen Osteoporose, die durch Hormontherapie verhindert werden kann, eher geringer ist (Hsieh et al., 2001). Demzufolge sind im freien Handel sehr viele Präparate gegen Beschwerden aus dem klimakterischen Formenkreis erhältlich (vgl. Tab. 1).

Tabelle 1:
Präparate zur Selbstmedikation bei klimakterischen Beschwerden

Symptom	Mögliche Selbstmedikation
Osteoporose	Calciumpräparate, Vitamin D
Hitzewallungen	Agnus castus, Cimicifuga racemosa
Depression, Stimmungsschwankungen	Johanniskraut, Vitamin B
Unruhezustände, Palpitationen	Baldrian

5.2 Selbstmedikation bei Menstruationsbeschwerden und prämenstruellem Syndrom

Bei Menstruationsbeschwerden behelfen sich viele Frauen mit Hausmitteln (Wärmeapplikation, Bäder). Als Over-the-Counter-Schmerzmittel kommen Ibuprofen, Acetylsalicylsäure, Paracetamol und Naproxen zum Einsatz. Magnesiumpräparate sollen muskelrelaxierend und entspannend wirken. Vitamin-B- und Johanniskraut-Präparate sollen positive Auswirkungen auf psychische Symptome des prämenstruellen Syndroms (PMS) haben. Beim PMS werden Agnus castus und Cimicifuga-racemosa-Präparate angewendet, der Wirkmechanismus wird über ihre östrogenartige Wirkung erklärt. Die Wirksamkeitsbelege in Form von kontrollierten Studien sind jedoch unklar. Bei Wassereinlagerungen werden Tees mit entwässernder Wirkung wie Birkenblättern, Hauhechelwurzel, Schachtelhalmkraut, Orthosiphon- oder Brennesselblätter angeboten. Die häufiger assoziierten Kopfschmerzen werden mit gängigen Schmerzmitteln und Pfefferminzöl selbstbehandelt.

5.3 Selbstmedikation bei Dyspareunie und Sexualstörungen

Außer der Anwendung von Lubrikationsgelen sind die Angebote hinsichtlich Selbstmedikation in diesem Bereich sehr gering und ihr Einsatz nicht erfolgversprechend.

5.4 Kontrazeptive Maßnahmen in der Selbstmedikation

Seit 15. März 2015 ist, nach kontroverser Diskussion in Fachkreisen, die „Pille danach" von der Rezeptpflicht befreit worden. Über die Auswirkungen beispielsweise hinsichtlich der Häufigkeit der Anwendung lässt sich zurzeit noch keine Angabe machen.

5.5 Selbstmedikation bei gynäkologischen Tumorerkrankungen und Brustkrebs

Etwa die Hälfte aller gynäkologischen Krebspatientinnen nutzt komplementärmedizinische Therapieansätze (Swisher et al., 2002; Molassiotis et al., 2005). Davon erhoffen sich die Frauen ein verbessertes allgemeines Wohlbefinden, eine hoffnungsvollere und optimistischere Grundhaltung sowie antitumorale Effekte. Assoziiert ist die Anwendung mit Vorerfahrungen und einem höheren Einkommen (Swisher et al., 2002). Gründe für die Anwendung können aber auch Enttäuschung von der Schulmedizin, eine schlechte Arzt-Patientinnen-Beziehung oder Verzweiflung sein (Ernst, 2000). Die Nutzung von Alternativen zur Schulmedizin ist somit auch als Versuch zu deuten, wieder Kontrolle über eine subjektiv entglittene Situation zu erlangen. Am häufigsten werden diätetische Maßnahmen, Nahrungsergänzungsmittel, Homöopathie und pflanzliche Heilmittel angewendet (Ernst & Cassileth, 1998).

In einer neueren prospektiven dänischen Kohortenstudie wendeten ebenfalls ca. 50 % der Brustkrebspatientinnen komplementärmedizinische und alternative Therapieansätze an, wobei die Anwenderinnen im Follow-up nach 15 Monaten eher unter depressiven Symptomen litten als die Nichtanwenderinnen (Pedersen et al., 2013).

Nur ein geringer Teil der Frauen erhält die Informationen über komplementärmedizinische Ansätze von ihren behandelnden Ärzten. Vice versa scheint es so zu sein, dass auch ärztlicherseits wenig über die tatsächliche, die onkologische Therapie begleitende Selbstmedikation der Patientinnen gewusst wird. Dies deutet auf ein Kommunikationsdefizit hin, das sich in Einzelfällen negativ im Sinne von zusätzlichen Nebenwirkungen, geringerer Wirksamkeit oder erhöhter Toxizität z. B. bei Chemotherapien auswirken kann, gerade wenn die Interaktionen wenig bekannt sind oder die Verwendung der Präparate gar nicht besprochen wird. Somit ist zu fordern, dass sich weitere Forschungsvorhaben mit der Polypharmazie in Kombination mit alternativen Therapien in der Onkologie auseinandersetzen, nur dann werden die potenziellen Risiken besser abgeschätzt werden können (Andersen et al., 2013).

Kontraindiziert in Kombination mit einigen Chemotherapeutika sind Antioxidantien (z. B. Vitamin A, C, E; Beta-Carotin, Coenzym Q10 oder Selen) sowie Substanzen, die

die Pharmakodynamik von Chemotherapeutika beeinflussen und so ihre Effektivität oder Sicherheit verändern können. Dies sind beispielsweise Substanzen, die den Cytochrom-p450-Metabolismus der Leber beeinflussen.

Bedeutung von subjektiven Ursachenvorstellungen in der Gynäkologie am Beispiel Mammakarzinom

Frauen mit Brustkrebs attribuieren ihre subjektive Krankheitsursachenvorstellung vor allem auf psychische Ursachen (Riehl-Emde et al., 1989; Wolf et al., 1995). Auch neuere Arbeiten (Panjari et al., 2012) zeigen, dass seitens der Frauen häufig Stress als Ursachenfaktor genannt wird. Ein großer Teil der betroffenen Frauen nimmt darüber hinaus an, dass eine positive Einstellung hilft, eine Wiedererkrankung zu vermeiden (Costanzo et al., 2005). Die Attribution auf psychosomatische Ursachen wird in der Literatur nicht unkritisch gesehen, da sie sich leicht in Richtung einer internalen Schuldzuweisung entwickeln kann („blaming the victim"; Costanzo et al., 2005; Wolf et al., 1995; Riehl-Emde et al., 1989). Je nach individueller subjektiver Ursachenvorstellung sind demnach Auswirkungen auf Compliance, Therapieadhärenz oder psychische Gesamtsituation der Patientin möglich.

5.6 Selbstmedikation bei schwangerschaftsbedingten Beschwerden

Selbstbehandlung in der Schwangerschaft beginnt eigentlich schon davor, da Methoden und Zubereitungen aus Naturheilkunde und chinesischer Medizin die Fruchtbarkeit steigern sollen.

Medikamente selber werden in der Schwangerschaft seltener in der Selbstmedikation verwendet, auch aus Angst, dem ungeborenen Kind zu schaden. Häufig werden Multivitaminpräparate, die auf die besonderen Bedürfnisse der Schwangeren abgestimmt sein sollen, eingenommen. Ärztlich empfohlen wird in der normal verlaufenden Schwangerschaft nur die Einnahme von Folsäure.

Darüber hinaus sind die Anwendungen von pflanzlichen und homöopathischen Zubereitungen, Aromatherapie und „Hausmitteln" (z. B. Nüsse gegen Schwangerschaftsübelkeit) rund um Schwangerschaft und Geburt sehr vielfältig und werden oft in Rücksprache mit der die Schwangerschaft mitbetreuenden Hebamme angewendet.

Auch bei Stillproblemen spielt die Kommunikation mit der Hebamme bei der Anwendung von Maßnahmen eine entscheidende Rolle, z. B. kommt bei wunden Brustwarzen Lanolin-Salbe zur Verwendung.

Die Evidenzlage hinsichtlich der Wirksamkeit alternativer Therapieansätze in der Schwangerschaft ist als schlecht anzusehen (Pallivalappila et al., 2013).

6 Fazit

Zusammenfassend lässt sich sagen, dass die Selbstmedikation bei Frauen und die begleitende „Ratgeberflut" frauenspezifischer Themen gesellschaftlich und ökonomisch relevant ist. Erklärbar ist dies mit dem eingangs dargestellten Gesundheitsverhalten von Frauen sowie den im Vergleich zu Männern viel deutlicher fassbareren physiologischen Veränderungen im weiblichen Lebenszyklus und entsprechenden medikamentösen Ansätzen.

Literatur

Andersen, M.R., Sweet, E., Lowe, K.A., Standish, L.J., Drescher, C.W. & Goff, B.A. (2013). Dangerous combinations: Ingestible CAM supplement use during chemotherapy in patients with ovarian cancer. *Journal for Alternative and Complementary Medicine, 19*, 714–20. http://doi.org/10.1089/acm.2012.0295

Arbeitskreis Frauengesundheit in Medizin, Psychotherapie und Gesellschaft e.V. (2010). *IGeL – Wahlleistungen in der gynäkologischen Praxis* [Flyer]. Berlin: Autor.

Costanzo, E.S., Lutgendorf, S.K. & Bradley, S.L. (2005). Cancer attributions, distress, and health practices among gynecologic cancer survivors. *Psychosomatic Medicine, 67*, 972–980. http://doi.org/10.1097/01.psy.0000188402.95398.c0

Ernst, E. (2000). The role of complementary and alternative medicine. *British Medical Journal, 321*, 1133–1135. http://doi.org/10.1136/bmj.321.7269.1133

Ernst, E. & Cassileth, B.R. (1998). The prevalence of complementary/alternative medicine in cancer. A systematic review. *Cancer, 83*, 777–782. http://doi.org/10.1002/(SICI)1097-0142(19980815)83:4<777::AID-CNCR22>3.0.CO;2-O

Faselt, F. & Hoffmann, S. (2010). Modell gesundheitlicher Überzeugungen. In S. Hoffmann & S. Müller (Hrsg.), *Gesundheitsmarketing: Gesundheitspsychologie & Prävention* (S. 35–44). Bern: Huber.

Hsieh, C., Novielli, K.D., Diamond, J.J. & Cheruva, D. (2001). Health beliefs and attitudes toward the prevention of osteoporosis in older women. *Menopause, 8* (5), 372–376. http://doi.org/10.1097/00042192-200109000-00013

Knopf, H. & Melchert, H.U. (2003). *Bundes-Gesundheitssurvey: Arzneimittelgebrauch. Konsumverhalten in Deutschland (Beiträge zur Gesundheitsberichterstattung des Bundes)*. Berlin: Robert Koch-Institut.

Molassiotis, A., Fernadez-Ortega, P., Pud, D., Ozden, G., Scott, J.A., Panteli, V. et al. (2005). Use of complementary and alternative medicine in cancer patients: a European survey. *Annals of Oncology, 16* (4), 655–663. http://doi.org/10.1093/annonc/mdi110

Münstedt, K., Maisch, M., Tinneberg, H.R. & Hübner, J. (2014). Complementary and alternative medicine (CAM) in obstetrics and gynaecology: a survey of office-based obstetricians and gynaecologists regarding attitudes towards CAM, its provision and cooperation with other CAM providers in the state of Hessen, Germany. *Archives of Gynecology and Obstetrics, 290* (6), 1133–9.

Pallivalappila, A.R., Stewart, D., Shetty, A., Pande, B. & McLay, J.S. (2013). Complementary and Alternative Medicines Use during Pregnancy: A Systematic Review of Pregnant Women and Healthcare Professional Views and Experiences. *Evidence-Based Complementary and Alternative Medicine, 2013*, 205639. http://doi.org/10.1155/2013/205639

Panjari, M., Davis, R., Fradkin, P. & Bell, R.J. (2012). Breast cancer survivors' beliefs about the causes of breast cancer. *Psycho-Oncology, 21*, 724–729. http://doi.org/10.1002/pon.1949

Pedersen, C. G., Christensen, S., Jensen, A. B. & Zachariae, R. (2013). Use of complementary and alternative medicine (CAM) and changes in depressive symptoms from 3 to 15 months after surgery for primary breast cancer: results from a nationwide cohort study. *Breast Cancer Research and Treatment, 141* (2), 277–85.

Riehl-Emde, A., Buddeberg, C., Muthny, F. A., Ritter-Landolt, C., Steiner, R. & Richter, D. (1989). Ursachenattribution und Krankheitsbewältigung bei Patientinnen mit Mammakarzinom. *Zeitschrift für Psychotherapie, Psychosomatische Medizin und Psychologie, 39*, 232–238.

Strauß, B. & Richter-Appelt, H. (1996). *Fragebogen zur Beurteilung des eigenen Körperbildes (FBeK)*. Göttingen: Hogrefe.

Swisher, E. M., Cohn, D. E., Goff, B. A., Parham, J., Herzog, T. J., Rader, J. S. & Mutch, D. G. (2002). Use of complementary and alternative medicine among women with gynecologic cancers. *Gynecological Oncology, 84*, 363–367. http://doi.org/10.1006/gyno.2001.6515

Wolf, C., Meyer, P. C., Richter, D., Riehl-Emde, A., Ritter-Landolt, C., Sieber, M. et al. (1995). Kausalattribution und Krankheitsverarbeitung bei Brustkrebspatientinnen: Ergebnisse einer Längsschnittuntersuchung. *Zeitschrift für Psychosomatische Medizin und Psychoanalyse, 41*, 356–69.

Zok, K. (2006). Arzneimittelmarkt: Selbstmedikation im Fokus, Ergebnisse einer Repräsentativ-Umfrage unter 3.000 GKV-Versicherten. *WIdO-monitor, 3* (1), 1–7.

Selbstbehandlung von Zwangsstörungen

Katarina Stengler und Michael Kroll

1 Hintergrund Zwangserkrankungen

1.1 Epidemiologie und Symptomatik

Zwangserkrankungen sind mit 2 bis 3 % Lebenszeitprävalenz sehr häufig und zeigen einen hohen Anteil an schweren, chronischen Verläufen (Angst et al., 2005). Die Erkrankung beginnt oft in der Kindheit oder Adoleszenz, wobei das mittlere Erkrankungsalter bei 20 Jahren liegt. Nur wenige der Betroffenen erkranken noch nach dem 25. Lebensjahr.

Zwangshandlungen sind vorwiegend Reinigungs-, Wasch- und Ordnungszwänge. Die zwanghaft sich aufdrängenden Gedanken haben häufig aggressive, sexuelle oder blasphemische Inhalte. Ritualisiertes, magisches Denken kann ebenso wie Horten und Sammeln von unterschiedlichen Gegenständen vorkommen (DGPPN, 2013b). Bei allen Zwangserkrankten ist durch die zum Teil über Stunden ununterbrochen andauernde und über Jahre bestehende Symptomatik mit einer ausgesprochen hohen Belastung und Beeinträchtigung im sozialen Aktionsradius zu rechnen. Aufgrund hoher Komorbiditätsraten und symptomatologischer Überschneidungen wird die Zwangsstörung zunehmend auch in ein Spektrum assoziierter Störungsbilder („Zwangsspektrumerkrankungen") eingeordnet.

1.2 Ursachen und Diagnostik

Hinsichtlich der Ursachen der Zwangserkrankung geht man heute weitgehend übereinstimmend von einer multifaktoriellen Genese aus (DGPPN, 2013b). Hierbei stehen biologische, psychologische und psychosoziale Aspekte im Vordergrund. Für die evidenzbasierten psychotherapeutischen Behandlungsansätze sind vor allem die kognitiv-behavioralen Modellvorstellungen, insbesondere der Ansatz nach Salkovskis, Clark und Gelder (1996), relevant. In der Summe betonen kognitiv-behaviorale Modelle die Bedeutung von Informationsverarbeitung, Bewertungen und Überzeugungen von Lernerfahrungen als Entstehungs- und Aufrechterhaltungsfaktoren. Sie bilden die Grundlage für die kognitiv-behaviorale Therapie bei Zwangserkrankungen als Mittel der ersten Wahl (DGPPN, 2013b).

Das psychodynamische Krankheitsmodell der Zwangsstörungen betont die Bedeutung innerpsychischer Konflikte für das Krankheitsverständnis und als therapeutischer Fokus. Grundannahme ist, dass sich Zwangssymptomatik stets als Abwehrneurose gegen Ängste entwickelt. Entsprechend der von Freud konzeptualisierten Zwangsneurose entstehe die psychische Anspannung durch einen unbewussten Trieb-/Abwehrkonflikt, häufig verbunden mit starken Schuldgefühlen wegen überfordernder sexueller und aggressiver

Regungen in der Auseinandersetzung mit dominierenden Elternfiguren. Laut psychoanalytischer Theorie sind Zwangsstörungen durch den Gegensatz zwischen überfordernder Gewissensstrenge und unterdrückten Gefühlsregungen gekennzeichnet. Familiendynamisch typisch sei ein stark kontrollierender Erziehungsstil, der in der Gegenseitigkeit Kinder und Eltern verunsichert (DGPPN, 2013b).

Vor dem Hintergrund, dass Patienten mit Zwangserkrankungen erst ca. 7 bis 10 Jahre nach dem ersten Auftreten von Symptomen therapeutische Hilfe in Anspruch nehmen (Rasmussen & Eisen, 1994; Grabe et al., 2000; Stengler et al., 2013), bekommen die Früherkennung durch Betroffene und Angehörige und der zeitnahe Zugang zu diagnosespezifischer Behandlung eine hohe Bedeutung. Hierfür ist besseres Wissen sowohl bei Patienten und Angehörigen, aber auch auf Seiten der Professionellen eine wichtige Voraussetzung (Goodwin et al., 2002; Beşiroğlu et al., 2004; Stengler-Wenzke & Angermeyer, 2005). Wahl et al. (2010) zeigten, dass 70 % der Patienten mit einer Zwangsstörung, die sich in nervenärztlicher Behandlung befanden, nicht die Diagnose „Zwangsstörung" erhielten und somit auch nicht spezifisch behandelt wurden. Neben mangelnden Informationen im professionellen System ist die verzögerte und falsche Zuordnung von unspezifischen Auffälligkeiten zu Krankheitssymptomen durch die Betroffenen und ihre Angehörigen selbst ein wesentlicher Faktor, der die frühzeitige Behandlung von Zwangserkrankungen verzögert bzw. sogar verhindert. Patienten und Angehörige empfinden große Peinlichkeit und Scham über die von ihnen „verrückt" empfundenen Symptome und verheimlichen die Erkrankung deshalb über Jahre.

Zwangserkrankte berichten, dass sie aufgrund antizipierter und erfahrener Stigmatisierung (Stengler-Wenzke et al., 2004) Krankheitszeichen bewusst verheimlichen – und sich allenfalls mit subjektiv leichter kommunizierbaren Symptomen („Depression", „Angst") im professionellen System vorstellen, was wiederum zu hohen Raten an Fehldiagnosen bei den Professionellen führt (Wahl et al., 2010).

Wichtig ist in diesem Kontext zum einen der Appell an die Professionellen, Patienten mit psychischen Störungen immer auch gezielt Fragen zu möglichen Zwangssymptomen zu stellen. Zum anderen sollten Selbstberichte der Betroffenen und ggf. hilfreiche Ergänzungen der Angehörigen zu ersten Auffälligkeiten im diagnostischen und therapeutischen Prozess stets berücksichtigt werden.

1.3 Therapie

In der Behandlung von Zwangserkrankungen gilt eine störungsspezifische kognitive Verhaltenstherapie (KVT) einschließlich Exposition mit Reaktionsmanagement als Psychotherapie der ersten Wahl (DGPPN, 2013b), wobei grundsätzlich sowohl Einzel- als auch Gruppentherapien ihre Wirksamkeit gut belegen konnten. Kernelement ist dabei, dass die Patienten durch Konfrontation mit den Situationen, die Zwangssymptomatik auslösen, die verbundenen Befürchtungen bearbeiten, wobei die bis dahin durchgeführten Symptome unterlassen werden. Die Patienten lernen, dass sie in der Lage sind, ihre Befürchtungen auszuhalten und sie anderweitig kompensieren können. Individuelle Strategien haben die gemeinsame Schnittmenge, nicht auszuschließende

– meist sehr unwahrscheinliche – negative Antizipationen akzeptieren zu lernen. Insbesondere der gruppentherapeutische Kontext kann im Hinblick auf Peer- und Selbstmanagement ein wichtiges psychotherapeutisches Instrument in der Behandlung von Zwangsstörungen sein.

Die psychodynamische Therapie fokussiert auf die biografische Genese sowie Auswirkungen auf den Alltag, besonders aktuelle (interpersonale) Konflikte und damit immer auf die Persönlichkeitsstruktur.

In aller Regel werden Psychopharmaka in Abhängigkeit von der Schwere der Erkrankung, bei relevanter Komorbidität und bei fehlenden psychotherapeutischen Kapazitäten eingesetzt. Hierfür stehen spezifische Antidepressiva und zur Augmentation Antipsychotika zur Verfügung. Eine aktuelle und umfangreiche Übersicht zu den evidenzbasierten Behandlungsmöglichkeiten und -strategien gibt die S3-Leitlinie Zwangserkrankungen (DGPPN, 2013b).

Insgesamt profitieren – trotz evidenzbasierter und in der Versorgung gut etablierter psychotherapeutischer und pharmakotherapeutischer Behandlungsstrategien bei Zwangserkrankungen – bis zu 60 % der Patienten von keiner der beiden oder einer kombinierten Therapie (Bloch et al., 2006) und gelten damit als therapieresistent (DGPPN, 2013b). Hierbei gelten psychosoziale Therapien trotz ihrer nachgewiesenen guten Evidenz bei schweren psychischen Erkrankungen (DGPPN, 2013a) im Bereich von Zwangserkrankungen als bislang kaum beachtet. Und ebenso scheinen Strategien der Selbsthilfe, des Selbstmanagements und der Selbstbehandlung nicht ausreichend bezüglich Vor- und Nachteilen sowie Chancen und Risiken untersucht zu sein.

Dieser Fragestellung widmet sich der vorliegende Beitrag: welchen Stellenwert hat Selbstbehandlung bei Zwangserkrankungen?

2 Selbstbehandlung bei Zwangserkrankungen: Forschungshintergrund und relevante Fragen

2.1 Zwangsstörungen – Selbstbehandlung als zunächst längerfristig dysfunktionales Coping

Während der langen Latenz zwischen dem Beginn der Symptomatik und der Inanspruchnahme professioneller Hilfe entwickeln Patienten mit Zwangsstörungen wegen ihres Leidensdrucks – meist zunächst schleichend, später bewusst – Coping-Strategien. Sie werden als dysfunktional bezeichnet, weil sie nicht zur Linderung der Symptome, sondern zur Chronifizierung beitragen. Dazu gehört das Meiden von Auslösern bzw. das Delegieren solcher Tätigkeiten an Angehörige, wie die Nutzung des Herds oder scharfer Messer. Ängste vor Kontamination und Ansteckung, die zu multiplen Vermeidungsstrategien führen, bewirken auf lange Sicht soziale Isolation. Zwangssymptome schränken nicht selten bis hin zu frühzeitiger Erwerbsunfähigkeit das soziale und berufliche Leben ein. Als „Neutralisierung" werden Handlungen oder Gedanken bezeichnet, die antizipierte Befürchtungen abwenden sollen. Im „gesunden Alltag" ist dies als magisches Denken verbreitet, z. B. „dreimal auf Holz klopfen" um ein Unglück, über das gesprochen wurde, weiterhin fernzuhalten. Bei Kontrollzwängen können solche neutralisierenden Handlungen Stunden in Anspruch nehmen, etwa wenn sich bei gleichzeitigen Zähl- und Berührungshandlungen das „Gerade-Richtig-Gefühl", dass der Wasserhahn wirklich zu ist, nicht einstellt. Für das dysfunktionale Coping werden häufig Angehörige der Betroffenen involviert, z. B. um Kontrollhandlungen durchzuführen wie das Schließen der Wohnungstür.

Auch kulturelle Aspekte sind relevant. Die ägyptische Gruppe um Rady et al. (2012) stellt dar, welche Bedeutung kulturelle Aspekte für das Krankheitsmodell haben können. In der islamischen Kultur werde die Einengung auf zwanghaftes Verhalten („obsessions") nicht als behandlungsbedürftige Störung, sondern als Versuchung durch den Teufel interpretiert, der damit vom Vollzug religiöser Pflichten ablenken wolle.

2.2 Eigenleistung in der Therapie erforderlich – Erfolgreiche Selbstbehandlung ist nicht weit verbreitet

Die spärliche Studienlage entspricht den Erfahrungen der Autoren, dass Selbstbehandlung, die tatsächlich als Behandlung intendiert ist und keine Form von therapeutischer Unterstützung nutzt, von Patienten mit Zwangsstörungen selten versucht wird. Da es keine einheitlich gebräuchliche Definition der Selbstbehandlung gibt und die Publikationen unterschiedliche Ansätze unter dem Begriff aufführen, sind keine allgemeinen Angaben, z. B. zur Wirksamkeit, möglich. Ansätze von Selbstmanagement, z. B. über Informationen aus dem Internet bzw. mithilfe von Ratgeberliteratur, sind wesentlich umfangreicher verbreitet.

Aufgrund des maßgeblichen eigenen Anteils am therapeutischen Erfolg liegt im wortwörtlichen Sinne eine Selbstbehandlung vor, die jedoch nicht die Kriterien der herkömmlichen Definition erfüllt. Es liegen aktuell keine Informationen dazu vor, wie Menschen mit einer relevanten Zwangsstörung ohne therapeutische Anleitung eine Remission erreichen könnten. Sogenannte Spontanremissionen sollten dahingehend genau untersucht werden. Nur in Ausnahmefällen wird eine Therapie ohne persönliche Konsultation möglich sein. Im Zentrum effektiver Behandlungen steht die Exposition mit Reaktionsverhinderung. Patienten werden dabei therapeutisch angeleitet und unterstützt, müssen aber sehr aktiv im Behandlungsgeschehen involviert sein. Die Intensität der kognitiven Einlassung während der Exposition kann therapeutisch unterstützt werden, im Moment der stärksten Herausforderung jedoch nur vom Patienten selbst geleistet werden. Insofern liegt in professionell begleiteter Verhaltenstherapie auch ein großes Maß an Selbstbehandlung.

Wegen der verbreiteten Versorgungspraxis, die häufig die in der S3-Leitlinie geforderten Standards (DGPPN, 2013b) nicht erfüllt, müssen Patienten mit Zwangsstörungen aufgrund des Leidensdrucks und der Scham alternative, subjektiv nützlich empfundene Coping-Strategien entwickeln. In der Primärversorgung werden die versteckten Symptome (anamnestisch) häufig nicht erkannt. Die Deutsche Gesellschaft Zwangsstörungen (DGZ) berichtet immer wieder, wie heterogen die Versorgung ist und dass Betroffene in Wohnortnähe häufig kaum kompetente Hilfe erhalten (Wahl et al., 2010; Kütz et al., 2010). Selbsttherapie wegen Lücken im Versorgungssystem bezeichnen Moritz et al. als „Behandlung für Unbehandelte" (2013, S. 375). Im US-amerikanischen Versorgungssystem (Marques et al., 2010) zeigte eine Internet-Umfrage, dass nur 60 % derjenigen, die bei sich Zwangssymptome feststellten, in Behandlung waren. Maßgebliche Hindernisse der Konsultation von Professionellen waren dort Kosten, Scham und Zweifel an der Behandlungseffektivität.

Selbst Patienten, die ausreichend stabil sind, um eine ambulante Verhaltenstherapie zu beginnen, erhalten dort nur selten Expositionsbehandlungen in der für die Wirksamkeit erforderlichen Form und Dauer (Böhm et al., 2008). Die von Professionellen durchgeführten, von den S3-Leitlinien abweichenden Maßnahmen können in Anlehnung an den Terminus *Selbstbehandlung* als „Selbsttherapie" bezeichnet werden. Wenn diese entsprechend der Studienlage weniger wirksam sind als der Goldstandard, geht der Patient trotzdem davon aus, dass seine aktuelle Krankheitsausprägung von Professionellen gegenwärtig nicht besser therapiert werden kann. Maßnahmen wie die Erstellung der S3-Leitlinie zur Qualitätssicherung können somit aus Patientensicht leider oft nur einen Anfang darstellen.

Da die erwähnte Expositionsbehandlung mit Reaktionsverhinderung evidenzbasiert sehr gute Erfolge bei Zwangsstörungen vorweisen kann, sollten alle Anstrengungen unternommen werden, diese Verfahren in der Routineversorgung flächendeckend zu implementieren.

2.3 Was zählt zur Selbstbehandlung?

Die Einschätzung anamnestisch erhobener Coping-Strategien von Patienten als *Selbstbehandlung* ist schwierig, wenn die krankheitswertige Zuordnung ihrer Symptomatik in dieser Zeit nicht fach- und sachkundig diagnostiziert wurde. Laut Sørensen et al. (2004) wird die Symptomatik die ersten sechs Jahre sogar vor den Angehörigen verheimlicht. Neben eindeutig dysfunktionalen Mustern des Copings bei Zwangsstörungen, wie dem Missbrauch von Substanzen wie Alkohol, gibt es kreative Formen der Ablenkung und Meidung von Auslösern als Schnittmenge mit gezielt eingesetzten Aktivitäten, z. B. zur Förderung von Bewegung, sozialem Anschluss oder Genusstraining. Eindeutig als *Selbstbehandlung* geplante Maßnahmen zur Symptomreduktion dürften die Ausnahme darstellen, weil die meisten Betroffenen sich mit der beginnenden Symptomatik dysfunktionales Coping angewöhnen, ohne dass ihnen dies bewusst ist. Dies kann heißen, dass sie den Herd nicht mehr nutzen, wenn sie allein in der Wohnung sind. Betroffene neigen dazu, ihre Handlungen in Zusammenhang mit der Symptomatik als sinnvoll zu verklären, z. B. übermäßiges Kontrollieren als Gewissenhaftigkeit. Deshalb sollten sie unbedingt lernen, was die Störung unterhält und wie sie kognitives Ausweichen vermeiden.

Die Erfahrungen der Autoren aus einer Spezialambulanz für Patienten mit Zwangsstörungen lässt davon ausgehen, dass „Selbstbehandlung" häufig damit beginnt, durch den Zwang aufgedrängte, sogenannte „neutralisierende", Handlungen aufzuschieben

("Reaktionsverhinderung") oder sie durch andere Handlungen zu ersetzen. Die psychosoziale Lebenssituation, vor allem der soziale Anschluss an Partner, Freunde und in Form einer Erwerbstätigkeit beeinflussen die Krankheitsintensität stark (Hafner, 1988).

2.4 Was motiviert zur Selbstbehandlung?

Neben dem dargestellten hohen Leidensdruck und der meist starken Einschränkung der Lebensqualität nennt die Übersichtsarbeit von Sarris et al. (2012) zu Komplementär- und Alternativmedizin bei Zwangsstörungen die begrenzte Wirksamkeit der Pharmakotherapie als Motivation für Selbstbehandlung. Dies führe zur – in dieser Studie nicht quantifizierten – Verbreitung „nicht konventioneller Interventionen wie komplementäre oder Alternativmedizin, Selbsthilfetechniken und Lebensstil-Interventionen" (S. 213, Übersetzung durch die Autoren).

2.5 Ratgeberliteratur und Angebote über elektronische Medien

Von 219 Mitglieder einer dänischen Selbsthilfegruppe haben 30% erstmals von Zwangsstörungen in Büchern und Magazinen erfahren, 24% im Gesundheitswesen, 21% von den Eltern, 16% über TV/Radio, 13% über den Allgemeinmediziner und (im Sommer des Jahres 2000) 4% über das Internet (Sørensen et al., 2004). Wie in allen Bereichen der Selbstbehandlung divergiert die Nutzung von Büchern und Magazinen hinsichtlich ihrer Intensität bis hin zur Bezeichnung als „Bibliotherapie" (vgl. Engelhardt, in diesem Band), Anspruch und Qualität der Quelle sowie der Art, wie dies therapeutisch begleitet wird. Zur Selbsthilfeliteratur liegt ein Qualitätsvergleich der englischsprachigen Ratgeber zu verschiedenen psychischen Störungen vor (Redding et al., 2008), der fünf Ratgeber zu Zwangsstörungen zu den besten 10 von 50 getesteten zählt. In einem Vergleich zeigte sich die therapeutisch angeleitete Expositionsbehandlung der Selbstbehandlung mittels Ratgeberliteratur überlegen (35% mit deutlicher Symptomreduktion, im Vergleich zu 17% bei Selbstbehandlung; Tolin et al. 2007).

Im Jahr 2010 stellten Eichenberg et al. (aus Moritz et al., 2011) dar, dass 90% einer nicht klinischen Stichprobe der Allgemeinbevölkerung das Internet als gute Informationsquelle ansehen und 40% bei Symptomatik einen Austausch mit anderen Betroffenen über die elektronischen Medien suchen würden. Eine Suche über die Suchmaschine Google mit „self help" and „ocd" ergab knapp 5 Mio. Nennungen, wovon die ersten 200 Nennungen vor allem Hinweise auf verhaltenstherapeutische Techniken waren (abgerufen im März 2015). Dabei ist unklar, ob Betroffene mit Zwangssymptomatik eher die Anonymität des virtuellen Raumes schätzen oder bei ihrer digitalen Identität ebenso großen Wert auf Geheimhaltung legen und sich damit von der Masse der Nutzer unterscheiden.

Online-Programme unterscheiden sich in ihrer Krankheitsspezifität und dem Ausmaß therapeutischer Begleitung. Zum Beispiel „OCFighter"® (OCD: obsessive-compulsive disorder; engl. für Zwangsstörung), ein 9-Punkte-CBT-Programm (CBT: cognitive-behavioral therapy), das standardisiert die Selbstbehandlung, besonders die Exposition, unterstützen soll. Die Nutzer gaben bei zwei Untersuchungen einen hohen Nutzen an (Moritz et al., 2011). Online-Programme gelten vor allem für minder schwere Krankheitsverläufe als potenziell hilfreich. Die Aussagekraft der vorliegenden Studien ist limitiert. Eine höhere Verbindlichkeit durch Therapeutenkontakte erhöht die Wirksamkeit (Moritz et al., 2011). Moritz und Kollegen (2013) weisen darauf hin, dass Internet und Selbsthilfetherapien für aktuelle Herausforderungen, denen sich das psychiatrisch-psychologische Versorgungssystem gegenüber sieht, effektive und zeitnahe Lösungsansätze darstellen könnten.

„OCD Action" (ocdaction.org.uk) ist beispielsweise eine britische Wohltätigkeitsorganisation, ähnlich der Deutschen Gesellschaft Zwangsstörungen (DGZ) e.V., mit lebhaftem Austausch der Online Community über Internetforen, Angeboten für Kinder, Informationen zu Regionalgruppen etc.

2.6 Alternative Behandlungen – Mögliche Formen der Selbstbehandlung

In ihrer Metaanalyse beschreiben Sarris et al. (2012), dass es Hinweise aus „methodologisch schwachen Studien" (S. 218) auf die Wirksamkeit von Achtsamkeitsmeditation, Elektroakupunktur und Kundalini-Yoga gebe. Gleiches gelte für bessere Studien wie zur glutamatenergen Aminosäure Glycin (placebo-kontrolliert beinahe signifikant; Sarris et al., 2012, S. 216) und der Mariendistel als traditioneller Kräutermedizin. Der schlechte Geschmack trug hier maßgeblich zur verminderten Aussagefähigkeit der Studien wegen insuffizienter Compliance bei. Unterschiedliche Ergebnisse zur Evidenz ergaben sich in Studien zum Nahrungsergänzungsmittel Glukose-Isomer Myo-Inositol. Keine Wirksamkeit gegen Zwangsstörungen zeigte sich für Johanniskraut, Omega-3-EPA (Eicosapentaensäure), Meridian-Klopfen sowie die Gabe von N-acetylcystein als Inhibitor von Glutamat und zur Verminderung von oxidativem Stress gegen Trichotillomanie. Die Autoren folgern daraus, dass die Studienlage keine effektiven Alternativen zur klassischen Behandlung mit Psychotherapie und Medikation nahelege (Sarris et al., 2012).

2.7 Angehörige

Die Angehörigen von Zwangserkrankten spielen sowohl im diagnostischen als auch im therapeutischen Prozess eine besondere Rolle: Zum einen benötigen sie Informationen, wenn sie mit ersten Auffälligkeiten im Frühverlauf der Zwangsstörung konfrontiert werden. Wissen über veränderte Verhaltensweisen kann Verständnis wecken und eine frühe Behandlungsaufnahme unterstützen (Steketee, 1997; Stengler-Wenzke et al., 2005). Zum anderen befinden sich Angehörige von Patienten mit Zwangserkrankungen in einem Spannungsfeld zwischen Unterordnung und Widerstand gegen die Zwänge der Betroffenen. Sie sind selbst belastet aufgrund der Auswirkungen der Erkrankung (Stengler-Wenzke et al., 2004) und können durch Einbeziehung in den therapeutischen Prozess neue Möglichkeiten finden, ihren eigenen Alltag und ihr psychosoziales Umfeld neu zu gestalten. Diesen Spagat berücksichtigend, sollten Eltern, Partner, Kinder und andere wichtige Bezugspersonen in Rücksprache und im Einvernehmen mit den Betroffenen zeitnah in den Behandlungsprozess einbezogen werden. Sie können zudem besonders helfen, therapeutische Erfolge in das unmittelbare Lebensumfeld der Betroffenen zu transportieren. Sie können Selbstmanagement unterstützen, Patienten auf ihrem Weg zu mehr Empowerment und Selbstbefähigung begleiten (Amering & Schmolke, 2007).

3   Diskussion

Moritz et al. (2011) empfehlen den Professionellen Offenheit für die Selbstbehandlung Betroffener mit Zwangssymptomatik. Dies könne sowohl eine spätere Therapie bahnen und unterstützen, eventuell beschleunigen, bei subklinischer Symptomatik eventuell präventiv wirken. 85 % der Kliniker würden es schätzen, wenn Patienten sich zusätzlich zur Einzelbehandlung selbst belesen. 75 % der Patienten mit Zwangsstörungen besitzen wenigstens ein Buch zur Thematik wobei große qualitative Unterschiede gefunden wurden (Moritz et al., 2011). Ähnlich akzeptiert sind bei den Behandlern Selbsthilfegruppen. Als gestufte Intervention könnte telefonisch unterstützte Selbsthilfe für die Alltagsbewältigung für weniger komplex Betroffene genügen. Dadurch könnten die limitierten therapeutischen Ressourcen Bedürftigeren zur Verfügung stehen (Moritz et al., 2011).

Die aktuell vorliegenden Daten zur sogenannten Selbstbehandlung lassen keine Aussage über die Verbreitung dieses Ansatzes bei Patienten mit Zwangsstörungen zu. Es fehlen repräsentative Erhebungen. Die publizierten Studien untersuchen alternative Heilverfahren, Internetangebote, therapeutisch unterstützte Programme etc. Sie bestätigen den Eindruck der Referenten aus der klinischen Versorgung, dass Selbstbehandlung bei Zwangsstörungen nicht stark verbreitet ist. Möglicherweise ist dies auf die fehlende bzw. geringe Wirksamkeit solcher Ansätze zurückzuführen. Die Unschärfe des Terminus entspricht der analogen Beschreibung von Moritz et al. (2013), die *Selbsthilfe* in der Literatur sehr unterschiedlich als „umbrella term" genutzt fanden.

Zur vollständigen Anamnese gehört selbstverständlich die Erhebung der Ressourcen und damit der Bedingungen, unter denen die Symptomatik vermindert auftritt. Obwohl dies sehr wirkungsvolle Maßnahmen sein können, z. B., wenn die Symptomatik (weitestgehend) sistiert, sobald Betroffene einer Erwerbstätigkeit nachgehen, sind es meist keine bewusst als Behandlung intendierten Interventionen. Aufgrund des häufig schleichenden Beginns, des hohen Leidensdrucks, der Scham etc. ist der Alltag von Patienten mit Zwangsstörungen von dysfunktionaler Meidung und Neutralisation geprägt. Selbstbehandlungsansätze – so unsere Behandlungserfahrungen – werden davon verdrängt. Ressourcen wie Hobbys, durch die Patienten unbelasteten Alltag oder gar Selbstwirksamkeit erleben können, werden therapeutisch gestärkt. Aufgrund der verbreiteten kognitiven Verzerrung bei Patienten mit Zwangsstörungen muss durch die Therapeuten immer wieder betont werden, was Teil von Neutralisationsstrategien ist.

Patienten neigen dazu, solche vertrauten Handlungen als sinnvoll zu verklären, z. B. bei Kontaminationsängsten. Deshalb ist es wichtig, dass der Terminus *Selbstbehandlung* ausschließlich für solche Versuche genutzt wird, die eindeutig keine versteckten Neutralisationshandlungen sind und bewusst als Behandlungsversuche ohne therapeutische Unterstützung ausprobiert werden. Bei aller Würdigung möglicher Selbstbehandlungen zeigen die großen Lücken im aktuellen Versorgungssystem, dass die Sicherstellung der Qualitätsstandards entsprechend der S3-Leitlinie Zwangsstörungen (DGPPN, 2013b) oberste Priorität haben sollte, um die Lebensqualität möglichst vieler Betroffener zu verbessern.

Literatur

Amering, M. & Schmolke, M. (2007). *Recovery. Das Ende der Unheilbarkeit.* Bonn: Psychiatrie Verlag.

Angst, J., Gamma, A., Endrass, J., Hantouche, E., Goodwin, R., Ajdacic, V. et al. (2005). Obsessive-compulsive syndromes and disorders: significance of comorbidity with bipolar and anxiety syndrome. *European Archives of Psychiatry and Clinical Neuroscience, 255* (1), 65–71. http://doi.org/10.1007/s00406-005-0576-8

Beşiroğlu, L., Cilli, A. S. & Aşkin, R. (2004). The predictors of health care seeking behavior in obsessivecompulsive disorder. *Comprehensive Psychiatry, 45* (2), 99–108. http://doi.org/10.1016/j.comppsych.2003.12.010

Bloch, M. H. (2006). A systematic review: antipsychotic augmentation with treatment refractory obsessive-compulsive disorder. *Molecular Psychiatry, 11*, 622–632. http://doi.org/10.1038/sj.mp.4001823

Böhm, K., Förstner, U., Külz, A. & Voderholzer, U. (2008). Versorgungsrealität bei Zwangsstörungen: Werden Expositionsverfahren eingesetzt? *Verhaltenstherapie, 18* (1), 18–24.

Deutsche Gesellschaft für Psychiatrie und Psychotherapie, Psychosomatik und Nervenheilkunde (Hrsg.). (2013a). *S3-Leitlinie Psychosoziale Therapien bei schweren psychischen Erkrankungen.* Zugriff am 13.04.2016. Verfügbar unter https://www.dgppn.de/fileadmin/user_upload/_medien/download/pdf/kurzversion-leitlinien/S3-LLPsychosozTherapien_Langversion.pdf

Deutsche Gesellschaft für Psychiatrie und Psychotherapie, Psychosomatik und Nervenheilkunde (Hrsg.). (2013b). *S3-Leitlinie Zwangsstörungen.* Zugriff am 13.04.2016. Verfügbar unter http://www.dgppn.de/fileadmin/user_upload/_medien/download/pdf/kurzversion-leitlinien/S3-Leitlinie_Zwangsst%C3%B6rungen_lang.pdf

Goodwin, R., Koenen, K. C., Hellman, F., Guardino, M. & Struening, E. (2002). Helpseeking and access to mental health treatment for obsessive-compulsive disorder. *Acta Psychiatrica Scandinavica, 106*, 143–149. http://doi.org/10.1034/j.1600-0447.2002.01221.x

Grabe, H. J., Meyer, C., Hapke, U., Rumpf, H. J., Freyberger, H. J., Dilling, H. et al. (2000). Prevalence, quality of life and psychosocial function in obsessive-compulsive disorder and subclinical obsessive-compulsive disorder in northern Germany. *European Archives of Psychiatry and Clinical Neuroscience, 250* (5), 262–268. http://doi.org/10.1007/s004060070017

Hafner, R. J. (1988). Obsessive-compulsive disorder: a questionnaire survey of a self-help group. *International Journal of Social Psychiatry, 34* (4), 310–315. http://doi.org/10.1177/002076408803400409

Kütz, A. K., Hassenpflug, K., Riemann, D., Linster, H. W., Dornberg, M. & Voderholzer, U. (2010). Ambulante psychotherapeutische Versorgung bei Zwangserkrankungen. Ergebnisse einer anonymen Therapeutenbefragung. *Psychotherapie Psychosomatik Medizinische Psychologie, 60* (6), 194–201. http://doi.org/10.1055/s-0029-1202837

Marques, L., LeBlanc, N. J., Weingarden, H. M., Timpano, K. R., Jenike, M. & Wilhelm, S. (2010). Barriers to treatment and service utilization in an internet sample of individuals with obsessive-compulsive symptoms. *Depression and Anxiety, 27,* 470–475. http://doi.org/10.1002/da.20694

Moritz, S., Timpano, K. R., Wittekind, C. E. & Knaevelsrud, C. (2013). Harnessing the web: Internet and self-therapy for people with obsessive-compulsive disorder and posttraumatic stress disorder. In E. Storch & D. McKay (Eds.), *Handbook of treating variants and complications in anxiety disorders* (pp. 375–398). Heidelberg: Springer.

Moritz, S., Wittekind, C. E., Hauschildt, M. & Timpano, K. R. (2011). Do it yourself? Self-help and online therapy for people with obsessive-compulsive disorder. *Current Opinion in Psychiatry, 24,* 541–548.

Rady, A., Salama, H., Wagdy, M. & Ketat, A. (2012). Religious Attitudes in Adolescents with Obsessive Compulsive Symptoms OCS and Disorder OCD. *Global Journal of Health Science, 4,* 216–221. http://doi.org/10.5539/gjhs.v4n6p216

Rasmussen, S. A. & Eisen, J. L. (1994). The epidemiology and differential diagnosis of obsesive compulsive disorder. *Journal of Clinical Psychiatry, 55,* 5–10.

Redding, R. E., Herbert, J. D., Forman, E. M. & Gaudiano, B. A. (2008). Popular Self-Help Books for Anxiety, Depression, and Trauma: How Scientifically Grounded and Useful Are They? *Professional Psychology: Research and Practice, 39,* 537–545. http://doi.org/10.1037/0735-7028.39.5.537

Salkovskis, P. M., Clark, D. M. & Gelder, M. G. (1996). Cognition-behaviour links in the Persistence of panic. *Behaviour Research and Therapy, 34,* 453–458. http://doi.org/10.1016/0005-7967(95)00083-6

Sarris, J., Carnfield, D. & Berk, M. (2012). Complementary medicine, self-help, and lifestyle interventions for Obsessive Compulsive Disorder (OCD) and the OCD spectrum: A systematic review. *Journal of Affective Disorders, 138,* 213–221. http://doi.org/10.1016/j.jad.2011.04.051

Sørensen, C. B., Kirkeby, L. & Thomsen, P. H. (2004). Quality of life with OCD. A self-reported survey among members of the Danish OCD Association. *Nordic Journal of Psychiatry, 58,* 231–236. http://doi.org/10.1080/08039480410006287

Steketee, G. (1997). Disability and family burden in obsessive-compulsive disorder. *Canadian Journal of Psychiatry, 42,* 919–928.

Stengler, K., Olbrich, S., Heider, D., Dietrich, S., Riedel-Heller, S. & Jahn, I. (2013). Mental health treatment seeking among patients with OCD: impact of age of onset. *Social Psychiatry and Psychiatric Epidemiology, 48,* 813–819. http://doi.org/10.1007/s00127-012-0544-3

Stengler-Wenzke, K. & Angermeyer, M. C. (2005). Employment of professional help by patients with obsessive-compulsive disorders. *Psychiatrische Praxis, 32,* 195–201.

Stengler-Wenzke, K., Beck, M., Holzinger, A. & Angermeyer, M. C. (2004). Stigma experiences of patients with obsessive compulsive disorders. *Fortschritte der Neurologie Psychiatrie, 72* (1), 7–13.

Tolin, D. F., Hannen, S., Maltby, N., Diefenbach, G. J., Worhumsky, P. & Brady, R. E. (2007). A randomized controlled trial of self-directed versus therapist-directed cognitive-behavioral therapy for obsessive-compulsive disorder patients with prior medication trials. *Behavior Therapy, 38,* 179–191. http://doi.org/10.1016/j.beth.2006.07.001

Wahl, K., Kordon, A., Kuelz, K.A., Voderholzer, U., Hohagen, F. & Zurowski, B. (2010). Obsessive-Compulsive Disorder (OCD) is still an unrecognized disorder: A study on the recognition of OCD in psychiatric outpatients. *European Psychiatry, 25,* 374–377.

Selbstbehandlung bei Essstörungen

Christoph Klotter

1 Einleitung

Wohlwissend, dass es noch andere Essstörungen gibt, soll es im Folgenden exemplarisch um die Bulimia nervosa, die Anorexia nervosa und die Orthorexia nervosa gehen.

Bei Essstörungen ist es schwierig, den Zeitpunkt zu bestimmen, an dem die Selbstbehandlung einsetzt. Ist es der Zeitpunkt, an dem das in unserer Gesellschaft als gestört definierte Essverhalten von den Betroffenen überwiegend als problematisch und unerwünscht angesehen wird, an dem subjektiv die Nachteile die Vorteile überwiegen? Oder ist das üblicherweise als problematisch eingestufte Essverhalten nicht von Anfang an als Selbstbehandlung zu begreifen, mit dem andere psychische Probleme gelöst werden sollen?

Zur zweiten Variante: Wenn Essstörungen überwiegend als psychogen begriffen werden, dann stellen sie für die Betroffenen für relativ lange Zeit die beste Lösung für ihre psychischen Schwierigkeiten dar. Sie sind nicht dem Zufall geschuldet, sondern bilden ein bis auf weiteres passendes Bewältigungsmuster.

Es wird bei allen psychogenen Essstörungen eine Zeit brauchen, damit die Betroffenen mitbekommen, dass ihr hoch funktionales Essverhalten eventuell auch unangenehme Nebenwirkungen mit sich bringt. Erst dann stellt sich die Frage, ob dieses aufrechterhalten werden soll.

Es ist nicht zu vergessen, dass mit einer Selbstbehandlung im Sinne eines Verzichts auf gestörtes Essverhalten quasi ein Austritt aus der europäischen Kultur verbunden sein kann, zumindest ein Verzicht auf ein etwas übertriebenes Bekenntnis zu dieser Kultur. Die Bulimikerin verkörpert dem Anschein nach Selbstkontrolle. Die Anorektikerin huldigt dem vorherrschenden Schlankheitsideal. Der Orthorektiker stellt eine gesunde Ernährung über alles. Ist es nicht das, was die Deutsche Gesellschaft für Ernährung (DGE) empfiehlt? Hat unser Gesundheitsverhalten nicht das Ideal eines Zwangssystems, dem sich der Orthorektiker so offenkundig unterwirft?

2 Der problematische und der normale Körper

Selbstbehandlung im Sinne der eigenen Modifikation eines als gesellschaftlich unerwünscht eingestuften Essverhaltens gibt bestimmte kulturell vorgegebene Wertemuster auf. Die Rückkehr zur Gesundheit, zur Normalität bekommt einen schalen Beigeschmack, weil sie in gewisser Weise in die Leere führt. Sie gibt gesellschaftlich vermittelten Sinn auf.

Es gibt aber nicht nur den gesellschaftlich vermittelten Sinn, sondern auch den individuellen. Auch von diesem zieht sich der Selbstbehandler, die Selbstbehandlerin zurück.

Sigmund Freud hatte weniger gesellschaftlichen Sinn vor Augen, als er meinte, dass neurotische Symptome Sinn machen würden. In ihnen enthülle sich der individuelle neurotische Konflikt. Er beharrte darauf, dass sie Sinn machen würden.

Auch der Systemtheoretiker und Kommunikationswissenschaftler Paul Watzlawick war davon überzeugt, dass Störungen in Interaktionssystemen Sinn machen, aber weniger als Ansatzpunkte zur Enthüllung individuellen Leidens, sondern als aktuelle Lösungen eines gestörten Kommunikationssystems.

Wenn Essstörungen beinhalten, auf Sinn zu verweisen, nämlich Anschlüsse zu finden an bestimmte Wertekonfigurationen unserer Kultur, dann bedeutete die Selbstbehandlung die Niederreißung des kulturellen Bedeutungshorizontes. Die Eliminierung des Essproblems stellt dann die Rückkehr zur sogenannten Normalität dar, die potenziell einhergeht mit einem Verzicht auf kulturelle Einschreibungen.

Essprobleme wären so das Sein und die Fülle kulturellen Lebens und an dessen Anschlussfähigkeit, der symptomfreie Zustand näherte sich dagegen dem Nichts, der Normalität, der Unauffälligkeit, der Unauffindbarkeit. Klar, der schlanke Körper etwa entspricht dem vorherrschenden Ideal; zugleich entspricht er approximativ der Platonischen *Idee* von Schlankheit und ist dann per definitionem kein Körper mehr.

Nur der problematische Körper mit seinen Essstörungen ist Körper, der unproblematische hat sich aufgehoben. Der *normale* Körper hat sich größtenteils kulturellen Sinnes entledigt. Er lässt sich nicht mehr entschlüsseln außer bezüglich der Erfüllung eines Ideals. Aber alle Ideale sind ihrem Wesen nach hinfällig, dem Tode nahe – wie die Anorektikerin selbst so gut wie tot ist, weil das Erreichen des Idealseins Endstadium ist. Dahinter und danach gibt es nichts. Was soll auch noch kommen?

Der essgestörte Körper ist hingegen der ringende und kämpfende. In ihm toben gesellschaftliche Werte, genau dann, wenn sie verfehlt werden. Entscheidend sind das Ringen und die Möglichkeit des Scheiterns.

Dem *normalen* Körper kann nur noch eine TÜV-Plakette verliehen werden: unbedenklich, alltagstauglich, gesund. Aber wenig ist an ihm von gesellschaftlichen Irritationen und Rätseln, auch nichts von Schwierigkeiten des Subjekts zu ahnen und zu spüren. Er sagt nichts mehr und lässt sich nicht entschlüsseln. Etwas Schlimmeres, als sich der Hermeneutik zu entziehen, kann im Abendland eigentlich nicht passieren (Klotter, 2001).

Der *normale* Körper zeichnet sich auch durch immense Vorteile aus. Er ist der gewiss unschuldige Körper. Nichts Schlimmes, Böses hat ihn gezeichnet, lässt sich an ihm ablesen, auch nicht mit der größten hermeneutischen Sorgfalt. Genau damit verfehlt er eine fundamentale menschliche Existenzweise:

> Ist es denn nicht eben die Möglichkeit, Böses zu tun, die den Menschen von den stumm ablaufenden Vorgängen abtrennt und ihn zum Menschsein erhebt – die also die menschliche

Natur fördert? Denn erhebt der Mensch sich nicht, gerade weil er zum Bösen fähig ist, über die Tierwelt und entdeckt an sich jene Freiheit, aufgrund der er, da er nicht mehr bloß eine Wesenheit ist, nicht nur leben (nach dem Modell aller „Lebewesen"), sondern existieren kann (mit einem persönlichen Schicksal)? (Jullien, 2005, S. 59)

3 Essstörungen

3.1 Bulimia nervosa

Bei dieser Essstörung handelt es sich um einen unkontrollierbaren Essimpulsdurchbruch. Die großen Mengen an Lebensmitteln, die während der Heißhungerattacke aufgenommen werden, werden etwa durch selbst induziertes Erbrechen wieder abgeführt.

Einzelne Elemente der Bulimia nervosa wie das Verzehren großer Mengen an Lebensmitteln oder selbst induziertes Erbrechen tauchen in der Geschichte vielfach auf. In Epochen, in denen die Bedrohung durch Hunger zu den Grundtatsachen des Lebens gehört, ist möglichst viel zu essen nicht pathologisch, sondern eine Überlebensstrategie. Im spätantiken Rom gab es bei der gesellschaftlichen Elite spezielle Räume zum Erbrechen (Vomitorien), um anschließend weiteressen zu können. Mit Bulimia nervosa unserer Zeit hat dies allerdings nichts zu tun. Das Erbrechen wurde in Rom in keiner Weise verheimlicht. Es war auch nicht peinlich. Es war funktional, um weiteressen zu können. Diese Römer hatten keine Gewichtsprobleme (Klotter, 2014a).

Der moderne Symptomkomplex der Bulimia nervosa hat einen gesellschaftlichen Auslöser: die Radikalisierung des Schlankheitsideals im 20. Jahrhundert (Klotter, 1990). Damit steht in Verbindung das Diäten als kollektive und in der Regel vergebliche Bemühung, Gewicht zu reduzieren oder zu halten. Die normative gesellschaftliche Erwartung eines schlanken Körpers und deren Verinnerlichung führte bei vielen Frauen zu einem problematischen Essverhalten: restringiertes Essverhalten verbunden mit dem Wunsch, möglichst gar nichts zu essen, der daraus resultierende Essdurchbruch, der Versuch, den Essanfall durch Erbrechen ungeschehen zu machen. Die bulimische Symptomatik wäre also in dem Sinne Selbstbehandlung, um die Essdurchbrüche zu kompensieren und nach außen Disziplin zu demonstrieren.

Wenn das Diäten als eher frauenspezifisches Massenphänomen ab dem 60er Jahren des letzten Jahrhunderts an Bedeutung gewann, so ist es folgerichtig, dass der moderne Symptomkomplex der Bulimia nervosa Ende der 70er Jahre des letzten Jahrhunderts zum ersten Mal als psychogene Essstörung besonderer Art diagnostiziert wurde.

Den Kontrollverlust hinter die Kulissen zu verlagern, ist ein Resultat des Prozesses der Zivilisation, wie ihn Elias (1978) beschrieben hat. Foucault (1977) skizziert eine gegenläufige historische Bewegung, die modernen Geständnisprozeduren. Die Bulimia nervosa nimmt beide historischen Entwicklungen auf. Sie ist strukturiert einerseits über die Verheimlichung von Essattacken und z. B. über selbst induziertes Erbrechen, andererseits über den Zwang, es irgendwann offenbaren zu müssen wie im Sensationsjournalismus oder in einer Talkshow. Die Bulimia nervosa oszilliert zwischen der Verheimlichung und der Offenbarung. Die Selbstbehandlung eventuell psychischer

Probleme mittels der bulimischen Symptomatik – mit dem Ziel, die (schlanke und disziplinierte) Fassade zu wahren – ist strukturiert durch historische Prozesse. Sie ist *in* der Geschichte und Teil der Geschichte. Mit der Bulimia nervosa werden die davon Betroffenen Mitglieder unserer Gesellschaft.

Dass Bulimia nervosa an sich schon als Selbstbehandlung zu begreifen ist, veranschaulichen einige empirische Daten: An Bulimia nervosa leidende Frauen und Männer waren vor dieser Erkrankung übergewichtiger als die Gleichaltrigen. Die Erkrankung steht im Zusammenhang mit Diätverhalten (American Psychiatric Association, 2015, S. 475). Miotto et al. (2003) haben in ihrer Studie ermittelt, dass Übergewicht, wahrscheinlich vermittelt über Diätversuche, der Entwicklung von Essstörungen vorausgeht.

3.2 Anorexia nervosa

Anorexia nervosa ist eine psychogene Essstörung, wörtlich übersetzt eine psychisch bedingte Appetitlosigkeit, auch Magersucht oder pubertäre Magersucht genannt, da diese psychogene Essstörung sich häufig in der Pubertät ausbildet. Es ist jedoch ein Missverständnis, den Anorektikerinnen zu unterstellen, sie seien appetitlos. Sie haben Appetit und Hunger, gehen jedoch dagegen massiv vor. Im Falle des restriktiven Typus erfolgreich, da es so gut wie nie zu Essdurchbrüchen kommt, im Falle des Purging-Typus weniger erfolgreich, weil es zu Essattacken und anschließendem Erbrechen kommt. Dass die anorektische Symptomatik eine psychische Funktion hat, eine Form von Selbstbehandlung ist, liegt auf der Hand. Offenbar geht es bei der Anorexia nervosa um die Erprobung der Kontrolle der körperlichen Impulse, um eine Form, sich seiner zu vergewissern, über sich zu verfügen zu können – möglicherweise in Anbetracht einer erlebten Ohnmacht und fundamentalen Abhängigkeit.

Die Anorexia nervosa ist damit bestimmt durch eine zentrale Idee der bürgerlichen Aufklärung. Eine eigene Meinung zu bilden, sich nicht einfach der Tradition anschließen, sondern ein mündiges autonomes Wesen zu werden, das ist das Ideal der Aufklärung. Die Anorektikerin übersetzt dieses Ideal mit der autonomen Kontrolle über ihren Körper. Damit ist sie kein Schaf mehr in einer kollektivistischen Gesellschaft, vielmehr ragt sie sichtbar heraus. Selbstbehandlung meint so, das Selbst und den eigenen Körper kulturtypisch zu formen.

Symptomgruppe und Erscheinungsbild der Magersucht sind nicht neu oder nur an unsere Epoche gebunden. Implizit gehen wir davon aus, dass das moderne Schlankheitsideal ein zentraler Auslöser der Anorexia nervosa ist und demnach diese Störung zeittypisch ist. Aber die Magersucht konnte auch durch spirituelles Fasten wie im Mittelalter entstehen oder insgesamt durch einen asketisch-mystischen Lebensentwurf, der darauf zielt, bereits im Diesseits weitgehend den weltlichen Begierden zu entsagen. Es macht für ein Krankheitsbild einen wesentlichen Unterschied, ob es im Zusammenhang mit einer gesellschaftlichen Norm wie dem Schlankheitsideal steht oder ob es religiös motiviert ist. Habermas (1994) plädiert daher dafür, Anorexia nervosa nicht nur über Untergewicht zu definieren, sondern sie als kulturtypische Störung zu begreifen. Anorexia nervosa wäre so ohne das vorherrschende Schlankheitsideal und die Kulturtechnik des Diätens nicht denkbar. Als psychogene Erkrankung ist sie zudem mit zeittypischen Konflikten wie einer symbiotischen Mutter-Tochter-Beziehung verknüpft. Daher greift eine biologisch-medizinische Definition der Anorexia nervosa zu kurz.

Damit wäre die Anorexia nervosa historisch kontextualisiert und zwar als typische Erkrankung unserer Zeit. Anorexia nervosa stellt nur eine geringfügige Überspitzung des heutigen Schönheitsideals dar. Sie ist gleichsam eine Karikatur dieses Ideals. Diese Karikaturen laufen als Models auf den Laufstegen der Modenschauen.

Selbstbehandlung bedeutet dann, die normativen Erwartungen der Gesellschaft (ein bisschen zu sehr) erfüllen zu wollen, um sich so als anerkannte und akzeptierte Bürgerin eines Gemeinwesens begreifen zu können (Lotter, 2012).

Die Entwicklung zu unserem radikalen Schlankheitsideal begann im 20. Jahrhundert. Brumberg (1994) skizziert diese für Nordamerika. Sie ist eingebettet in eine Dialektik von mehr Freiheiten und neuen Zwängen. Zu Beginn des letzten Jahrhunderts erfuhr das weibliche Geschlecht neue Freiheiten wie das Wahlrecht. Frauen gingen häufiger zur Universität und erprobten neue sexuelle Freiheiten. Gleichsam tauchte ein neuer Zwang auf, die normative Erwartung eines schlanken Körpers. Die neuen Karrieremöglichkeiten durch einen Universitätsabschluss und die Liberalisierung der Sexualität wurden erkauft durch eine Restriktion des Nahrungstriebs. So mutet diese historische Entwicklung hin zu einem radikalen Schlankheitsideal wie eine griechische Tragödie an: Keine Option ist nur positiv zu bewerten, alles hat seinen Preis. Brumberg begreift die eben skizzierte Dialektik als Paradox und versucht dieses mit dem Ansatz der Anthropologin Mary Douglas zu interpretieren: Massive soziale Veränderungen und das Überschreiten traditioneller Grenzen werden kompensiert durch einen Ausbau der Kontrolle des Körpers.

Anorexia nervosa als Selbstbehandlung würde damit erhellen, wie stark die Freiheiten für Frauen im 20. Jahrhundert in der westlichen Zivilisation zugenommen und welchen (subjektiv unverzichtbaren) Tribut Frauen dafür zu entrichten haben. Nur mit den selbst auferlegten Kasteiungen können die neuen Freiheiten akzeptiert werden.

Ein gesellschaftlicher Auslöser der Krankheit wurde bereits genannt: das vorherrschende Schlankheitsideal.

Wenn in den letzten zwei Jahrhunderten die Gestalt der liebenden Mutter gleichsam erfunden worden ist, wenn die Familienbande enger und intimer geworden ist, insbesondere die gleichgeschlechtliche Beziehung zwischen Mutter und Tochter (Klotter, 1997), dann ist es naheliegend, dass diese Beziehung auch zu eng sein kann und zwar derart, dass die Tochter Mühe hat, sich von der Mutter abzugrenzen und eine eigene Identität zu finden. Damit wäre es auch verständlich, dass Anorexia nervosa in der Pubertät entsteht, in einem Zeitraum, in dem sich die Kinder üblicherweise von ihren Eltern separieren. Der Symbiose mit der Mutter versucht die Anorektikerin dadurch zu entkommen, dass sie Kontrolle über ihr Essverhalten erlangt und so zumindest an diesem Punkt autonom und selbstbestimmt ist, wo sie doch an fast allen anderen Punkten nicht weiß, wo Mutter anfängt und aufhört. Die Anorexia nervosa kann zwar massive negative Konsequenzen haben, aber in dem Moment der Abgrenzung gegenüber der Mutter hat sie zunächst ungeahnt viele positive Effekte, die aufzugeben durchaus schwierig sein kann.

Deshalb wird Selbstbehandlung im Sinne des Aufgebens der Symptomatik bei einer Anorexia nervosa schwierig sein, ist doch die primäre Selbstbehandlung im Sinne der Produktion der Symptome in hohem Maße attraktiv.

In der systemischen Perspektive haben weder die Anorektikerin noch ihre Familie ein Interesse daran, sich erfolgreich zu behandeln oder erfolgreich behandelt zu werden. Der Patientin fehlt die Krankheitseinsicht, der Familie würde bei erfolgreicher Behandlung ihre Symptomträgerin abhandenkommen. Das gesamte System Familie wäre gefährdet zu kollabieren. Die Anorektikerin ist wiederum stolz darauf, so eine wichtige Rolle in der Familie zu spielen.

Pike (1998) weist darauf hin, dass es keinen normativen oder erwartbaren Langzeitverlauf bei der schweren Störung der Anorexia nervosa gibt: „In contrast to bulimia nervosa, which has been shown to respond to a relatively short-term course of treatment, anorexia nervosa is a disorder that requires a longer-term perspective regarding treatment and recovery" (S. 469).

3.3 Orthorexia nervosa

Orthorexia nervosa stammt als Begriff aus dem Griechischen: Orthos heißt als Adjektiv richtig. Orthorexia lehnt sich als Term an die Anorexia nervosa an. Damit soll gesagt sein, dass es sich bei der Orthorexia nervosa um eine psychogene Essstörung handelt. Da dieses als Pathologie begriffene Phänomen noch nicht überall bekannt ist und sich auch noch nicht als Begriff in der psychiatrischen Diagnostik und Praxis durchgesetzt hat, soll hier vorab eine Definition erfolgen. Orthorexia nervosa „is the compulsion to eat healthy, pure or organic foods. Healthy eating becomes ON when self-imposed strict dietary restrictions produce malnutrition, social isolation and impairment in daily activities" (Borgida, 2011, S. 1).

Das sich im geschichtlichen Verlauf stets verändernde Krankheitspanorama reagiert mit der Produktion neuer Erkrankungen auf gesellschaftliche Veränderungen. Eine dieser Veränderungen besteht darin, dass unsere Gesellschaft in starkem Maße von jedem einzelnen erwartet, dass er oder sie sich gesundheitsgerecht verhält. Zwar sind in der gesamten europäischen Neuzeit Pflichterfüllung, Arbeitsfähigkeit, Gesundheit und Gottgefälligkeit Synonyme gewesen und sind es noch immer (Labisch, 1992), dennoch hat sich diese Erwartung radikalisiert. In den 50er Jahren des letzten Jahrhunderts haben noch mehr als 80 % aller deutschen Männer geraucht. Sie durften mit zunehmendem Alter jährlich einen Blutdruckanstieg haben, ohne als Risikopatienten da zu stehen. Sie mussten wohlbeleibt sein, um als gestanden Mannsbilder zu gelten. Sie hatten dabei kein schlechtes Gewissen (Hoefert & Klotter, 2013). Es ist offenkundig, dass dies heute nicht mehr so ist. Ist Gesundheit Pflicht, stellt Schlankheit eine rigide soziale Norm dar, dann bereitet eine Gesellschaft den Boden für die Orthorexia nervosa, einer Essstörung, die darin besteht, sich übermäßig und zwanghaft gesund zu ernähren.

Es scheint so, als gäbe es für den Orthorektiker zunächst nichts Besseres als diese Form des Essens, ist er doch ein mehr als mustergültiger Bürger, mehr um gesundes Essen bemüht als alle anderen, der sich dann zu Recht als ein besseren Menschen begreifen kann. Selbstbehandlung mit der Orthorexia nervosa stärkt das Selbstwertgefühl in hohem Maße, um nicht gleich von Narzissmus zu sprechen (dass Orthorexia nervosa etwas mit einer narzisstischen Störung zu tun haben könnte, wird in der Literatur bislang nicht erwähnt).

Eine andere historische Entwicklung darf nicht unerwähnt bleiben: die Verwissenschaftlichung des Essens. Mit der Entstehung der naturwissenschaftlich orientierten Ernährungswissenschaft in der Mitte des 19. Jahrhunderts änderte sich die Aufmerksamkeitssteuerung bezüglich der Lebensmittel. Aus einem eher naiven „Ich esse, was mir schmeckt, und was ich überhaupt bekomme" wurde „Ich muss die Inhaltsstoffe zu mir nehmen, die gesund sind". Wir essen heute tendenziell nicht mehr Orangen oder Äpfel, wir nehmen Vitamin C zu uns. Wer sich entsprechend der offiziellen Doktrin dem Anschein nach nicht gesundheitsgerecht verhält, darf wie die Adipösen massiv diskriminiert und stigmatisiert werden. Die Aufteilung der Lebensmittel in gesunde und ungesunde, die Identifizierung von guten und bösen Inhaltsstoffen, deren Quantifizierung und die daraus folgende Moralisierung des Essens bereitet der Orthorexia nervosa auf hervorragende Weise den Boden. Wer sich akribisch an die offiziellen Ernährungsempfehlungen hält, ist im Grunde schon orthorektisch. Auch hier bedeutet Selbstbehandlung, sich als vorbildlich zu erweisen. Orthorexia nervosa hilft so, die Eigenliebe zu erhöhen und Insuffizienzgefühle zu kompensieren.

Das orthorektische Essverhalten lässt sich dann verstehen als die (Über-)Erfüllung zweier gesellschaftlicher Erwartungen: bezüglich eines verschärften Gesundheitszwangs und bezüglich des richtigen, wissenschaftlich fundierten Essverhaltens.

Da sich das orthorektische Essverhalten in der Regel an einem selbst kreierten Kostregime orientiert, also nicht an die Empfehlungen der DGE angelehnt ist, erfüllt es eine weitere gesellschaftliche Erwartung der letzten 200 Jahre, die der Pflicht zur Individualisierung. Jeder und jede muss sich selbst verwirklichen – auch mit einem eigenen Kostregime. Das Befolgen allgemeiner Ernährungsempfehlungen wäre demnach höchst unindividuell.

4   Essgestörte als Kulturavantgarde

Wir sehen also, dass alle bisher genannten Essstörungen im Sinne von Selbstbehandlung in einem Viereck aufgespannt sind zwischen dem Erfüllen normativer Erwartungen, dem Management körperlicher Impulse, der Pflicht zur Individualisierung und der Abhängigkeitsregulation bezüglich anderer Menschen. Die Essgestörten, so bezeichnen wir diese Menschen gerne, sind nicht jenseits des Mainstreams, sind nicht jenseits der Normalität, sondern mittendrin. Keine Frage, dass gewisse Formen der Devianz zu erkennen sind, aber doch nur um die Ideale des bürgerlichen Subjekts deutlich zu pointieren. In und mit ihrer Selbstbehandlung in Form eines besonderen Essens machen sie sich zur heimlichen Avantgarde des bürgerlichen Zeitalters, das sich im „Sturm und Drang" ankündigt, im „Werther" von Goethe, in dem nur sehr schlicht und reduziert gegessen wird, in der Frühromantik, die kulinarische Exzesse verachtet, in der Lebensreformbewegung, die ebenso den Verzicht und Schlankheit predigt, an die sich die 68er-Generation des 20. Jahrhundert anschließt (Klotter & Beckenbach, 2012; Klotter, 2014b).

Es erscheint ein merkwürdiges Paradoxon: Die Essgestörten als Kulturavantgarde, die die zentralen Elemente der Moderne überpointiert und als Vorreiter der Moderne zu gelten hat, ist in ihrem Kern etwa normorientiert. Sie ist nicht das andere der Moderne, sondern ihr Vorarbeiter. Der Term Avantgarde muss nur übersetzt werden als Voranschreiten, als Vorhut in einer militärischen Operation, um zu verstehen, wer die Essgestörten sind. Sie laufen der Masse voraus, um diese zu informieren und zu lenken. Und sie gehen ein besonderes Risiko ein: schneller und früher getötet als die behäbige Masse, von der doch nicht wenige verschont bleiben. Am Sichtbarsten wird diese bei den schlechten bis katastrophalen Krankheitsverläufen der Anorexia nervosa.

Mit Essstörungen behandeln sich die Essgestörten nicht nur selbst (wie weiter oben ausgeführt), sie behandeln auch die gesamte Bevölkerung, zumindest versuchen sie das. Sie sind die Erzieher der Nation in Form von Vorbildern, die ein wenig übertreiben müssen, um verstanden zu werden. Nicht selten werden sie wenig oder gar nicht verstanden wie Nietzsches armer Zarathustra.

Und wie erlebt das Volk ihre Erzieher, ihre Avantgarde? Als gestört und ganz anders als es selbst. Damit verleugnet es den Auftrag der Avantgarde, um selbst vor sich zu verbergen, wie infiziert es von deren Erziehungsauftrag ist. Wer will denn in unserer Gesellschaft als übergewichtig gelten, als nicht individualisiert, als nicht autonom?

5 Studien und Befunde zur Selbstbehandlung

Es liegt vermutlich in der Natur des wissenschaftlichen Betriebs, vor allem der der Medizin und Psychologie, dass die Selbstbehandlung von Menschen kein Interesse erzeugt. Es kränkt die Vertreterinnen und Vertreter dieser Disziplinen im Grunde, dass die Möglichkeit bestehen könnte, ohne Inanspruchnahme von Gesundheitsexperten zu genesen. Um sich als potenziell allmächtige Professionen begreifen zu können, muss Selbstbehandlung per definitionem ausgeschlossen werden. So verwundert es nicht, dass es wenig Forschung zur Selbstbehandlung gibt, es sei denn, es handelt sich um Selbsthilfegruppen, die als paraprofessionelles Mittel ein wenig akzeptiert sind.

Eine andere Erklärung für das relative Ignorieren der Selbstbehandlung von Essgestörten bietet sich an. Auf einer unbewussten Ebene wünscht sich unsere Gesellschaft kein weiteres Entgleiten seiner Avantgarde in noch mehr Normerfüllung, noch mehr Separation. Die Avantgarde-Veteranen, die diese geworden sind, weil sie ihres Erziehungsauftrags womöglich auch aufgrund der Pathologisierung müde geworden sind, die nun hoffen, unauffällig wieder ein Teil der großen Masse werden zu können, lässt unsere Gesellschaft nicht verwahrlosen wie die Vietnam-Veteranen. Vielmehr soll ihre Wiedereingliederung professionell organisiert werden – mit ambulanter und stationärer Versorgung.

In der bundesdeutschen „S3-Leitlinie zur Diagnostik und Therapie von Essstörungen" (Deutsche Gesellschaft für Psychosomatische Medizin und Psychotherapie & Deutsches Kollegium für Psychosomatische Medizin, 2010) lassen sich wenige Hinweise zur Selbstbehandlung finden. In ihnen wird festgestellt, dass sich Männer mit Anorexia nervosa und Bulimia nervosa seltener in Behandlung begeben als Frauen. Wie das herausgefunden worden ist, ist nicht ersichtlich. Es wird dafür plädiert, möglichst frühzeitig bei Anorexia nervosa zu intervenieren, um die akute Symptomatik in den Griff zu bekommen und eine Chronifizierung zu verhindern. Die Patientinnen hätten häufig den Wunsch, es allein zu schaffen. Diesem Wunsch solle entsprochen werden, zugleich sollten die Patientinnen in regelmäßigen Abständen kontrolliert werden. Das Autorenteam dieser Leitlinie spricht sich damit für ein „offenes Vorgehen" aus. Die Patientinnen sollten einbezogen und nicht bedrängt werden.

Es ist nicht zu vermuten, dass all diejenigen, die angeben, es allein schaffen zu wollen, dies wirklich beabsichtigen. Möglicherweise ist dieser Wunsch eher dem Umstand geschuldet, dass die Patientinnen einer Behandlung aus dem Weg gehen wollen, weil die Anorexia nervosa zumindest zunächst viele Vorteile bietet (siehe oben). So muss auch das Autorenteam dieser Leitlinie konzedieren, dass bei Anorektikerinnen eine geringe und ambivalente Therapiemotivation vorliegt. Anorektikerinnen begännen typischerweise eine Behandlung nicht aus eigenem Antrieb, 50 % seien nicht bereit, etwas zu ändern. Bei der Selbstbehandlung wird es nicht anders sein. Auf eine Form der Selbstbehandlung wird hingewiesen: Bei einem Drittel der Anorektikerinnen ist ein Wechsel zur Bulimia nervosa festzustellen. Es gebe zwar keine empirische Evidenz, dass Psychotherapie bei Anorexia nervosa helfe, dennoch bestünde Einigkeit, dass Psychotherapie unabdingbar sei. Dieses fulminante Paradox müsste das Autorenteam argumentativ ausführen, tut dies aber nicht. Bei allen Essstörungen verbessere Selbsthilfe die Ess-Brech-Anfälle nicht, dennoch habe sie ihren Sinn.

Zur Bulimia nervosa werden folgende Aussagen getroffen: 63 % derjenigen, die sich psychotherapeutisch behandeln ließen, seien depressiv; bei denjenigen, die nicht in Behandlung seien, sei der Anteil der Depressiven geringer. So lässt sich schlussfolgern, dass depressive Verstimmungen einen gewichtigen Anteil bei der Motivation haben, Psychotherapie in Anspruch zu nehmen. Bei Bulimia nervosa sei Psychotherapie wirksam. Das gelte zwar auch für Selbsthilfe, aber in geringerem Umfang. Bezüglich der absoluten Abstinenz sei Psychotherapie zwar das erfolgreichste Verfahren und zwar signifikant erfolgreicher gegenüber der Pharmakotherapie, aber nicht signifikant gegenüber der Selbsthilfe. Selbstbehandlung in Form der Selbsthilfe scheint also eine ernsthafte Konkurrenz für die professionelle Psychotherapie darzustellen.

In ihrer Promotion konstatiert Kiehl (2010), dass der Anschein trüge, sozial besser Gestellte hätten häufiger Essstörungen, vielmehr nähmen diese eher professionelle Hilfe in Anspruch. Essstörungen seien insgesamt schwierig zu behandeln. Deshalb sei auf

Prävention zu setzen, welche aber wenig evaluiert werde; wenn doch, dann würden nur gemischte bis negative Outcomes ermittelt. Negative Effekte könnten darin bestehen, dass das gezügelte Essverhalten zunähme. Kiehl hält auch fest, dass die meisten Essgestörten nie in Behandlung kämen, von denjenigen, die das täten, nur 30 bis 40 % einen Behandlungserfolg hätten. Eine erfolgreiche Bilanz sieht anders aus.

Weitere Befunde: McClay et al. (2014) ermittelten, dass computergestützte Selbsthilfe bei Essstörungen positive Effekte zeigt. Wilson et al. (2012) differenzieren, dass auf kognitiver Verhaltenstherapie basierende Selbsthilfe bei Binge Eating Disorder und bei Bulimia nervosa wirksam, aber bei Anorexia nervosa kontraindiziert sei. Auch Zwaan (2005) plädiert dafür, bei der Behandlung von Essstörungen mit einem niedrigschwelligen Selbsthilfeangebot zu beginnen, welches kognitive Verhaltenstherapie zur Basis haben sollte. Ramklint et al. (2012) haben in einer auf Essstörung spezialisierten Psychiatrie als erstes Behandlungsangebot geleitete Selbsthilfe angeboten. Nur 30 % der Bulimikerinnen profitierten von dieser Intervention. Dieser ernüchternde Befund ändert jedoch nichts daran, dass überwiegend eine Lanze für die Selbsthilfe gebrochen wird (Fichter et al., 2008). Dies liegt auch daran, dass offenkundig sehr wenige Essgestörte die übliche professionelle Hilfe in Anspruch nehmen (Dölemeyer et al., 2013).

6 Schlussfolgerung

Essstörungen stellen ein Mittel zur Selbstbehandlung psychischer Probleme dar. In diese Selbstbehandlung fließen kulturelle Werte, Normen und Ideale ein. Sie macht die Essgestörten gleichsam zu Kulturwesen – und nicht zu vergessen zur Kultur-Avantgarde. Ab wann der Umschlagpunkt kommt, an dem diese Form der Selbstbehandlung mit Essstörungen mehr Nach- als Vorteile produziert, ist bislang wenig erforscht. Das gilt auch für die Essgestörten, die keine professionelle Hilfe in Anspruch nehmen.

Literatur

American Psychiatric Association. (2015). *Diagnostisches und Statistisches Manual Psychischer Störungen – DSM-5* (Deutsche Ausgabe herausgegeben von Peter Falkai und Hans-Ulrich Wittchen, mitherausgegeben von Manfred Döpfner et al.). Göttingen: Hogrefe.
Borgida, A. (2011). *In sickness and in health: Orthorexia nervosa, the study of obsessive healthy eating*. Thesis, Alliant International University, California School of Professional Psychology, San Francisco.
Brumberg, J. J. (1994). *Todeshunger – Die Geschichte der Anorexia nervosa vom Mittelalter bis heute*. Frankfurt: Campus.
Deutsche Gesellschaft für Psychosomatische Medizin und Psychotherapie & Deutsches Kollegium für Psychosomatische Medizin (Hrsg.). (2010). *S3-Leitlinie Diagnostik und Therapie der Essstörungen*. Zugriff am 13.04.2016. Verfügbar unter http://www.awmf.org/leitlinien/detail/ll/051–026.html

Dölemeyer, R., Tietjen, A., Kersting, A. & Wagner, B. (2013). Internet-based interventions for eating disorders in adults: a systematic review. *BMC Psychiatry, 13*, 207, 1–16. http://doi.org/10.1186/1471-244X-13-207

Elias, N. (1978). *Über den Prozess der Zivilisation. Bd. 1 und 2*. Frankfurt am Main: Suhrkamp.

Fichter, M., Cebulla, M., Quadflieg, N. & Naab, S. (2008). Guided self-help for binge eating/purging anorexia nervosa before inpatient treatment. *Psychotherapy Research, 18* (5), 594–603. http://doi.org/10.1080/10503300802123252

Foucault, M. (1977). *Überwachen und Strafen*. Frankfurt am Main: Suhrkamp.

Habermas, T. (1994). *Zur Geschichte der Magersucht – Eine medizinpsychologische Rekonstruktion*. Frankfurt am Main: Fischer.

Hoefert, H. W. & Klotter, Ch. (Hrsg.) (2013). *Gesundheitszwänge*. Lengerich: Pabst.

Jullien, F. (2005). *Schattenseiten – vom Bösen und Negativen*. Berlin: diaphanes.

Kiehl, K. (2010). *Risikofaktoren für Essstörungen unter besonderer Berücksichtigung medialer Einflussfaktoren*. Unveröffentlichte Dissertation, Universität Regensburg.

Klotter, Ch. (1990). *Adipositas als wissenschaftliches und politisches Problem*. Heidelberg: Asanger.

Klotter, Ch. (Hrsg.). (1997). *Prävention im Gesundheitswesen*. Göttingen: Verlag für Angewandte Psychologie.

Klotter, Ch. (2001). *Genealogie und Evaluation aus persönlichkeitspsychologischer Sicht*. Lengerich: Pabst.

Klotter, Ch. (2014a). *Einführung Ernährungspsychologie* (2. Aufl.). München: UTB.

Klotter, Ch. (2014b). *Fragmente einer Sprache des Essens*. Wiesbaden: Springer VS.

Klotter, Ch. & Beckenbach, N. (2012). *Romantik und Gewalt*. Wiesbaden: Springer VS.

Labisch, A. (1992). *Homo hygienicus: Gesundheit und Medizin in der Neuzeit*. Frankfurt am Main: Campus.

Lotter, M.-S. (2012). *Scham, Schuld, Verantwortung – über die kulturellen Grundlagen der Moral*. Frankfurt am Main: Suhrkamp.

McClay, C. A., Waters, L., Schmidt, U. & Williams, C. (2014). A Survey of Attitudes towards Computerized Self-Help for Eating Disorders within a Community-Based Sample. *Behavioural Cognitive Psychotherapy, 11* (28), 1–14.

Miotto, P., Coppi, M. de, Frezza, M. & Preti, A. (2003). The spectrum of eating disorders: prevalence in an area of Northeast Italy. *Psychiatry Research, 119*, 145–154. http://doi.org/10.1016/S0165-1781(03)00128-8

Pike, K. M. (1998). Long-Term Course of Anorexia Nervosa: Response, Relapse, Remission and Recovery. *Clinical Psychology Review, 18*, 447–475. http://doi.org/10.1016/S0272-7358(98)00014-2

Ramklint, M., Jeansson, M., Holmgren, S. & Ghaderi, A. (2012). Guided self-help as the first step for bulimic symptoms: implementation of a stepped-care model within specialized psychiatry. International. *Journal of Eating Disorders, 45* (1), 70–78. http://doi.org/10.1002/eat.20921

Wilson, G. T. & Zandberg, L. J. (2012). Cognitive-behavioral guided self-help for eating disorders: effectiveness and scalability. *Clinical Psychology Review, 6*, 343–357. http://doi.org/10.1016/j.cpr.2012.03.001

Zwaan, M. (2005). Empirische Untersuchungen zur Psychotherapie der Essstörungen: Was ist wirklich evidenz-basiert? *Psychotherapie, 10* (1), 142–146.

Teil III
Komplementär- und Alternativmedizin

Stärkung der Selbstheilung

Gary Bruno Schmid

1 Einleitung

Seit Anbeginn der Menschheit wurde die eigentliche Heilung an eine höhere, mythische Kraft wie Geister und Götter „outgesourct" und von deren weltlichen Vertretern ritualkonform gehandhabt. Von wegen „Selbstheilung"! Trotzdem: Auch ein von seiner Sippe isolierter und von jeglicher Gottheit verlassener Mensch kann irgendwie heil werden, sich also selbst heilen.

Keine Krankheit kann je allein durch äußere Mittel geheilt werden. Andererseits sind Selbstheilungskräfte selbst – insbesondere bei akuten Erkrankungen oder Verletzungen – auf Hilfe von außen, wie z. B. Operationen, angewiesen. In diesem Sinne sind medizinische Maßnahmen unbestreitbar notwendig, *können* aber allein, ohne die Selbstheilungskräfte des betreffenden Menschen, doch nie *heilend* sein. Dabei spielt die Vorstellungskraft eine wesentliche Rolle, die mithilfe der Hypnose beeinflusst und gestärkt werden kann (Schmid, 2010, 2015a).

Nassim Nicolas Talem (Taleb, 2013) redet von der *Antifragilität* eines Systems: Wenn es strapaziert wird, trainiert es sich und gewinnt an Wissen, Kraft etc. In diesem Sinne kann die salutogenetische Selbstwirksamkeit als eine über die Resilienz (Antonovsky, 1979), auch auf körperlicher Ebene, hinauswachsende Kraft betrachtet werden. Aber wie lässt sich das komplizierte Netzwerk von Stammzellen, Immunzellen und Wachstumsfaktoren mit der Psyche günstig beeinflussen? Gibt es eine Schaltstelle zwischen Körper und Geist, auf die Patienten mit ihrer Vorstellungskraft aktiv zugreifen können?

Wie wäre es z. B., mithilfe der Vorstellungskraft die Abwehrkräfte zu unterstützen? Die Immunabwehr kann konditioniert (Ader & Cohen, 1975) und mithilfe von Fremd- und Selbstsuggestion aktiviert oder geschwächt werden (Schmid, 2015a). Hierbei spielen die Haltung des Behandlers gegenüber seinem Patienten, das Timing zu Beginn und während der Behandlung und soziale Faktoren (z. B. Familiensituation, Wohnort, Beruf etc.) wichtige Rollen. In diesem Beitrag werde ich auf einige wesentliche Bestandteile dieser Art von Behandlung näher eingehen und anhand praktischer Beispiele erläutern, wie der Mensch die Fähigkeit, seine Selbstheilung weiterzuentwickeln, bewusst unterstützen kann.

2 Der Zeiteffekt

Der Mensch ist einem durch die Natur (z. B. Jahreszeiten, Tag- und Nachtrhythmus) vorgegebenen und einem durch Konventionen festgelegten Zeitverlauf (z. B. Stundenpläne, Arbeitszeiten) unterworfen. Unsere soziale und biologische Uhr sind nicht deckungsgleich. Aber es wäre wahrscheinlich gesünder, wenn wir diese beiden Uhren aufeinander abstimmen könnten. Beispielsweise dauern viele soziale Ereignisse wie Abendessen, Filme, Vorträge etc. ca. 90 Minuten, wie auch unser Schlaf in Phasen von ca. 90 Minuten aufgeteilt ist. Daher empfehle ich jedem, bei Tätigkeiten möglichst nach ca. 90 Minuten eine kurze, mindestens 3-minütige Pause einzulegen.

2.1 Fraktionierter Verlauf der Selbstheilung bei chronischen oder rezidivierenden Störungen

Unter dem Begriff *Heilung* verstehen wir die stetige, progrediente Besserung einer Störung bis zur Wiederherstellung des Zustands vor der Störung. Bei rezidivierenden und chronischen Erkrankungen ist der Verlauf des Genesungsprozesses nach der akuten Erkrankung komplizierter.

Die meisten Beschwerden und Symptome verringern sich während des Heilungs- oder eher Besserungsprozesses einer langwierigen Krankheit nach folgendem, generischen Schema: (1) Die *Phasen* der Beschwerden *verkürzen* sich bei Persistenz bisheriger Intervalle und Intensität, d.h. die Dauer der Leidenszeit wird kürzer; (2) die *Abstände* zwischen den akuten Phasen *vergrößern* sich bei gleicher Intensität der Symptome, d.h. die Schübe werden seltener; (3) schließlich lässt auch die *Stärke* der Beschwerden nach, d.h. das Ausmaß des Leidens wird geringer. In der Regel gibt es Mischformen und Überschneidungen.

Als Metapher bietet sich ein ungebetener Gast an: Bei jedem seiner Besuche sollte man versuchen, Kontakt aufzunehmen (*Pacing* in der Hypnotherapie) und herauszufinden, wie man ihn schneller los wird und ihn dazu bringt weniger oft zu kommen (*Leading* in der Hypnotherapie). Mit der Zeit versucht man das störende Verhalten des ungebetenen Gastes weniger relevant zu machen.

2.2 Symptom-Rhythmus-Diagramm

Patienten mit rezidivierenden und chronischen Erkrankungen fällt es im Verlauf des Heilungsprozesses oft schwer, Veränderungen hin zum Besseren festzustellen.

Dies bedeutet Stress, der die Selbstheilungskräfte schwächt, sodass jede Behandlungsweise, die zu einer Minderung des Stresses bzw. des Noceboeffekts führt, die Selbstheilung verbessert. Als hilfreich hat sich die Protokollierung des Schweregrades der Beschwerden und Symptome in einem Symptom-Rhythmus-Diagramm erwiesen.

Dabei werden Messergebnisse in einem sogenannten Zeitverzögerungsdiagramm protokolliert; mithilfe solch eines Diagramms und Computeralgorithmen wird der dynamische Phasenraum, in dem das Verhalten des untersuchten Systems abläuft, rekonstruiert (Schmid, 1991, 1997a, 1997b). In meiner Praxis gebrauche ich für medizinisch-psychotherapeutische Zwecke nur das Zeitverzögerungsdiagramm, wobei z.B. die Ausprägung des Symptoms (z.B. Anzahl Schmerztabletten, Zigaretten oder Milliliter Alkohol, Schlafbeeinträchtigung) heute mit der jeweiligen Ausprägung des Symptoms gestern täglich in eine Tabelle eingetragen wird.

Eine Besserung lässt sich so im Zeitverlauf (Wochen bis Monate) verbildlichen. Selbstverständlich sind immer wieder Ausreißer zu verzeichnen.

Im Fall einer fortschreitenden Besserung der Symptomatik wird die Selbstheilung durch die Rekursivität der Psyche und das sich daraus entwickelnde positive Denken noch weiter gestärkt.

Der Patient soll während der symptomfreien Phasen möglichst aktiv sein, auch dürfte er, evtl. versuchsweise, die Dosis der Medikamente und/oder die Frequenz der medizinischen Behandlungen reduzieren. Während schwieriger Phasen sollte er Stressoren bzw. Anstrengungen möglichst vermeiden und Medikamente sowie andere Therapieformen möglichst wieder erhöhen.

2.3   Timing der Medikation

Die Wirksamkeit von Therapien wird erhöht, indem der Patient sie in der für ihn optimalen chronobiologischen Phase erhält. Für die Stärkung der Selbstheilung sollten Medikamente daher aus mindestens drei Gründen besser rechtzeitig als pünktlich eingenommen werden: (1) Der durchschnittliche zirkadiane Rhythmus des Menschen dauert nicht 24, sondern 25 Stunden (Crawford & Thor, 1964); zudem variiert der individuelle Tagesrhythmus verschiedener Menschen von ca. 18 bis 51 Stunden; (2) die natürliche Schlafphase dauert bei allen Menschen ca. 1/3 des gesamten Tagesrhythmus; (3) unsere soziale Zeit ist präziser und gilt für alle Menschen, weshalb unsere biologische Uhr sich permanent umstellen muss, was zu häufigem Stress führt. Im Dienste der Selbstheilung sollte der Mensch sich statt nach Stundenplänen nach seiner Verhaltensuhr richten, die nach seinen biologischen Bedürfnissen tickt: Erwachen, Essen, Lernen/Arbeiten, Imbiss, Pausen, Schlafen usw.

2.4   Chrono-Onkologie

Die Chrono-Onkologie hat seit der Pionierarbeit von Mikhail Victorovich Berezkin (1940–2005 erhebliche Fortschritte gemacht (Cornelissen et al., 2006). Es hat sich gezeigt, dass durch die Verabreichung zytotoxischer Agenzien während einer geeigneten zirkadianen Phase die Überlebenschance signifikant erhöht wird (Lis et al., 2003). Die Wichtigkeit des Timings bei der Behandlung von Brustkrebs ist längst bekannt (Goldberg, 1994), ob bezogen auf die Behandlungsintervalle während einer Behandlung oder auf das Zeitintervall zwischen verschiedenen Behandlungsreihen (Simoens, 2008).

Die Zeit, in der ein Tumor sich verdoppelt, stellt eine Art Eigenzeit des Tumors für diese Person dar. Ist das Intervall zwischen den Behandlungsreihen im Vergleich zu dieser zu lang, kann der Vorteil einer medizinischen Behandlung verloren gehen (Johnson, 2000). Diese Eigenzeit sollte m. E. herangezogen werden, um den Zeitpunkt eines chirurgischen Eingriffs zu planen. Die PET/CT-basierte Einschätzung der Änderung des wachstumsfähigen Tumorgewebes ist dabei der ausschlaggebende Faktor (Vach et al., 2011). Andererseits sollten die drängenden Ängste des Patienten oder die Ungeduld des Chirurgen mit Vorsicht betrachtet werden. Diese Ängste und evtl. Verunstaltungen durch erfolgte Operationen könnten Noceboeffekte heraufbeschwören, die letztendlich schädlicher wirken als der Eingriff der lebensrettend sein sollte.

Das hormonelle Milieu zum Zeitpunkt eines chirurgischen Eingriffs könnte das metastasierende Potenzial von Tumorzellen und somit die zeitliche Entwicklung der Grunderkrankung beeinflussen (Senie & Kinne, 1994). Auch das Timing einer multimodalen Therapie, also in welcher Reihenfolge kommen chirurgischer Eingriff, Chemotherapie (Dediu, 2004), Radiotherapie (Bernini & Bencini, 2012; McCormick et al., 1993; Ruo Redda et al., 2002), Fitness (Chou et al., 2012) usw. zum Einsatz, muss sorgfältig abgewogen werden. Das Timing der adjuvanten Behandlung bei Brustkrebs (Chemotherapie mit oder ohne Tamoxifen) zeigte, dass die gesamthafte Überlebensrate nach 5 Jahren in der Gruppe signifikant erhöht war, in der die Behandlung innerhalb von 44 Tagen nach dem chirurgischen Eingriff begonnen wurde (Alkis et al., 2011).

Ein anderer Grund für das Timing der Behandlung auf Basis der individuellen Biorhythmen ist die Minimierung der Toxizität der Chemotherapie (Wilson, 1974). Um den Wirkungsgrad der Selbstheilung zu stärken, wird die Therapie möglichst auf einen Zeitpunkt gelegt, an dem die gesunden Zellen weniger aktiv sind und so weniger geschädigt werden können.

3   Der Entspannungseffekt: 4–6-Atemtechnik

Eine wirksame Stärkung der Immunabwehr erzielt man mithilfe der *4–6-Atemtechnik* (Schmid, 2011). Diese funktioniert über das Vagussystem (Porges, 2011) und sorgt dafür, dass der Mensch sich in einen heilsamen Zustand der Entspannungsreaktion (relaxation response) bringt. Die 4–6-Atemtechnik führt zu einer Zunahme der parasympathischen und zu einer Verringerung der sympathischen Aktivität. Ich empfehle meinen Patienten, die 4–6-Atemtechnik dreimal am Tag je drei Minuten zur gleichen Verhaltenszeit auszuführen. Der Patient baut die Technik in seinen Alltag im Sinne einer *Me-Time* ein und wendet sie in sich anbahnenden Stresssituationen sowie bei der Meditation und bei der Induktion einer Selbsthypnose an.

4   Der Vorstellungseffekt: Fremd- und Selbstsuggestion

Jede Fremdsuggestion mündet letztendlich in eine Selbstsuggestion und zwar auch dann, wenn die suggerierte Botschaft eher unbewusst als bewusst vermittelt oder empfangen wird. Im Zusammenhang mit Übertragungs- und Gegenübertragungseffekten wirkt jede Kommunikation über die Vorstellungskraft suggestiv. *Selbstheilung durch Vorstellungskraft* habe ich bereits ausführlich diskutiert (Schmid, 2010, 2015a, 2015c), insbesondere die von mir entwickelte *SechsDramaturgischeElemente(SDE)-Methode* (Schmid, 2013), die zielgerichtet für die Stärkung der Selbstheilung im Sinne der *evidence-based medicine* (Prasad, 2014) eingesetzt werden kann.

5 Objektheileffekt

Ein Beispiel für den Objektheileffekt zur Stärkung der Selbstheilung ist der Placeboeffekt. Er funktioniert sogar, wenn Patienten explizit erzählt wird, dass sie ein Placebo nehmen (Polich et al., 2010). Fälschlicherweise wird oft behauptet, dass er auch dann wirkt, wenn man nicht an die Wirkung des Placebos glaubt. In der hier zitierten Studie wurde ausdrücklich beschrieben, dass die Placebopillen aus einer unspezifischen Substanz bestehen und *„nachweislich in klinischen Studien signifikante Besserungen der Symptome durch Körper-Geist-Selbstheilungsprozesse erbringen"*. Inzwischen ist bekannt, dass bei Patienten, die mit ihrer Behandlung einverstanden sind, jegliche Behandlung sowie jegliches Medikament wirksamer und mit weniger Komplikationen und Nebenwirkungen funktioniert (Placebo-Potenzierung; Schmid, 2010).

6 Autoritätsheileffekt: Kansas-Experiment

Ärztliche Kommunikation, die positiv suggestiv eingesetzt wird, wirkt heilend. Auch in der Notfallmedizin sind hypnotische Suggestionen von kulturell und situativ passenden Autoritätspersonen effektiv, wie das *Kansas-Experiment* zeigen konnte (Jacobs, 1991). Dabei sprachen Rettungssanitäter einer Gruppe Notfallpatienten („Hypnosegruppe") eine positive Suggestion ins Ohr und vermieden negative Suggestionen. Um die Kontrollgruppe kümmerten sich die Sanitäter wie gewohnt. Die positiven Suggestionen führten zu einer signifikant höheren Überlebensrate auf dem Transport, kürzerem Krankenhausaufenthalt und einer schnelleren Rekonvaleszenz. Patienten in Notfallsituationen sind in einer Art natürlichen Trance und damit aufnahmefähig für hilfreiche Suggestionen (Hansen & Bejenke, 2010).

7 Der Ortsheileffekt

Das Heimteam hat oft einen Vorteil gegenüber dem anreisenden Team (z. B. 53,7 % bei Fußball (McSharry, 2007). Rationale Erklärungen für diese Unterschiede basieren auf systematischen Verzerrungen der Statistik u. a. wegen der Unterschiede in Höhenlage/Sauerstoffmangel (Gore et al., 2008) und Zeitzone/Jetlag (Jehue et al., 1993) zwischen den Wettkampfteams sowie Befangenheit der Schiedsrichter (Jones et al., 2001). Die individualpsychologische Komponente, nämlich das „Nestgefühl" im Heimteam scheint mir nach wie vor am plausibelsten. Der Spieler, dessen Familie oder Freunde zugegen sind, hat einen Vorteil gegenüber seinem Gegner.

Genauso kann der Ort zu einer Stärkung der Selbstheilung maßgeblich beitragen, wenn dieser Effekt bewusst eingesetzt wird (Schmid, 2010). Eine Studie aus den 1980er Jahren zeigte, dass schon ein Zimmer mit Aussicht auf einen Wald eine genesungsfördernde Wirkung hat (Ulrich, 1984). Diese Patienten waren postoperativ zufriedener, blieben weniger lange im Spital und benötigten im Vergleich zu anderen (vergleichbar in Bezug auf Alter, Geschlecht und Diagnose) Patienten, die in ähnlich komfortablen

Zimmern, jedoch mit Blick auf ein hässliches Backsteingebäude untergebracht waren, weniger starke Schmerzmittel.

8 Der Selbstheileffekt

Sämtliche der erwähnten Effekte machen nichts anderes, als unsere angeborenen und seit der Geburt erworbenen Fähigkeiten zur Selbstheilung aufrechtzuerhalten, zu aktivieren und abzustimmen; gleichzeitig helfen sie uns, Nocebowirkungen zu vermeiden und zu schwächen.

Ein paar wichtige Beobachtungen, die mit diesen unseren inhärenten Selbstheilungsressourcen zu tun haben, möchte ich erwähnen.

8.1 Akzeptanz

Jedes Symptom hat für den Betroffenen eine persönliche Relevanz, die von Person zu Person sehr verschieden sein kann. Unter dem Begriff *Relevanz* verstehe ich den Grad der Beeinträchtigung, die das Individuum durch die Krankheit erlebt, und wie es deren Auswirkungen beurteilt.

Zum Beispiel ist es schwierig, das subjektive Erlebnis eines Schmerzes zu quantifizieren (Hadjistavropoulos et al., 2011; Lewis, 2013). Beim selben Schweregrad fühlt sich eine Person gezwungen, z. B. eine Arbeit aufzugeben, und eine andere nicht.

Ich habe beobachtet, dass die Personen, die einen ressourcenorientierten, emotionalen Abstand zu ihrem Problem einnehmen, die Beeinträchtigung und Tragweite des Problems positivieren, also die Schwere der Krankheit akzeptieren ohne den Schweregrad zu verdrängen, in der Regel eher erfreuliche Verläufe verzeichnen. Die Krankheit steht im Mittelpunkt ihres Lebens und dabei haben sie gelernt, von der Krankheit und ihrer Ursache mithilfe von inneren Bildern oder Hypnose emotionale Distanz zu nehmen, die Krankheit von sich selbst zu dissoziieren und psychobiologisch in Griff zu bekommen, statt sich von der Krankheit beherrschen zu lassen.

Häufig hilft hier eine Aufgabe, eine „Mission", die man noch im Leben durchzuführen hat. Auch die Spiritualität, Familienverbundenheit oder andere psychosoziale Zugehörigkeiten und Beziehungen können die Selbstheilung stärken (O'Hara, 2002; Bussing, Matthiessen et al., 2005; Bussing, Ostermann & Matthiessen, 2005a, 2005b). Im Fall der helfenden Religiosität (Coruh et al., 2005; Gebauer et al., 2012) ist es m. E. weniger der Glaube an Gott, sondern mehr der fehlende Glaube an die Krankheit, der den Heilungsprozess fördert.

Leider kenne ich keine systematische Studie, wie sich die Akzeptanz bzw. die Fähigkeit, sich von einer Krankheit nicht beherrschen zu lassen, auf die Stärkung der Selbstheilung auswirkt.

8.2 Mortalität und die Selbstbeurteilung der Gesundheit

Die Selbstbeurteilung der Gesundheit (SRH) anhand der Kategorien *sehr gut, gut, es geht, schlecht, sehr schlecht* ist ein starkes überzeugungsabhängiges prognostisches Merkmal der eigenen Mortalität über einen Zeitraum von über 30 Jahren (Bopp et al., 2012). Der Sterberisiko-Faktor zwischen den Gruppen von Probanden, die ihre Gesundheit durchschnittlich als *sehr schlecht* bzw. *sehr gut* beurteilt hatten, beträgt 3,3 bei Männern und 1,9 bei Frauen. Das heißt, für jeden Mann der Gruppe *sehr gut*, der während der Studie gestorben ist, sind 3,3 der Gruppe *sehr schlecht* gestorben; für jede Frau der Gruppe *sehr gut* sind 1,9 Frauen der Gruppe *sehr schlecht* gestorben.

Bei der Selbstbeurteilung wurden folgende Faktoren bereits berücksichtigt: ungünstiges Gesundheitsverhalten; soziale Benachteiligung; fragile Gesundheit; Erkrankung schon vorhanden. Die Korrelation ist in hohem Masse unabhängig von Kovariaten und bleibt signifikant über mehrere Jahrzehnte.

Die SRH bietet relevante Information zur Gesundheit, die besser als die klassischen Risikofaktoren oder Krankheitsverläufe abschneidet, wobei den salutogenetischen Signalwegen eine größere Bedeutung zukommt als den pathogenetischen, d. h. gesundheitsförderndes Denken ist insgesamt hilfreicher als hypochondrisches Denken schädlich ist.

8.3 Mortalität und die Selbstbeurteilung des Alters

Das subjektive Alter bildet objektive Beurteilungen der Gesundheit, körperliche Einschränkungen und leibliches Wohlsein ab. Menschen, die sich jünger als ihr biologisches Alter fühlen, leben länger (Rippon et al., 2014; Rippon & Steptoe 2014). Die Forscher fragten 6 489 Leute über 52 Jahre, ob sie sich jünger oder älter fühlten, als sie tatsächlich waren.

20 % der Teilnehmer starben im Verlauf der Studie, wobei diejenigen, die sich jünger fühlten, nur 1/7 der Toten ausmachten. Obwohl die Wissenschaftler alle Verstorbenen ausklammerten, die schon zu Beginn der Studie an chronischen Krankheiten gelitten hatten, kamen sie zu dem Schluss, dass das Todesrisiko für Menschen, die sich ihrem Alter entsprechend oder älter fühlten, um über 40 % höher lag als bei denen, die gefühlt einen jüngeren Jahrgang hatten. Bei der Statistik wurden Faktoren wie Krankheiten, ökonomischer Wohlstand, Bildung, Rauchen, Alkoholkonsum und körperliche Aktivität berücksichtigt, die das Sterberisiko beeinflussen können.

9 Der Konditionierungseffekt

Mindestens seit der Arbeit von Robert Ader und Nicholas Cohen wissen wir, dass das Immunsystem konditioniert werden kann (Ader & Cohen, 1975). Dieser Konditionierungseffekt kann in der Praxis wie folgt für die Unterstützung der Selbstheilung eingesetzt werden:

– Konditionierte Verschiebung der positiven Wirkung eines Medikaments auf ein Placebo.
– Löschung der negativ konditionierten Reaktionen des Körpers auf eine bestimmte Verhaltensweise.

Es folgt eine kleine Auswahl von Fällen. Dabei soll betont werden, dass es sich um eine ätiologie- und diagnose*un*spezifische Behandlungsmethode handelt und es nicht unbedingt um Heilung, sondern eher um die Verbesserung des rezidivierenden Krankheitszustands geht.

Konditionierung der positiven Wirkung eines allopathischen Medikaments

Im Zusammenhang mit dem Konditionierungseffekt kommen im folgenden Fall auch die oben erwähnten Entspannungs-, Zeit- und Vorstellungseffekte zur Anwendung.

Fall: Starke Schmerzen trotz Schmerzmedikamente bis zu 24 Stunden nach Injektion von Rebif® bei Multipler Sklerose (MS).

Diagnose/Beschwerden/erlebte Selbstsuggestionen: MS/Schmerzen/selbst komponierte Zusammensetzung von Musikstücken (Reggae für Entspannung, Funk für Gesundheit, *Agro Rap* für die Wut gegen MS, *New Metal* gefolgt von *Classic* zur Unterstützung der üblichen Medikation, *Hawaii Music* für die Selbstheilungskräfte, *Rock* zur körperlichen Verankerung des Selbstheilungsprozesses); danach, ohne Musik *„sich in eine Wolke hüllen, welche sich jeglichem Einfluss von außen wiedersetzen konnte"* und sich ca. 3 Minuten lang in eine Art gedanken-, gefühls- und wahrnehmungslosen Zustand *(no mind state)* tragen lassen.

Patient/Psychodynamik/Hauptkanal: 29-jähriger Mann, ledig in Partnerschaft, stellv. Geschäftsführer/Stress an der Arbeit und in der Beziehung. „Wenn es mir gelingt, die MS mithilfe der Therapie auf dem aktuellen Stand zu halten, bis ich 80 bin, ist das ein Riesenerfolg!"/auditiv.

Methodik: 4–6-Atmung beim Hören der o. g. Abfolge von Musikstücken während ca. 3 Wochen; danach wurde begonnen, sie für die Konditionierung anzuwenden; während der nächsten 2 bis 3 Wochen (3 Injektionen/Woche) begann er seine Imaginationsarbeit mit den Injektionen zu koordinieren. Während der Injektionen hatte sich nach ca. 50 Wiederholungen die „Selbstheilungskombination" so gefestigt, dass er während und nach der Injektion keine Schmerzen verspürte und so gut wie keine Nebenwirkungen erlebte.

Zusätzliche Idee des Patienten: „Wenn ich die Schmerzen der Spritze oder sonst auch MS-mäßig in meiner Wirbelsäule spüre, stelle ich mir vor, dass sich dort die guten gegen die bösen Star-Wars-Armeen bekämpfen. Das mache ich nun auch bereits bei jeglicher Art von Kribbeln."

Verlauf: Circa 5 Monate nach Therapiebeginn erste Besserung, ab ca. 15 Monaten und über einen Zeitraum von bislang 12 Monaten keine MS-Krisen bzw. keine adjuvante Kortison-Therapie mehr erforderlich.

Kommentar: Auch wenn Nebenwirkungen im Verlauf nachlassen und die Wirkung erst im Verlauf einsetzt, gehe ich davon aus, dass der Patient durch seine „Selbstheilungskombination" die Placebokomponenten aktiviert und potenziert hat. Zudem ist es möglich, dass die Wirkung des Medikaments sich durch die Konditionierung verlängert bzw. erhält.

10   Löschung von negativen Körperreaktionen

Als er Anfang der 1970er Jahre Sauce béarnaise gegessen hatte, plagten den amerikanischen Psychologen Martin Seligman Übelkeit und Durchfall. Daraufhin entwickelte er einen Ekel dagegen – obwohl sich herausstellte, dass er sich einen Magen-Darm-Virus geholt hatte. Diese übelkeitsbedingte Aversion, die eigentlich eine andere Ursache hat, nennen Psychologen seither Sauce-béarnaise-Syndrom (Seligman, 1983). Daher stammt die Einsicht, dass Krankheitsbilder Patienten konditionieren können, unter bestimmten Rahmenbedingungen spezifische Beschwerden zu präsentieren.

Fall: Blähungen.

Diagnose/Beschwerden/erlebte Selbstsuggestion: Reizdarm/Blähungen/„Der Kugelfisch".

Patient/Psychodynamik/Hauptkanal: 46-jähriger Mann, verheiratet, Arzt in eigener Praxis/„Mein Kugelfisch nimmt den Stress an meinem Arbeitsplatz mutig und gelassen zur Kenntnis!"/kinästhetisch.

Methodik: 4–6-Atmung; vor dem Essen den „Kugelfisch im Bauch" dermaßen aufgebläht als erlebte Selbstsuggestion vorstellen, wie der Patient augenblicklich seine Ängste und Beschwerden erlebt; den „Kugelfisch" bzw. den Bauch liebevoll streicheln, als wäre er ein Baby oder ein niedliches Haustier, das der Patient besänftigen und zum Einschlafen bringen möchte.

Verlauf: Verbesserung nach 4 Sitzungen über einen Zeitraum von 8 Wochen.

11   Der Sozialeffekt

Gewisse soziale Bedingungen können als förderlich für die Selbstheilung bezeichnet werden. Die Sozialdeterminanten der Gesundheit schließen Faktoren des Wohnorts ein, wie z. B. Luftqualität, Lärmemissionen, Freizeit- und Sportanlagen, Ärztepraxisdichte, die wiederum das Gesundheitsverhalten beeinflussen. Sozioökonomische Faktoren wie Einkommen, Wohlstand und Bildung haben grundlegenden Einfluss auf die Gesundheit (Braveman & Gottlieb, 2014).

Die subjektive Einschätzung der eigenen sozialen Stellung beeinflusst die Selbstbeurteilung der Gesundheit (SRH) und somit auch die eigene Mortalität (siehe oben). Über einen Zeitraum von ca. 7 Monaten hatten Arbeiter im Gesundheitswesen, die sich selbst in der unteren Hälfte der subjektiven sozialen Hierarchie einordneten, eine viermal größere Wahrscheinlichkeit, eine Abnahme ihrer globalen Selbstbeurteilung der Gesundheit (SRH) zu erleben, und es war für sie nur ein halbes Mal so wahrscheinlich, dass sich ihre Selbstbeurteilung der Gesundheit (SRH) von dem anfänglichen Wert in den Bereich *sehr gut* bewegte (Thompson et al., 2014).

Die Forschung im Gebiet der Verhaltensökonomie konnte zeigen, dass Geduld positiv mit der Ausbildung, dem späteren Einkommen und dem Gesundheitszustand eines Menschen zusammenhängt (Sutter, 2014). Sogar die Sexualorientierung wird als Sozialdeterminante der Gesundheit verstanden (Horner & Roberts 2014).

12 Der Epigenetikeffekt

Die Epigenetik beschäftigt sich mit Wechselwirkungen zwischen dem Überhirn (Schmid, 2015b) und dem reaktiven Genom, d. h. mit molekularen Mechanismen, wie der Genexpression, die „Erinnerungen" an soziale Erfahrungen und Auseinandersetzungen mit der Umwelt in den Organismus einbetten kann (Meloni, 2014). Veränderungen in der Genexpression können über Generationen ohne Veränderungen in der DNA-Sequenz übertragen werden.

Epigenetik ist die Untersuchung von Veränderungen in der Genexpression, die durch das chemische „Aus-" oder „Einschalten" von bestimmten DNA-Basenpaaren oder RNA-Ketten verursacht werden. *Epigenetische Marker* entscheiden über Aktivität oder Passivität einzelner Gene oder Gensequenzen. Sie können sich je nach Umwelteinflüssen verändern und über Generationen weitervermittelt werden (Franklin & Mansuy, 2010a, b; Franklin et al., 2010).

Zu den erwiesenen prägenden Umwelteinflüssen zählen neben Traumata und Stressfaktoren, Ernährung, Medikamenten und Fitness auch Beziehung und psychische Einstellungen. Die epigenetische Aufzeichnung erworbener Eigenschaften und ihre Vererbung könnten wichtige Mechanismen sein, die durch höhere Organismen verwendet werden, um u. a. mit Mikroorganismen zu konkurrieren oder zu kooperieren (Lauc et al., 2014).

Epigenetische Mechanismen sind unverzichtbar, damit unser Körper funktioniert. Aber manchmal läuft bei diesen Mechanismen etwas schief, wie bei Krebszellen, die ein verändertes epigenetisches Profil haben.

Somit bleibt für die künftige Forschung folgende Frage: Wie kann die Vorstellungskraft in Kombination mit der Entspannungsreaktion unsere epigenetischen Marker zur Stärkung der Selbstheilung verändern – im Dienst der Gesundheit?

13 Bewusstseinsmedizin: Vorstellungskraft als Heilmittel

Information als Suggestion zu Heilung oder Tod verkleidet kann Psychologie in Physiologie wandeln. Wenn ein Wort als Symbol aufgefasst wird, kann es heilsam oder tödlich wirken. Die Wechselwirkung soziopsychologischer und psychobiologischer

Faktoren bei der Heilung durch Vorstellungskraft ist belegt, obwohl über den genauen physiologischen Wirkungsmechanismus in der Körper-Geist-Zweieinigkeit noch spekuliert wird (Schmid, 1988, 2008). Die psychogene Stärkung (Schmid, 2010) und Schwächung (Schmid, 2009) der Selbstheilung ist in der schulmedizinischen Literatur gut dokumentiert. Das Zusammenspiel physiologischer Prozesse kann via geführte Imaginationen und Entspannung, beispielsweise medizinische Hypnose, bis zu einem gewissen Grad erschlossen werden, sodass man von der Vorstellungskraft als Heilmittel sprechen darf.

Literatur

Ader, R., Cohen, N., (1975). Behaviorally conditioned immunosuppression. *Psychosomatic Medicine, 37* (4), 333–340.
Alkis, N., Durnali, A. G., Arslan, U. Y., Kocer, M., Onder, F. O., Tokluoglu, S. et al. (2011). Optimal timing of adjuvant treatment in patients with early breast cancer. *Medical Oncology, 28* (4), 1255–1259. http://doi.org/10.1007/s12032-010-9566-4
Antonovsky, A. (1979). The salutogenetic model of health. In A. Antonovsky (Ed.), *Health, Stress and Coping: New Perspectives on mental and physical well-being* (pp. 182–197). San Francisco, CA: Jossey-Bass.
Bernini, M. & Bencini, L. (2012). Multimodal treatment of gastric cancer: surgery, chemotherapy, radiotherapy, and timing. *International journal of surgical oncology, 2012*, 246–290. http://doi.org/10.1155/2012/246290
Bopp, M., Braun, J., Gutzwiller, F. & Faeh, D. (2012). Health Risk or Resource? Gradual and Independent Association between Self-Rated Health and Mortality Persists Over 30 Years. *PLoS ONE, 7* (2), e30795. http://doi.org/10.1371/journal.pone.0030795
Braveman, P. & Gottlieb, L. (2014). The social determinants of health: it's time to consider the causes of the causes. *Public Health Report, 129* (Suppl. 2), 19–31.
Bussing, A., Matthiessen, P. F. & Ostermann, T. (2005). Engagement of patients in religious and spiritual practices: confirmatory results with the SpREUK-P 1.1 questionnaire as a tool of quality of life research. *Health and quality of life outcomes, 3*, 53.
Bussing, A., Ostermann, T. & Matthiessen, P. F. (2005a). Role of religion and spirituality in medical patients: confirmatory results with the SpREUK questionnaire. *Health and quality of life outcomes, 3*, 10. http://doi.org/10.1186/1477-7525-3-10
Bussing, A., Ostermann, T. & Matthiessen, P. F. (2005b). Search for meaningful support and the meaning of illness in German cancer patients. *Anticancer Research, 25* (2B), 1449–1455.
Chou, F. Y., Dodd, M. J. & Paul, S. M. (2012). Timing and sustainability of an exercise intervention in women with breast cancer during and after cancer treatment. *Oncology Nursing Forum, 39* (1), 91–97. http://doi.org/10.1188/12.ONF.91-97
Cornelissen, G., Berezkin, M. V., Syutkina, E. V., Blank, M. A., Blank, O. A., Chibisov, S. M. et al. (2006). Cancer chronomics II. Origins of timing cancer treatment. *Journal of experimental therapeutics & oncology, 6* (1), 63–72.
Coruh, B., Ayele, H., Pugh, M. & Mulligan, T. (2005). Does religious activity improve health outcomes? A critical review of the recent literature. *Explore (NY), 1* (3), 186–191. http://doi.org/10.1016/j.explore.2005.02.001
Crawford, M. L. & Thor, D. H. (1964). Circadian Activity and Noise Comparisons of Two Confined Groups with and without Reference to Clock Time. *Perceptual and Motor Skills, 19*, 211–216. http://doi.org/10.2466/pms.1964.19.1.211

Dediu, M. (2004). Controversy in the treatment of non-small cell lung cancer. Timing of chemotherapy in relation to surgery: before or after? *Pneumologia, 53* (3), 105–108.

Franklin, T. B., Mansuy, I. M. (2010a). Epigenetic inheritance in mammals: evidence for the impact of adverse environmental effects. *Neurobiology of Disease, 39* (1), 61–65.

Franklin, T. B. & Mansuy, I. M. (2010b). The prevalence of epigenetic mechanisms in the regulation of cognitive functions and behaviour. *Current Opinion in Neurobiology, 20* (4), 441–449. http://doi.org/10.1016/j.conb.2010.04.007

Franklin, T. B., Russig, H., Weiss, I. C., Graff, J., Linder, N., Michalon, A. et al. (2010). Epigenetic transmission of the impact of early stress across generations. *Biological Psychiatry, 68* (5), 408–415. http://doi.org/10.1016/j.biopsych.2010.05.036

Gebauer, J. E., Sedikides, C. & Neberich, W. (2012). Religiosity, social self-esteem, and psychological adjustment: on the cross-cultural specificity of the psychological benefits of religiosity. *Psychological Science, 23* (2), 158–160. http://doi.org/10.1177/0956797611427045

Goldberg, N. (1994). The importance of timing in breast cancer treatment. *Cancer Practice, 2* (6), 450–451.

Gore, C. J., McSharry, P. E., Hewitt, A. J. & Saunders, P. U. (2008). Preparation for football competition at moderate to high altitude. *Scandinavian Journal of Medicine & Science in Sports, 18* (Suppl. 1), 85–95. http://doi.org/10.1111/j.1600-0838.2008.00836.x

Hadjistavropoulos, T., Craig, K. D., Duck, S., Cano, A., Goubert, L., Jackson, P. L. et al. (2011). A biopsychosocial formulation of pain communication. *Psychological Bulletin, 137* (6), 910–939. http://doi.org/10.1037/a0023876

Hansen, E. & Bejenke, C. (2010). Negative und positive Suggestionen in der Anaesthäsie: Verbesserte Kommunikation mit ängstlichen Patienten bei Operationen. *Der Anaesthesist, 59* (3), 199–202, 204–196, 208–199. http://doi.org/10.1007/s00101-010-1679-9

Horner, J. & Roberts, N. J. (2014). Time to recognise sexual orientation as a social determinant of health. *Medical Journal of Australie, 200* (3), 137. http://doi.org/10.5694/mja13.10464

Jacobs, D. (1991). *Patient communication for first responders and EMS personnel*. Englewood Cliffs, NJ: Brady.

Jehue, R., Street, D. & Huizenga, R. (1993). Effect of time zone and game time changes on team performance: National Football League. *Medicine & Science in Sports & Exercise, 25* (1), 127–131. http://doi.org/10.1249/00005768-199301000-00017

Johnson, A. (2000). The timing of treatment in breast cancer: gaps and delays in treatment can be harmful. *Breast Cancer Research and Treatment, 60* (3), 201–209. http://doi.org/10.1023/A:1006441018271

Jones, M. V., Bray, S. R. & Bolton, L. (2001). Game location and officiating bias in English Club Cricket. *Perceptual and Motor Skills, 93* (2), 359–362. http://doi.org/10.2466/PMS.93.6.359-362

Lauc, G., Vojta, A. & Zoldos, V. (2014). Epigenetic regulation of glycosylation is the quantum mechanics of biology. *Biochimica et biophysica acta, 1840* (1), 65–70. http://doi.org/10.1016/j.bbagen.2013.08.017

Lewis, S. (2013). Pain: A phantom experience. *Nature Reviews Neuroscience, 14* (5), 306. http://doi.org/10.1038/nrn3491

Lis, C. G., Grutsch, J. F., Wood, P., You, M., Rich, I. & Hrushesky, W. J. (2003). Circadian timing in cancer treatment: the biological foundation for an integrative approach. *Integrative cancer therapies, 2* (2), 105–111. http://doi.org/10.1177/1534735403002002002

McCormick, B., Begg, C. B., Norton, L., Yao, T. J. & Kinne, D. (1993). Timing of radiotherapy in the treatment of early-stage breast cancer. *Journal of Clinical Oncology, 11* (1), 191–193.

McSharry, P. E. (2007). Effect of altitude on physiological performance: a statistical analysis using results of international football games. *British Medical Journal, 335* (7633), 1278–1281. http://doi.org/10.1136/bmj.39393.451516.AD

Meloni, M. (2014). The social brain meets the reactive genome: neuroscience, epigenetics and the new social biology. *Frontiers in Human Neuroscience, 8*, 309.

O'Hara, D. P. (2002). Is there a role for prayer and spirituality in health care? *The Medical clinics of North America, 86* (1), 33–46.

Polich, G., Dole, C. & Kaptchuk, T. J. (2010). The need to act a little more ‚scientific': biomedical researchers investigating complementary and alternative medicine. *Sociology of health & illness, 32* (1), 106–122. http://doi.org/10.1111/j.1467-9566.2009.01185.x

Porges, S. W. (2011). *Die Polyvagal-Theorie. Neurophysiologische Grundlagen der Therapie. Emotionen, Bindung Kommunikation und ihre Entstehung, neurophysiologische Grundlagen der Theorie.* Paderborn: Junfermann.

Prasad, K. (2014). *Fundamentals of Evidence Based Medicine* (2nd ed.). New Delhi: Springer India.

Rippon, I., Kneale, D., de Oliveira, C., Demakakos, P. & Steptoe, A. (2014). Perceived age discrimination in older adults. *Age Ageing, 43* (3), 379–386. http://doi.org/10.1093/ageing/aft146

Rippon, I. Steptoe, A. (2014). Feeling Old vs Being Old: Associations Between Self-perceived Age and Mortality. *JAMA internal medicine, 175* (2), 307–309. http://doi.org/10.1001/jamainternmed.2014.6580

Ruo Redda, M. G., Verna, R., Guarneri, A. & Sannazzari, G. L. (2002). Timing of radiotherapy in breast cancer conserving treatment. *Cancer Treatment Review, 28* (1), 5–10. http://doi.org/10.1053/ctrv.2002.0252

Schmid, G. B. (1988). *The Roles of Knower & Known in the Sufism of Ibn 'Arabî, Analytical Psychology of C. G. Jung, Quantum Theory of John von Neumann: Concepts and Logic with Implications to the Phenomena of Psychogenic Death & Psychotherapy.* Diplomarbeit, C. G. Jung-Institut Zürich.

Schmid, G. B. (1991). Chaos Theory and Schizophrenia: Elementary Aspects. *Psychopathology, 24* (4) 185–198. http://doi.org/10.1159/000284713

Schmid, G. B. (1997a). Chaostheoretische Betrachtungen zu Psychiatrie, Psychologie und Psychotherapie. Teil 1: Die Sechs Grundeigenschaften des Chaos und eine Prozess-Orientierte Psychiatrie (POPSY). *Forschende Komplementärmedizin, 4* (3), 146–163. http://doi.org/10.1159/000210317

Schmid, G. B. (1997b). Chaostheoretische Betrachtungen zu Psychiatrie, Psychologie und Psychotherapie. Teil 2: Neue Hypothese zur Natur der Psychose. *Forschende Komplementärmedizin, 4* (4), 194–208. http://doi.org/10.1159/000210328

Schmid, G. B. (2008). *Biunity (Îkilibirlik)* (Übersetzung von O. Emed). Ankara: Agarta Yayinlari.

Schmid, G. B. (2009). *Tod durch Vorstellungskraft: Das Geheimnis psychogener Todesfälle* (2. Aufl.). Wien: Springer.

Schmid, G. B. (2010). *Selbstheilung durch Vorstellungskraft.* Wien: Springer.

Schmid, G. B. (2011). Optimale Atmung für die Entspannung: Die 4- bis 6-Atemtechnik/Optimal Breathing for Relaxation: The 4–6-Breathing Technique. *Schweizerische Zeitschrift für GanzheitsMedizin/Swiss Journal of Integrative Medicine, 23* (2), 84–86. http://doi.org/10.1159/000326060

Schmid, G. B. (2013). Bewusstseinsmedizin: Psychogene Heilung durch Vorstellungskraft. *Suggestionen, Ausgabe 2013*, 6–40.

Schmid, G. B. (2015a). Heilung und Tod durch Suggestion. In D. Revenstorf & B. Peter (Hrsg.), *Hypnose in Psychotherapie, Psychosomatik und Medizin: Manual für die Praxis* (3. Aufl., S. 153–166). Heidelberg: Springer.

Schmid, G. B. (2015b). *Klick! Warum wir manchmal etwas ahnen, das wir eigentlich nicht wissen können.* Zürich: Orell-Füssli.

Schmid, G. B. (2015c). Und der Medizinmann sprach: „Du musst sterben ... !", also musst du? Wirkung der Vorstellungskraft auf Heilung, Krankheit und Tod. In E. Muffler (Hrsg.), *Kommunikation in der Psychoonkologie. Der hypnosystemische Ansatz* (S. 179–217). Heidelberg: Carl-Auer-Systeme.

Seligman, M. E. P. (1983). *Erlernte Hilflosigkeit* (2. Aufl.). München: Urban & Schwarzenberg.

Senie, R. T. & Kinne, D. W. (1994). Menstrual timing of treatment for breast cancer. *Journal of the National Cancer Institute Monographs, 16*, 85–90.

Simoens, S. (2008). Trastuzumab in early-stage breast cancer: the question of treatment timing. *Pharmacoeconomics, 26* (10), 807–809. http://doi.org/10.2165/00019053-200826100-00001

Sutter, M. (2014). *Die Entdeckung der Geduld – Ausdauer schlägt Talent*. Salzburg: Ecowin.

Taleb, N. N. (2013). Philosophy: ‚Antifragility' as a mathematical idea. *Nature, 494* (7438), 430.

Thompson, M. G., Gaglani, M. J., Naleway, A., Thaker, S. & Ball, S. (2014). Changes in self-rated health and subjective social status over time in a cohort of healthcare personnel. *Journal of Health Psychology, 19* (9), 1185–1196. http://doi.org/10.1177/1359105313485486

Ulrich, R. S. (1984). View through a window may influence recovery from surgery. *Science, 224* (4647), 420–421. http://doi.org/10.1126/science.6143402

Vach, W., Hoilund-Carlsen, P. F., Fischer, B. M., Gerke, O. & Weber, W. (2011). How to study optimal timing of PET/CT for monitoring of cancer treatment. *American journal of nuclear medicine and molecular imaging, 1* (1), 54–62.

Wilson, W. L. (1974). Iatrogenic toxicity from cancer chemotherapy – can it be reduced by timing treatment according to rhythms? *International journal of chronobiology, 2* (2), 171–173.

Inanspruchnahme der Komplementär- und Alternativmedizin

Karin Kraft

1 Einleitung

In Deutschland verwenden Patienten und auch die meisten medizinischen Fachkräfte die Begriffe komplementäre bzw. alternative Medizin als Synonyme für Methoden, die nicht oder nur teilweise von der konventionellen Medizin anerkannt werden. Die moderne Definition der Weltgesundheitsorganisation (WHO) basiert auf kulturellen und gesundheitspolitischen Überlegungen:

> Traditional medicine (TM) refers to the knowledge, skills and practices based on the theories, beliefs and experiences indigenous to different cultures, used in the maintenance of health and in the prevention, diagnosis, improvement or treatment of physical and mental illness. Traditional medicine covers a wide variety of therapies and practices which vary from country to country and region to region. The terms „complementary medicine" or „alternative medicine" (CAM) are used inter-changeably with traditional medicine in some countries. They refer to a broad set of health care practices that are not part of that country's own tradition and are not integrated into the dominant health care system.   (Xue, 2008)

Typische Vertreter der traditionellen Medizin sind z. B. die Chinesische Medizin, der Ayurveda oder die deutsche Naturheilkunde, sie sind jedoch außerhalb der jeweiligen Herkunftsländer als CAM zu bezeichnen.

In einem kürzlich abgeschlossenen EU-Projekt wurde in einem Konsensusprozess aus der Kombination von Definitionen aus wissenschaftlichen und nicht wissenschaftlichen Quellen folgende Definition für die in Europa verwendete CAM entwickelt:

> Complementary and alternative medicine (CAM) utilized by European citizens represents a variety of different medical systems and therapies based on the knowledge, skills and practices derived from theories, philosophies and experiences used to maintain and improve health, as well as to prevent, diagnose, relieve or treat physical and mental illnesses. CAM has been mainly used outside conventional health care, but in some countries certain treatments are being adopted or adapted by conventional health care. (Falkenberg et al., 2012)

Diese Definitionen haben ältere Definitionsversuche für CAM abgelöst, bei denen die Evidenzlage hinsichtlich der Wirksamkeit und/oder die Plausibilität bzw. der Bekanntheitsgrad des Wirkmechanismus einbezogen wurden, da es bekanntlich auch in der konventionellen (westlichen) Medizin viele lediglich empirisch gesicherte Verfahren gibt, die bisher unzureichend in klinischen Studien geprüft wurden bzw. da deren Plausibilität sich aufgrund neuer Erkenntnisse zum Wirkmechanismus plötzlich stark verändert hat.

Die geringe Inklusion von Naturheilkunde und CAM in das institutionalisierte Gesundheitswesen in Deutschland und in vielen anderen europäischen Ländern ist vor allem dadurch bedingt, dass die anbieterzentrierte Struktur der meisten europäischen

Gesundheitssysteme in erster Linie auf Akutversorgung ausgelegt ist und weniger auf die Betreuung von Patientinnen und Patienten mit chronischen, minderschweren und/ oder selbstlimitierenden Erkrankungen abzielt, für die die Verfahren der Naturheilkunde und CAM nach den bisher vorliegenden Untersuchungen eine durchaus sinnvolle Ergänzung des Therapiekonzeptes darstellen können. Wegen der großen Nachfrage durch die Patienten bieten viele gesetzliche Krankenkassen zwar mittlerweile die Kostenübernahme bei verschiedenen Verfahren der Naturheilkunde und der CAM an, klare Begründungen für ihre jeweilige Auswahl sind jedoch nicht erhältlich (Kassensuche GmbH, o. J.). Die Nutzung von Naturheilverfahren/CAM ist damit in Deutschland ganz überwiegend im Selbstzahler- bzw. Selbstbehandlungssegment angesiedelt. Damit hängt die Entscheidung, welche dieser Verfahren zur Prävention bzw. zur Therapie von Erkrankungen in Individualfall verwendet werden bzw. ob überhaupt eines in Anspruch genommen wird, weitgehend vom potenziellen Anwender ab. Es ist plausibel, dass sie durch extrinsische Faktoren wie z. B. bisherige eigene oder im Familien- und Freundeskreis gesammelte Erfahrungen, Bekanntheitsgrad des jeweiligen Verfahrens, Verfügbarkeit und/oder Kosten, aber auch intrinsische Faktoren, wie z. B. Dauer und Komplikationsgrad der jeweiligen Erkrankung, beeinflusst werden kann.

2 Stellenwert von Naturheilverfahren und CAM-Verfahren in der Selbstbehandlung

In einem EU-Projekt zur Selbstbehandlung wurde auf der Basis einer Literaturrecherche in Kombination mit einem zweistufigen DelphiProzess, der mithilfe eines Expertengremiums durchgeführt wurde, folgende Definition entwickelt:

> Selbstbehandlung ist, was Einzelpersonen, Familien und Gemeinschaften mit der Absicht tun, Gesundheit zu fördern, zu erhalten oder wiederherzustellen und Krankheit und Behinderung zu bewältigen. Dies kann mit oder ohne Unterstützung durch Gesundheitsberufe, wie etwa Apotheker, Ärzte, Zahnärzte und Pflegepersonal erfolgen. Der Begriff Selbstbehandlung beinhaltet, ist aber nicht beschränkt auf Selbstprävention, Selbstdiagnose, Selbstmedikation und Selbstmanagement von Krankheit und Behinderung.   (Ostermann et al., 2015)

Die Selbstmedikation ist somit nur ein Teilaspekt der Selbstbehandlung. Bei Naturheilkunde/CAM überwiegt in Deutschland der Anteil nicht medikamentöser Verfahren wie z. B. Akupunktur oder Bewegungstherapie einschließlich Massageverfahren im Sinne des Selbstmanagements die Selbstmedikation bei Weitem. So nutzten in einer Studie die Befragten aus der Allgemeinbevölkerung vor allem Naturheilverfahren wie Bewegungstherapie einschließlich Massagen, Phytotherapie und Hydrotherapie (Härtel & Volger, 2004). In anderen populationsbasierten Untersuchungen wurden insbesondere Akupunktur, Bewegungstherapie einschließlich Massagen und Homöopathie verwendet (Schwarz et al., 2008; Büssing et al., 2011).

In einem systematischen Review zur Prävalenz und zur Motivation der Nutzung von CAM-Verfahren in europäischen Staaten wurden 87 populationsbasierte bzw. Kohorten- oder Querschnittsstudien eingeschlossen. Die Prävalenzraten der Anwendung von CAM-Verfahren zu irgendeinem Zeitpunkt vor der Befragung betrugen 0,3 bis 71 % (Großbritannien), gefolgt von Deutschland (4,6 bis 62 %), Schweden (5 bis 64 %) und

Norwegen (9 bis 53 %), der Median über alle beteiligten Länder betrug 29 %. In 31 Studien, davon 5 aus Deutschland, wurde über die Anwendung von Phytotherapie berichtet (Prävalenz in den einzelnen Studien 5,9 bis 48,3 %), in 25 Studien, davon 3 aus Deutschland, über den Einsatz von Homöopathika (Prävalenz 2 bis 27 %; Eardley et al., 2012).

3 Selbstmedikation mit Produkten aus dem Bereichen Naturheilkunde und CAM

Die in Deutschland im Rahmen der Selbstmedikation am häufigsten verwendeten Produktkategorien sollen nachfolgend kurz vorgestellt werden. Lediglich die Phytopharmaka gehören nach der oben angegebenen Definition zur Naturheilkunde, alle anderen Zubereitungen können der CAM zugeordnet werden.

3.1 Pflanzliche Arzneimittel (Phytopharmaka)

Als Phytopharmaka sind alle Arzneimittel definiert, die als Wirkstoffe ausschließlich einen oder mehrere pflanzliche Stoffe, eine oder mehrere pflanzliche Zubereitungen oder einen oder mehrere solcher pflanzlichen Stoffe in Kombination mit einer oder mehreren solcher pflanzlichen Zubereitungen enthalten (Bundesministerium für Justiz und Verbraucherschutz, o. J.). Für Phytopharmaka gelten grundsätzlich die gleichen Anforderungen wie für chemisch definierte Arzneimittel hinsichtlich pharmazeutischer Qualität, Wirksamkeit und Unbedenklichkeit. In Deutschland gibt es sowohl zugelassene als auch traditionelle registrierte Phytopharmaka. Für erstere existieren zumeist gute bis sehr gute Wirksamkeitsbelege für die ausgewiesenen Indikationen, bei den traditionellen Phytopharmaka genügt der Beleg der tradierten Anwendung. Phytopharmaka sind wegen ihrer geringen Nebenwirkungen in der Regel nicht rezeptpflichtig und deshalb nicht erstattungsfähig. Zur Phytotherapie gehören auch die in den Apotheken oder anderen Verkaufsstellen abgegebenen Tees aus Arzneipflanzen sowie die Heilpflanzenzubereitungen aus Eigenanbau oder Wildsammlung durch den Verbraucher. Von den Patienten wird Phytotherapie aus mangelnder Kenntnis zumeist der CAM zugeordnet (Korzilius, 2014). Manche Patienten beklagen jedoch auch den geringen diesbezüglichen Kenntnisstand bei Ärzten und Apothekern (Joos et al., 2012).

3.2 Zubereitungen aus nicht europäischen traditionellen Medizinsystemen

Zubereitungen z. B. aus der Chinesischen Medizin oder dem Ayurveda können neben pflanzlichen Anteilen oft auch tierische Produkte und Mineralstoffe enthalten. Sie sind in Deutschland (und der EU) fast ausnahmslos nicht zugelassen oder registriert, u. a. da ausreichende Qualitätsnachweise und die Wirksamkeitsbelege für die jeweiligen beanspruchten Indikationen, die in der Regel über minderschwere und/oder selbstlimitierende Beschwerden deutlich hinausgehen, sehr häufig (noch) nicht existieren. Die Zubereitungen sind über das Internet erhältlich, ihr Anteil bei der Selbstmedikation dürfte jedoch wegen des zu vermutenden noch geringen Kenntnisstandes der Bevölkerung unbedeutend sein.

3.3 Mikrobiologische Therapie

Die mikrobiologische Therapie soll die Zusammensetzung der bakteriellen Flora des Darms und anderer Körperhöhlen beeinflussen. Es werden Mikroorganismen sowie deren Bestandteile oder Stoffwechselprodukte verabreicht. Ein positiver Effekt auf das Immunsystem konnte in einigen wissenschaftlichen Studien belegt werden (Trebichavsky et al., 2010). Über das Ausmaß der Selbstmedikation ist nichts bekannt.

3.4 Homöopathika und Medikamente aus mit der Homöopathie verwandten Medizinsystemen

Die klassische Homöopathie stellt ein eigenes Medizinsystem dar. Homöopathische Arzneimittel werden nach den Vorschriften des homöopathischen Arzneibuches (HAB) hergestellt, d.h. aus den Urtinkturen werden die jeweiligen Potenzen produziert und nach dem Simile-Prinzip eingesetzt: Symptome, die durch eine Erkrankung hervorgerufen werden und diese kennzeichnen, sollen mit einer Arznei behandelt werden, die beim Gesunden in höheren Dosen die gleichen Symptome hervorruft wie diese Erkrankung. Die sogenannten Hochpotenzen sollen nur durch erfahrene Therapeuten angewendet werden, niedrige Potenzen werden auch in der Selbstmedikation verwendet. Entsprechend dem deutschen Arzneimittelgesetz sind die meisten Homöopathika registriert, sie weisen deshalb auf der Gebrauchsinformation keine therapeutische Indikation auf. Bei den zugelassenen Homöopathika sind die Anwendungsgebiete ausgewiesen, Grundvoraussetzung ist das Vorliegen einer positiven Aufbereitungsmonographie. Dies trifft z.B. auf etliche Produkte aus der Kategorie der homöopathischen Komplexmittel zu, bei denen es sich um Fixkombinationen mehrerer zugelassener homöopathischer Einzelmittel in tiefen oder mittleren Potenzen mit ähnlicher Wirkungsrichtung handelt. Die klassische homöopathische Behandlung wird von Ärzten und Therapeuten vorwiegend mit Monopräparaten mit mittleren bis hohen Potenzen durchgeführt, in der Selbstmedikation dürften die homöopathischen Komplexmittel überwiegen. Den Anwendern dürften diese Unterschiede allerdings in der Regel nicht geläufig sein. Dies erklärt vermutlich z.B. die Ergebnisse einer im Jahr 2010 durchgeführten internetbasierten Umfrage, an der 2 181 Personen teilnahmen. Davon gaben 78 % an, dass sie selbst homöopathische Arzneimittel anwenden. Von ihnen glaubten über 83 % an deren Wirksamkeit (BKK Gesundheit, 2011).

Bei den Schüssler-Salzen handelt es sich um homöopathisierte Mineralsalze, die auf „biochemischer" Grundlage verwendet werden. Studien zum Wirksamkeitsbeleg existieren nicht. Schüssler-Salze werden vor allem bei minderschweren oder selbstlimitierenden Gesundheitsproblemen empfohlen und sind damit typische Produkte für die

Selbstmedikation. Sie werden häufiger und in größerer Menge eingenommen als homöopathische Arzneimittel. Über den Mengenanteil in der Selbstmedikation ist keine Literatur erhältlich.

Das therapeutische Ziel der Spagyrika ist die Aktivierung der Selbstheilungskräfte. Verwendet werden die unter alchimistischen Gesichtspunkten aus Pflanzen hergestellten Urtinkturen bzw. deren Potenzierungen. Grundlage für die Vorstellungen zur Wirkung bilden Vorstellungen aus der antiken Naturphilosophie, die Signaturenlehre und Vorstellungen aus der Humoralpathologie. Spagyrika werden ganz überwiegend nach dem Ähnlichkeitsprinzip und in der Selbstmedikation eingesetzt, wobei deren Ausmaß unbekannt ist. Wirksamkeitsbelege liegen nicht vor.

Antihomotoxika sollen über verschiedene Mechanismen die Entgiftung des Körpers unterstützen. Klinische Studien zum Wirksamkeitsbeleg liegen nicht vor. Vor allem Potenzenakkorde, d. h. Präparate, die einen oder mehrere homöopathische Wirkstoffe in jeweils mehreren niedrigen und mittleren Potenzstufen enthalten, werden indikationsbezogen und bei minderschweren oder selbstlimitierenden Gesundheitsproblemen auch zur Selbstmedikation eingesetzt. Ihre Wirksamkeit ist nicht belegt (Ernst & Schmidt, 2004). Der Anteil an der Selbstmedikation ist unbekannt.

Isopathische Arzneimittel/Nosoden werden nach dem HAB aus pathologisch veränderten Organen oder Organteilen von Menschen und Tieren, aus abgetöteten Kulturen von Mikroorganismen, aus Zersetzungsprodukten tierischer Organe oder aus Körperflüssigkeiten, die Krankheitserreger bzw. Krankheitsprodukte enthalten, hergestellt. Dazu gehören auch potenzierte (Schad-)Stoffe (z. B. Blei und andere Schwermetalle) oder homöopathisierte Arzneimittel (z. B. Antibiotika, Analgetika). Sie sollen Blockaden im Bindegewebe lösen und dadurch die körpereigenen Abwehrmechanismen aktivieren. Der Anteil in der Selbstmedikation dürfte gering sein. Belege für die Wirksamkeit existieren nicht.

Anthroposophische Arzneimittel sind Arzneimittel mineralischen, pflanzlichen und tierischen Ursprungs, die nach besonderen anthroposophischen Zubereitungsverfahren (Wärme-, Rhythmisierungs- und Potenzierungsverfahren) hergestellt wurden und bestimmt sind, entsprechend den Grundsätzen der anthroposophischen Menschen- und Naturerkenntnis angewendet zu werden (Bundesministerium für Justiz und Verbraucherschutz, o. J.). Sie sind Teil des Medizinsystems „Anthroposophische Medizin". Selbstmedikation findet vor allem bei minderschweren oder selbstlimitierenden Gesundheitsproblemen statt, bei schweren Krankheiten werden die Medikamente ärztlich verordnet. Es existieren einige Studien zur Wirksamkeit (Hamre et al., 2013).

3.5 Nichtarzneimittel

Nahrungsergänzungsmittel (z. B. Vitamin- und Mineralstoffgemische, Gemische pflanzlicher Inhaltsstoffe), Diätetika, Aromatherapeutika, Bachblüten, Heilpilze und andere Nichtarzneimittel unterliegen in Deutschland dem Lebensmittelrecht. Produkte aus dieser Kategorie müssen, bevor sie in den Verkehr gebracht werden, beim Bundesamt für Verbraucherschutz und Lebensmittelrecht angezeigt werden, Nachweise von Qualität, Wirksamkeit und Unbedenklichkeit sind nicht erforderlich. Ihre Zweckbestimmungen sind Beiträge zum Erhalt der Gesundheit, zur Aufrechterhaltung von Körperfunktionen und zur Verringerung eines Krankheitsrisikos (Bundesamt für Verbraucherschutz und Lebensmittelsicherheit, o. J.). Sie präsentieren sich bei den Verbrauchern hinsichtlich der Zubereitungsformen oft wie Arzneimittel, deswegen werden sie unter der Annahme, dass der Verbraucher sie für Produkte der CAM hält, in diesem Beitrag aufgeführt. Für sehr viele Nichtarzneimittel gibt es keine zugelassenen gesundheitsbezogenen Angaben (health claims). Sie sind über Apotheken, Lebensmitteleinzelhandel, Drogeriemärkte und Versandapotheken erhältlich. Exemplarisch sollen Aromatherapie, Bachblüten und Botanicals dargestellt werden.

Bei der Aromatherapie werden die flüchtigen ätherischen Öle bestimmter Pflanzen verwendet. Sie erregen Rezeptoren des obersten Teils der Nase, die Erregung wird über das Riechhirn direkt zum limbischen System und andere Hirnteile weitergeleitet. Aromatherapie ist zur Selbstmedikation gut geeignet, für einige Indikationen wie z.B. Angst und Unruhe liegen klinische Studien mit positiven Wirksamkeitsbelegen vor (Lee et al., 2011).

Zur Herstellung von Bachblütenessenzen werden Blüten und andere Pflanzenteile in Wasser gelegt oder gekocht, wodurch ihre „Schwingungen" an das Wasser übertragen werden sollen. Aus diesen Urtinkturen werden anschließend durch starke Verdünnung die sogenannten Blütenessenzen hergestellt. In mehreren randomisierten kontrollierten Studien ergaben sich keine Hinweise auf ihre Wirksamkeit (Ernst, 2010). Sie werden für die Selbstmedikation beworben, ihr Anteil daran ist unbekannt.

In vielen Ländern, z.B. in den USA oder Italien, werden pflanzliche Extrakte nur als Nahrungsergänzungsmittel (sog. Botanicals), aber nicht als Arzneimittel vermarktet. Diese unterschiedliche Kategorisierung ist nicht nur für die Anwender problematisch, auch die Vergleichbarkeit von Ergebnissen klinischer, epidemiologischer und sonstiger Studien zu pflanzlichen Extrakten zwischen verschiedenen Ländern ist erheblich erschwert, da nicht von einer einheitlichen Qualität der beiden Produktkategorien ausgegangen werden kann.

3.6 Einflussfaktoren auf die Selbstmedikation mit Phytopharmaka/CAM-Medikamenten

Vor der Darstellung der über epidemiologische Studien identifizierten intrinsischen und extrinsischen Faktoren der Motivation der Anwender zur Selbstmedikation mit diesen Produkten soll darauf hingewiesen werden, dass die Ergebnisse mit Vorsicht beurteilt werden müssen, da oft
- medikamentöse und nicht medikamentöse Verfahren gemeinsam erfasst wurden,
- zwischen den verschiedenen Produktkategorien einschließlich der Gesundheitsmittel nicht unterschieden wurde,
- Selbstmedikation bzw. über Experten gesteuerte Medikation nicht getrennt erfasst wurden und

– speziell in Deutschland Phytopharmaka und CAM-Produkte unter dem Begriff „Naturheilmittel" subsummiert werden.

Letzteres belegt eine telefonische Umfrage bei über 1 000 Erwachsenen, von denen 86 % bereits Naturheilmittel verwendet hatten. Von diesen zählten 87 % Phytopharmaka, 86 % Hausmittel, 77 % Gesundheitstees, 70 % Gesundheitsbäder und 58 % Homöopathika dazu (Schöne, 2015). Für die Verwendung des Begriffes „Naturheilmittel" bei populationsbasierten Umfragen spricht allerdings, dass die Unterscheidung zwischen einzelnen Arzneimittelkategorien und Nichtarzneimitteln für den Anwender aufgrund der Präsentation des jeweiligen Produktes und mangelnder objektiver Aufklärung schwierig ist.

Selbstmedikation mit Produkten aus dem Bereich der Phytotherapie/CAM wird insbesondere bei minderschweren und/oder selbstlimitierenden Beschwerden durchgeführt. Zu diesen gehören nach einem aktuellen EU-Bericht Akne, allergische und/oder bakterielle Konjunktivitis, Fußpilz, Schnupfen, Läsionen durch Herpes simplex, Erkältung (Prävention und Therapie), Obstipation, Husten, Dermatitis/Ekzem, Diarrhoe, erektile Dysfunktion, Hämorrhoiden, Heuschnupfen (Prävention und Therapie), Kopfschmerzen einschließlich Migräne, Dyspepsie, Sodbrennen, Blaseninfektion, leichte bis mäßiggradige Schmerzen (z. B. unspezifische Rückenschmerzen), Mundschleimhautläsionen, Übelkeit bekannter Genese, Halsschmerzen, lokale bakterielle Infektionen und Vaginalsoor (Ostermann et al., 2015). Bei minderschweren Beschwerden scheint es für das gesundheitliche Outcome offenbar gleichgültig zu sein, ob ein Patient einen Arzt für Allgemeinmedizin aufsucht oder beschließt, Selbstmedikation zu betreiben, ggf. nach Beratung durch den Apotheker (White et al., 2012; Ostermann et al., 2015). Allerdings wird Phytotherapie/CAM bzw. Naturheilmitteln auch bei schwerwiegenderen Indikationen entweder komplementär oder alternativ als Selbstmedikation verwendet. Der therapeutische Nutzen von Naturheilmitteln wird von der Bevölkerung überwiegend positiv eingeschätzt. In einer Umfrage von 2010 berichteten 44 % der Befragten, dass ihnen diese Mittel ohne Einschränkung geholfen hätten, 37 % gaben eine eingeschränkte Wirkung an. Bei Erkältungskrankheiten erklärten 78 %, dass ihnen Naturheilmittel geholfen haben, bei Magenbeschwerden, Verdauungsstörungen und Schlafstörungen wurden Erfolgsraten von 31 % berichtet (Institut für Demoskopie Allensbach, 2010). Bei einer aktuellen telefonischen Umfrage verwendeten 80 % der Erwachsenen mit eigenen Erfahrungen Naturheilmittel wegen ihrer Wirksamkeit und ihres Nutzens (Schöne, 2015).

3.7 Extrinsische Faktoren der Motivation

Zur Anwendung von CAM-Methoden und der Motivation zu ihrer Anwendung finden sich in der internationalen Literatur inzwischen etliche Untersuchungen, in Deutschland ist ihre Anzahl noch relativ gering. In den Jahren 1970, 1997, 2002 und 2010 wurde zur Verwendung von Naturheilmitteln jeweils eine Umfrage mit einer stets einheitlichen Fragenformulierung bei einem repräsentativen Querschnitt der Bevölkerung ab 16 Jahre durchgeführt (Institut für Demoskopie Allensbach, 2010). Im Jahr 1970 hatten lediglich 52 % der Befragten Erfahrungen mit Naturheilmitteln, 2010 war die-

ser Anteil auf 72 % angestiegen, obwohl 2004 die Kostenerstattung für OTC-Medikamente durch die gesetzlichen Krankenkassen infolge der Gesundheitsreform von 2004 abgeschafft worden war. Im Jahr 2010 ergaben sich folgende extrinsische Faktoren für die Anwendung von Naturheilmitteln:
– Sie wurden eher durch Personen mit einem höheren Einkommen und von Bewohnern der südlichen Bundesländer verwendet,
– Frauen wendeten sie deutlich häufiger an als Männer (Verhältnis 3:2),
– Eltern jüngerer Kinder nutzten sie überdurchschnittlich häufig,
– Bei den Unter-40-Jährigen wurden sie besonders häufig von Personen aus höheren Bildungsschichten verwendet.

Es ist anzumerken, dass in diesen Umfragen nicht zwischen den verschiedenen bereits genannten Arzneimittelgruppen unterschieden wurde. Auch könnten sich auch Nahrungsergänzungsmittel darunter verbergen, die ab 1980 allmählich auf dem Markt erschienen sind.

In einem Review von 110 Studien waren die CAM-Anwender bevorzugt weiblich und mittleren Alters und hatten einen höheren Bildungsgrad. Der Einfluss des Einkommens wurde dagegen kontrovers diskutiert (Bishop & Lewith, 2010). In einer dieser Studien, die in Deutschland durchgeführt wurde, wurde dagegen bei der erstmaligen Nutzung kein Einfluss soziodemografischer Merkmale festgestellt, die stärksten Determinanten waren hier Empfehlungen von Freunden und Familienangehörigen, die insbesondere zur Anwendung von Phytotherapie, Homöopathie und Verfahren der Chinesischen Medizin führten (Köntopp & Ebersberger, 2008).

3.8 Intrinsische Faktoren der Motivation

Bei den intrinsischen Motivationsfaktoren finden sich bei den Untersuchungen des Instituts in Allensbach sehr konsistente Ergebnisse. Eine Selbstmedikation mit Naturheilmitteln wird von 66 % der Befragten als Begleitmedikation zusätzlich zu den ärztlich verordneten Medikamenten verwendet, aber nur selten ausschließlich (5 %). Die Furcht vor Nebenwirkungen war bei den Naturheilmitteln im Vergleich zu chemischen Arzneimitteln viel geringer (2,8 vs. 6,5 auf einer Skala von 0 bis 10; Institut für Demoskopie Allensbach, 2010).

In einem Bericht aus der Reihe „Gesundheitsberichtserstattung des Bundes" wurden insbesondere Daten aus Modellvorhaben von Krankenversicherungen zur Inanspruchnahme von „alternativen Methoden" in Deutschland zusammengestellt (Marstedt & Moebus, 2002). Folgende intrinsische Beweggründe zur Inanspruchnahme und Selbstbehandlung mit diesen Methoden wurden aufgeführt:
– Betroffenheit von chronischer Erkrankung bei ausbleibenden oder subjektiv als unzureichend erlebten Heilungserfolgen der westlichen Medizin,
– Furcht vor Nebenwirkungen bei einer medikamentösen Therapie mit chemisch definierten Substanzen: In den Befragungen werden von einer großen Mehrheit der Bevölkerung die „sanften", „natürlichen" und „nebenwirkungsfreien" Begleitumstände von CAM-Therapieformen als besonders positiv herausgehoben,

- eine positive Bewertung der längeren Konsultationsdauer sowie der intensiveren Therapeuten-Patienten-Beziehung bei der komplementären Therapie,
- Selbstmedikation bei minderschweren und/oder selbstlimitierenden Beschwerden zur Vermeidung von zeitaufwendigen Arztbesuchen.

In einem auf 87 Populations- bzw. Kohorten- oder Querschnittsstudien basierendem systematischem Review zur Prävalenz und zur Motivation der Nutzung von CAM-Verfahren in verschiedenen europäischen Ländern fanden sich 18 Publikationen, in denen intrinsische Motivationen zur Selbstmedikation mit CAM angegeben wurden (Eardley et al., 2012):
- Enttäuschung hinsichtlich der Therapieerfolge der westlichen Medizin (5 Studien),
- Prävention von Erkrankungen oder Gesundheitsförderung (4 Studien),
- der Wunsch, ein bestimmtes Verfahren auszuprobieren bzw. neue Erfahrungen zu sammeln (5 Studien),
- der Wunsch, weniger oder keine Medikamente einzunehmen (4 Studien),
- die Annahme von geringeren Nebenwirkungsraten bei CAM-Verfahren (4 Studien),
- die fehlende Alternative aus der westlichen Medizin (3 Studien),
- der Wunsch nach einer „natürlichen" Behandlung (2 Studien).

Wegen der genannten methodischen Probleme gibt es nur wenige Studien zur Motivation zur Anwendung von Phytotherapie bzw. von Medizinsystemen. Drei Untersuchungen sollen exemplarisch vorgestellt werden.

Bei einem qualitativen Forschungsansatz mit semistandardisierten Interviews ergab die Analyse, dass die Entscheidung für Phytotherapie bei den 18 Interviewten dazu beitrug, ihre aktive Rolle und ihre Autonomie als Patient zu unterstützen. Sie beurteilten Phytopharmaka im Vergleich zu chemisch definierten Medikamente zudem als besser und nachhaltiger wirksam bei geringeren Nebenwirkungen (Joos et al., 2012).

Bei einer Internetumfrage zur Nutzung und Wirkungsweise homöopathischer Behandlungsmethoden und Arzneimittel beteiligten sich über 2 100 Personen. 78 % gaben an, Homöopathika für sich und ihre Familienangehörigen zu nutzen. Davon glaubten über 83 % an ihre Wirksamkeit, für 67 % war entscheidend, dass konventionelle Arzneimittelmittel oftmals Nebenwirkungen aufweisen (BKK Gesundheit, 2011).

Patienten, die anthroposophische Medizin anwenden, weisen im Vergleich zur allgemeinen deutschen Bevölkerung die extrinsischen Faktoren bessere Schulbildung, höhere berufliche Qualifikation, gesünderer Lebensstil und selteneres Übergewicht auf. Beim Einkommen ergaben sich keine Unterschiede (Hamre et al., 2013). Intrinsische Gründe für die Anwendung waren: als Mensch angenommen zu werden, eine individuell adaptierte Betreuung, Berücksichtigung physiologischer Selbstheilungsprozesse, Patientenautonomie, Erkenntnisgewinn beim persönlichen Gesundheitsproblem, geringere Nebenwirkungen, fachübergreifende Kooperation, genügend Zeit für den Patienten und Wahlmöglichkeit zwischen konventioneller und/oder anthroposophischer Behandlung (Koster et al., 2014).

4 Wünsche und Forderungen der Anwender von Selbstmedikation

Wünsche nach Informiertheit und autonomen Entscheidungen werden schon länger insbesondere bei CAM-Anwenderinnen beschrieben (Astin, 1998; Siahpush, 1999). Auch in einer aktuellen Studie bei Schwangeren galt die autonome Anwendung von CAM-Produkten als Möglichkeit, die persönliche Kontrolle über Gesundheit und Wohlbefinden aufrechtzuerhalten. Sie forderten aber auch exaktere und unabhängige Informationen zur Sicherheit der Produkte (Warriner et al., 2014). Ein Review über 189 Studien zur Bewertung von CAM-Verfahren durch die europäische Bevölkerung zeigte, dass Nutzungs- und Informationsgrad miteinander assoziiert waren und dass insbesondere die geringen Nebenwirkungsraten sehr geschätzt wurden. Die Bevölkerung wünschte sich einen noch besseren Zugang zur Versorgung mit diesen Verfahren, forderte aber auch unabhängige, verlässliche und seriöse Informationen über diese Verfahren, um auf Augenhöhe am Entscheidungsprozess teilnehmen zu können. Zudem wollte sie hierbei durch Angehörige der Gesundheitsberufe qualifizierter und engagierter unterstützt werden. Schließlich forderte sie klare regulatorische Rahmenbedingungen für CAM-Verfahren und eine gute Aus- und Weiterbildungsqualität der Gesundheitsberufler, um Qualität und Sicherheit der Versorgung mit CAM-Verfahren zu gewährleisten (Nissen et al., 2012).

In einem aktuellen EU-Bericht (Ostermann et al., 2015) wurden Anforderungen zur auch politisch erwünschten Selbstbehandlung erstellt. Patientinnen und Patienten sollen Verantwortung für ihre eigene Gesundheit übernehmen, dafür müssen sie jedoch Zugang zu verlässlichen und verständlichen Informationen erhalten und lernen, geringfügige Erkrankungen von schweren Fällen zu unterscheiden. Aus den Patienteninformationen zur Selbstbehandlung muss klar hervorgehen, dass die Selbstbehandlung eine Gesundheitsversorgung durch Gesundheitsberufe nicht ersetzen kann. Selbstbehandlung erfordert aber auch ein Umdenken der beteiligten Gesundheitsberufe in Bezug auf die Definition ihrer beruflichen Identität

Tatsächlich weist die Selbstmedikation mit CAM bereits einige der geforderten Merkmale der „best-practice" dieses Berichtes auf (Ostermann et al., 2015):
- *Verfügbarkeit:* Die hohen Anwendungsraten von Medikamenten der CAM belegen die gute Verfügbarkeit.
- *Akzeptanz:* Medikamente der CAM werden von der Bevölkerung gut akzeptiert.
- *Implementierung:* Die Selbstmedikation mit CAM findet seit Jahrzehnten statt, die Rate der Selbstnutzung steigt ständig.

Bei den folgenden vier Punkten zeigt sich noch erheblicher Handlungsbedarf:
- *Wirksamkeit:* Medikamente der CAM erleichtern und unterstützten die Selbstbehandlung. Zwar liegen für etliche Medikamente Wirksamkeitsbelege vor, die zur Zulassung geführt haben, andererseits fehlen diese noch für sehr viele der weiter oben aufgelisteten Kategorien.
- *Nachhaltigkeit:* Bei Medikamenten der CAM fehlen bisher sehr oft Langzeitstudien.

- *Potenzial der Kosteneinsparung:* Die Produkte unterliegen ganz überwiegend der Selbstmedikation und sind in der Regel preiswert. Es fehlen jedoch noch Analysen, ob die Kosten im Gesundheitswesen tatsächlich dadurch reduziert werden.
- *Gleichheit:* Möglicherweise werden bestimmte sozioökonomische Gruppen bei der Teilhabe/Nutzung der Vorteile der Selbstmedikation mit CAM aufgrund der nahezu fehlenden Kostenerstattung ausgeschlossen.

5 Zusammenfassung und Ausblick

Die Analyse der Faktoren, die die Entscheidung für Phytotherapie und Medikamente der CAM zur Selbstmedikation, aber auch zum Einsatz bei schwereren Erkrankungen bedingen, ergibt eine bisher noch immer ansteigende Akzeptanz in der europäischen Bevölkerung, insbesondere bei Frauen, höheren Bildungsschichten und jüngeren Menschen. Die intrinsischen Faktoren Furcht vor höheren Nebenwirkungsraten und unzureichende oder fehlende Alternativen der konventionellen Medizin erscheinen dabei am bedeutsamsten zu sein. Besonders beachtenswert sind jedoch die Wünsche der Anwender nach kompetenten autonomen bzw. expertengestützten Entscheidungen im Bereich der CAM-Therapie. Die Erfüllung ihrer Forderungen nach produktunabhängigen Informationen, kompetentem medizinischen Personal und adäquaten regulatorischen Rahmenbedingungen ist die Basis für einen rationalen Umgang mit CAM-Produkten, und zwar nicht nur bei der Selbstmedikation. Sie kann nur durch eine staatliche Unterstützung gewährleistet werden.

Literatur

Astin, J. A. (1998). Why patients use alternative medicine. Results of a national survey. *The Journal of the American Medical Association, 279,* 1548–1553. http://doi.org/10.1001/jama.279.19.1548

Bishop, F. & Lewith, G. (2010). Who uses CAM? A narrative review of demographic characteristics and health factors associated with CAM use. *Evidence-Based Complementary and Alternative Medicine, 7,* 11–28. http://doi.org/10.1093/ecam/nen023

BKK Gesundheit. (2011). *Mehrheit überzeugt von Wirkungskraft der homöopathischen Arzneimittel und Behandlungsmethoden* (Pressemitteilung vmo 15.01.). Zugriff am 13.04.2016. Verfügbar unter http://www.pressebox.de/pressemitteilung/bkk-gesundheit/Mehrheit-ueberzeugt-von-Wirkungskraft-der-homoeopathischen-Arzneimittel-und-Behandlungsmethoden/boxid/401386

Bundesamt für Verbraucherschutz und Lebensmittelsicherheit. (o. J.). *Nahrungsergänzungsmittel* [Online-Dokument]. Zugriff am 13.04.2016. Verfügbar unter http://www.bvl.bund.de/DE/01_Lebensmittel/04_AntragstellerUnternehmen/03_NEM/lm_nahrungsErgMittel_node.html

Bundesministerium für Justiz und Verbraucherschutz. (o. J.). *Gesetz über den Verkehr mit Arzneimitteln (Arzneimittelgesetz – AMG) § 4 Sonstige Begriffsbestimmungen.* Zugriff am 13.04.2016. Verfügbar unter http://www.gesetze-im-internet.de/amg_1976/__4.html

Büssing, A., Ostermann, T., Heusser, P. & Matthiessen, P. F. (2011). Usage of alternative medical systems, acupuncture, homeopathy and anthroposophic medicine, by older German adults. *Zhong Xi Yi Jie He Xue Bao/Journal of Integrative Chinese Medicine, 9*, 847–56. http://doi.org/10.3736/jcim20110806

Eardley, S., Bishop, F. L., Prescott, P., Cardini, F., Brinkhaus, B., Santos-Reye, K. et al. (2012). Systematic literature review of complementary and alternative medicine prevalence in EU. *Forschende Komplementärmedizin, 19* (Suppl. 2), 18–28. http://doi.org/10.1159/000342708

Ernst, E. (2010). Bach flower remedies: a systematic review of randomised clinical trials. *Swiss Medical Weekly, 140*, w13079. http://doi.org/10.4414/smw.2010.13079

Ernst, E. & Schmidt, K. (2004). Homotoxicology – a review of randomised clinical trials. *European Journal of Clinical Pharmacology, 60*, 299–306. http://doi.org/10.1007/s00228-004-0776-6

Falkenberg, T., Lewith, G., Roberti di Sarsina, P., von Ammon, K., Santos-Rey, K., Hök, J. et al. (2012). Towards a pan-European definition of complementary and alternative medicine – a realistic ambition? *Forschende Komplementärmedizin, 19* (Suppl. 2), 6–8. http://doi.org/10.1159/000343812

Härtel, U. & Volger, E. (2004). Inanspruchnahme und Akzeptanz klassischer Naturheilverfahren und alternativer Heilmethoden in Deutschland – Ergebnisse einer repräsentativen Bevölkerungsstudie. *Forschende Komplementärmedizin, 11*, 327–334. http://doi.org/10.1159/000082814

Hamre, H. J., Kiene, H., Glockmann, A., Ziegler, R. & Kienle, G. S. (2013). Long-term outcomes of anthroposophic treatment for chronic disease: a four-year follow-up analysis of 1510 patients from a prospective observational study in routine outpatient settings. *BMC Research Notes, 6*, 269–282. http://doi.org/10.1186/1756-0500-6-269

Institut für Demoskopie Allensbach. (2010). *Naturheilmittel 2010. Ergebnisse einer bevölkerungsrepräsentativen Befragung*. Zugriff am 13.04.2016. http://www.ifd-allensbach.de/uploads/tx_studies/7528_Naturheilmittel_2010.pdf

Joos, S., Glassen, K. & Musselmann, B. (2012). Herbal medicine in primary healthcare in Germany: The patient's perspective. *Evidence-Based Complementary and Alternative Medicine, 2*, 294638. http://dx.doi.org/10.1155/2012/294638

Kassensuche GmbH. (o. J.). *Zusätzliche Naturheilverfahren* [Online-Dokument]. Zugriff am 13.04.2016. Verfügbar unter https://www.gesetzlichekrankenkassen.de/leistungsvergleich/natur/natur.html

Köntopp, S. & Ebersberger, B. (2008). Extrinsische Determinanten für die Inanspruchnahme komplementärmedizinischer Therapieverfahren. *Forschende Komplementärmedizin, 15*, 32–9. http://doi.org/10.1159/000112725

Korzilius, H. (2014). Rezeptfreie Arzneimittel: Industrie sieht großes Potenzial. *Deutsches Ärzteblatt, 111*, A-1130/B-972/C-919.

Koster, E. B., Ong, R. R., Heybroek, R., Delnoij, D. M. & Baars, E. W. (2014). The consumer quality index anthroposophic healthcare: a construction and validation study. *BMC Health Services Research, 14*, 148–160. http://doi.org/10.1186/1472-6963-14-148

Lee, Y. L., Wu, Y., Tsang, H. W., Leung, A. Y. & Cheung, W. M. (2011). A systematic review on the anxiolytic effects of aromatherapy in people with anxiety symptoms. *Journal of Alternative Complementary Medicine, 17*, 101–108. http://doi.org/10.1089/acm.2009.0277

Marstedt, G. & Moebus, S. (2002). *Inanspruchnahme alternativer Methoden in der Medizin (Gesundheitsberichterstattung des Bundes, Heft 9)*. Berlin: Robert Koch-Institut.

Nissen, N., Schunder-Tatzber, S., Weidenhammer, W. & Johannessen, H. (2012). What attitudes and needs do citizens in Europe have in relation to complementary and alternative medicine? *Forschende Komplementärmedizin, 19* (Suppl. 2), 9–17. http://doi.org/10.1159/000342710

Ostermann, H., Renner, A. T., Bobek, J., Schneider, P. & Vogler, S. (2015). *A cost/benefit analysis of selfcare systems in the European Union. Final report*. Zugriff am 13.04.2016. Verfügbar unter http://ec.europa.eu/health/patient_safety/docs/2015_selfcaresystemsstudy_en.pdf

Schöne, L. (2015). Naturheilmittel: Hohe Akzeptanz in Deutschland. *Phytokompass, 2*, 6–7.

Schwarz, S., Messerschmidt, H., Völzke, H., Hoffmann, W., Lucht, M. & Dören, M. (2008). Use of complementary medicinal therapies in West Pomerania: a population-based study. *Climacteric, 11*, 124–134. http://doi.org/10.1080/13697130801930674

Siahpush, M. (1999). Why do people favour alternative medicine? *Australian and New Zealand Journal of Public Health, 23*, 266–271. http://doi.org/10.1111/j.1467-842X.1999.tb01254.x

Trebichavsky, I., Splichal, I., Rada, V. & Splichalova, A. (2010). Modulation of natural immunity in the gut by Escherichia coli strain Nissle 1917. *Nutrition Reviews, 68*, 459–464. http://doi.org/10.1111/j.1753-4887.2010.00305.x

Warriner, S., Bryan, K. & Brown, A. M. (2014). Women's attitude towards the use of complementary and alternative medicines (CAM) in pregnancy. *Midwifery, 30*, 138–143. http://doi.org/10.1016/j.midw.2013.03.004

White, A., South, J., Bagnall, A.M., Forshaw, M., Spoor, C., Marchant, P. & Witty, K. (2012). The selfcare for people initiative: the outcome evaluation. *Primary Health Care Research & Development, 13*, 382394.

Xue, C.C. (2008). Traditional, complementary and alternative medicine: policy and public health perspectives. *Bulletin of the World Health Organization, 86*, 1–80.

Homöopathische Selbstbehandlung

Marion Baschin

1   Einleitung

Im Jahr 1810 veröffentlichte der Arzt Samuel Hahnemann (1755–1843) erstmals sein Werk, das Organon der rationellen Heilkunde. Darin legte er die Grundlagen der von ihm entwickelten Heilmethode, die er selbst Homöopathie nannte, dar. Das Buch erlebte sechs Auflagen, wobei die letzte erst im Jahr 1921 erschien (Jütte, 2007). Innerhalb dieser Zeitspanne wurde die Homöopathie bekannt und ist heute nicht mehr aus dem medizinischen System wegzudenken.

Schon die Konzeption von Hahnemanns Heilsystem mit den Grundsätzen des „Simile-Prinzips", einer eingehenden Anamnese, der Arzneimittelprüfung am Gesunden und der verdünnten bzw. potenzierten Einzelmittel bildete in mancherlei Hinsicht die Voraussetzungen dafür, dass sich die Homöopathie zu einem sehr beliebten Selbstmedikationssystem entwickeln konnte (Schmidt, 2001; Jütte, 2006; Genneper & Wegener, 2011). Dennoch war es sicherlich nicht Hahnemanns Bestreben, eine Behandlungsweise ins Leben zu rufen, die in erster Linie der Selbsthilfe dienen sollte. Im Gegenteil: Hahnemann sprach sich häufig dagegen aus, dass Laien seine Lehre praktizierten. Trotzdem pflegte der Begründer der Homöopathie auch zu Nichtärzten, wie beispielsweise dem Juristen Clemens von Bönninghausen (1785–1864), engen Kontakt (Baschin, 2012) Zudem stieß seine Lehre nicht wie erhofft auf eine überwiegend positive Resonanz und Hahnemann konnte nur mühsam Ärzte für die Homöopathie gewinnen (Jütte, 2007, S. 106–115; Dinges, 1995). Daher begannen noch zu Lebzeiten Hahnemanns dessen Patienten und andere Kranke, mit den speziellen Zubereitungen in Tinkturen oder Streukügelchen ihre Leiden selbst zu behandeln. Die Beteiligung und das selbstständige Handeln der Laien jenseits der Aufsicht von ausgebildeten homöopathischen Ärzten wurden aber stets ambivalent gesehen (Baschin, 2012, S. 71–73). Dennoch hatte sich bis zum Beginn des 20. Jahrhunderts, aller Skepsis zum Trotz, die folgende Ansicht durchgesetzt (Michaelis, 1909, S. 21): „Die Homöopathie ist eine Volksheilweise im vollsten Sinne des Wortes, eine wahre Wohltat für das Volk, jedem, der offenen Sinn und Verstand hat, zugänglich und leicht durchführbar, dazu die billigste Heilweise, die es gibt und die sich überhaupt zur Selbsthilfe in Not und Gefahr eignet, wie kein anderes Heilverfahren." Heutzutage ist die Anzahl der Broschüren und Ratgeber, welche sich der Frage der Selbstmedikation mit den homöopathischen Arzneimitteln widmen, unüberschaubar. Die Internet-Suchmaschine Google konfrontiert den Interessierten bei der Eingabe von „Selbstmedikation Homöopathie" (Suchabfrage am 09.02.2015) innerhalb von 0,47 Sekunden mit mehr als 218 000 Treffern zu diesem Thema.

Die arzneilichen Zubereitungen der Homöopathie, seien es Streukügelchen, Verreibungen oder Tinkturen, zählten von Beginn an zu den apothekengebundenen Mitteln. Wohl versuchten zunächst Samuel Hahnemann im sogenannten Dispensierstreit und nach ihm weitere Homöopathen darzulegen, dass es sich bei den Verdünnungen und vor allem den Streukügelchen gar nicht um Arzneimittel im Sinne der gesetzlichen Regelungen handle, doch folgte man dieser Argumentation vor Gericht im Allgemeinen nicht. Allerdings galt auch in der Vergangenheit für niedrige Potenzen die Rezeptpflicht. Ab welcher Potenz aber ein Handverkauf möglich war, unterlag zeitweise unterschiedlichen Regelungen (Baschin, 2012). Ab 1891 waren im Deutschen Reich nach einer Verordnung vom 04.12.1891 (Böttger, 1894, S. 244–250) sämtliche Homöopathika, „welche über die dritte Decimalpotenz hinausgehen", unabhängig von ihren Grundsubstanzen für den Handverkauf freigegeben. Bis heute hat sich an dieser Regelung kaum etwas geändert. Niedrige Verdünnungen bis zur dritten Dezimalpotenz sind, abhängig von ihrer Ausgangssubstanz, nur gegen Vorlage eines ärztlichen Rezeptes in der Apotheke zu haben. Alle höheren Potenzen sind gemäß § 5 der Verordnung über die Verschreibungspflicht von Arzneimitteln (Arzneimittelverschreibungsverordnung – AMVV) vom 21.12.2005 für den Handverkauf freigegeben. Das heutige Arzneimittelgesetz gewährt den homöopathischen Mitteln als einer der Medikamentenarten der drei „Besonderen Therapierichtungen" außerdem hinsichtlich der Zulassung eine Ausnahmestellung (Pabel, 2007, S. 187–188; Müller-Jahncke & Reichling, 1996).

Im Folgenden wird zunächst dargestellt, was man anhand von wissenschaftlichen Studien über das Ausmaß der Selbstmedikation mit homöopathischen Mitteln sagen kann. Davon ausgehend werden die Wurzeln der anhaltenden Attraktion der Homöopathie für deren Nutzung in der Selbstbehandlung analysiert.

2 Die Selbstmedikation mit homöopathischen Mitteln heute

Nur wenige Studien zur Selbstmedikation haben bisher danach gefragt, ob diese mit „alternativen" Medikamenten, besonders homöopathischen, durchgeführt wurde. Einige der Untersuchungen (Bundesfachverband der Arzneimittel-Hersteller, 1987, S. 7 und S. 28; Grunow, 1983, S. 73) erwähnten, dass die Betroffen zumindest Interesse an „Naturheilmitteln" zeigen und diese für die Selbstmedikation herangezogen wurden. Umfragen zufolge nahm die Bekanntheit von homöopathischen Arzneien seit den 1970er Jahren zu und heute hat nahezu die gesamte Bevölkerung bereits von homöopathischen Arzneimitteln gehört (Sombre, 2009, 2014). Gleiches gilt für die Anzahl der Personen, die selbst schon einmal solche Mittel eingenommen haben. Der Anteil an der Bevölkerung, der bereits Homöopathika verwendet hat, liegt mittlerweile bei 60 %, während er um 1970 noch bei 24 % lag. Das Problem dieser Daten ist, dass es keine Vergleichsmöglichkeiten aus früheren Jahren gibt (Sombre, 2014; Marstedt, 2011; ECHAMP, 2011; Bundesverband der Pharmazeutischen Industrie, 2011, S. 63). Immerhin lässt sich damit belegen, dass zumindest in den vergangenen 40 Jahren in dieser Hinsicht ein „Aufschwung" stattgefunden hat.

Im Allgemeinen gibt es viele Studien, die sich mit der Frage befassen, warum sich Betroffene für eine „alternative" Behandlungsmethode entscheiden (u. a. Cant & Sharma, 1999; Günther, 1999; Schultheiß & Schriever, 1991). Die Enttäuschung, mit herkömmlichen Mitteln nicht geheilt worden zu sein, bewegte und bewegt viele dazu, einen „alternativen" Weg zu suchen. Gleichzeitig wurde bereits für das 19. und 20. Jahrhundert gezeigt, dass die von der „Schulmedizin" abgelehnten oder skeptisch betrachteten Methoden nicht ausschließlich, sondern ergänzend von den Betroffenen genutzt wurden (Baschin, 2012). Prinzipiell scheint es schwer zu sein, herauszufinden, warum genau einzelne Patienten „alternativen" Methoden im Allgemeinen oder der Homöopathie im Besonderen den Vorzug geben. Ausschlaggebend ist ein ganzes Bündel von Gründen, die nicht zwangsweise mit den Misserfolgen der „Schulmedizin" oder der Kritik an derselben zusammenhängen. Die Vorteile der homöopathischen Mittel, wie die gute Verträglichkeit und das Fehlen von Nebenwirkungen, sind ebenfalls relevant. Vielfach spielen Lebenseinstellung und Wertorientierung eine Rolle (Sombre, 2014, S. 16; Astin, 1998; Avina & Schneiderman, 1978; Furnham & Smith, 1988).

Eine selbstständige Behandlung mit Homöopathika fand seit ihrer Entwicklung immer im Kontext der allgemein verbreiteten Selbsthilfe im weitesten Sinn statt. Dabei heben sich die Anwendungsgebiete der homöopathischen Selbstmedikation auch heute kaum von dem allgemeinen Krankheitsspektrum, welches eigenverantwortlich behandelt wird, ab. Die Medikamente werden vornehmlich als Stärkungs- und Präventionsmittel, als Husten- und Erkältungsmittel, vor allem bei grippalem Infekt, oder bei Beschwerden mit dem Magen, der Verdauung, Kopfschmerzen, Insektenstichen, Sonnenbrand sowie Schlaflosigkeit eingesetzt (Sombre, 2014, S. 15). Doch die heutigen Umfrageergebnisse spiegeln nur die Spitze einer langanhaltenden Attraktivität der Homöopathie für die Selbstbehandlung. Im Folgenden wird auf die Wurzeln der Beliebtheit der Lehre Hahnemanns im Rahmen der Selbstmedikation eingegangen.

3   „Einfach, sanft, billig" – Die Homöopathie als „ideale" Möglichkeit der Selbsthilfe

Wie bereits einleitend deutlich wurde, begünstigen verschiedene Eigenschaften der Homöopathie deren Verwendung in der Selbstmedikation. Diese haben dazu beigetragen, dass die Lehre Hahnemanns bis heute als geeigneter oder geradezu „idealer" Weg der Selbsthilfe gesehen wird. Einige dieser Faktoren fasste der Apotheker Karl Müller (1868–1932) im Jahr 1907 (S. 106) folgendermaßen zusammen: „Unsere homöopathischen Arzneimittel […] sind billig in der Anschaffung, bequem in der Anwendung, sicher in der Wirkung und ohne Schaden für unseren Körper!"

Die in diesem Zitat erwähnte bequeme Anwendbarkeit der Mittel weist darauf hin, dass die Homöopathie in erster Linie als leicht zu erlernen gilt. Dies ist u. a. auf das Herzstück dieser Lehre, die „Simile-Regel" zurückzuführen. Diese besagt, dass Krankheiten mit demjenigen Mittel geheilt werden sollen, welches bei einem Gesunden die ähnlichen Symptome hervorgerufen hat, über die der Patient momentan klagt (Jütte, 2006, S. 4–9). Samuel Hahnemann wollte sich in Abgrenzung von der praktizierten Medizin seiner Zeit nicht auf Spekulationen über die Vorgänge im Körperinneren bei seiner Therapie stützen. Krankheit wurde von ihm als Summe aller Symptome, welche sichtbar und erkennbar sind, verstanden (Jütte, 1998). Diese Ablehnung jeglicher Mutmaßungen über die innere Krankheitsursache und das Postulat, dass nur nach Außen sichtbare beziehungsweise beschreibbare Symptome in ihrer Gesamtheit für die Bestimmung der entsprechenden Medikamente notwendig seien, begünstigte die Verbreitung der Homöopathie. Die Wahrnehmung und Beschreibung von Symptomen kommt den Laien entgegen, die hierfür – entgegen der Meinung der ausgebildeten Homöopathen – kaum Fachwissen benötigten (Schmidt, 2001; Baschin, 2012, S. 57–77). Man braucht lediglich eine gute Beobachtungsgabe und die Fähigkeit, das Wahrgenommene mit den entsprechenden Anweisungen für die Arzneimittelwahl, die in zahlreichen Laienratgebern dargestellt waren, in Übereinstimmung zu bringen. In diesem Sinne ist die Homöopathie „einfach" und leicht zu erlernen. Dennoch bleibt natürlich die Herausforderung bei einer homöopathischen Selbstbehandlung, sich zuvor die Kenntnisse der Wirkungskreise der verschiedenen Arzneien anzueignen und im Krankheitsfall das „passende" Simile zu finden. Die Spannung zwischen den Ansprüchen der Homöopathie einerseits, eine leichte und einsichtige Lehre zu sein, die lediglich auf Beobachtung fußt, und dem Streben nach Anerkennung andererseits, ist bis heute zwischen Ärzten mit der Zusatzbezeichnung Homöopathie und den ausgebildeten Heilpraktikern zu spüren.

Zudem gelten die Homöopathie und ihre Medikamente als „sanft" und „harmlos", weil die Arzneien nicht in der ursprünglichen Stärke, sondern in verdünnter, d. h. „potenzierter" Form verwendet werden (Schmidt, 2001, S. 65–67). Das Prinzip des „Potenzierens" hatte Hahnemann durch eigene Versuche in seiner Praxis empirisch belegt. Allerdings konnte er keine vollständig plausible Erklärung dafür geben, dass die Wirkkraft der Substanzen mit der zunehmenden Verdünnung nicht etwa abnahm, sondern sich verstärkte (Jütte, 2007, S. 75–76 und S. 176–177). Man unterscheidet verschiedene Potenzen, das sind Verdünnungsgrade, die das ursprüngliche Mittel in einem Verhältnis von 1:10 (D-Potenz), 1:100 (C-Potenz) oder 1:50 000 (Q- oder LM-Potenz) enthalten (Jütte, 2006, S. 5). Dies ist einer der Punkte, die die Homöopathie bis heute umstritten machen. Denn ab der Verdünnung D 23/C 12 kann nach heutiger Kenntnis kein Molekül der ursprünglichen Substanz mehr in der Lösung vorhanden sein. Bereits zu Lebzeiten Hahnemanns entbrannte an der Frage der „Potenzierung" eine heftige Auseinandersetzung. Einige der Schüler folgten Hahnemann auf seinem Weg, andere gingen dazu über, mit Dezimalpotenzen zu arbeiten (Schmidt, 2001, S. 13 und S. 185; Jacobi, 1994). Die homöopathischen Medikamente, die aus Substanzen pflanzlichen, tierischen und mineralischen Ursprungs bestehen, werden bis heute meistens in Form von Tropfen (Dilutionen), Streukügelchen (Globuli) oder Tabletten dargereicht (Grimm, 2011).

Der Vorgang der Verdünnung bzw. Potenzierung der Arzneimittel sorgt aber dafür, dass ursprünglich gefährliche und giftige Stoffe unschädlich werden. Diese Eigenschaft spielte beispielsweise bei der Frage des Handverkaufs eine Rolle. Ausdrücklich begründete die württembergische Regelung vom 16.02.1872 die Entscheidung für die Freigabe der Mittel daher mit den Worten: „da der Gebrauch homöopathischer Heilmittel in höherer Verdünnung für unschädlich erachtet worden ist" (Württemberg, 1872, S. 57). Eine „Vergiftung" mit den Medikamenten ist daher quasi unmöglich und im Hinblick auf die Selbstmedikation hat eine falsch gewählte Medikation keine Auswirkung, während eine „richtige" Anwendung gemäß den homöopathischen Prinzipien zu einer verhältnismäßig raschen Besserung führen sollte. Auch Nebenwirkungen treten aufgrund der geringen Dosis kaum auf. Damit führen nach homöopathischer Lehre die Arzneien nicht zu einer zusätzlichen Schwächung der Kranken und diese erholen sich rascher (Schmidt, 2001, S. 11). Diese Eigenschaft macht die Homöopathie zu einer „sanften" und „ungefährlichen" Methode oder, wie es der Arzt Heinrich Goullon senior (1801–1883) (1878; auch Caspari, 1826, S. VII) ausdrückte, zur „wahren Volks= oder Laienmedicin".

Außerdem sind die Mittel durch diesen Vorgang nahezu geschmacklos, ganz im Gegenteil zu den zahlreichen bitter schmeckenden herkömmlichen Arzneimitteln. Dies ist ein Vorteil, der vor allem bei der Behandlung von Kindern immer wieder betont wird (Baschin, 2012, S. 139–147). Diese Eigenschaften der homöopathischen Mittel kamen der zunehmenden Skepsis der Menschen gegenüber den „heroischen" Maßnahmen der herkömmlichen Medizin im 19. Jahrhundert entgegen. Sie begünstigen darüber hinaus bis heute eine weitgehend „gefahrenlose" Selbstmedikation. Gleichzeitig waren die „sanften" Mittel eine Möglichkeit, dennoch etwas aktiv für die eigene Genesung zu tun und nicht, wie bei dem im „therapeutischen Nihilismus" üblichen Verfahren, der Natur ihren Lauf zu lassen und schlicht abzuwarten (Jütte, 2007, S. 82). Im Vergleich mit den bisweilen in der „Schulmedizin" weiterhin gebräuchlichen Medikamenten, die wesentlich mehr Nebenwirkungen haben und deren Anwendung mit größeren Unannehmlichkeiten oder Risiken verbunden ist, sind die kleinen, genau abgemessenen Dosen der Homöopathie daher weitaus ungefährlicher (Baschin, 2012, S. 34–35; Bundesminister, 1976, S. 32).

Auch dieser Vorteil wurde bereits früh in der Diskussion um die Zulässigkeit einer Selbstbehandlung mit homöopathischen Mitteln benannt. Der mit Hahnemann gut bekannte homöopathische Arzt Georg August Heinrich Mühlenbein (1764–1845) verwies auf die Tatsache, dass die Selbstmedikation auch in der „Allopathie" verbreitet sei und dort viel mehr Schaden anrichte (1836, Sp. 211): „Man eifert hin und wieder so sehr dagegen, wenn gebildete und verständige Laien sich öffentlich in das Feld der Arzneikunde wagen, selbst hin und wieder bei richtig erkannten Krankheitsformen ihren Freunden Arznei rathen; ist denn dieses ein so unerhörtes Unglück, da es doch alle Tage in der allopathischen Praxis Statt findet!" Entsprechend argumentierten Jahrzehnte nach Mühlenbein Befürworter der homöopathischen Laienpraxis, dass diese durch die Ungefährlichkeit der Mittel zumindest keinen Schaden bewirken könnten, ganz im Gegenteil zu den vielen „allopathischen" Laienheilern, die mit ungleich wirkungsmächtigeren Stoffen zur Tat schritten (Moeser, 1894, S. 4; Caspari, 1826). „Daher erscheint denn auch homöopathischerseits die Ausübung der Heilkunde durch Laien viel unbedenklicher", wie der Arzt Heinrich Goullon junior (1836–1906) aus Weimar 1877 (S. 1–2) erklärte. Zu diesen Punkten ergänzte später ein weiterer Autor (Seckt, 1894), dass einem Laien durchaus die Selbstbehandlung zugestanden werden dürfe, wenn eine vorangegangene „allopathische" Kur erfolglos geblieben war.

Doch die Homöopathie stieß nicht, wie es Hahnemann gehofft hatte, auf eine breite Zustimmung innerhalb der Ärzteschaft. Die Entwicklung, dass Ärzte zunehmend auch „Homöopathie" anbieten, hat in dieser Hinsicht für die Patienten bereits zu einer Verbesserung geführt. Dennoch sind homöopathische Ärzte in der Minderheit und bisweilen muss man einige Zeit suchen oder ggf. längere Anfahrtswege in Kauf nehmen, um bei einem ausgebildeten Homöopathen in Behandlung zu gehen (Dinges, 2012, S. 139–140; Schultheiß & Schriever, 1991, S. 133). Dieser „Mangel" an homöopathischen Ärzten lässt den Betroffenen häufig nur den Weg der Selbsthilfe. Dementsprechend besteht an Orten, an denen ein homöopathischer Arzt zur Verfügung steht, weniger Bedarf für Selbsthilfe (Baschin, 2012, S. 76). Seit 1832 gab es aber auch homöopathische Laienvereine, die den Umgang mit den homöopathischen Mitteln lehrten und in denen Erfahrenere mit Rat und Tat zur Seite standen. Ausgehend von den Mitgliederzahlen homöopathischer Vereine kann man etwa schätzen, dass um 1914 rund 2,3 % der Bevölkerung Württembergs homöopathische Selbsthilfe praktizierten. Für das gesamte Deutsche Reich ergab eine ähnliche Rechnung um 1900, dass etwa 12,5 % der Einwohner der Homöopathie gegenüber positiv eingestellt waren (Baschin, 2012, S. 219–220). Angesichts dieser Angaben wird klar, dass zwar seit dem 19. Jahrhundert immer eine beachtliche Anzahl an Menschen die Homöopathie im Falle der Selbsthilfe nutzte. Aber es wird zugleich deutlich, dass dies nie die Mehrheit war und die Homöopathie nur eine Möglichkeit der Selbstmedikation darstellte. Nach wie vor gibt es homöopathische Laienorganisationen, auch wenn diese zumindest hinsichtlich der Anzahl ihrer Mitglieder rückläufig sind (Baschin, 2012, S. 209–225). An ihre Stelle tritt vielfach das Internet als Ratgeber.

Darüber hinaus bietet bis heute eine große Anzahl an Laienratgebern eine adäquate Anleitung für den selbstständigen Gebrauch der Homöopathika. Diese behandeln entweder Krankheiten allgemein oder spezialisieren sich vor allem auf die Erkrankungen von Kindern oder die Behandlung von Tieren. Zum einen legte schon Samuel Hahnemann Wert darauf, dass seine Patienten die von ihm veröffentlichten Grundlagenwerke zur Homöopathie lasen. Zum anderen wurde seit dem Erscheinen des ersten populären homöopathischen Laienratgebers im Jahr 1826 nach und nach eine Fülle solcher Hausarztbücher sowohl von Ärzten als auch von Laien veröffentlicht. Diese gaben in unterschiedlichen Aufmachungen Hinweise zu einer erfolgreichen Selbstbehandlung mit homöopathischen Mitteln und enthielten weitere Tipps zur Aufbewahrung der Arzneien sowie zur Zusammenstellung eigener Hausapotheken. Die homöopathischen Bücher standen mit ihrer Absicht nicht allein, sondern reihten sich in die Flut allgemeiner Gesundheitsratgeber und belehrender Schriften ein. Die Absicht war, gerade dort Hilfe zu bieten, wo der Arzt nicht anwesend war oder schnell Hilfe geleistet werden musste. In unterschiedlichem Maße machten fast alle Werke darauf aufmerksam, dass die Selbstmedikation Grenzen hatte, und dass im Fall „ernster" Erkrankungen stets der Rat des ausgebildeten homöopathischen Arztes eingeholt werden sollte. Andersherum machten die Äußerungen von Seiten der Laien deutlich, dass sich diese klare und sichere Anweisungen wünschten. Nur in wenigen Fällen bestand deswegen offenbar die Gefahr, dass sie sich mithilfe der Bücher zu „Ärzten aufschwingen" wollten, wie ihnen oft vorgeworfen wurde. Vielmehr wurden Werke in übersichtlichen Formen verlangt und diese nur soweit angewandt, wie sich die Laien sicher fühlten (Baschin, 2012, S. 94–157).

Zuletzt sind die homöopathischen Arzneimittel verhältnismäßig günstig. Zwischen 1870 und 1890 kosteten 5 Gramm einer Urtinktur 25 Pfennig. Später erhöhte sich der Preis auf 35 Pfennig. Das gleiche galt für 5 Gramm homöopathischer Globuli. In beiden Fällen genügte die relativ geringe Menge von 5 Gramm jedoch für mehrere Krankheitsfälle. Während die Urtinktur eigenständig weiter verdünnt wurde, um höhere Potenzen herzustellen, genügte im Allgemeinen nur eine kleine Menge von wenigen Tropfen bzw. ein oder zwei Globuli für die Behandlung. Zu dieser Zeit verdiente ein Arbeiter etwa zwei Mark am Tag. Ein Kilogramm Weizenmehl kostete 40 Pfennige und eine Salbe, um Entzündungen zu behandeln, war ebenso teuer. Das Präparat „Isländisch Moos-Pasta", das gegen Husten und Heiserkeit helfe sollte, kostete hingegen 75 Pfennig (Baschin, 2012, S. 180). Homöopathische Arzneimittel waren daher entweder billiger oder zumindest nicht teurer als herkömmliche Mittel. Daher konnten sich auch weniger Bemittelte die Medikamente leisten. Nachdem es zunächst nur wenige Apotheken gegeben hatte, die zuverlässig homöopathische Mittel herstellten, war der Markt für derartige Medikamente spätestens um 1870 angewachsen, sodass einige namhafte Hersteller um die Gunst des Publikums warben. Das rege Konkurrenzverhältnis konnten wiederum die Laien zu ihren Gunsten nutzen. Der Erfindungsreichtum der Apotheker einerseits und die Nachfrage nach den Produkten andererseits sorgten nicht nur für eine stete Erweiterung der Produktpalette, sondern auch dafür, dass die Preispolitik stets mit den „billigsten" Angeboten warb. Auch wenn heutzutage die Nutzung der homöopathischen Arzneien eher in den wohlhabenderen Schichten verbreitet ist, mag die Rolle des Preises dennoch eine Rolle spielen. Nach wie vor sind Homöopathika dabei im Verhältnis weniger teuer als andere Medikamente (Dinges, 2012, S. 141).

Die einfachen Möglichkeiten der Lagerung sowie die praktischen Haus- und Taschenapotheken förderten zudem die Selbstmedikation mit den Homöopathika, indem die Mittel gleichsam überall zur Hand waren. Diese Haus- und Taschenapotheken ersetzten eine Apotheke am Ort und standen Tag und Nacht sowie in Notfällen zur Verfügung. Selbst wenn die Anschaffung einer solchen größeren Hausapotheke eine beachtliche Investition war, relativierte sie sich durch ihren Nutzen und Umfang (Baschin, 2012, S. 184–209).

In dieser Hinsicht boten und bieten einige Eigenschaften der Homöopathie und ihrer besonderen Arzneimittel die idealen Bedingungen, um sie im Eigengebrauch anzuwenden. Die Schlagworte „einfach, sanft und billig" wurden von Beginn an genutzt, um mit diesen Vorteilen Interessierte von der Homöopathie zu überzeugen. Ergänzend zu diesen Punkten gelang es der Homöopathie immer wieder, durch Heilungserfolge Aufmerksamkeit zu erregen. Gerade im 19. Jahrhundert konnte die Lehre Hahnemanns bei Krankheiten, denen die damalige Schulmedizin machtlos gegenüberstand, überzeugen und Anhänger gewinnen (Baschin, 2012, S. 77–93). Dies trifft auch heute bisweilen auf die erfolgreiche Therapie chronischer Schmerzen oder Allergien zu (Sharma, 1995, S. 24–26).

4 Schluss

Um 1930 verkündete der Reichsbund für Homöopathie (Jenichen, 1930, S. 140): „Es dürfte wohl kaum ein Haus, kaum eine Familie existieren, wo nicht wenigstens ein homöopathisches Fläschchen aufgestöbert werden könnte." An dieser Aussage hat sich bis heute nichts geändert. Möglicherweise trifft sie mittlerweile sogar mehr denn je zu. Dennoch ist es mangels Daten schwierig zu sagen, ob das Ausmaß der Selbstmedikation mit homöopathischen Mitteln tatsächlich ab- oder zugenommen hat.

Die Selbstmedikation mit homöopathischen Arzneien war seit der Entwicklung der Homöopathie durch den Arzt Samuel Hahnemann Teil dieser Heilmethode. Die Homöopathie zeichnete sich von Anfang an durch einige Unterschiede aus, welche die selbstverantwortliche Einnahme der entsprechenden Arzneien grundlegend erleichterten. Sie galt in Theorie und Praxis als leicht verständlich und erlernbar. Ein Laie musste sich nicht mit komplizierten Ideen über Vorgänge im Körperinneren befassen, sondern war nach einem entsprechenden Studium der Materia medica und der Krankheitssymptome in der Lage, das passende Mittel zu bestimmen. Die Eigenschaften, welche diesen Medikamenten, in besonderem Gegensatz zu denjenigen der herkömmlichen Medizin, zugeschrieben wurden und werden, begünstigen die Selbstmedikation bis heute. Die Homöopathika gelten als „ungefährlich", d. h. weitgehend ohne Nebenwirkungen, als „sanft", da sie die Körperkräfte nicht zusätzlich schwächen, und sie sind nahezu geschmacklos. Diese Merkmale der Arzneien und die Aussicht, bei ihrer richtigen Anwendung eine leichte, sichere und schnelle Heilung zu erzielen, gestatteten ihre weitgehend bedenkenlose Verwendung in dem Wissen, selbst bei einer falschen Mittelwahl keinen Nachteil zu verursachen.

Dabei ist zu berücksichtigen, dass die homöopathischen Medikamente bei einem weitgehenden Bekanntheitsgrad und ihrer zunehmenden Anwendung im Rahmen der Selbsthilfe oft „komplementär" genutzt werden. Die Homöopathie wird daher nur selten als alleinige Therapieweise angewandt. Vielmehr nutzte die Mehrheit der Betroffenen auch andere herkömmliche Arzneien oder Hausmittel und weitere Maßnahmen.

Ein Blick in die Vergangenheit zeigt auch sehr deutlich, dass Kranke sich durchaus darüber im Klaren waren, wann sie sich selbst helfen konnten oder mussten und wann es geboten war, einen ärztlichen Rat einzuholen. Bis heute hat sich daran wenig geändert.

Das Laienelement nahm und nimmt in der Homöopathie eine wichtige Rolle ein, weil die interessierten Menschen dafür sorgten, dass die von der „Schulmedizin" abgelehnte Heilweise nie in Vergessenheit geriet und ganz im Gegenteil sogar mehr Anhänger und Verbreitung gewinnen konnte. Die Diskussion um die eigenmächtige Anwendung homöopathischer Mittel wurde von Ärzten wie Laien geführt. Die Laien waren sich dabei meist bewusst, dass es Grenzen für die Selbstmedikation gab. Eine Selbstüberschätzung im Hinblick auf die eigenverantwortliche Handhabe der Homöopathika kann man der Mehrheit der Menschen in der Vergangenheit und wohl auch in der Gegenwart kaum vorwerfen. Vielmehr scheinen die Betroffenen ein grundlegendes Selbstvertrauen in die eigenen Fähigkeiten gehabt zu haben, und sie hatten eine gute Vorstellung davon, wann die Konsultation eines Arztes notwendig war. Eine Fähigkeit, die auch bei den heutigen Generationen von Seiten der Ärzte und Apotheker, wie der Gesetzgeber, vorausgesetzt werden sollte. Denn letztendlich entscheidet jede Person, die sich krank fühlt, selbst, wann und zu welchen Mitteln sie greift. Die Selbstmedikation ist dabei meist der erste Schritt. Dies gilt sowohl für die „schulmedizinischen" als auch die „alternativen" Heilmittel. Aufgrund der besonderen Zubereitungen der Homöopathie muss man allerdings zugestehen, dass diese offenkundig weit weniger Nebenwirkungen haben als es bisweilen bei herkömmlichen Mitteln, selbst wenn sie frei verkäuflich sind, der Fall ist. Abschließend gilt daher nach wie vor das von dem homöopathischen Arzt Bolle (1812–1885) (1905, S. 152) bereits im 19. Jahrhundert gewählte Bild der Rose: Die „Rose der Selbstmedikation" hat ihre Dornen. Doch bei sorgfältiger Handhabung verletzen diese Dornen nicht.

Literatur

Astin, J. (1998). Why patients use alternative medicine. Results of a national study. *Journal of the American Medical Association, 279*, 1548–1553. http://doi.org/10.1001/jama.279.19.1548

Avina, R. & Schneiderman, L. (1978). Why patients choose homeopathy. *Western Journal of Medicine, 128*, 366–369.

Baschin, M. (2012). *Die Geschichte der Selbstmedikation in der Homöopathie*. Essen: KVC.

Bolle, P. (1905). Das Laienwesen in der Homöopathie betr. *Leipziger Populäre Zeitschrift für Homöopathie, 36*, 152–154.

Böttger, H. (1894). *Die Preussischen Apothekengesetze mit Einschluss der reichsgesetzlichen Bestimmungen über den Betrieb des Apothekergewerbes*. Berlin: Springer.

Bundesfachverband der Arzneimittel-Hersteller (Hrsg.). (1987). *Selbstmedikation in der Bundesrepublik Deutschland. Ergebnisse einer Bevölkerungsumfrage*. Köln: Bundesfachverband der Arzneimittel-Hersteller.

Bundesminister für Jugend, Familie und Gesundheit (Hrsg.). (1976). *Qualitative Grundlagenstudie zum Arzneimittelverhalten zur Vorbereitung einer Aufklärungskampagne gegen den unkontrollierten Arzneimittelkonsum*. Stuttgart: Kohlhammer.

Bundesverband der Pharmazeutischen Industrie e. V. (Hrsg.). (2011). *Pharma-Daten 2011* (41. Aufl.). Berlin: Bundesverband der Pharmazeutischen Industrie.

Cant, S. & Sharma, U. (1999). *A new medical pluralism? Alternative medicine, doctors, patients and the state*. London: Routledge.

Caspari, C. (1826). *Homöopathischer Haus- und Reisearzt*. Leipzig: Baumgärtner.

Dinges, M. (1995). Professionalisierung homöopathischer Ärzte. Deutschland und Vereinigte Staaten von Amerika im Vergleich. *Medizin, Gesellschaft und Geschichte, 14*, 143–172.

Dinges, M. (2012). Entwicklung der Homöopathie seit 30 Jahren. *Zeitschrift für Klassische Homöopathie, 56*, 139–140.

ECHAMP (Ed.). (2011). *Homeopathic and Anthroposophic Medicine in the European Union. Facts and Figures 2011* (3rd ed.). Brüssel: ECHAMP.

Furnham, A. & Smith, Ch. (1988). Choosing alternative medicine. A comparison of the beliefs of patients visiting a general practitioner and a homoeopath. *Social Science and Medicine, 26*, 685–689. http://doi.org/10.1016/0277-9536(88)90060-3

Genneper, T. & Wegener, A. (Hrsg.). (2011). *Lehrbuch Homöopathie. Grundlagen und Praxis der klassischen Homöopathie* (3. Aufl.). Stuttgart: Haug.

Goullon, H. (1877). Ein Wort über die Ausübung der Homöopathie durch Laien. *Mittheilungen des Homöopathischen Vereins zu Stettin, 3* (6 Beilage), 1–2.

Goullon, H. (1878). Die Ausschließung der Laienmitglieder aus dem homöopathischen Centralverein Deutschlands betreffend. *Populäre Zeitschrift für Homöopathie, 9*, 10.

Grimm, A. (2011). Die Pharmazie des homöopathischen Arzneimittels. In T. Genneper & A. Wegener (Hrsg.), *Lehrbuch der Homöopathie. Grundlagen und Praxis* (3. Aufl., S. 382–417). Stuttgart: Haug.

Grunow, D. (1983). *Gesundheitsselbsthilfe im Alltag. Ergebnisse einer repräsentativen Haushaltsbefragung über gesundheitsbezogene Selbsthilfeerfahrungen und -potentiale.* Stuttgart: Enke.

Günther, M. (1999). Der homöopathische Patient in der niedergelassenen Arztpraxis. Ergebnisse einer vergleichenden Patientenbefragung in konventionellen Arztpraxen und homöopathischen Privat- und Kassenpraxen. *Medizin, Gesellschaft und Geschichte, 18*, 119–136.

Jacobi, U. (1994). *Der Hochpotenzstreit. Von Hahnemann bis heute.* Stuttgart: Wissenschaftliche Verlagsgesellschaft.

Jenichen, E. (1930). Die gegenwärtigen und nächsten Aufgaben des homöopathischen Reichsbundes. *Homöopathische Monatsblätter, 55*, 139–144.

Jütte, R. (1998). Case taking in homoeopathy in the 19th and 20th centuries. *British Homoeopathic Journal, 87*, 39–47. http://doi.org/10.1016/S0007-0785(98)80009-4

Jütte, R. (2006). *Homöopathie. Eine Heilkunde und ihre Geschichte. Ausstellung des Instituts für Geschichte der Medizin der Robert Bosch Stiftung Stuttgart.* Stuttgart: Institut für Geschichte der Medizin.

Jütte, R. (2007). *Samuel Hahnemann. Begründer der Homöopathie* (3. Aufl.). München: dtv.

Marstedt, G. (2011). *Die steigende Popularität alternativer Medizin. Eine Suche nach medizinischen Gurus und Wunderheilern?* Zugriff am 13.04.2016. Verfügbar unter http://www.forum-gesundheitspolitik.de/dossier/PDF/Alternative-Medizin.pdf

Michaelis, R. (1909). *Wie gründe, leite und belebe ich einen homöopathischen Verein. Winke und Ratschläge zur Hebung und Förderung der Homöopathie.* Leipzig: Michaelis.

Moeser, H. (1894). Ueber das Laientum in der Medizin im Allgemeinen und speziell in der Homöopathie. *Homöopathische Monatsblätter, 19* (4 Beilage).

Mühlenbein, G. (1836). Einige Notizen aus meiner praktischen Erfahrung. *Allgemeine Homöopathische Zeitung, 9*, 210–217.

Müller, K. (1907). Die Zubereitung und Aufbewahrung homöopathischer Arzneimittel. *Homöopathische Monatsblätter, 32*, 52–54, 69–72, 86–89 und 104–106.

Müller-Jahncke, W.-D. & Reichling, J. (Hrsg.). (1996). *Arzneimittel der Besonderen Therapierichtungen. Historische Grundlagen und heutige Anwendung.* Heidelberg: Haug.

Pabel, H. (2007). *Arzneimittelgesetz. Text mit Kurzdarstellung des Arzneimittelrechts* (12. Aufl.). Stuttgart: Dt. Apotheker-Verlag.

Schmidt, J. (2001). *Taschenatlas Homöopathie. Grundlagen, Methodik und Geschichte.* Heidelberg: Haug.

Schultheiß, U. & Schriever, T. (1991). *Warum gehen Patienten zum Arzt mit der Zusatzbezeichnung Homöopathie oder Naturheilverfahren.* Unveröffentlichte Disseration, Universität Ulm.

Seckt, H. (1894). Wolfgang Wenzel's Urtheil über die Homöopathie sowie über Laien und Aerzte. *Leipziger Populäre Zeitschrift für Homöopathie, 25*, 46–48.

Sharma, U. (1995). *Complementary medicine today. Practitioners and patients* (2nd ed.). London: Routledge.

Sombre de, S. (2009). *Bekanntheit, Verwendung und Image homöopathischer Arzneimittel. Ergebnisse einer bevölkerungsrepräsentativen Befragung.* Zugriff am 13.04.2016. Verfügbar unter http://www.homoeopathieforum.de/anhaenge/sonstige_anhaenge/BAH_Praesentation_Homoeopathie_handout.pdf

Sombre de, S. (2014). *Homöopathische Arzneimittel 2014. Bekanntheit, Verwendung und Image. Ergebnisse einer bevölkerungsrepräsentativen Befragung.* Zugriff am 13.04.2016. Verfügbar unter http://www.homoeopathie-tv.com/wp-content/uploads/2015/08/Ergebnisse_Allensbach_deSombre_170dpi.pdf

Württemberg (1872). *Regierungs=Blatt für das Königreich Württemberg.* Stuttgart: Scheufele.

Selbstmedikation in der Anthroposophischen Medizin

Matthias Girke

1 Einleitung

Die Anthroposophische Medizin ist von *Rudolf Steiner* (1861–1925) und *Ita Wegman* (1876–1943) am Beginn des 20. Jahrhunderts als integrative Medizin begründet worden. Ihr Anliegen ist es, den Menschen als leibliches, seelisches und geistiges Wesen zu begreifen und dementsprechend Diagnostik und Therapie an einem umfassenden Menschenverständnis zu orientieren. Damit handelt es sich weniger um ein feststehendes Lehrgebäude als um eine Methodologie, die in unterschiedlichen Fachdisziplinen angewandt wird. Medizin ist grundsätzlich von dem ihr zugrunde liegenden Menschenbild abhängig (Girke et al., 2006). Die uns heute vertraute Mainstream Medicine orientiert sich an einem naturwissenschaftlichen Paradigma mit psychischen und sozialen Dimensionen. Diesem Konzept zufolge ist Krankheit eine pathophysiologisch beschreibbare Fehlfunktion des Körpers, der durch Prophylaxe, Suppression bzw. Einstellung zu begegnen ist oder die zur Substitutionsbedürftigkeit führt. Ein leiblich-seelisch-geistiges Menschenverständnis sieht in der Therapie nicht die Rückführung in eine „vergangene" Gesundheit, sondern eine zukunftsorientierte Heilung: Gesundheit kann nicht nur „verbraucht", sondern in jeder Phase des Lebens auch „geschaffen" werden. Eine „ganzheitliche" Medizin wird hinsichtlich der ärztlichen Versorgung als auch der Selbstmedikation deshalb oftmals nicht aus dem Wunsch nach etwas „Natürlichem", sondern wegen der salutogenetisch orientierten Therapiekonzeption gesucht (Girke, 2007). Dabei kommen neben der Arzneitherapie weitere therapeutische Verfahren der anthroposophischen Medizin (z. B. anthroposophische Physiotherapie, Maßnahmen aus der Anthroposophischen Krankenpflege, Heileurythmie, Kunsttherapie, Psychotherapie und Biografiearbeit) nicht nur im Rahmen eines ärztlich verordneten integrativen Therapiesettings, sondern auch in der Selbstmedikation zur Anwendung. Die Anthroposophische Medizin verfügt zwischenzeitlich über eine wachsende Anzahl von Studien aus der klinischen und der Grundlagenforschung. Ein Überblick hierzu ist von Kienle et al. (2006) publiziert worden.

2 Selbstmedikation ist vom Krankheits- und Therapieverständnis abhängig

Bei einem „banalen" viralen Infekt führen die lästigen Symptome zu den ersten Bemühungen der Selbstmedikation mit „Hausmitteln" oder in der Werbung empfohlenen symptomlindernden Arzneimitteln. Die Maßnahmen beziehen sich auf die erlebte Symptomenlast wie z. B. Fieber und soll auf schnellem Wege „beseitigt" werden. So nachvollziehbar und in Abhängigkeit vom Schweregrad auch verständlich ein derartiges

Vorgehen ist, so bekommt es durch weitere Perspektiven der Erkrankung eine umfassendere Bewertung: Entzündung erscheint eben nicht nur als der „Feind" des Gesunden, sondern als Ausdruck von Heilungskräften des Organismus. Fieber ist eine evolutionsbiologisch hoch konservierte sinnvolle Reaktionsform des Organismus und trägt entscheidend zum Gesunden bei. So scheint die Intensität der Entzündung salutogenetisch und prognostisch bedeutsam zu sein: Nach einer Schweizer Studie hatten Patienten mit Lungenentzündung (community-acquired pneumonia) bei Fieber über 38,7 °C, Schüttelfrost und hohen Entzündungsmarkern im Labor (CRP) unabhängig von anderen Risikofaktoren eine bessere Prognose (Guertler et al., 2011). Auch wird von einer inversen Beziehung fieberhafter Erkrankungen und Krebs berichtet (Kienle, 2012). Die Zeit unkritischer Fiebersenkung sollte vorbei sein, andere Maßnahmen sind therapeutisch sinnvoller. Die rezeptfreien und oft in der Selbstmedikation eingesetzten „Grippemittel" enthalten häufig Acetylsalicylsäure („Aspirin") oder Paracetamol. Sie sind sicher hinsichtlich der symptomorientierten Wirkung effektvoll, kurativ jedoch wirkungslos und z.T. durch ihre potenziellen Nebenwirkungen bzw. vom Blickwinkel der lebensgeschichtlichen Zusammenhänge aus gefährlich.

Neben der Symptomlast und den hilfreichen, aber ebenfalls lästigen Gesundungsprozessen (Entzündung, Fieber) muss eine weitere Ebene berücksichtigt werden: Der Patient mit viralem Infekt ist nicht nur Opfer seines infekterkrankten Mitmenschen, sondern entwickelt eine Disposition für eine Erkrankung. Patienten berichten entsprechend von der „Anfälligkeit" für Infekte. In diesem Zusammenhang ist die Beziehung zwischen Stressbelastung und Infektanfälligkeit interessant. Bei überfordernden Aufgaben, Anspannung und „Stress" kommt es zur einseitigen Betonung des Bewusstseins. Die entzündliche, hierauf antwortende Erkrankung führt dementsprechend zu Einschränkungen in der Bewusstseinswelt und der Sinneswahrnehmung wie infektbedingter Müdigkeit, eingeschränktem Geruchs- und ggf. auch Hörvermögen. Schon lange sind die immunsuppressiven Effekte von Stress und seelischer Belastung bekannt (Cohen et al., 1991; Pedersen et al., 2010; Kalula & Ross, 2008; vgl. Abb. 1). Während die einseitige Dominanz des Bewusstseinspols (Nerven-Sinnes-System) mit Infektanfälligkeit einhergehen kann, scheint die moderate Bewegung und damit die Aktivität im Stoffwechsel-Gliedmaßen-System einen positiven Einfluss auf das Immunsystem zu haben (Brolinson & Elliott, 2007).

Damit bekommt die Erkrankung eine persönliche Bedeutung, indem sie Lebensstiländerung mit z.B. vermehrter Bewegung, Umgang mit Stressbelastungen sowie eine Kultur geistiger Aktivität und biografischer Perspektive einfordert. Krankheit und Heilung sind auf dieser Betrachtungsebene mit individueller Entwicklung, Sinnfindung und damit „Autogenese" verbunden. Krankheit wird nicht als ein reparatureinforderndes Defektmodell verstanden, sondern als salutogenetische Herausforderung. Selbstmedikation braucht diese Perspektivität im Verständnis von Krankheit und Heilung, um ihren sachlich richtigen Stellenwert zu bekommen.

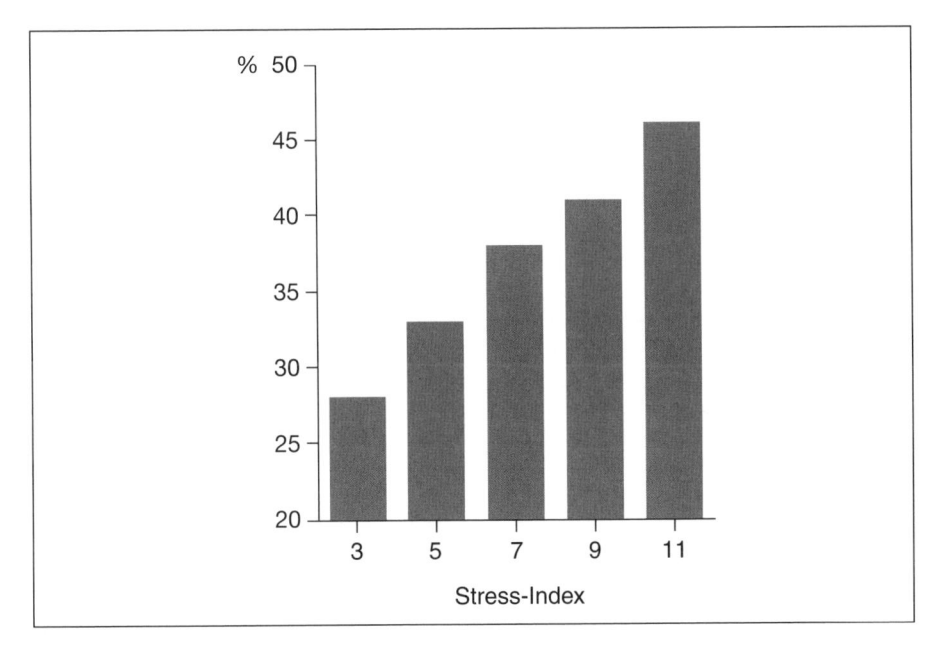

Abbildung 1:
Zusammenhang zwischen psychischer Belastung („Stress-Index") und der Infektanfälligkeit (prozentualer Anteil der symptomatischen Probanden nach experimenteller viraler Infektion der oberen Luftwege (Schulz, 2009, nach Cohen et al., 1991)

3 Patienten-Arzt-Beziehung und Selbstmedikation

Das Verständnis eines Arzneimittels moduliert seine Wirksamkeit. In dieser Hinsicht sind gerade Analgetika hervorzuheben: Der entsprechend informierte Patient erfährt sogar von einem „Placebo"-Präparat Schmerzlinderung. Nun handelt es sich dabei nicht um Placeboeffekte, sondern eher um Kontexteffekte. Insofern ist die Wirksamkeit der Selbstmedikation nicht nur von den Inhaltsstoffen des Arzneimittels, sondern auch von seiner inhaltlichen Vermittlung abhängig. In diesen Zusammenhang gehört die Patienten-Arzt-Beziehung, die im Falle der Selbstmedikation nur noch indirekt eine Rolle spielt.

Die Patienten-Arztbeziehung wird v. a. durch drei Qualitäten bestimmt:
– informatorische Kompetenz des Arztes/der Ärztin,
– Empathiebefähigung und
– therapeutisches Engagement.

Durch die informatorische Kompetenz entfaltet sich ein mehrdimensionales Verständnis der Erkrankung und ihrer therapeutischen Möglichkeiten. Eine „brauchbare" Diagnose ist nur die, aus der sich eine therapeutische Konsequenz ergibt oder herleiten lässt. Durch die Empathiebefähigung wird der Patient in seiner individuellen Erkrankungssituation wahrgenommen. Allgemeine Grundsätze und Leitlinien können so aus dem mehrdimensionalen Krankheitsverständnis abgeleitet und der individuellen Situation des Patienten „anverwandelt" (Matthiessen, 2011) werden. Dadurch wird der für die evidenzbasierte Medizin geforderten Patientenpräferenz Rechnung getragen und Antworten nicht nur nach dem Wirksamen, sondern für den Patienten „Guten" gesucht. Das therapeutische Engagement, der Wille zum Heilen (Steiner, 2008), prägt existenziell die Patienten-Arzt-Beziehung und fördert die Motivation des Patienten, einen therapeutischen Weg zu gehen. Empathie führt zu einer Vertiefung der zwischenmenschlichen Beziehung, entwickelt Wärme in der Patientenfürsorge, der Wille zum Heilen eröffnet zukunftsorientierte Perspektiven. Vor diesem Hintergrund führt das Hilfeersuchen und Annehmen eines erkrankten Menschen zur Entwicklung seiner Autonomie und Selbstwirksamkeit.

Dabei ist die Patienten-Arzt-Beziehung für das Therapieergebnis von entscheidender Bedeutung. Ihre therapeutische Wirksamkeit wird z. B. durch die Temel-Studie beleuchtet, in der die intensive palliativmedizinische Begleitung von Patienten mit Lungenkarzinom zu einer signifikanten Überlebenszeitverlängerung führte (Temel et al., 2010).

Die Selbstmedikation kann auf diese Qualitäten der Patienten-Arzt-Beziehung nicht zurückgreifen. Die notwendigen Informationen werden demgegenüber oftmals durch professionelle therapeutische Berufsgruppen zur Verfügung gestellt, leider auch durch wenig qualifizierte Arzneimittelwerbung. Vor diesem Hintergrund ergeben sich ethische Grundlinien für die Entwicklung, Verbreitung und Praxis der Selbstmedikation.

4 Ethische Grundlinien der Selbstmedikation

Der Patient hat hinsichtlich der Selbstmedikation einen Anspruch auf Informationen zu Krankheitsbild und Therapie. Krankheit hat auf der einen Seite eine typologische, auf der anderen Seite eine individuelle Gestalt: Der Heuschnupfen ist einerseits als IgE-vermittelte allergische Reaktion „einheitlich", andererseits im klinischen Bild und in der Bedeutung für den Patienten immer individuell. Auf die Selbstmedikation übertragen beziehen sich die notwendigen Informationen auf das „Typologische" der Erkrankung und ihre Symptome, während das individuelle Krankheitsbild nur einer individualisierenden Medizin und Patienten-Arzt-Beziehung zugänglich ist. Beim Patienten verlangt die Selbstmedikation die Befähigung, aus der unmittelbaren Betroffenheit zur „objektiven" Beurteilung und damit Distanzierungsfähigkeit zu den Beschwerden zu kommen. Er kann das erreichen, wenn er über die Information, Kenntnisse der Symptomzusammenhänge und Möglichkeiten der aktiven Beeinflussbarkeit verfügt (vgl. „sense of coherence"; Antonovsky, 1997).

Selbstmedikation braucht die sachgemäße Vermittlung dieser Informationen. In den geeignet abgefassten Hinweisen auf therapeutische Maßnahmen und deren Risiken, aber auch auf die oftmals nur symptomatologische Beeinflussung des umfassenderen Krankheits- und Gesundungsprozesses kann der Patient eine Qualität empathischer Fürsorge empfinden. Gelungene Ratgeber vermitteln allgemeine Informationen und

Leitlinien in persönlicher Darstellungsart und Bewertung. Der Ratsuchende begegnet dadurch einem durch die jahrelange Praxis eines Kollegen individualisierten und erfahrungsgesättigten Inhalt. Die Information durch und über einen Menschen mit professioneller Erfahrung bringt eine menschliche Dimension in die Kenntnisvermittlung und lässt eine Information*skultur* entstehen. Sie muss sich im Spannungsfeld anonymisierter Information und „eminenzbasierter" Ratschläge entwickeln.

5 Praxis der Selbstmedikation

Selbstmedikation bezieht sich auf Beschwerden, deren Kontext dem Patienten bekannt ist. Sie wird in ihren Möglichkeiten und unerwünschten Auswirkungen von ihm überschaut. Zu den Beschwerden und Gründen für die Selbstmedikation zählen
- Symptome, die der Patient aus vorherigen Erkrankungsphasen kennt (z. B. häufig durchgemachte virale Infekte),
- Verschlimmerung bestehender Symptome, die eine vereinbarte Bedarfsmedikation verlangen (z. B. Schmerztherapie),
- Salutogenetischer Behandlungswunsch in Ergänzung zur ärztlich verordneten Therapie.

In der Selbstbehandlung kommen Arzneimittel und nicht medikamentöse Therapieverfahren zum Einsatz. Hierzu gehören die äußeren Anwendungen (Wickel, Auflagen, Einreibungen), bewegungstherapeutische Übungen und die Kunsttherapien. Ein Patient mit chronischem Schmerzsyndrom verfügt neben seiner schmerztherapeutischen Medikation über eine Bedarfsmedikation, die er eigenständig einsetzen kann. Darüber hinaus werden lokale Anwendungen von Ölen (z. B. Aconit-Schmerz-Öl) als ausgesprochen hilfreich erlebt und eigenständig eingesetzt. Die Heileurythmie als spezifische Bewegungstherapie wird im Rahmen einer multimodalen Schmerztherapie veranlasst. Auch die Kunsttherapie (z. B. Musiktherapie) bekommt einen therapeutischen Stellenwert in der Selbstbehandlung. Sie setzt allerdings die professionelle Einführung voraus. Die AMOS-Studien konnten die langfristige therapeutische Wirksamkeit des integrativen anthroposophischen Therapieansatzes nachweisen (Hamre et al., 2014).

6 Anthroposophische Medizin: Beispiele für die Selbstbehandlung

In der Anthroposophischen Medizin kommt neben der ärztlich verordneten Arzneitherapie ein differenziertes System nicht medikamentöser Therapien (Krankenpflege, Physiotherapie, Kunsttherapie, Eurythmietherapie, Gesprächstherapie) zur Anwendung. Ziel ist die Unterstützung der salutogenetischen Ressourcen des Patienten vor dem Hintergrund eines leiblichen, seelischen und geistigen Menschenverständnisses. Auch in der Anthroposophischen Medizin erfolgt neben der professionellen Therapie die Selbstmedikation mit nicht verschreibungspflichtigen Arzneimitteln und äußeren Anwendungen. Deren Indikationen lassen sich in den drei genannten Feldern zusammenfassen. Patienten suchen durch die selbstintendierte Arzneimittelanwendung nicht nur die Beeinflussung von Symptomen, sondern die grundlegende Therapie des Krankheitsprozesses und Unterstützung der salutogenetischen Ressourcen. Sie orientieren sich an Hinweisen aus ärztlichen Konsultationen, Fachpublikationen (Soldner & Stellmann, 2011; Girke, 2012) und zahlreichen Ratgebern (z. B. Soldner & Stellmann, 2014; Goebel & Glöckler, 2013; Vagedes & Soldner 2013; Bopp & Breitkreuz, 2009; Bopp & Breitkreuz, 2011; Sommer, 2013). Die Verschränkung von eigenständiger Selbstbehandlung und professionell empfohlener Therapie ist demzufolge groß. Von Jeschke et al. (2009) werden Verschreibungsmuster und Verordnung nicht pharmakologischer Therapien für 32 839 Patientinnen und Patienten in der ambulanten Versorgung analysiert. Daten zur Arzneimittelsicherheit sind von Hamre et al. (2006) schon länger zurückliegend veröffentlicht worden.

6.1 Virale Infekte

Das therapeutische Konzept bezieht sich nicht nur auf die Beeinflussung der krankheitsbedingten Symptome, sondern auf die Unterstützung des Heilungsverlaufs. Bei viralen Infekten der oberen Atemwege werden in diesem Zusammenhang *Ferrum-phosphoricum-D6-Tabletten* (Weleda) für die Wesensgliederaktivierung im entzündlichen Prozess eingesetzt. Zur Sekretolyse kommen unterschiedliche Arzneimittel zum Einsatz, die ätherische Öle enthalten.

Ein wesentliches Arzneimittel bei der *Sinusitis ist Myristica sebifera comp Globuli* (Wala).

Im Rahmen einer hausärztlichen oder HNO-ärztlichen Therapie werden Ampullen dieses bewährten Arzneimittels verwandt. Die Arzneitherapie wird in der Regel durch äußere Anwendungen (feuchte Inhalationen unter Verwendung ätherischer Öle, Auflagen) ergänzt. Die International Integrative Primary Care Outcomes Study (IIPCOS) zeigt, dass hinsichtlich entzündlicher Erkrankungen die Ergebnisse einer salutogenetisch orientierten Medizin diejenigen einer „konventionellen" Behandlung übertreffen können (Hamre et al., 2005).

6.2 Durchfallerkrankungen

Gastrointestinale Infektionen sind ein weit verbreitetes Einsatzgebiet der Selbstmedikation. Durch ihre belastende Symptomatik mit Übelkeit, Erbrechen und Diarrhoe zwingen sie zu „Sofortmaßnahmen", bevor überhaupt eine ggf erforderliche ärztliche Hilfe eingeholt werden kann.

Bewährte Arzneimittel der Anthroposophischen Medizin sind *Birkenkohle comp Kps* (Weleda) und *Bolus alba comp* (Wala).

Die Birkenkohle-comp.-Kapseln enthalten neben dem Kohleanteil Antimonit und Chamomilla. Chamomilla beruhigt entzündliche Prozesse und wirkt krampfartigen Beschwerden entgegen, Antimonit ist ein wesentliches Arzneimittel der Anthroposophischen Medizin zur Strukturierung und Gestaltung strukturauflösender Entzündungsprozesse. Weitere Maßnahmen sind Tees (z. B. Kammillentee) auch zur Flüssigkeitssubstitution und lokale Wärmeanwendungen (Umschläge mit z. B. Oxalis-Essenz).

6.3 Allergische Erkrankungen

Allergische Erkrankungen manifestieren sich oftmals an der Haut und den Schleimhäuten und suchen die Nähe zur Sinnesorganisation (z. B. allergische Konjunktivitis, Rhinitis). Die allergische Symptomatologie ist sichtbares Zeichen eines entzündungsverwandten Krankheitsprozesses, der seinen physiologischen Ort verlässt und in die Peripherie des Organismus dringt. Seelisch bestehen oft eine dem physiologischen Prozess entsprechende eingeschränkte Grenzbildung und Herausforderungen für eine ausreichende Abgrenzungsfähigkeit. Hieraus leitet sich ein integratives Behandlungskonzept, bestehend aus der Arzneitherapie, Eurythmie- und künstlerischen Therapie sowie Gesprächstherapie ab. Der Therapiebedarf besteht in der Unterstützung der Grenzbildung und der Rückführung dislozierter Prozesse in die Stoffwechselorganisation. Diese Patienten suchen dementsprechend nicht eine symptomatische Blockade histaminvermittelter Reaktionen, sondern eine salutogenetische Beeinflussung des Erkrankungsprozesses. Bewährte Arzneimittel sind in diesem Zusammenhang *Gencydo* (Weleda) und *Calcium Quercus* (Wala) zur Grenzbildung und Unterstützung der Abgrenzfähigkeit (Gründemann et al., 2011).

Bitterstoffhaltige Arzneimittel wie *Absinth/Resina laricis* (Weleda) haben sich auch bei der Pollinosis bewährt (Gesellschaft Anthroposophische Ärzte [GAÄD] & Medizinische Sektion der Freien Hochschule für Geisteswissenschaft, 2013). Sie führen die dislozierten allergischen Prozesse in die Stoffwechselorganisation. In der Selbstmedikation kommen diese Arzneimittel im Rahmen der ärztlich verordneten Therapie und Bedarfsmedikation oder bei entsprechender Patientenkompetenz selbstverantwortet zum Einsatz. Patienten werden bei gegebener Indikation für die subkutane Injektion angeleitet.

6.4 Arterielle Hypertonie

Die Arterielle Hypertonie ist ein Krankheitsbild, das der professionellen Abklärung und Behandlung bedarf. Aber auch hier sind Möglichkeiten der Selbstmedikation gegeben, entweder als verabredete Bedarfsmedikation oder als ergänzende Arzneitherapie, welche die pathogenetisch orientierte Medikation um Therapieprinzipien ergänzt, die sich weniger auf den Befund als auf das Befinden fokussieren. Die Arterielle Hypertonie ist mehr als eine pathophysiologisch beschreibbare Druckerhöhung im arteriellen System. Der Blutdruck hängt eng mit dem seelischen Wesen des Menschen zusammen und kann durch Unruhe, Angst und seelische Anspannung verändert werden. Letztere führt zur Anspannung der Gefäße, endothelialer Dysfunktion und letztlich zur arteriellen Steifigkeit. Seelische Faktoren sind dabei oftmals Prädiktoren für die später auftretende arterielle Hypertonie. Unter diesem Aspekt ist die Diagnose der Hypertonie nicht nur durch das Überschreiten von Grenzwerten definiert, sondern verlangt eine konstitutionelle Beschreibung, die das seelische und individuelle Wesen des Patienten einschließt. So unterscheiden wir zwischen einer „roten" Hypertonie des oftmals adipösen Patienten, gepaart mit dem Metabolischen Syndrom, und einer „weißen" Hypertonie, die nicht mit einer gesteigerten Hämodynamik, sondern v. a. mit einem hohen arteriellen Widerstand einhergeht. Der „rote" Hypertonus wird innerlich als Unruhe und „Getriebensein" erlebt, der „weiße" geht mit Anspannung, schreckhaftem seelischen Erleben, dass zur Blässe und kalten Akren führt, einher. Die Selbstmedikation bezieht sich auf die Beeinflussung der erlebten Wirklichkeit der Erkrankung und nicht nur ihre gemessenen Werte.

In diesem Zusammenhang hat sich die Keimzumpe, Bryophyllum, zu den Calanchoegewächsen gehörend, bewährt. Sie gleicht die seelische Unruhe aus und führt aus der kräftezehrenden seelischen Aktivierung in eine erholende und vitalitätssteigernde Wirksamkeit (*Bryophyllum 50% trit* [Weleda]).

Unruhe und Angst begleiten nicht nur die Hypertonie, sondern sind überhaupt häufige Gründe für die Selbstmedikation. Sie werden ebenfalls positiv durch Bryophyllum beeinflusst. Durch dieses pflanzliche Arzneimittel können Aufregung vor Prüfungen, vor angstbesetzten Untersuchungen, aber auch seelische Unruhe im Zusammenhang mit Schilddrüsenerkrankungen ausgeglichen werden.

6.5 Schmerztherapie

Zu den besonders häufigen Beschwerden, die zur Selbstmedikation führen, gehören unterschiedliche, v. a. funktionelle Schmerzsyndrome. Auch hier wird der Patient häufig zu „Hausmitteln" der Selbstmedikation greifen und frei verkäufliche Analgetika einsetzen. Allerdings besteht in weiten Kreisen der Bevölkerung der Wunsch nach einer nicht nur analgetischen Medikation mit den bekannten harmlosen, aber auch potenziell schwerwiegenden Nebenwirkungen, sondern nach einer therapeutisch unterstützten Beschwerdelinderung.

Für die Selbstmedikation in der multimodalen Schmerztherapie haben die äußeren Anwendungen eine wesentliche Bedeutung. Bei vertebragenem Schmerzsyndrom ist die externe Anwendung von *Solum-Öl* (Wala), *lokale Einreibung oder Öllappen* wirksam und in einer prospektiven Anwendungsbeobachtung eindrucksvoll belegt (Ostermann et al., 2008). Bei krampfartiger Schmerzsymptomatik ist *Arnika comp./Cuprum* (Weleda), *ölige Einreibung, lokale Einreibung oder Öllappen*, eine Hilfe. Oftmals kann darüber hinaus im Rahmen der Selbstmedikation bei Schmerzen, die sich durch Wärme und Bewegung bessern, eine medikamentöse Therapie mit *Rhus toxicodendron comp* (Wala-)*Globuli/Ampullen* eingeleitet werden. Stehen nicht krampfartige Beschwerden, sondern eine neuralgiforme Schmerzsymptomatik im Vordergrund, so bewährt sich *Aconit-Schmerzöl* (Wala), *lokale Einreibung oder Öllappen*, das bei muskuloskeletalen Schmerzen, z.T. auch bei neuropathischen Schmerzsyndromen einer Polyneuropathie mit Plus-Symptomatik hilfreich ist.

Bei krampfartig empfundenen Beschwerden ist die Anwendung von *Aconitum/Nicotiana comp.* (Weleda), *ölige Einreibung, lokale Einreibung oder Öllappen*, hilfreich. Es beeinflusst durch Aconit den brennend-scharfen Schmerz mit neuralgiformer Ausstrahlung, löst durch Tabacum folium eine krampfartige Symptomatik und führt durch Rosmarin zu einer schmerzlindernden Durchwärmung.

Bei arthralgiformer Schmerzsymptomatik (Arthrose, aber auch Arthritis) sind die *Arnika-Heilerdewickel* (*Arnika-Essenz zum äußerlichen Gebrauch* [Wala/Weleda]; *1:9 verdünnt*) ausgesprochen hilfreich und schmerzlindernd.

Ein großes Indikationsgebiet für die Selbstmedikation sind funktionelle abdominelle Beschwerden, wie sie die unterschiedlichen Subgruppen des Reizdarmsyndroms begleiten. Selbstverständlich muss hier eine vorausgehende ärztliche Abklärung die Diagnose gesichert sein. Zur Verstärkung der propulsiven intestinalen Aktivität haben sich Bitterstoffe wie z. B. *Gentiana lutea etanol. Decoct 5 %* (Weleda) und *Bitterelixier* (Wala) bewährt. (Zur weiteren medikamentöse Differenzialtherapie des Reizdarmsyndroms vgl. Matthes, 2014).

Bei meteoristischem Beschwerdebild kommen (v. a. nach Ausschluss einer Laktose-/Fruktose"intoleranz") *Carvon-Tabletten* (Weleda Schweiz) in Betracht. Als äußere Anwendung bringt *Kümmel-Öl, als lokale Einreibung oder Öllappen*, eine oftmals eindrückliche Beschwerdebesserung.

Bei krampfartiger abdomineller Schmerzsymptomatik bewährt sich *Chamomilla e floribus W 10 %, Oleum* (Wala), als *lokale Einreibung oder Öllappen*.

Bei stauungsbedingten Beschwerden z. B. als Begleittherapie bei Ödemen infolge chronisch venöser Insuffizienz oder Lymphödem der Extremitäten, ist die äußerliche Anwendung von *Borago-Essenz* (Wala) bzw. *Borago 20 %-Rezepturpräparat* (z. B. Apotheke an der Weleda; *6 ml Tinktur in 300 ml Wasser lösen [kühl bis hautwarm]*; Fingando, 2001) ausgesprochen hilfreich.

6.6 Wundbehandlung

Die Behandlung der unkomplizierten Wunde ist ein häufiges Einsatzgebiet der Selbstmedikation.

Neben der zu Unrecht diskreditierten lokalen Honiganwendung (Molan & Rhodes, 2015) mit ihrem breiten u. a. antibiotisch aktiven Wirkungsmuster haben sich aus dem Birkenkork hergestellte Lokaltherapeutika (Imlan) ausgesprochen bewährt (Ebeling et al., 2014).

Wichtige Lokaltherapeutika sind *Rosatum-Heilsalbe* (Wala) und *Calendula Ung* (Weleda), wobei Calendula officinalis über unterschiedliche wundheilungsfördernde Eigenschaften verfügt (Preethi & Kuttan, 2009). Die externen Anwendungen werden in der Regel ein- bis mehrmals täglich appliziert.

7 Zusammenfassung und Ausblick

Selbstmedikation verlangt Patientenkompetenz, die aus der professionellen Behandlung und/oder durch geeignetes Schrifttum (v. a. Ratgeberliteratur) erworben werden kann. Ihre Indikation bezieht sich auf eine umschriebene Symptomatologie, kann aber auch im Rahmen einer vereinbarten Bedarfsmedikation erfolgen. Oft wird sie als salutogenetisch intendierte Co-Medikation zu einer bestehenden Therapie eingesetzt und weist auf spezifische Sichtweisen und Wertevorstellungen, die häufig in der Patientenwahrnehmung nicht ausreichend berücksichtigt und in die Therapie einbezogen werden. Dadurch ergeben sich neben den positiven auch mögliche negative Auswirkungen: Neben einer Verkennung der Symptome (z. B. Übelkeit bei Herzinfarkt) und Verzögerung einer notwendigen Therapie sind selten auch Interaktionen mit anderen Arzneimitteln möglich, die bei fehlender Kommunikation übersehen werden. Grundsätzlich ist eine sachgerecht vermittelte und eingesetzte Selbstmedikation in den bezeichneten Indikationen hilfreich und Ausdruck der Eigenverantwortung des Patienten für sein Gesunden.

Literatur

Antonovsky, A. (1997). *Salutogenese. Zur Entmystifizierung der Gesundheit*. Tübingen: dgvt.
Bopp, A. & Breitkreuz, T. (2009). *Bluthochdruck senken: Das 3-Typen Konzept*. München: Gräfe und Unzer.
Bopp, A. & Breitkreuz, T. (2011). *Bluthochdruck senken: Das ganzheitliche Programm*. München: Gräfe und Unzer.
Brolinson, P. G. & Elliott, D. (2007). Exercise and the immune system. *Clinical Sports Medicine, 26*, 311–319. http://doi.org/10.1016/j.csm.2007.04.011
Cohen, S., Tyrrell, D. A. & Smith, A. P. (1991). Psychological stress and susceptibility to the common cold. *The New England Journal of Medicine, 325* (9), 606–612. http://doi.org/10.1056/NEJM199108293250903
Ebeling, S., Naumann, K., Pollok, S., Wardecki, T., Vidal-y-Sy, S. et al. (2014). From a Traditional Medicinal Plant to a Rational Drug: Understanding the Clinically Proven Wound Healing Efficacy of Birch Bark Extract. *PLoS ONE, 9* (1), e86147. http://doi.org/10.1371/journal.pone.0086147
Fingando, M. (2001). *Therapeutische Wickel und Kompressen*. Dornach: Natura.
Gesellschaft Anthroposophischer Ärzte in Deutschland (GAÄD) & Medizinische Sektion der Freien Hochschule für Geisteswissenschaft (Hrsg.). (2013). *Vademecum Anthroposophische Arzneimittel. supplement: Der Merkurstab* (3., erweiterte Aufl.). Filderstadt: Gesellschaft Anthroposophischer Ärzte in Deutschland.
Girke, M. (2007). Patient-Arzt-Beziehung. *Bundesgesundheitsblatt – Gesundheitsforschung – Gesundheitsschutz, 9*, 1128–1132. http://doi.org/10.1007/s00103-007-0312-9
Girke, M. (2012). *Innere Medizin. Krankheitsverständnis und Therapiekonzepte der Anthroposophischen Medizin*. Berlin: Salumed.
Girke, M., Hoppe, J. D., Matthiessen, P. F. & Willich, S. N. (Hrsg.). (2006). *Medizin und Menschenbild*. Köln: Deutscher Ärzte Verlag.
Goebel, W. & Glöckler, M. (2013). *Kindersprechstunde. Ein medizinisch-pädagogischer Ratgeber*. Stuttgart: Urachhaus.

Gründemann, C., Papagiannopoulos, M., Lamy, E., Mersch-Sundermann, V. & Huber, R. (2011). Immunomodulatory properties of a lemon-quince preparation (Gencydo®) as an indicator of anti-allergic potency. *Phytomedicine, 18* (8–9), 760–768.

Guertler, C., Wirz, B., Christ-Crain, M., Zimmerli, W., Mueller, B. & Schuetz, P. (2011). Inflammatory responses predict long-term mortality risk in community-acquired pneumonia. *European Respiratory Society, 37* (6), 1439–1446. http://doi.org/10.1183/09031936.00121510

Hamre, H. J., Fischer, M., Heger, M., Riley, D., Haidvogl, M., Baars, E. et. al. (2005). Anthroposophic vs. conventional therapy of acute respiratory and ear infections. A prospective outcomes study. *Wiener Klinische Wochenschrift,* 7–8, 256–268.

Hamre, H. J., Kiene, H., Ziegler, R., Tröger, W., Meinecke, C., Schnürer, C. et al. (2014). Overview of the Publications From the Anthroposophic Medicine Outcomes Study (AMOS): A Whole System Evaluation Study. *Global Advances in Health, 3* (1), 54–70.

Hamre, H. J., Witt, C. M., Glockmann, A., Tröger, W., Willich, S. N. & Kiene, H. (2006). Use and safety of anthroposophic medications in chronic disease: a 2-year prospective analysis. *Drug Safety, 29* (12), 1173–1189. http://doi.org/10.2165/00002018-200629120-00008

Jeschke, E., Ostermann, T., Tabali, M., Bockelbrink, A., Witt, C. M., Willich, S. N. et al. (2009). Diagnostic profiles and prescribing patterns in everyday anthroposophic medical practice – a prospective multi-centre study. *Forschende Komplementärmedizin,* 325–33.

Kalula, S. & Ross, K. (2008). Immunosenescence-inevitable or preventable? *Current Allergy & Clinical Immunology, 21,* 126–130.

Kienle, G. S. (2012). Fever in Cancer Treatment: Coley's Therapy and Epidemiologic Observations. *Global Advances in Health, 1* (1), 92–100.

Kienle, G. S., Kiene, H. & Albonico, H. U. (2006). *Anthroposophische Medizin in der klinischen Forschung.* Stuttgart: Schattauer.

Matthes, H. (2014). Gastroenterologie. In M. Girke (Hrsg), *Geriatrie. Grundlagen und Konzepte der Anthroposophischen Medizin.* Berlin: Salumed.

Matthiessen, P. F. (2011). Paradigmenpluralität und Individualmedizin. In P. F. Matthiessen (Hrsg.), *10 Jahre Dialogforum Pluralismus in der Medizin. Patientenorientierung und Professionalität. Festschrift* (S. 87–113). Bad Homburg: Verlag für Akademische Schriften.

Molan, P. & Rhodes, T. (2015). Honey: A Biologic Wound Dressing. *Wounds, 27* (6), 141–151.

Ostermann, T., Blaser, G., Bertram, M., Michalsen, A., Matthiessen, P. F. & Kraft, K. (2008). Effects of rhythmic embrocation therapy with solum oil in chronic pain patients: a prospective observational study. *The Clinical Journal of Pain, 24* (3), 237–243. http://doi.org/10.1097/AJP.0b013e3181602143

Pedersen, A., Zachariae, R. & Bovbjerg, D. H. (2010). Influence of psychological stress on upper respiratory infection – a meta-analysis of prospective studies. *Psychosomatic Medicine, 72* (8), 823–832. http://doi.org/10.1097/PSY.0b013e3181f1d003

Preethi, K. C. & Kuttan, R. (2009). Wound healing activity of flower extract of Calendula officinalis. *Journal of Basic and Clinical Physiology and Pharmacology, 20* (1), 73–79. http://doi.org/10.1515/JBCPP.2009.20.1.73

Schulz, K. H. (2009). Zur Bedeutung chronischer Belastung und sozialer Unterstützung für die Entwicklung körperlicher Erkrankungen. In Konrad-Adenauer-Stiftung e. V. (Hrsg.), *Volkskrankheiten. Gesundheitliche Herausforderungen in der Wohlstandsgesellschaft* (S. 527–552). Freiburg: Herder.

Soldner, G. & Stellmann, M. (2011). *Individuelle Pädiatrie: Leibliche, seelische und geistige Aspekte in Diagnostik und Beratung. Anthroposophisch-homöopathische Therapie.* Stuttgart: Wissenschaftliche Verlagsgesellschaft.

Soldner, G. & Stellmann, M. (2014). *Kinderkrankheiten natürlich behandeln.* München: Gräfe und Unzer.

Sommer, M. (2013). *Heilpflanzen: Ihr Wesen – ihre Wirkung – ihre Anwendung.* Stuttgart: Urachhaus.

Steiner, R. (2008). *Meditative Betrachtungen und Anleitungen zur Vertiefung der Heilkunst. Vorträge für Ärzte und Studierende der Medizin.* Dornach: Rudolf Steiner Verlag.

Temel, J.S., Greer, J.A., Muzikansky, A., Gallagher, E.R., Admane, S., Jackson, V.A. et al. (2010). Early palliative care for patients with metastatic non-small-cell lung cancer. *The New England Journal of Medicine, 363* (8), 733–742. http://doi.org/10.1056/NEJMoa1000678

Vagedes, J. & Soldner, G. (2013). *Das Kinder- Gesundheitsbuch: Kinderkrankheiten ganzheitlich vorbeugen und heilen.* München: Gräfe und Unzer.

Selbsthypnose und Autosuggestion

Ulrike Halsband

1   Einführung

Jeder von uns weiß, dass wir Botschaften übernehmen und auch verinnerlichen können, die wir immer wieder hören oder uns selbst sagen. Das bezieht sich sowohl auf Kommentare von Außenstehenden (negatives Beispiel: „Mädchen sind eben schlechter in Mathematik") als auch auf Botschaften, die wir uns selbst geben, wie „Ich kann diesen Wettbewerb gar nicht gewinnen, da ich nicht gut genug bin…". Anstatt sich selbst negativ zu beeinflussen oder beeinflussen zu lassen, sollten wir die Kraft der Suggestion konstruktiv nutzen und uns positiv beeinflussen, also anstatt „ich bin ein Verlierer", „ich werde es schaffen" suggerieren, um somit größeres Selbstvertrauen zu erzielen und damit zu einem gesteigerten Leistungsverhalten zu gelangen.

1.1   Was bedeutet Autosuggestion?

Als Suggestion bezeichnet man somit eine manipulative Beeinflussung einer Vorstellung oder Empfindung. Ethymologisch ist der Begriff zurückführbar auf das lateinische Substantiv „suggestio, -onis", was Hinzufügung, Eingebung oder Einflüsterung bedeutet, bzw. auf das lateinische Verb „suggerere" für zuführen, unterschieben. Man unterscheidet zwischen der Beeinflussung durch sich selbst, Autosuggestion genannt, und der Beeinflussung durch andere (Heterosuggestion). Autosuggestion ist synonym mit Selbstbeeinflussung oder Selbstsuggestion, also einer Form der Suggestion, die vom Individuum selbst vorgenommen wird und nicht von außen kommt (Drever & Fröhlich, 1968). Dies ist der Fokus der hiesigen Abhandlung: Autosuggestion und Selbsthypnose sind effektive Möglichkeiten, Ressourcen in uns selbst zu finden und dahingehend zu nutzen, dass wir unsere Leistungsfähigkeit steigern und unser Wohlbefinden verbessern können, ohne dabei auf externe Mittel zurückgreifen zu müssen. Mittels Autosuggestion und Selbsthypnose kann es uns gelingen, unsere seelischen Vorgänge, Einsichten und unser Verhalten unter dem Einfluß affektbetonter Wünsche und Erwartungen umzuformen. Zudem können über das vegetative Nervensystem unerwünschte körperliche Reaktionen, wie Herzrasen, erhöhter Blutdruck, Schwitzen etc. wieder stabilisiert werden.

1.2   Hypnose und Selbsthypnose: Einführung und Definition

Selbsthypnose kann definiert werden als die Fähigkeit, eigene innere Prozesse und Ressourcen mittels fokussierter Aufmerksamkeit und Konzentration zu nutzen, um einen Zustand erhöhter Ansprechbarkeit auf Suggestionen für positive Veränderungen herbeizuführen. Der Begriff „Hypnose" leitet sich von dem griechischen Wort *hypnos* für

„Schlaf" ab. Das Wort ist jedoch irreführend, da der typischerweise unter Hypnose auftretende veränderte Bewusstseinszustand keinesfalls mit dem Phänomen Schlaf gleichzusetzen ist. Aus der Erforschung der Hirnströme ist bekannt, dass Hypnose einen Zustand entspannter Wachheit darstellt. Bei Langzeit-EEG-Ableitungen in Hypnosesitzungen, die sich über mehrere Stunden erstrecken, finden sich keine typischen Schlafmuster (Mezan & Atanasson, 1964), vielmehr Anzeichen lebhafter Wachsamkeit. Hypnose ist somit ein konzentrativer Bewusstseinszustand, der die bessere Nutzung vorhandener Ressourcen und individueller Fähigkeiten ermöglicht. Bongartz und Bongartz (1998) beschreiben den hypnotischen Zustand als eine Phase der Erholung für den Körper, die dazu führt, dass die Widerstandskraft des Körpers gestärkt wird. Viele Verfahren der heutigen Psychotherapie weisen, historisch betrachtet, eine Verbindung zur Hypnose auf.

Ein Problem bei der Definition von Hypnose ist die Mehrdeutigkeit dieses Begriffes. Hypnose ist durch fokussierte Aufmerksamkeit, eine erhöhte Compliance für Suggestionen und innere Imaginationen sowie eine reduzierte Fähigkeit kritischen Denkens charakterisiert. Hypnose vergrößert unterschiedliche Aspekte des eigenen Bewusstseins und kann diese Erfahrung in eine andere Art der Realität umwandeln (Peter, 2009; Revenstorf, 1996). Welche Rolle Hypnose bei der Interaktion spielt und welche Einflüsse sie auf die Verarbeitung, Konzentration, Gedächtnis, Zeitempfinden und Stressverarbeitung einnimmt, wurde an früherer Stelle ausführlich diskutiert (Halsband, 2011a).

Die Symbiose zwischen Hypnose, Selbsthypnose und Autosuggestion ist offensichtlich. Jede Selbsthypnose wirkt durch Autosuggestion. Jede Hypnose wirkt letztendlich durch Selbsthypnose (Alman & Lambrou, 1996; Revenstorf & Zeyer, 2011). Denn auch eine unter fremder Anleitung eingeleitetet Trance ist nur dann möglich, wenn die Person ihre innere Zustimmung gibt und kann jederzeit beendet werden, wenn veränderte Zustände es erfordern. Mit anderen Worten: Auch wenn ein ausgebildeter Hypnotherapeut die Trance einleitet, bleibt die letztendliche Kontrolle beim Hypnotisierten selbst. Durch Hypnose kann man einen veränderten Bewusstseinszustand erreichen, den im Grunde jeder von uns, der bereit ist, sich auf Hypnose einzulassen, auch selbst erlernen und nutzen kann. Mit dieser Methode ist es möglich, Ziele zu erreichen, die andernfalls schwierig oder vielleicht sogar unmöglich zu erreichen wären.

Hypnose und Selbsthypnose sind ein Instrument, um in uns positive Veränderungen zu bewirken und unsere Leistungen zu steigern. Unter Hypnose können bereits vorhandene Ressourcen effektiver genutzt und die Aufmerksamkeit und Konzentrationsfähigkeit gesteigert werden. Milton Erickson formuliert dies wie folgt: „Werden Trancezustände ... ausgelöst, so stellen sie ... das Ergebnis von Ideen, Assoziationen, mentalen Prozessen und Kenntnissen dar, die bereits vorhanden sind und lediglich bei der betreffenden Person zum Leben erweckt werden" (Erickson, 1995, S. 455). Es gilt somit, im Individuum bereits vorhandene Ressourcen effektiver zu nutzen. Indirekte Suggestionen bei der Tranceinduktion (Erickson, 1995) umgehen das explizite Nachvollziehen und Begreifen und fördern somit das assoziative, implizite Umsetzen des Erlebten.

1.3 Überblick über die Anwendungsbereiche der Selbsthypnose und Autosuggestion

Hypnose und Autosuggestion können zur Stressbewältigung eingesetzt werden und dienen auch zur Prävention, um gesundheitsschädliche Auswirkungen einer Stressinduktion zu vermeiden. Mittels Hypnose, Selbsthypnose und Autosuggestion kann das Immunsystem gestärkt werden. Unter Hypnose ist es von Vorteil, dass irrelevante oder störende Wahrnehmungen ausgeblendet werden können. Es gelingt z. B. sich von Schmerz, emotionalen Komponenten mentaler Prozesse oder interferierenden visuellen und akustischen Reizen zu dissoziieren (Erickson, 1995; Revenstorf & Peter, 2001; Spiegel & Vermetten, 1994). Neurobiologisch wurde als Erklärungsmodell für die Dissoziation vor allem die Relevanz frontaler Exekutivfunktionen hervorgehoben (Woody & Parvolden, 1998).

Es konnte gezeigt werden, dass unter Hypnose die Bandbreite der dem Individuum zur Verfügung stehenden physiologischen, emotionalen und kognitiven Reaktionsmöglichkeiten effizienter genutzt werden kann als es gewöhnlich im Alltagsbewusstsein möglich ist. Eine Fokussierung der Aufmerksamkeit stellt den Ausgangspunkt für die hypnotische Tranceeinleitung dar, wobei es ermöglicht wird, die Wahrnehmung auf bestimmte Inhalte zu lenken und die Aufmerksamkeit aufgabenspezifisch zu zentrieren. Fokussierung der Aufmerksamkeit impliziert gewissermaßen eine Hinlenkung der Aufmerksamkeit nach innen. In der hypnotischen Trance erfolgt zumeist eine intensive Vorstellung und Beschreibung eines inneren Bildes. Auf der Ebene des veränderten Bewusstseinszustandes schließt sich eine Ausweitung der Aufmerksamkeit auf möglichst viele Aspekte des Erlebens an, sodass der geschaffene Erlebnisraum „farbig und erlebbar, zu einer Form der Wirklichkeit wird" (Revenstorf, 1996).

Selbsthypnose (Revenstorf & Zeyer, 2008) erweist sich in unterschiedlichen Bereichen als nützlich und förderlich für unser Wohlbefinden und unsere Gesundheit. Es lassen sich sowohl positive psychologische als auch medizinische Auswirkungen beobachten. Hierzu zählen im psychologischen Bereich: effektive Entspannung, gesteigerte Fokussierung, Stressreduktion, Angstreduktion, gesteigerte Wachheit und Reaktionsfähigkeit, Abstand gewinnen von negativen Ereignissen, Hilfe bei psychischen Erkrankungen und Traumata.

Im medizinischen Bereich sind zu nennen: Blutdrucksenkung, verringerter Puls, Stärkung des Immunsystems, positiver Einfluss auf allergische Reaktionen und psychosomatische Erkrankungen, Schmerzreduktion, insbesondere bei chronischen Schmerzen, verbesserte Wundheilung, weniger Blutungen bei operativen Eingriffen.

In dem in Abbildung 1 dargestellten Übersichtsschema wird das Zusammenspiel der psychologischen (P1 bis P7) und medizinischen Auswirkungen (M1 bis M6) dargestellt.

Im Folgenden werden konkrete Studien über die Wirksamkeit von Selbsthypnose in den unterschiedlichen psychologischen und medizinischen Bereichen diskutiert.

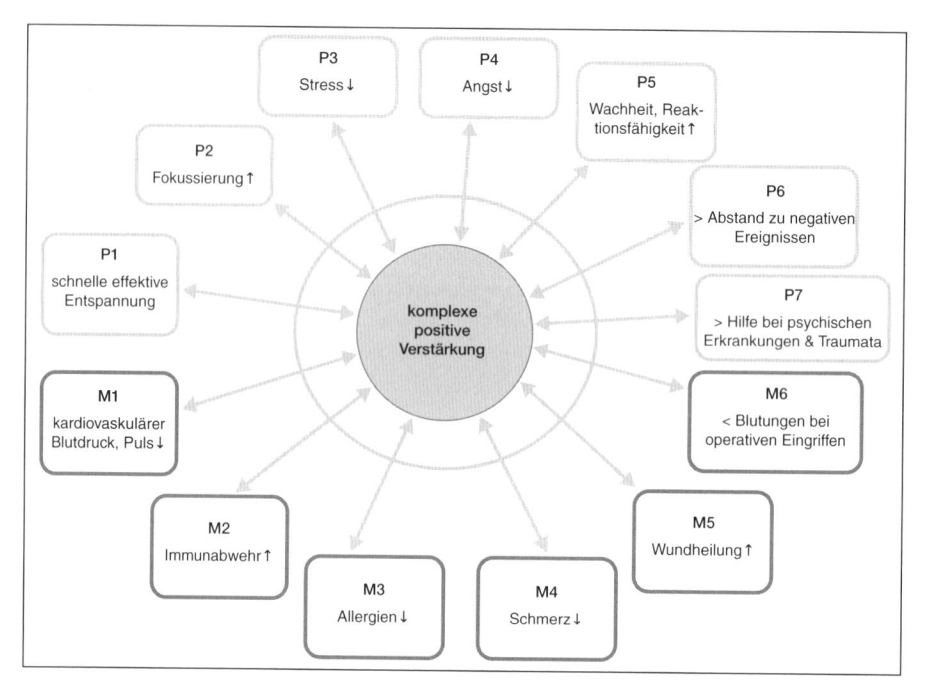

Abbildung 1:
Psychologische (P) und medizinische (M) Auswirkungen im Zusammenspiel

2 Psychologische Parameter

2.1 Leistungssteigerung durch Selbsthypnose

Selbsthypnose erweist sich in unterschiedlichen Bereichen als nützlich, um unsere Leistungsfähigkeit zu steigern (Revenstorf & Zeyer, 2008). Was können wir mittels Selbsthypnose erreichen? Wichtige Aspekte sind: schnelle Art der effektiven Entspannung, weniger Stress, Abstand gewinnen von negativen Lebensereignissen, (diese können auch traumatischen Ursprungs sein – hier hat sich besonders die Technik der Dissoziation bewährt) äußerste Wachheit und Reaktionsfähigkeit, gesteigerte Fokussierung. Zudem konnte nachgewiesen werden, dass Lernen und Erinnern von bildhaftem Material in Hypnose signifikant gesteigert werden kann (Halsband, 2006, 2015a).

Es kommen verschiedene Formen der Selbstinduktion zum Einsatz. Hierzu zählen die Ateminduktion (Atmung überprüfen und ändern, um die Befindlichkeit positiv zu beeinflussen), Entspannungsinduktion (seinen Körper sich selbst überlassen und ihn vom bewussten Denken abkoppeln), Fixation (visuelle Fokussierung auf einen Punkt oder Gegenstand), Levitation (Einübung einer Hand- oder Armlevitation, Zulassen einer unwillkürlichen Reaktion) und Imagination (Vorstellung eines erstrebenswerten Zielzustands oder gesundheitsfördernder Maßnahmen). Für eine nähere Beschreibung dieser Anwendungstechniken siehe Revenstorf und Zeyer (2008).

2.1.1 Leistungssteigerung im Sport

Selbsthypnose eignet sich hervorragend, um bei Sportlern die mentalen Leistungsvoraussetzungen zu verbessern. Die Variabilität der Leistung, die innerhalb einer Sportart gezeigt werden kann, hängt von verschiedenen Faktoren ab. Zum einen spielen diejenigen Einflüsse eine Rolle, die die körperlichen und strategischen Voraussetzungen für eine optimale sportliche Leistung darstellen. Das sind Ausdauer und körperliche Belastbarkeit einerseits und das technische und strategische Wissen andererseits. Um die Komplexität von Leistung innerhalb verschiedener Sportarten zu erfassen, sollte nicht nur die körperliche und geistige Fitness miteinbezogen, sondern auch die psychische Komponente betrachtet werden.

Die psychische Leistungsfähigkeit, die sich auf einer anderen Ebene als auf der körperlich-pragmatischen äußert, muss definiert und trainiert werden. Wenn diese psychischen Faktoren nicht eingeübt und integriert werden, leidet die Leistungsfähigkeit unabhängig von der körperlichen Fitness. Diese psychischen Einflüsse sind Motivation und die entsprechende Einstellung, Konzentration, Durchsetzungsvermögen oder auch der Wille, ein bestimmtes Ziel zu erreichen. Gerade beim Sport ist es von großer Wichtigkeit, dass diese psychischen Faktoren auf mehreren Ebenen Einfluss haben. Man überträgt die Technik der Fokussierung, Dissoziation und dadurch entstehende Distanzierung auf die Bereiche Wahrnehmung und Koordination. Während dieser Abläufe, bei denen es darum geht, ein bestimmtes Ziel zu erreichen, werden nun Ball, Gegner oder entsprechend wichtige Details fokussiert und quasi in den Mittelpunkt der Wahrnehmung gestellt. Bei dieser Fokussierung stellt sich der Körper auf genau diese Details ein und reagiert entsprechend. Bei der Entwicklung von Motivation ist es wichtig, innere Bilder zu aktivieren und die Motivation durch eine entsprechende Einstellung zu fördern. Die Beschreibungen, respektive die Definitionen der Einstellungen haben einen metaphorischen, bildhaften Charakter und aktivieren nicht bewusste Bilder. Diese Metaphern beeinflussen, wie effektiv wir den Sport durchführen können.

2.2 Hypnose bei psychischen Erkrankungen

Hypnotherapie hat sich bei einer Vielzahl von psychischen Erkrankungen als erfolgreich erwiesen, wie Angststörungen, Belastungsstörungen, dissoziativen, Konversions- und somatoformen Störungen, Abhängigkeiten, Depressionen und Traumata. Eine ausführliche Expertise zur Beurteilung der wissenschaftlichen Evidenz der Hypnotherapie findet man bei Revenstorf (2003).

Hypnose und Selbsthypnose sind insbesondere bei der Behandlung von Angststörungen wirksam (Flammer & Bongartz, 2003). Aber auch bei der Behandlung von Depressionen zeigten Metaanalysen signifikante Erfolge (Shih et al., 2009). Jüngste Ergebnisse mit funktioneller Kernspintomografie zeigten bei Dentalphobikern nach einer Kurzhypnose eine signifikante Reduktion der Aktivität in Angstzentren des Gehirns, wie der Amygdala, dem anterioren Cingulum und der Insel, sowie im Hippocampus (traumatische Erinnerungen an frühere Zahnarztbesuche) (Halsband, 2011b, 2015b; Halsband & Wolf, 2016). An diesem Beispiel wird verdeutlicht, dass der hypnotischen Trance Modulationen des Gehirns zugrunde liegen, die als biologische Basis hypnotischer Bewusstseinszustände interpretiert werden können. In einer weiteren Studie (Kling & Mauersberger, 2015) konnten wir zeigen, dass bei Patienten mit extremem Lampenfieber eine Minderung sowohl der peripheren Symptome der Angstsymptomatik (wie Blutdruckanstieg, Herzratenvariabilität) als auch das subjektive Empfinden von Angst positiv beeinflusst werden konnten. Untersucht wurden 60 betroffene Musiker. Ein kognitives Leistungstraining führte ebenfalls zu Verbesserungen, aber die größten Effekte erhielt man mittels Hypnotherapie.

Hypnotherapeutische Behandlung erweist sich auch bei schwer traumatisierten Patienten als erfolgreich. Mende und Mende (2011) beschreiben den Verlauf der Hypnotherapie einer 32-jährigen Konzertviolinistin, die nach dem dramatischen Tod ihres Verlobten an einer schweren posttraumatischen Störung litt. Das Trauma wurde erfolgreich mittels Hypnotherapie in 9 Monaten bearbeitet. Die Behandlung erstreckte sich auf 15 Sitzungen. Die psychischen und psychosomatischen Störungen verschwanden fast vollständig. Allerdings wurde hier ein Hund als Co-Therapeut integriert, dem es gelang, zu der Patientin einen Kontakt aufzubauen, der Sicherheit, Vertrauen, Geborgenheit und Akzeptanz widerspiegelte.

Auch bei traumatisierten Kindern scheint Hypnose ein sinnvoller Zugang zu sein. Mubiri et al. (2014) berichten über ein 12-jähriges Mädchen, das mit 4 Jahren einen schweren Karussellunfall erlitt und seither an einer posttraumatischen Belastungsstörung litt. Mittels Hypnose und unterstützender Psychotherapie gelang es, das Kind innerhalb von 4 Wochen von seinen Symptomen zu heilen. Eine Folgeuntersuchung ein Jahr später zeigte, dass das Mädchen weiterhin symptomfrei war.

Wichtig zu beachten ist, dass für die Behandlung traumatisierter Patienten – ob Erwachsener oder Kind – eine reine Selbsthypnose nicht ausreichend ist, hier bedarf es unbedingt der Unterstützung eines professionellen Psychotherapeuten. In einer Fremdhypnose benutzt man eine Altersregression, um in Trance zum Ursprung des Geschehen zurückzukehren und versucht dann, neue, positive Assoziationen zu knüpfen und die Ressourcen des Patienten neu aufzubauen.

2.3   Hypnose bei Stotterern

Das Stottern ist eine komplizierte Sprechstörung, bei der psychische, soziale und linguistische Faktoren als auch genetische und organische Ursachen eine Rolle spielen können. Allein in Deutschland stottern ca. eine Million Menschen, in Österreich schätzt man die Anzahl auf rund 80 000. Die Probleme beginnen meist im Kindesalter, wobei Jungen häufiger betroffen sind als Mädchen. Stottern ist ein Problem, dass den Alltag der Betroffenen stark einschränken kann. Die Betroffenen können psychische Probleme entwickeln, sich zurückziehen, soziale Phobien oder gar depressive Verstimmungen zeigen. Stotterer haben somit einen hohen Leidensdruck.

Eine gezielte Hypnotherapie gegen das Stottern kann den Betroffenen neue Hoffnung geben.

Kaya und Alladin (2012) setzten bei Stotternden Hypnose ein, um den Effekt eines Atemmuskulaturtrainings zu stärken. Untersucht wurden 59 stotternde Klienten. Mittels Hypnotherapie wurde das Selbstvertrauen der Stotterer gestärkt, und negative Gedanken und Sorgen konnten reduziert werden. Es konnten signifikante Unterschiede vor und nach der Behandlung nachgewiesen werden. Diese Ergebnisse zeigen die Effektivität hypnotherapeutisch unterstützten Zwerchfelltrainings bei der Behandlung des Stotterns. Wichtig ist, dass eine Verbesserung des Stotterns bei den Betroffenen auch zu einem Abbau von Sprechängsten und Minderwertigkeitsgefühlen führt und sich somit ihr gesamtes psychisches Wohlbefinden wieder verbessern kann.

Hellwig (1999) führte eine Langzeitstudie über die Wirkung eines autosuggestiven Logospasmus-Trainings (A.L.T.) bei Stotteren durch. Durch gezieltes Training lernt der Stotterer, sich mit der Atmung zu beschäftigen, sodass ihm keine Möglichkeit des Bewusstwerdens des Sprechvorganges bleibt. Autosuggestionen vertiefen und festigen die Sprechtechnik, sodass auch in Stresssituationen ein Rückfall in das alte, falsche Atemschema nicht mehr vorkommt. Übungen zur Steigerung des Selbstbewusstseins und einer entsprechenden Mimik bilden ebenfalls einen wichtigen Bestandteil des Trainingsprogramms. Damit sollen Fehler, wie z. B. das Vorformulieren, ausgeschaltet werden, gleichzeitig wird die Sprechangst vermindert. Es wurden 500 ehemalige Teilnehmende angeschrieben, 383 Fragebögen konnten in der Auswertung berücksichtigt werden. Die Ergebnisse sind beeindruckend: bei 57,4 % hatte sich das Stottern dauerhaft vermindert, bei 51,2 % war ein flüssiges Sprechen wieder möglich. Bei 41,8 % erfolgte ein Abbau des typischen Vermeidungsverhaltens, bei 46,2 % waren die Ängste deutlich reduziert. Leider blieben die Ergebnisse bislang unveröffentlicht. In zukünftigen kontrollierten Studien gilt es zu klären, welche positiven Effekte allein der Hypnotherapie und welche der Kombination Hypnotherapie und Atemmuskulaturtraining zuzuschreiben sind.

3 Selbsthypnose in der Medizin

3.1 Selbsthypnose und Immunsystem

Der Arbeitsgruppe von Gruzelier (Gruzelier, 1998; Gruzelier, Levy et al., 2001; Gruzelier, Smith et al., 2001; Gruzelier, 2002) gelang es nachzuweisen, dass Selbsthypnose in Kombination mit positiven mentalen Vorstellungen über das eigene Wohlbefinden und die vorhandenen Ressourcen der Immunabwehr dazu führen kann, Stresssituationen leichter zu bewältigen. Medizinstudenten wurden während ihrer Examensperiode begleitet und untersucht. Die Gruppe der Studierenden, die an einem Selbsthypnosetraining teilnahm, zeigte einen verbesserten Gesundheitszustand im Vergleich zu einer Kontrollgruppe, die demselben Stress ausgesetzt war, aber kein Selbsthypnosetraining erhielt. Laboruntersuchungen wiesen in der Selbsthypnosegruppe keine signifikante Reduktion der Lymphozyten auf, wie es in der Kontrollgruppe der Fall war. Gleichzeitig erhöhte sich in der Selbsthypnosegruppe der Cortisolspiegel, hingegen blieb die Cortisolkonzentration in der Kontrollgruppe unverändert. Das scheint auf den ersten Blick widersprüchlich zu sein – warum eine vermehrte Ausschüttung von Cortisol, einem Stresshormon, unter Selbsthypnose? Die Autoren fanden positive Korrelationen zwischen den nachweisbaren Veränderungen der Anzahl der NK-Zellen und der CD8-Zellen (T-cytotoxische Zellen) und dem Cortisollevel. Dieses legt die Schlussfolgerung nahe, dass Selbsthypnose in Stresssituationen zu Veränderungen eines komplexen Zusammenspiels von Immunreaktion und hormonellem Haushalt führt. Interessanterweise zeigten nur in der Kontrollgruppe Probanden mit höheren Cortisolwerten auch vermehrt Ängste, Erschöpfung und Müdigkeitssymptome vor der anstrengenden Prüfungsphase. Hingegen waren die Studierenden der Selbsthypnosegruppe trotz eines erhöhten Cortisolspiegels ausgeglichener und weniger gestresst. Die Autoren folgern, dass Selbsthypnose die negativen Auswirkungen des Stresshormons unterbricht und gewissermassen in positive Energie umwandelt.

3.2 Selbsthypnose zur Schmerzreduktion

Schmerzkontrolle durch hypnotische Intervention (hypnotische Analgesie) stellt eines der wichtigsten Anwendungsgebiete der Hypnose dar. Heutzutage liegen umfangreiche Untersuchungsergebnisse über die Wirksamkeit von Hypnose bei unterschiedlichen Schmerzerkrankungen vor (Peter, 2006). So zeigte hypnotische Intervention gute Erfolge u. a. bei Spannungskopfschmerzen und Migräne, Rückenschmerzen, chronischen Schmerzen, dermatologischen Erkrankungen, Tumorschmerzen und spezifischen Organbeschwerden, wie z. B. Colon irritabile (Elkins et al., 2007). Hammond (2007) schlussfolgerte im Rahmen eines Literaturreviews zur Effektivität von Hypnose bei der Behandlung von Kopfschmerz und Migräne, dass Hypnose als etablierte und effektive Behandlungsform gelten kann, die – im Gegensatz zu pharmakologischen Therapien – frei von Risiken und Nebenwirkungen ist.

Hypnose wird auch besonders von Zahnärzten erfolgreich eingesetzt bei Patienten, die – aufgrund von ausgeprägten Ängsten vor der Behandlung, allergischen Reaktionen auf Anästhetika oder kardiovaskulären Problemen – ohne Betäubung behandelt werden sollen (Schmierer, 2001b; Schmierer & Kunzelmann, 1990; Schmierer & Schmierer, 2004). In diesem Kontext wurde auch über die positiven Effekte einer schnelleren und komplikationsfreieren Wundheilung berichtet.

Als Erklärungsmodell für eine verminderte Schmerzwahrnehmung unter Hypnose schlug Hilgard (1977) die Neodissoziationstheorie vor. Sie impliziert, dass eine Teilung der bewussten Wahrnehmung von Sinnesreizen in Hypnose vorliegt. Es wird davon ausgegangen, dass die hypnotische Analgesie eine Barriere bildet, die die bewusste Wahrnehmung des Schmerzes verhindert. Die Neodissoziationstheorie geht von davon aus, dass die tiefe Tranceerfahrung die Instanz eines „versteckten Beobachters" enthält, aus der heraus eine Art Überwachungs- und Kontrollfunktion über den dissoziierten Teil in der Trance ausgeübt wird. So kann z. B. ein Patient in Trance mit Hypnose seine Schmerzen kontrollieren, während er gleichzeitig einem Arzt dabei zusieht, wie dieser sich um ein verletztes Körperteil kümmert. Nach dieser Interpretation interagiert diese „versteckte Beobachtungsinstanz" des Bewusstseins in Hypnose mit den dissoziierten Anteilen – d. h. die Person „weiß"– um die Schmerzen, während das normale Bewusstsein keine bzw. verringerte Schmerzen spürt. Aus der Perspektive von Hilgards Neodissoziationstheorie des geteilten Bewusstseins stellen die verringerten Selbsteinschätzungen die Abbildung der subjektiven Schmerzerfahrung dar, während die physiologischen Messungen anzeigen, dass der Schmerzstimulus außerhalb der bewussten Perzeption vom sensorischen Wahrnehmungssystem registriert und verarbeitet wird. Die hypnotische Analgesie umgeht die explizite Wahrnehmung des Schmerzes und wird über implizite Wahrnehmungsprozesse registriert (Kihlstrom, 1996; Kihlstrom et al., 1992).

Hilgard (Hilgard & Hilgard,1994) geht von einer Hierarchie kognitiver und somatischer Subsysteme aus. Nach seiner Auffassung wird in hypnotischer Trance die oberste Kontrollinstanz zurückgedrängt, sodass die einzelnen Subsysteme größere Autonomie entfalten. Die Annahme einer hierarchischen Struktur von relativ unabhängigen Kontrollmechanismen scheint sowohl innerhalb des kognitiven als auch des somatischen Systems sinnvoll. Im Einklang mit der Neodissoziationstheorie konnten neurobiologische Korrelate für eine sensorisch-diskriminative Schmerzverarbeitung und eine affektive Schmerzreaktion nachgewiesen werden (Kulkarni et al., 2005; Röder et al., 2007).

3.2 Selbsthypnose und Allergien

Die Anzahl von Patienten mit Allergien nimmt weltweit zu, in den westlichen Industrieländern ist durchschnittlich bereits jeder Dritte betroffen. Allergien beruhen auf einer „überschießenden Fehlreaktion" des Immunsystems, die sich gegen normalerweise nicht schädigende Umweltstoffe, die sogenannten Allergene, richtet.

Am weitesten verbreitet ist die Pollenallergie, die sich vor allem als Heuschnupfen äußert, an dem 10 bis 15 % der Bevölkerung in Industienationen leiden (Aberg et al., 1996; Wuthrich et al., 1995). Auch diverse Nahrungs- und Medikamentenallergien sowie allergische Reaktionen auf Tierhaare oder Ähnliches stellen für viele Betroffene ein großes Problem dar. Medikamentös werden die Patienten meist mit Antihistaminika behandelt. Diese führen jedoch zu einer Vielzahl unerwünschter Nebenwirkungen und einer oft berichteten Müdigkeit der Betroffenen (Bousquet et al., 1998). Daher erscheint es dringend notwendig, eine sanfte Behandlungsmethode als Alternative anzubieten. Selbsthypnose und Hypnose scheinen eine vielversprechende Alternative zu sein. Bereits im Jahre 1964 berichteten Fry et al. über eine Verbesserung der Symptomatik bei Pollenallergikern und Asthmatikern. Bircher (1999) untersuchte bei 52 Pollenallergikern den Effekt von Selbsthypnose. Er berichtete über Verbesserungen der Symptome, die Resultate wiesen jedoch aus statistischer Sicht nur eine geringe Stärke auf. Er gelangte zu der Schlussfolgerung, dass neben gruppenstatistischen Standardanalysen auch individuelle Krankheitsverläufe betrachtet werden sollten, da einige der untersuchten Patienten eine besonders hohe Responz auf die Selbsthypnose zeigten. Langewitz et al. (2005) untersuchten den Effekt von Selbsthypnose bei 79 Patienten mit Pollenallergie. Es handelte sich hierbei um eine Kombination von allergischer Medikation plus Selbsthypnose (Experimentalgruppe) versus Medikation allein (Kontrollgruppe). Die Ergebnisse zeigten, dass die Gruppe, die zusätzlich Selbsthypnose durchgeführt hat, eine stärkere Verbesserung ihrer Symptome zeigte als die Gruppe ohne Selbsthypnose.

Wie wirken Selbsthypnose und Autosuggestion bei Allergikerinnen? Die Hauptwirkung besteht in der Stabilisierung des Immunsystems und der Freisetzung von Selbstheilungskräften, um die allergischen Symptome zu verringern oder sogar ganz zu eliminieren. Revenstorf (2016) schlägt eine Induktion mit Fokussierung auf den eigenen Körper und der gleichzeitigen Vorstellung eines sicheren Ortes als Rückzugsgebiet vor der als feindselig empfundenen Außenwelt vor. Es wird die Vorstellung suggeriert, dass der Körper das Muster der gesunden Reaktion wiederentdeckt, die sogenannte „Gesundmatrix" aktiviert. Mittels Autosuggestion und Hypnose kann man eine positive Veränderung der Körperreaktionen herbeiführen, sowohl auf peripherer (z. B. Glättung der Schleimhäte) als auch auf zentraler Regulationsebene. Im letzteren Fall kann man sich eine Arti „Revisor" vorstellen, der dafür sorgt, dass alles in den ursprünglichen gesunden Zustand zurückkehrt; er sorgt dafür, dass die Weite der Nasenhöhlen und der Luftröhre optimal eingestellt und somit wieder alles in Ordnung ist.

In jüngster Zeit konnte von Schnurre (2014) nach der Methode von Brunier (2014) gezeigt werden, dass sich durch eine Hypnotherapie bei Patienten mit Heuschnupfen sowohl die physischen Symptome als auch die psychische Begleitsymptomatik oder die durch sie hervorgerufenen Beeinträchtigungen kurz- und auch langfristig signifikant verbessert. Untersucht wurde der Effekt von Hypnotherapie bei 40 Allergikern und 20 Kontrollprobanden, die sich keiner zusätzlichen kausalen Therapie unterzogen, sondern nur symptomlindernde Tropfen oder Sprays verwendeten. Anhand einer varianzanalytischen Datenanalyse wurde festgestellt, dass die mit Hypnose behandelten Patienten eine psychosomatische Symptomreduktion aufwiesen.

Abbildung 2 zeigt den Verlauf der Allergie bei Patienten, die mit einer Hypnotherapie behandelt wurden, vor der Hypnose, 2 Wochen und 6 Wochen nach Behandlungsabschluss. Im Ergebnis konnte gezeigt werden, dass die Patienten von Hypnotherapie profitieren. Am meisten reduzierten sich die allergisch bedingten Augenbeschwerden; die Patienten berichteten über weniger Juckreiz, Schwellungen, Tränenfluss, Rötungen und Entzündungen der Augen als die Patienten der Wartegruppe.

Revenstorf (2014) beschreibt die hypnotherapeutische Behandlung einer Patientin mit Orangensaftallergie. Sie erhält in Trance die Suggestion, sich in eine präallergische Reaktion zurück zu versetzen (z. B. auf der Insel Kreta), das Wohlbefinden beim Verzehr des Orangensaftes im Körper zu lokalisieren, es mit einem Farbnamen zu benennen, mit dem der Zustand nach der Trance abrufbar ist. Zusätzlich wird eine Anekdote erzählt, in der der Satz vorkommt „der Krieg ist vorbei." Die Dame berichtet: Wie ausgemacht, habe sie sich vor dem Trinken mit der Formel „grün he" das Gefühl aus der Vergangenheit auf der Insel Kreta vergegenwärtigt. Der Test sei gründlich angelegt gewesen: Unmittelbar danach habe sie einen halben Liter Orangensaft plus zwei Orangen verzehrt. Bis auf eine minimale Hautreaktion einige Stunden später, die sie mit „der Krieg ist vorbei" beantwortet habe, zeigte sich gar nichts.

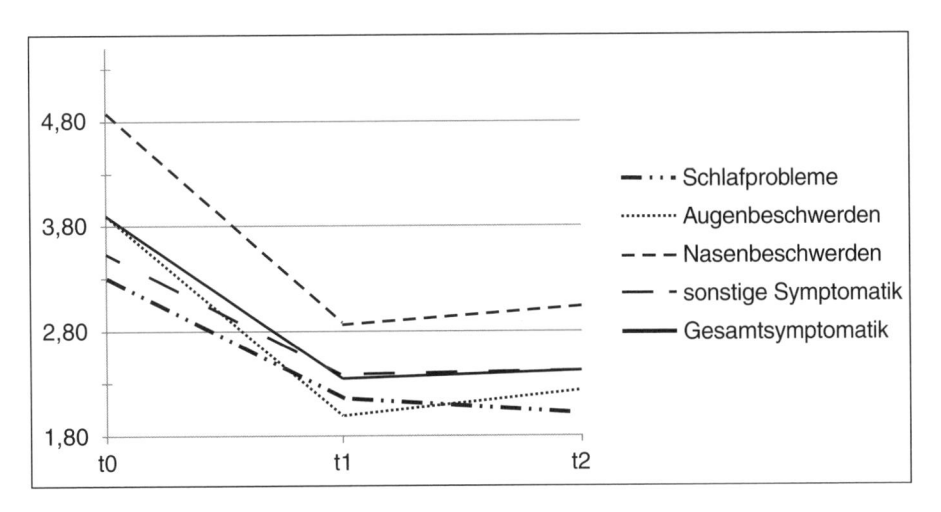

Abbildung 2:
Verlauf der allergischen Symptomatik entsprechend den Angaben der Patienten und Patientinnen, die mit Hypnose behandelt wurden (t0 = vor Behandlungsbeginn; t1 = 2 Wochen nach Behandlungsabschluss; t2 = 6 Wochen nach Behandlungsabschluss; nach Schnurre, 2014)

Bei diesem Beispiel geht es um eine Reaktion des Immunsystems (Allergie) und um eine Reaktion des endokrinen Systems, die sich der willentlichen Einflussnahme entzieht. Es wurde in der Hypnose behauptet, die betreffende Reaktionsweise – unbeeinträchtigter Verzehr des Allergens – sei möglich. Im diskursiven Vorgehen würde der Einwand erhoben werden, dass es bisher doch auch nicht möglich war und deshalb gar nicht gehen könne. Gerade dieser, in manchen Fällen eben hinderliche Abgleich mit der Erinnerung, scheint in Hypnose deaktivierbar zu sein.

Es wird in der Trance gewissermaßen ein anderes, früheres oder angeborenes Selbstbild heraufbeschworen, das im Zustand der Trance akzeptiert und ohne es zu hinterfragen angenommen wird: Bei der Allergikerin ist es die Frau aus nicht allergischer Vorzeit, die Orangen genießt. Dabei werden konflikthafte Aspekte jedoch möglicherweise übergangen: Eine vielleicht traumatische Auslösersituation der Allergie (fiktives Beispiel: Als sie gerade ihren frischgepressten Orangensaft trank, erhielt sie den erschütternden Anruf, ihre einzige Schwester sei bei einem Autounfall ums Leben gekommen) wird in einer schnellen Hypnoseintervention nicht berücksichtigt. Hierzu bedarf es weiterer Sitzungen um, z. B. mittels Altersregression das traumatische Erlebnis neu aufzuarbeiten (vgl. Abschnitt 2.2).

4 Zusammenfassende Diskussion und Zukunftsperspektiven

Autosuggestion und Selbsthypnose stellen eine sinnvolle Ergänzung zum Spektrum klassischer Behandlungsmethoden bei einer Vielzahl psychischer, psychosomatischer und körperlicher Probleme dar. Im Gegensatz zur klassischen medikamentösen Therapie, die oft zu starken Nebenwirkungen und manchmal sogar zu Unverträglichkeiten beim Patienten führt, handelt es sich bei der Selbsthypnose um ein nicht invasives Verfahren ohne zusätzliche Risiken. Mittels positiver Selbstbeeinflussung kann es uns gelingen, Erkrankungen zu verbessern oder sogar zu überwinden, ohne unseren Körper mit chemischen Substanzen zu belasten. Zudem können wir unsere Leistungskraft und Konzentrationsfähigkeit steigern und unser Immunsystem verbessern. Dem Einsatz dieser sanften Behandlungsmethode sollte zukünftig aus ärztlicher und psychologischer Sicht wesentlich mehr Beachtung zukommen, als es bislang der Fall ist.

Literatur

Aberg, N., Sundell, J., Eriksson, B., Hesselmar, B. & Aberg, B. (1996). Prevalence of allergic diseases in schoolchildren in relation to family history, upper respiratory infections, and residential characteristics. *Allergy, 51*, 232–237. http://doi.org/10.1111/j.1398-9995.1996.tb04598.x

Alman, B. & Lambrou, P.T. (1996). *Selbsthypnose. Das Handbuch zur Selbstbehandlung.* Heidelberg: Carl-Auer.

Bircher, A. (1999). Effect of self-hypnosis in patients with pollinosis. *Forschung Komplementärmedizin, 6* (1), 47–9

Bongartz, W. & Bongartz, B. (1998). *Hypnosetherapie.* Göttingen: Hogrefe.

Bousquet, J., Lockey, R. & Malling, H. J. (1998). Allergen immunotherapy: Therapeutic vaccines for allergic diseases. A WHO position paper. *Journal of Allergy and Clinical Immunology, 102*, 558–562. http://doi.org/10.1016/S0091-6749(98)70271-4

Brunier, E. (2014). *Allergien mit Selbsthypnose heilen. Löwenzahn und Blütenpollen: mit Selbsthypnose das Immunsystem auf den rechten Weg bringen.* Mainz: Eberhard Brunier Verlag.

Drever, J. & Fröhlich, W.D. (1968). *Wörterbuch zur Psychologie.* München: Deutscher Taschenbuch Verlag.

Elkins, G., Jensen, M. P. & Patterson, D. R. (2007). Hypnotherapy for the management of chronic pain. *International Journal of Clinical and Experimental Hypnosis, 55*, 275–287. http://doi.org/10.1080/00207140701338621

Erickson, M. H. (1995). Eine hypnotische Technik für Patienten mit Widerstand: Der Patient, die Technik, die Grundlagen und Feldexperimente. In M. H. Erickson & E. L. Rossi (Hrsg.), *Gesammelte Schriften von Milton H. Erickson* (Bd. 1, S. 416–461). Heidelberg: Carl-Auer.

Flammer, E. & Bongartz, W. (2003). On the Efficacy of Hypnosis: a Meta-Analytic Study. *Contemporary Hypnosis, 20* (4), 179–197. http://doi.org/10.1002/ch.277

Fry, L., Mason, A.A. & Bruce Pearson, R. S. (1964). Effect of hypnosis on allergic skin responses in asthma and hay-fever. *British Medical Journal, 1*, 1145–1148. http://doi.org/10.1136/bmj.1.5391.1145

Gruzelier, J. H. (1998). A working model of the neurophysiology of hypnosis: a review of evidence. *Contemporary Hypnosis, 15* (1), 3–21. http://doi.org/10.1002/ch.112

Gruzelier, J. H. (2002). A review of the impact of hypnosis, relaxation, guided imagery and individual differences on aspects of immunity and health. *Stress, 5* (2), 147–163. http://doi.org/10.1080/10253890290027877

Gruzelier, J. H., Levy, J., Williams, J. D. & Henderson, D. (2001). Self-hypnosis and exam stress: Comparing immune and relaxation-related imagery for influences on immunit, health and mood. *Contemporary Hypnosis, 18* (2), 97–110. http://doi.org/10.1002/ch.221

Gruzelier, J. H., Smith, F., Nagy, A. & Henderson, D. (2001). Cellular and humoral immunity, mood and exam stress: The influence of self hypnosis and personality predictors. *International Journal of Psychophysiology, 42*, 55–71. http://doi.org/10.1016/S0167-8760(01)00136-2

Halsband, U. (2006). Learning in trance: functional brain imaging and neuropsychology. *Journal of Physiology Paris, 99*, 470–482. http://doi.org/10.1016/j.jphysparis.2006.03.015

Halsband, U. (2011a). Hypnose und Meditation. In G. Schiepek (Hrsg.), *Neurobiologie der Psychotherapie* (2. Aufl., S. 286–307). Stuttgart: Schattauer.

Halsband, U. (2011b). Dentalphobien und Kurzhypnose: Neurowissenschaftliche Ergebnisse und Implikationen für die gesellschaftliche und gesundheitspolitische Akzeptanz. *Deutsche Gesellschaft für zahnärztliche Hypnose, 1*, 24–29.

Halsband, U. (2015a). Neurobiologie der Hypnose. In D. Revenstorf & B. Peter (Hrsg.), *Hypnose in Psychotherapie, Psychosomatik und Medizin – ein Manual für die Praxis* (3. Aufl., S. 795–816). Heidelberg: Springer.

Halsband, U. (2015b). *Functional changes in brain activity after hypnosis in patients with dental phobia*. Presentation during the International Congress of Hypnosis, Paris 08/2015.

Halsband, U. & Wolf, T. G. (in press). Functional changes in brain activity after hypnosis in patients with dental phobia. *The Journal of Physiology*.

Hammond, D. C. (2007). Review of the efficacy of clinical hypnosis with headaches and migraines. *International Journal of Clinical and Experimental Hypnosis, 55*, 207–219. http://doi.org/10.1080/00207140601177921

Hellwig, M. (1999). *Langzeitstudie über die Wirksamkeit des A. L.T. Autosuggestiven Logospasmus Training*. Unveröffentlichtes Manuskript, Klinikum Bielefeld Mitte, HNO-Klinik.

Hilgard, E. R. (1977). The problem of devided consciousness: A neodissociation interpretation. *Annals of the New York Academy of Sciences, 296*, 48–59. http://doi.org/10.1111/j.1749-6632.1977.tb38160.x

Hilgard, E. R. & Hilgard, J. R. (1994). *Hypnosis in the relief of pain*. New York: Brunner & Mazel.

Kaya, Y. & Alladin, A. (2012). Hypnotically assisted diaphragmatic exercises in the treatment of stuttering: A preliminary investigation. *International Journal of Clinical and Experimental Hypnosis, 60* (2), 175–205. http://doi.org/10.1080/00207144.2012.648063

Kihlstrom, J. F. (1996). Perception without awareness of what is perceived, learning without awareness of what is learned. In M. Velmans (Eds.), *The science of consciousness: Psychological, neuropsychological and clinical reviews* (pp. 23–46). London: Routledge.

Kihlstrom, J. F., Barnhardt, T. M. & Tataryn, D. J. (1992). Implicit perception. In R. F. Bornstein & T. S. Pittman (Eds.), *Perception without awareness: Cognitive, clinical and social perspectives* (pp. 17–54). New York: Guilford.

Kling, M. & Mauersberger, J. (2015). *Beeinflusst eine Hypnotherapie die physiologischen Aspekte des Lampenfiebers im Vergleich zu einem kognitiven Leistungstraining?* Unveröffentlichte Masterarbeit, Neuropsychologie, Universität Freiburg.

Kulkarni, B., Bentley, D. E., Elliott, R., Youell, P., Watson, A., Derbyshire, S. W. et al. (2005). Attention to pain localization and unpleasant discriminates the functions of the medial lateral pain system. *European Journal of Neuroscience, 21*, 3133–3142. http://doi.org/10.1111/j.1460-9568.2005.04098.x

Langewitz, W., Izakovic, J., Wyler, J., Schindler, C., Kiss, A. & Bircher, A. J. (2005). Effect of self-hpnosis on hay fever symptoms – a randomised controlled intervention study. *Psychotherapy and Psychosomatics, 74* (3), 165–172. http://doi.org/10.1159/000084001

Mende, E. M. & Mende, M. (2011). Integrating Animals in Psychotherapy: the dog as a cotherapist in the hypnotherapeutic treatment of trauma – A case report. *Contemporary Hypnosis and Integrative Therapy, 28* (1), 8–16.

Mezan, I. P. & Atanasson, A. (1964). The EEG in hypnosis. *Electroencephalography and Clinical Neurophysiology, 17*, 709.

Mubiri, M. A., Peycelon, M., Audry, G., Auber, F. (2014). Hypnosis as an effective management of a child with posttraumatic stress disorder after perineal trauma. *Archivés Pediatrie, 21*, 624–627.

Peter, B. (2006). Schmerzwahrnehmung. In D. Revenstorf (Hrsg.), *Expertise zur Beurteilung der wissenschaftlichen Evidenz des Psychotherapieverfahrens Hypnotherapie. Zeitschrift für Hypnose und Hypnotherapie* (S. 71–77). München: MEG-Stiftung.

Peter, B. (2009). Hypnose und die Konstruktion von Wirklichkeit. In D. Revenstorf & B. Peter (Hrsg.), *Hypnose in Psychotherapie, Psychosomatik und Medizin – ein Manual für die Praxis* (2. Aufl., S. 37–46). Heidelberg: Springer.

Revenstorf, D. (in Druck). *Hypnotherapie*. Tübingen: Psychotherapieverlag.

Revenstorf, D. (1996). Klinische Hypnose – gegenwärtiger Stand der Theorie und Empirie. *Psychotherapie – Psychosomatik – Medizinische Psychologie, 49*, 5–13.

Revenstorf, D. (2003). *Hypnotherapie. Expertise zur Beurteilung der wissenschaftlichen Evidenz des Psychotherapieverfahrens*. Zugriff am 14.04.2016. Verfügbar unter http://www.meg-tuebingen.de/downloads/Expertise.pdf

Revenstorf, D. (2014). Wie heilt Hypnose? Veränderung im Ichlosen Zustand. *Suggestionen, Ausgabe 2014*, 34–39.

Revenstorf, D. & Peter, B. (Hrsg.). (2001). *Hypnose in Psychotherapie, Psychosomatik und Medizin. Manual für die Praxis*. Berlin: Springer.

Revenstorf, D. & Zeyer, R. (2008). *Hypnose lernen: Leistungssteigerung und Stressbewältigung durch Selbsthypnose*. Heidelberg: Carl-Auer.

Revenstorf, D. & Zeyer, R. (2011). *Hypnose lernen. Anleitungen zur Selbsthypnose für mehr Leistung und weniger Stress*. Heidelberg: Carl-Auer.

Röder, C. H., Michal, M., Overbeck, G., Van de Ven, V. G. & Linden, D. E. (2007). Pain response in depersonalization: a functional imaging study using hypnosis in healthy subjects. *Psychotherapie Psychosomatik Medizinische Psychologie, 76*, 115–121. http://doi.org/10.1159/000097970

Schmierer, A. (2001). Zahnärztliche Problempatienten. In D. Revenstorf & B. Peter (Hrsg.), *Hypnose in Psychotherapie, Psychosomatik und Medizin – Ein Manual für die Praxis* (S. 625–640). Heidelberg: Springer.

Schmierer, A. & Kunzelmann, K. H. (1990). Hypnose in der Zahnheilkunde. In D. Revenstorf (Hrsg.), *Klinische Hypnose* (S. 363–390). Heidelberg: Springer.

Schmierer, A. & Schmierer, G. (2004). Hypnose in der Zahnarztpraxis – eine sichere und schnelle Möglichkeit zum Angstabbau. *Deutsche Zeitschrift für zahnärztliche Hypnose, 3*, 31–51.

Schnurre, K. (2014). *Experimentelle Untersuchungen zur klinischen Wirksamkeit der Hypnotherapie bei Rhinitis allergica*. Unveröffentliche Dissertation, Christian-Albrechts-Universität Kiel.

Shih, M., Yang, Y. H., Koo, M. (2009). A meta-analysis of hypnosis in the treatment of depressive symptoms: a brief communication. *International Journal of Clinical and Experimental Hypnosis, 57* (4), 431–442. http://doi.org/10.1080/00207140903099039

Spiegel, D. & Vermetten, E. (1994). Physiological correlates of hypnosis and dissociation. In D. Spiegel (Ed.), *Dissociation Culture, mind, and body* (pp. 185–209). Washington, DC: American Psychiatric Press.

Woody, E. & Parvolden, P. (1998). Dissociation in hypnosis and frontal executive function. *American Journal of Clinical Hypnosis, 40*, 206–216. http://doi.org/10.1080/00029157.1998.10403427

Wuthrich, B., Schindler, C., Leuenberger, P., Schindler, C., Leuenberger, P. & Ackermann-Liebrich, U. (1995). Prevalence of atopy and pollinosis in the adult population of Switzerland (SAPALDIA study). Swiss Study on Air Pollution and Lung Diseases in Adults. *International Archives of Allergy and Immunology, 106*, 149–156. http://doi.org/10.1159/000236836

Teil IV
Kreative Verfahren

„Schaden kann Musik wohl kaum ...": Selbstbehandlung mit Musiktherapie

Hans-Helmut Decker-Voigt

1　Präludium

Ein kurzes Hörspiel für die Ohren des Lesers vor dem folgenden Nach- und Vordenken über Musik als Therapeutikum in der Selbstbehandlung bzw. Selbstmedikation:

Dieses kleine Hörspiel beginnt mit offenen Augen und innerlich geöffneten Ohren. (Innerlich geschlossene Ohren grenzen mehr ab als Ohropax. Frei nach Immanuel Kant: Nicht sehen können trennt von Dingen, nicht hören können oder wollen von Menschen.) Lassen Sie Ihre Ohren sammeln, was sie gerade hören, Geräusche, Töne, Klänge, Laute ... und tun Sie dies vor dem Lesen der nachfolgenden Zeilen (ca. zwei gefühlte Minuten).

Solche Hörsensibilisierungen können weiter und endlos entwickelt werden.

Zusammen mit derjenigen Musik, die Sie im heimischen Konzert am CD-Player oder im Konzertsaal mögen, bevorzugen, lieben – gleich, ob dieser Konzertsaal die Philharmonie oder die Bühne eines Rockfestivals ist – stellt sich all das Gehörte und Hörbare zusammen zu jener musikalischen Materialdimension, aus der sich eine Selbstbehandlung und -medikation speisen kann.

Aus musiktherapeutischen Settings, Feldforschungen und qualitativen wie quantitativen Studienhintergründen stammen die Anregungen, die sich für eine „kontrollierte musikalische Hausapotheke" ziehen lassen. Dasselbe gilt für „Wellness-Treffen mit Musik" ohne therapeutischen Anspruch, aber mit der Hoffnung auf einen Beitrag zur Gesundung (wenn der Mensch krank ist) oder zur Gesundheit (wenn er diese bewusst präventiv wie salutogenetisch pflegt).

Aus diesen Bereichen der Musik als Therapeutikum im klinischen Sinne stammt unser heutiges Wissen, das wir in folgenden klinischen Anwendungsfeldern (vgl. Abb. 1) sammelten und erforschten und aus dem diese Anregungen zur „Ausleihe in den zweiten Gesundheitsmarkt" stammen.

Das Überraschende aus all den Jahren interdisziplinärer Forschung in der Musiktherapie wird auch Überraschung sein für den Transfer bestimmten Wissens in die Praxis einer musikalischen Selbstbehandlung und -medikation: Denn das, was für die Prävention, für die Salutogenese-Konzepte der Gegenwart, für die Rehabilitation mithilfe der Musik sinnvoll ist, stammt nicht aus der Wellness-Forschung oder aus der Präventionsforschung mit Klienten, deren gesunde Anteile auffallen. Es stammt aus der Säuglingsforschung, aus der Arbeit mit hochbetagten Menschen, aus der Arbeit mit schwermehrfachbehinderten Menschen. Aus der Arbeit mit ihnen entstand die heutige Forschung zur Musik und ihren möglichen Beiträgen zur Salutogenese und Prävention, für die der mündige Gesundheitsbürger hauptverantwortlich ist.

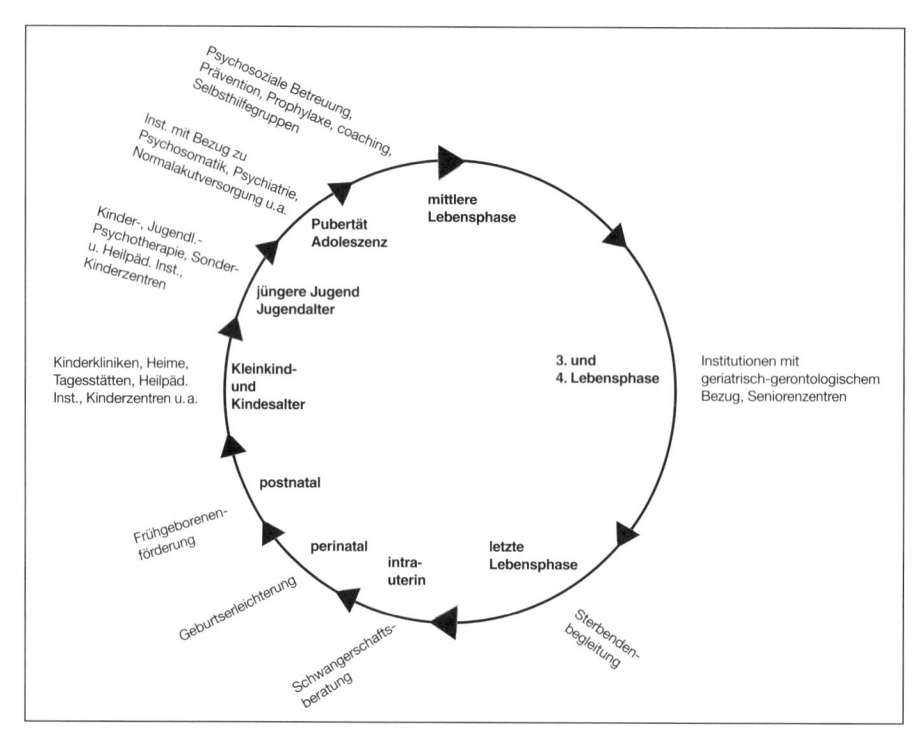

Abbildung 1:
Klinische Anwendungsfelder der Musiktherapie (Decker-Voigt, Oberegelsbacher & Timmermann, 2012, S. 105)

2 Annäherung an das Ohr als Werkzeug musikalischer Selbstbehandlung und -medikation

Ähnliche Hörspiele, wie das, mit dem dieser Beitrag eingeleitet ist, – frei nach der „Anstiftung zum Hören" von R. Murray Schafer (2002) – ermöglichen die Entwicklung des Hörens zum Horchen, vom Horchen zum Lauschen. Wir können unsere Ohren als Werkzeuge unseres auditiven Sinnes bewusst instrumentalisieren und verfeinern zugunsten unserer Gesundheit – oder sie schädigen lassen. Mit einer klugen „Erziehung unserer Ohren", die in unserer Welt musikalischer Adipositas oft auch Umerziehung fordert – Schafer spricht vom „cleaning ears" (Ohrenputzen) – kann das Medium Musik in der Selbstbehandlung den Rang eines hilfreichen Rituals einnehmen, von dem Sigmund Freud schlicht sagt: Ritual bedeutet Bewusstheit (Decker-Voigt, 2013).

Um Bewusstheit und Bewusstseinsschärfung geht es bei der Einbeziehung von Musik in eine therapeutische Konzeption, sei diese klinisch und im therapeutischen Setting (der Etymologie des „therapeuein", griech.=begleiten, folgend) und damit abhängig von der Begleitung mit einem (Musik-)Therapeuten. Oder sei sie zentraler Teil einer Selbstbehandlung.

Zum Begrifflichen von Selbstbehandlung und Selbstmedikation: Selbstmedikation assoziiert und impliziert zunächst eine einzelne punktuelle Handlung (Kopfschmerztablette nur bei situativ einsetzendem Kopfschmerz). Hingegen impliziert Selbstbehandlung auch eine weitergehende, umfassende Konzeption, in deren Umsetzung dann punktuelle „Verabreichungen" längerfristig und zu geplanten Zeiten einfließen.

Des Philosophen H. G. Gadamer berühmtes Werk über „Die Verborgenheit der Gesundheit" (Gadamer, 1993) – man merkt sie erst, wenn sie sich entzieht – legt dem gesundheitsbewussten modernen Menschen die Pflege der Balancierung zwischen lustbetonter Wahrnehmung einerseits und zeitfressendem Umgang mit den Imponderabilien eines jeden Tages nahe.

„Der Aufstand des Ohrs – die neue Lust am Hören", ein Band aus dem Neuen Funkkolleg des Hessischen Rundfunks, herausgegeben von V. Bernius et al. (2006), ist nur ein buchstäblicher Ausdruck von vielen Änderungen im Musikerleben ausgerechnet des gegenwärtigen Menschen. Dieser sieht sich mit der Einleitung des digitalen Zeitalters mit einer nie vorher gekannten Überflutung durch vorher nie gekannte Musikmengen und Musikfragmente in der Dimension einer pazifischen ewigen Dauerwelle konfrontiert.

Noch die Elterngeneration der Autoren dieses Bandes wanderte in der Nachkriegszeit kilometerweit, um erste Live-Auftritte von Musikern mit klassischem Kammermusikrepertoire oder sich langsam regenerierende Laienchöre und Kantoreien in ungeheizten Konzertsälen, Kirchen und Scheunen hören zu können – als spirituelle Nahrung, die den unbewältigbar erscheinenden Alltag gestaltbarer erscheinen ließ. Dies waren unbewusste Selbstmedikationen.

Also den Teufel der Konsumtion von Musik in ihrer Vehikelfunktion, zwischen beispielsweise Handy-Klingelzeichen, konsumtionsfördernder Kaufhausmusik und Jogging begleitender Musik aus dem Walkman, mit dem Beelzebub austreiben und als „Mittel" der Selbstbehandlung und Selbstmedikation empfehlen?

Denn: Das einleitende kleine Hörspiel kann den einen Hörer angenehm sensibilisieren und akustische und infolge davon psychophysische Ressourcen reaktivieren (z. B. wenn dies Spiel im Freien, im einigermaßen lärmgeschützten Garten, im Wald, am Strand, also die Naturmusik einbeziehend gespielt wird). Den anderen Hörer macht solch Sensibilisierung auf die neuerlich „ökologische Musik" genannte Naturmusik möglicherweise gereizt bis krank, weil ihm der andauernde Klangteppich der Großstadt fehlt.

Womit sich der Titel dieses Beitrags („Schaden kann Musik wohl kaum…") als ad absurdum geführt herausstellt.

3 Die „musikalische Hausapotheke" als alte neue Einladung zur Selbstbehandlung?

Dieser gesamte Beitrag zielt ab auf Musikrezeption, wie sie in die Selbstbehandlung immer schon einfloss, siehe die „musikalischen Hausapotheken". Solche waren und sind entweder entwickelt und vermarktet wie z. B. in der Gegenwart durch Autoren der „Musikalischen Hausapotheke" wie den Musikwissenschaftler C. Rueger (1993) oder den Autor dieses Beitrags in Verbindung mit dem Mediziner R. Spintge durch die Buch-/CD-Reihe „Energon – Musik und Gesundsein"(Decker-Voigt & Spintge, 1997) einerseits. Andererseits gibt es daneben die „unbewusste Hausapotheke", in die der Mensch immer schon griff, seit sein Musikerleben unabhängig wurde von Musikern durch überall und allzeit erreichbare Musik auf Tonträgern.

„Bei Mozarts Mittelsätzen (oder dem ‚Because' der frühen Beatles) schlafe ich ein". Oder: „Rap-Music oder Jaques Loussiers verjazzter Bach stellen mich auf". Dies sind nur einige von millionenfachen Individualäußerungen, die die musikalischen Hausapotheken von der heutigen Wirkungsforschung her gesehen als effektiv einstufen.

Allerdings sind diese Apotheken nur vor dem Hintergrund der individuellen musikalischen Sozialisation und deren Kenntnis und Nutzung für die Selbstmedikation mit dem vermutlich meist benutzten „Lebens-Mittel" und „Überlebens-Mittel" Musik wirksam. Selbstmedikation oder gar Selbstbehandlungskonzept verlangt idealerweise eine Beratungskompetenz seitens der Vertreter des ersten Gesundheitsmarktes, weil der unberatene Eigengebrauch von Musik zum ungeahnten Missbrauch mutieren kann. Siehe die Suchtberatungsstellen, die sich auch mit Suchtverhalten gegenüber der Droge Musik beschäftigt sehen.

Nach dem Aufräumen des großen Missverständnisses, ein bestimmtes Musikstück habe auf mehrere oder viele oder gar alle Menschen dieselbe Wirkung, weswegen überhaupt „musikalische Apotheken" entstanden, gehen wir heute musiktherapeutisch wie musikpsychologisch von einer individuell sozialisierten musikalischen Biografie aus. In dieser hat Musik für keine zwei Menschen dieselbe Bedeutung, geschweige auf keine zwei oder gar mehr Menschen dieselbe psychophysische Auswirkung.

Eine „gerichtete musikalische Hausapotheke", eine, bei der die bewusste Entscheidung zu bestimmter Musik auf die aktuelle Befindlichkeit des Patienten als autonomem Diskjockey fokussiert ist, ist wirkungssicher, wenn sich der einzelne Mensch seine musikalische Hausapotheke vor dem Hintergrund seiner individuell erworbenen Präferenzen für „seine" Musik aufbauen kann. Idealerweise – wie es dies ganze Buch beabsichtigt – auch verstärkt durch kompetente Beratung durch Ärzte, Therapeuten und Apotheker, die sich professionell mit dem Thema der Wechselwirkung zwischen Musik und ihrem Hörer beschäftigt haben. Die daher wissen, dass positive Musikwirkung umso sicherer ist, wenn der Hörer seine individuelle musikalische Sozialisation reflektieren lernt und begreift, welche Musik ihm Entspannungshilfe und welche ihm Vitalisierungshilfe sein kann oder noch spezifischere Hilfen bieten kann (z.B. Musik als Maskierungshilfe bei bestimmten Tinnitus- und Hyperakusis-Beschwerden) und welche nicht, auch wenn er die kontraindizierte Musik emotional positiv besetzt.

Von daher fasste ein Dichterfürst wie J. W. von Goethe die nötigen Individualisierungen, wie sie im 20. Jh. durch die Existenzphilosophie gesamtgesellschaftlichen Raum griffen gegen zwangssozialisierende Gesellschaftsstrukturen, in aktuell sehr gültige Worte. Denn gerade Musik wirkt bei denen, die sie nicht mitentscheiden, zwangssozialisierend und daher schon aus sozialpsychologischer Sicht der Gruppendynamik kontraindiziert (Wartezimmermusik, Hintergrundmusik in der Gastronomie oder im öffentlichen Raum).

> Eines schickt sich nicht für alle,
> sehe jeder, wie er's treibe,
> siehe jeder, wo er bleibe,
> und wer steht,
> dass er nicht falle.
> (vgl. Eibl, 1987, S. 285)

4 Die musikalische Medikation „Stille"

Was allerdings für immer mehr selbstbehandlungsbedürftige Mitbürger ein immer größer werdendes an Kostbarkeit zunehmendes „Mittel" wird, ist die Stille. Stille, deren eminente Bedeutung am ehesten im Kontext mit ihrem zugehörigen Gegenteil, der Musik jeder Art, Gattung, Epoche oder Stilistik, deutlich wird, zeigt sich überraschend intergenerativ als ebenso erhoffter „Medikationserfolg": Nicht nur, dass die Musiktherapeuten in den psychosomatischen Kliniken bei den meisten erwachsenen Erschöpfungspatienten den Wunsch nach Ruhe, nach Stille erfüllt sehen wollen, in dem sie wieder neu hören lernen – auf sich und ihre verkümmerten Bedürfnisse, auf Berg-, Land- und Meerlandschaften, auf andere. Und in sich hinein hören lernen.

Wie klingt Stille in mir oder um mich, die mich durch Ruheerfahrung stärkt zu neuer Aktivität?

In seiner zweiten Dissertation beschreibt T. Stegemann, Jugendpsychiater und Musiktherapie-Professor, die Wunschliste von Kindern und Jugendlichen. Im obersten Rang findet sich als Wunsch der nach Stille (Stegemann, 2012).

Von einer nicht gesundheitswissenschaftlich orientierten kirchlichen Institution ging die „Erneuerung hin zur Stille" aus: dem ökumenischen Zentrum „Taizé". In dessen Schatz von Ritualen mit Liedern, Stille, Bewegung und Gebet spielten „mindestens 10 % Stille von allem Hörbaren" mit (ein ehemaliger Taizé-Bruder). Ein anderes Beispiel für den „Mainstream Silence" inmitten der immer mehr zu Tempo und Lautstärke konditionierenden Umfeld ist folgendes: Von der Hochschule für Musik in Detmold wird ein klingender Klosterpark mitgestützt, in dem die Wanderwege zum Klangerleben einladen, im Freien, im geschlossenen alten Gemäuer, im Konzertraum, im Raum der Natur mit Naturmusik oder Idiophonen (Selbstklingern) oder Klangwerkzeugen, mit denen der Wandernde eigene Musikklänge gestalten kann, allein oder mit anderen.

Die Dissertation von Christine Simon (Simon, 2012) über „Community Music Therapy" wird denn auch als Brückenpfeiler zwischen Musiktherapie im klinischen Sinne und musikalischer Selbstbehandlung im salutogenetischen Sinn verstanden. Dabei werden die vorhandenen gesunden Ressourcen des Menschen als Steuerfaktor seiner Gesundheit gesehen und auch Naturmusik neben Kunstmusik gestellt.

Es folgt ein Überblick über einige der für unser Thema wichtigen Ergebnisse aus interdisziplinärer Forschung der Musiktherapie. Dazu die berufspolitische Nebeninformation: Während Psychotherapie nicht an den deutschen Hochschulen studiert werden kann, sondern nur aufbauend auf den gesundheitswissenschaftlichen Studiengängen als Monopol des Staates, werden künstlerische (Psycho-)Therapien wie Kunsttherapie (an zwei Hochschulen) und Musiktherapie (an acht Hochschulen) als Studienfach auf Bachelor und Master-Ebene angeboten, in der Schweiz einmal, in Österreich zweimal.

5 Erkenntnisfortschritte aus der Forschung und ihre mögliche Anwendungen in der Selbstbehandlung und -medikation mit Musik

Die nachfolgende Auflistung in Tabelle 1 ist ein Überblick mit der Absicht der nötigen Oberflächigkeit, die im Rahmen eines Aufsatzes keine weitergehende Tiefenschärfe bieten kann und von daher immer die Gefahr einer Oberflächlichkeit in sich birgt. Die angegebene Literatur mag da Weiterhilfe bieten.

Die zwei bedeutendsten Wissenschaftsrichtungen, die das Phänomen Musik und Musikwirkung auf den Menschen (er)klären, sind die analytische Entwicklungspsychologie des Psychiaters und Neurologen D. Stern (1986) und die von Musiktherapeuten, die ihre Forschung mit seiner verbanden. Nachstehend die wichtigsten Forschungsarbeiten der 90er und Folgejahre: M. Nöcker-Ribaupierre (1995), F. Hegi (1998), K. Schumacher (1998), H.-H. Decker-Voigt (2008) sowie die Arbeiten der Neurobiologie und Hirnphysiologie, deren Ergebnisse der Anästhesie-Facharzt und Musikmedizin-Professor Spintge (2009) seit Langem anwendet und die der Psychiater, Neurologe und Musiker M. Spitzer zusammenfasste (2005).

Persönlichkeitspsychologische Verbindungen zur Musik haben z. B. I. Frohne-Hagemann und H. Pleß-Adamczyk (2005) und der Autor dieses Beitrages zum Thema gemacht, Schmerzmedizinische Brücken zur Musik baute R. Spintge (2001). Sie sind zusammen der Literaturkomplex, aus dem die Erkenntnisse auch für die Selbstbehandlung und -medikation wichtig sind. Am einfachsten sind in der Selbstbehandlung die physiologischen Kenntnisse zu berücksichtigen, die die Synopse von Decker-Voigt (2000, S. 74–75) zusammenfasst.

6 Qualifizierungshilfe für die Selbstbehandlung

Die folgende Synopse verhilft dazu, Fehlgriffe zu vermeiden, wenn Entspannung durch Musik erhofft wird. Dann sollte keine noch so geliebte Musik mit ergotroper Struktur in die Selbstbehandlung einfließen, indem sie in den Fluss der „Behandlungszeit" mit dem Fließen der Töne parallelisiert, also zum Erleben von Synchronisationsphänome-

Tabelle 1:
Merkmale ergotroper und trophotroper Musik und ihre Wechselwirkung mit der Psychophysis des Hörens

	Beschreibung der Musikart	Kann folgende Reaktion beim Hörer auslösen
Ergotrophe (stimulierende, aktivierende) Musik	– rigidere Rhythmen/beschleunigend – Dur-Tonarten – Dissonanzen – größere Dynamik (Dezibel) – stark akzentuierte Rhythmik – starker Auftrieb und abrupter Abfall der Tonlinie, die innerhalb weiterer Höhenspannen verläuft – Stakkato-Charakter – erhöhte harmonische Aktivität – Betonung der Dissonanzen	– Erhöhung des Blutdrucks – Beschleunigung von Atem- und Pulsfrequenz – vermehrtes Auftreten rhythmischer Kontraktionen der Skelettmuskulatur – erweiterte Pupillen – größerer Hautwiderstand – Emotionalisierung/Erregung/Rauschzustand bis zu Schmerz und auch Tod
Trophotrope (beruhigende, entspannende) Musik	– schwebende, nicht akzentuierte Rhythmen – Moll-Tonarten – Konsonanzen – geringe Dynamik (Dezibel) – Vorherrschen von Legato – sanftes Fließen der Melodie – harmonische Bewegung	– Blutdruckabfall – Verlangsamung von Atem- und Pulsfrequenz (Verminderung der respiratorischen Tätigkeiten = flacher Atem) – Entspannung der Skelettmuskulatur – verengte Pupillen – geringerer Hautwiderstand – Beruhigung, Lustgefühl bis zur Somnolenz

nen führt, aber auch kein sofortiger Griff zu einer trophotrop strukturierten Musik, weil die Übergangsgestaltung von einem noch nicht entspannten Zustand zu einem entspannteren fehlen würde. Fehlende Übergänge in der Stunden-, Tages-, Nachtschlaf-, Wochengestaltung sind es, die, zusammen mit den zum digitalen Kommunikationsalltag gehörenden ständigen Interrupti in der Wahrnehmung, in der Psychosomatik zu den erkrankten Wahrnehmungsstrukturen führen und diese zur angemessenen Körperreaktion: So geht es nicht weiter.

Gelingende musikalische Selbstbehandlung setzt – wie begleitete Therapie – das Ritual eines Übergangs voraus.

Eine Anfangsmusik „dazwischen" wäre zu explorieren und nach einem kleinen Übergangsritual (Körperkomfortabilisierung, Atemwahrnehmung, Hörwahrnehmung) dann in das Erleben trophotroper Musik hineinzugehen.

Behandlungszeiten sind immer auch Rituale im Sinne von S. Freuds Bewusstheit. Je ritueller die Übergangsgestaltung vom musiklosen zum musikerfüllenden Rezipieren ist, desto intensiver wird die Musikwirkung sein. Ein solcher Übergang geschieht durch sorgsame Vorbereitung des Hörens durch folgende Vorbereitungsschritte:
1. Bequeme Sitz- oder Liegehaltung suchen.
2. Mögliche verspannte Körperzonen durch nochmalige absichtliche Anspannung entspannen (siehe Feldenkrais-Techniken).
3. Wahrnehmungssensibilisierung auf die Atemphasen, bei höherer Erregung dreimal kurz ausatmen, dann dreimal lang ausatmen.
4. Mit den Ohren sammeln, was diese vor der Musikrezeption hören (siehe das kleine Hörspiel am Anfang dieses Beitrages). Danach vorbereitende Musik 1 (zwischen ergotrop und trophotrop), dann die angestrebte Musik 2 mit der Zielabsicht der Entspannung 8 Abspannung bzw. Vitalisierung.

Viele Stücke der Romantik entwickeln innerhalb eines einzelnen Satzes beide Strukturen, trophotrope zu ergotropen, sodass kein Übergangsloch entstehen muss.

Bei dem Wunsch nach Vitalisierung aus einer müden, erschöpften Befindlichkeit heraus: wieder erst ein „Mittelstück", dann eine ergotrop strukturierte Musik.

Weitere Differenzierung dieser Interdependenzen zwischen Strukturmerkmalen von Musik und physischer Reaktion sind entwickelt worden in der Schmerztherapie durch Musik, einem Teilbereich der Musikmedizin Ralph Spintges (1997). Aus diesem Bereich könnten durchaus – von einem in diesem Bereich kompetenten Arzt oder Musiktherapeuten kontrollierte – Selbstbehandlungsschritte für bestimmte Schmerzkontexte entwickelt werden.

7   Analytische Entwicklungspsychologie

Die Erforschung des intrauterinen Klangraums ergab, dass die prämusikalischen Reize (die Rhythmen des mütterlichen Herzschlags, Rhythmen der Atmungsfolge, die Geräusche der Gelenkkontraktionen der Mutter, die Stimme der Mutter im Sprech- wie im Singbereich u. v. a.) auf die Protowahrnehmung des Fetus wirken, ab der 18./20. Woche im Körpergedächtnis gespeichert werden und als nachhaltige Ressource seine gesamte postnatale Entwicklung begleiten.

Die Synchronisationserfahrung von taktil-haptischen, kinästhetischen und akustisch-auditiven Erlebensebenen im uterinen Klangraum und der intermediäre Spielraum zwischen Mutter und Kind (z. B. in der Stillzeit und im vorsprachlichen Alter mit seinen nur auf den Bauelementen der Musik basierenden Lautdialogen mit unterschiedlichem Rhythmus, Dynamik, Klang, Melos) lässt den geborenen Menschen Zeit seines Lebens (emotional positiv besetzte) Musik als Berührung, als Nahrung, als unbewusste Erinnerung an die geschützteste Zeit, die im Uterus und der frühen Kindheit, erinnern.

Auch die später dem Menschen vielleicht begegnende große Kunstmusik oder Popmusik wird sein Unbewusstes „tangieren" (tangere = berühren) und seine Physis oft mit pilarer Erektion (pilus = das Haar, also Gänsehaut) reagieren lassen als Ausdruck der Höhepunkte einer Erregungskurve (Affektspitzen).

Bereits die Musikpädagogik der 70er Jahre wies auf die besondere Bedeutung des Beat (Schlag, rhythmischer Impuls) hin, der dem heutigen Menschen in einer Welt, die ihre berechenbaren Werte und Normen auflöst und dafür Beliebigkeiten und Unberechenbarkeiten garantiert, rhythmisch stark akzentuierte Musik präferieren lässt. Denn ob Hard Rock, Metal, Rock'n'Roll oder Rap, ob Barock- oder Marsch- oder Volksmusik: Die verlässliche Wiederkehr des rhythmischen Impulses erinnert an die geschützte Zeit im Uterus, in der der Schutz durch die Wiederholungssicherheit der mütterlichen Körperrhythmen symbolisiert ist – jedenfalls für die Menschen, die ihren Eltern willkommen waren.

8 Qualifizierungshilfe für die Selbstbehandlung

Es bedarf der sorgsamen Frage an sich selbst (oder in der Beratung an den Klienten), welche Musik er mit welcher rhythmischen Struktur jetzt, in dieser Situation, positiv empfindet. Denn gehörte Musikrhythmen beeinflussen immer auch die Strukturierungskraft des Menschen im Stundenablauf, Tagesablauf, Wechsel von Arbeit zu Freizeit, von Zusammensein(müssen) und Alleinsein(wollen).

Weiter zeigte sich in der entwicklungspsychologischen Forschung ein Zusammenhang von Bauelementen der Musik mit den Entwicklungsbereichen des Menschen: Intrauterin wird der Mensch vorwiegend den Rhythmus erleben (protowahrnehmen) – und im Hintergrund die anderen Bauelemente der Musik. Nach der Geburt spielt der geborene Mensch mit musikalischer Dynamik (dynamos = Kraft), indem er neben dem Hören von Laut und Leise auch mit Kraftstärken spielt, durch Schreien und Lallgesänge.

Fühle ich mich kraftarm, kraftlos oder voller diffuser Unruhe? Wieder die Suche nach einer Musik, deren Dynamik (musikalische Kraftentwicklung plus Dezibelstärke) der augenblicklichen Befindlichkeit entspricht – und dann eine Musik, die das abstrahlt, wonach ich mich in Richtung Kraft und Kräftigung sehne.

Kurzer Schluss für die Qualifizierungshilfe in der Selbstbehandlung vor dem Hintergrund der entwicklungspsychologischen Musiktherapie: Deutlich klangbetonte, akkordisch aufgebaute langsamere Musik (Töne klingen zeitgleich, siehe auch ihre Spiegelung der Symbiose) steht in der Persönlichkeitspsychologie für Nähe, für Intimes, Vertrautes, melodiebetonte Musik für klare Identität usw. usf.

Die Suche und Entscheidung, welche Musik für welche Befindlichkeit, ist absolut individuell zu gestalten und sollte die psychische Dimension ebenso wie die physische (siehe ergotrope/trophotrope Strukturen) berücksichtigen.

9 Persönlichkeitspsychologie und Musik

Zur Psychologie einer Selbstbehandlung mit Musik gehört auch die Befragung/Selbstbefragung, welche psychische Funktion mein Beratung suchender Klient der Musik beimisst, welche ich ihr selbst im Blick auf mich in meiner Selbstbehandlung beimesse.

Hier die Funktionsauflistung, die Frohne-Hagemann und Pleß-Adamczyk (2005, S. 17) entwickelten sowie nachfolgend Ergänzungen durch den Autor:
1. *Vehikelfunktion:* Diese ist im klinischen Bereich nicht anzutreffen, aber instrumentalisierbar in der Selbstbehandlung, wenn es sich um Hintergrundmusikunterlegung bei ungeliebten Tätigkeiten handelt oder um einen Support durch Musik bei z. B. Fitness-Tätigkeiten wie Jogging u. a.
2. *Funktion als neuronaler Sinnesstimulus:* Im klinischen Bereich meint diese die Unterstützung z. B. in Kliniken für erworbene Hirnverletzungen. Dort wird Musik als Beschallungsfaktor eingesetzt, um zentral die hirnelektrischen Aktivitäten in Gang zu halten.
3. *Funktion als Übergangs- und Intermediärobjekt:* Entwicklungspsychologisch ist der früheste Spielraum zwischen Säugling/Kleinstkind und Bezugsperson derjenige, der später die Kreativität und Flexibilität des aufwachsenden und erwachsenen Menschen entscheidend prägt: Die Interaktionsräume in diesen frühen Dyaden zwischen Mutter/Vater/Bezugsperson und Kind (intermediärer Raum) werden mit Kontakt- und Näheerfahrungen durch Bauelemente der Musik, der Gestik, des Mimischen/ Pantomimischen, der Prosodie des Sprechens (jeder Sprechende spricht auch mittels der Bauelemente der Musik) gefüllt.
Nutzung im Selbstbehandlungsbereich und in Verbindung mit Ritualisierung von Festen und Feiern, Jubiläumstagen (und deren nachweisbarer Ressourcenstärkung im Bereich der Vitalitätsaffekte). Musik zu nutzen wie den Teddybär als Erinnerungs-(Assoziations-)Brücke. Welche Musik kann meinen Erinnerungswunsch an einen Menschen, einen architektonisch beglückenden Raum, eine Landschaft usw. reaktivieren helfen, verstärken?
4. *Funktion als emotionaler Resonanzgeber:* Generell Musik differenziert wählen lernen unter dem Aspekt: Welche erhoffte, erwünschte Affektrichtung (Erinnerung z. B.) wird in mir mit welcher Musik verstärkt? Auch mangelnde Trauerarbeit, in der oft Musik gefürchtet wird als Aufhebung emotionaler Blockaden und Tsunami-Auslöser im Affekthaushalt, kann in begleiteter Selbstbehandlung eine hochwirksame Einleitung zu gesundem Trauern sein.

5. *Funktion als Ressource:* Verstehen wir Ressource als in der Entwicklung des Menschen sich langsam aufbauende innere psychophysische Kraftquelle und Resilienz. Eher als die positive Rückgriffsmöglichkeit auf das soziale Umfeld ist jede Musik, die als „meine Musik", als „meine Geliebte" , als meine Traumwelt, in der ich sein, d. h. fühlen kann, was und wie ich sonst nicht bin, eine Ressource und zusammen mit der Funktion (4) (emotionaler Resonanzgeber) und der folgenden Funktion eine in sich gebündelte und gemeinsam wirkende Funktion als Triade des musikalischen Supports für die Seele.
6. *Funktion als Projektionsschirm:* Der dritte Teil der unter (5) genannten supportiven Triade: Welche Musik erhöht mich in sonst nur idealisierte Welten, in Rollen, die ich träume, ist Teilgabe und ermöglicht Teilhabe an sonst nicht erreichbaren und fühlbaren emotionalen Welten?
7. *Funktion als soziokulturelles Ordnungssystem:* Jede Musik, die ich mir anhöre und damit meine gewünschte Zugehörigkeit zu einer (Peer-)Gruppe repräsentiere, ist supportiv im Gesundheitssinne. Eher als Ordnungsfunktion für die Pubertät gedacht (Musik als Ablösungshilfe von Kindheitsabhängigkeit und Eingliederungshilfe in autonomere Systeme mit erträglichen, weil gewollten neuen Abhängigkeiten), kann diese Funktion auch im salutogenetischen Sinne lebenslang genutzt werden: Schützenvereine, Jägerverbände, Vertriebenenverbände usw.
8. *Funktion der Musik als Container:* Gemeint ist jede Musik, die dem Hörer das Empfinden von Geborgenheit, von Schutz, von Heimat vermittelt (siehe Überschneidungen mit den Funktionen 3 bis 7).

Ergänzend sind in einem meiner Arbeitskreise zur Wirkungsforschung die drei folgenden Funktionen hinzugekommen, die in der Selbstbehandlung eine wesentliche Rolle einnehmen:

– *Transzendierende Funktion:* Musik, die mich über mich selbst hinausführt in spirituelle Weiten, in der das Selbst sich aufzulösen scheint, siehe die großen Augenblicke großer Kunstmusik in z. B. sakralen Räumen, deren körperlicher Ausdruck die „pilaren Erektionen" sind. Transzendierende Funktion meint die Zeiten, in denen sich der Hörende eben aus dieser Zeit genommen fühlt, kurz in eine zeitlose, ewigkeitsnahe Homöostase und Auflösung hineinfühlend empfindet.
– *Transkulturelle Funktion:* Jede Musik, die in einer Gruppe von Mitgliedern aus verschiedenen Kulturen (Asylsuchende, deutsche Familien mit Migrationshintergrund usw.) für Kohäsion sorgt, für ein wechselseitiges Verstehen, das zum Wir-Gefühl mutieren kann. In der Selbstbehandlung kann diese soziale Ängste mit abbauen, auflösen helfen und auf direkter Ebene zur Psychohygiene beitragen.
– *Experimentelle Funktion:* Auch in der Selbstbehandlung spielt das Experimentieren mit Unbekanntem eine förderliche Rolle für die psychische Gesundheit. Dauerhaft auf vertraute Musik zurückzugreifen kann die zwanghafte Seite überakzentuieren, sodass das bewusste Hören einer neuen, einer fremden Musik und ihrer Struktur mit den vertrauten Bausteinen jeder Musikrichtung und -epoche (Rhythmus, Dynamik, Klang, Melos und Form) die Fähigkeit zum Umgang mit Neuem (die histrionische Kraft im Menschen) aufrechterhält.

10 Postludium

Der Ausspruch des jüngst verstorbenen B.B. King, einer der Jazz-Päpste, Musik sei für ihn wie Medizin, können Sie in Richtung einer phänomenologisch verstandenen Diagnose (i. S. eines annähernden Verstehens) analysieren, indem Sie sich fragen, welche entwicklungspsychologischen Bedeutungen und welche Funktionen der Musik für ihn wohl gegolten haben mochten. Denn anders als in der Pharmazie für die therapeutische Behandlung wird Musik in einer Selbstbehandlungskonzeption immer nur eine für die einzelne Person wirksame Medizin sein können. Aber was heißt hier „nur"…

Literatur

Bernius, V., Kemper, P., Oehler, R. & Wellmann, K.H. (Hrsg.). (2006). *Der Aufstand des Ohrs – die neue Lust am Hören*. Göttingen: Vandenhoeck & Ruprecht.
Decker-Voigt, H.-H. (2000). *Aus der Seele gespielt*. München: Goldmann.
Decker-Voigt, H.-H. (2008). *Mit Musik ins Leben. Klänge in Schwangerschaft und früher Kindheit*. München: Reinhardt.
Decker-Voigt, H.-H. (2013). Vom Singen als Ritual im Krankenhaus. In W. Bossinger, T. Jüchter, N. Hermanns, G. Kreutz & H.-H. Decker-Voigt (Hrsg.), *Das Potenzial des heilsamen Singens* (S. 22). Baindt/Ravensburg: Stiftung Singende Krankenhäuser.
Decker-Voigt, H.-H., Oberegelsbacher, D. & Timmermann, T. (2012). *Lehrbuch Musiktherapie*. München: Reinhardt/UTB.
Decker-Voigt, H.-H. & Spintge, R. (1997). *Energon – das medizinisch-psychologische Musikprogramm „Musik und Gesundsein". Selbsthilfen zur Herz-Kreislaufstärkung/Stress-Bewältigung/Tinnitus/Verspannungsschmerz/Älterwerden*. Hamburg: Polymedia.
Eibl, K. (Hrsg.). (1987). *Johann Wolfgang Goethe. Sämtliche Werke, Briefe, Tagebücher und Gespräche* (Bd. 1). Berlin: Deutscher Klassiker-Verlag.
Frohne-Hagemann, I. & Pleß-Adamczyk, H. (2005). *Indikation Musiktherapie bei psychischen Problemen im Kindes– und Jugendalter*. Göttingen: Vandenhoeck & Ruprecht.
Gadamer, H.-G. (1993). *Über die Verborgenheit der Gesundheit*. Frankfurt am Main: Suhrkamp.
Hegi, F. (1998). *Übergänge zwischen Sprache und Musik*. Paderborn: Junfermann.
Nöcker-Ribaupierre, M. (1995). *Auditive Stimulation nach Frühgeburt*. Stuttgart: G. Fischer.
Rueger, C. (1993). *Die musikalische Hausapotheke für jedwede Lebens- und Stimmungslage von A-Z*. Kreuzlingen: Ariston.
Schafer, R.M. (2002). *Anstiftung zum Hören. Hundert Übungen zum Hören und Klänge machen*. Aarau: HBSNepomuk.
Schumacher, K. (1998). *Musiktherapie und Säuglingsforschung*. Frankurt am Main: Lang.
Simon, C. (2012). *Community Music Therapy*. Klein-Jasedow: Drachen.
Spintge, R. (1997). *Musik und Gesundsein – Selbsthilfe bei Verspannungsschmerz*. Hamburg: Energon.
Spintge, R. (2001). Aspekte zur MusikMedizin. In H.-H. Decker-Voigt (Hrsg.), *Schulen der Musiktherapie* (S. 387–407). München: Reinhardt.
Spintge, R. (2009). Musikmedizinische Forschung heute und morgen. In H.-H. Decker-Voigt & E. Weymann (Hrsg.), *Lexikon Musiktherapie* (S. 303). Göttingen: Hogrefe.
Spitzer, M. (2005). *Musik im Kopf. Hören, Musizieren, Verstehen und Erleben im neuronalen Netzwerk*. Stuttgart: Schattauer.

Stegemann, T. (2012). *Rezeptive Musiktherapien mit Schwerpunkt der Tiefenentspannungsmethoden*. Unveröffentlichte Dissertation, Institut für Musiktherapie der Hochschule für Musik und Theater Hamburg.

Stern, D. (1986). *Die Lebenserfahrungen des Säuglings*. Stuttgart: Klett-Cotta.

Selbstbehandlung mit Schreibtherapie

Lutz von Werder

1   Anmerkungen zur Schreibtherapie

Mehrere Jahre Mitarbeit in den 80er Jahren in der Schreibwerkstatt im „Langen Erdmann" und im „Literatur-Cafe" in Berlin haben mich davon überzeugt, was ich auch beim eigenen Schreiben schon gelernt hatte: Schreiben eröffnet einen vertieften Umgang mit verborgenen Gefühlen, belastenden Fantasien und inneren Bildern.

Den ersten Schlüssel zum gezielten Erschließen des Unbewussten bot die Clustermethode von Gabriele L. Rico (1984), die die freie Assoziation in eine leicht lenkbare Form gebracht hat und viele Schreibgruppen damit methodisch ausstattete. Allerdings hatte die freie Assoziation, was G. L. Rico ausblendete, schon eine lange Geschichte in der Schreibtherapieentwicklung (vgl. Lerner, 1980; Leedy, 1985; Blanton, 1969).

Schreibtherapie begann 1980 in den USA bei A. Lerner mit der Einbeziehung von Lesen und Schreiben von Texten in der Arbeit mit Patienten. Diesen Ansatz folgte auch J. J. Leedy, der das poetische Schreiben 1985 als Medium seelischen Heilens verstand. Seit Anfang der 90er Jahre gab es in den USA eine Verschmelzung der Schreibtherapie mit dem „Creative Writing". Heute kann die Schreibtherapie, auch in Europa, als Wiederaneignung der Ich-Identität durch Schreiben bezeichnet werden. Diese Aneignung durch den Selbsttherapeuten gliedert sich in folgende vier Stufen:
1. Entwicklung von Schreiblust,
2. Flexibilisierung der Schreibqualifikationen,
3. Schriftliches Erinnern und Wiederholen von Lebens- und Identitätskrisen im Lebenslauf,
4. Durcharbeiten, Deuten und Entwickeln von Krisenhilfen auf der Basis der geschriebenen Texte (Werder, 1998).

Die Selbstbehandlung mit Schreibtherapie spielte aber schon bei der Entstehung der Tiefenpsychologie eine große Rolle: Sigmund Freud gelang seine Selbstanalyse nur durch die Benutzung der freien Assoziation in seinem Traumtagebuch, er stieß auf den Ödipuskomplex. C. G. Jung praktizierte zur Bewältigung seiner Selbsterkenntnis die aktive Imagination beim Schreiben von archetypischen Mythen und entdeckte das kollektive Unbewusste. Alfred Adler gelang es bei der Analyse seines Minderwertigkeitskomplexes, seine Lebensgeschichte zu schreiben und zu verstehen. Karen Horney entdeckte das Tagebuch als die richtige Form, um ihre Selbsttherapie voranzubringen. Erich Fromm benutzte die Meditation, um sich über die Kunst des Liebens mit Texten über sich selbst zu verständigen (Ellenberger, 2006).

Heute hat das Schreiben als Selbstbehandlung in der kognitiven Therapie, in der Verhaltenstherapie, in breiten Kreisen der deutschen Schreibgruppenbewegung einen festen Stellenwert.

Bei Autobiografen und Selbstanalytikern, aber auch in den Produktionstheorien von Lyrikern und Romanautoren wird die heilende Erschließung des Unbewussten durch imaginative, assoziative, automatische Schreibmethoden schon lange vorgestellt. Dabei ist auf den heiligen Augustinus, Benvenuto Cellini, Robert Burton, Jean Jacques Rousseau, den Marquis de Sade, August Strindberg, Henry Miller und viele andere hinzuweisen, die die heilende Kraft des Schreibens im Selbstversuch erlebt haben.

In der frühen Psychoanalyse wird zudem der heilende Zusammenhang von Neurose und Kreativität entwickelt. Dieser Zusammenhang besagt: Innerpsychisch wird in der Neurose das Unbewusste abgewehrt, die es repräsentierenden Fantasien werden verdrängt, das Verdrängte entzieht sich der Ich-Kontrolle. In der Kreativität wird das Unbewusste wieder zugelassen, die Fantasien werden gestaltet, und zwar im Dienste des Ichs. Außerpsychisch stellt die Neurose eine Flucht in die Innenwelt dar und eine Reaktivierung infantiler Verhaltensweisen, schließlich eine Verstrickung und Fixierung in falsche Kompromisse. In der Kreativität geschieht eine aktive Auseinandersetzung mit der Umwelt und es findet der Versuch statt, kreative Innovationen in den kulturellen Prozess einzubringen.

Wenn sich also das Ich in der Neurose durch Verdrängung und Abspaltung des Unbewussten schädigt und sozial isoliert, aber in der Kreativität das Unbewusste kathartisch abreagiert und dafür die soziale Anerkennung im kulturellen Kontext gewinnt, dann ergibt sich für den „leichten Neurotiker" ein Übergang zur Heilung durch Kreativität.

Diese Überlegungen werden durch die amerikanische Schreibtherapie, die das poetische Schreiben und Lesen als Heilmittel benutzt, gestützt. In der amerikanischen Schreibtherapie tauchen auch in der Anfangsphase ihrer Entwicklung nach dem Zweiten Weltkrieg schreibtherapeutische Selbsthilfegruppen auf, die die Entwicklungskosten für eine neue, unbekannte und damit nicht anerkannte und nicht nachgefragte Therapie erheblich senkten.

Es lag also nahe, in Berlin den selbstanalytischen Zugang zur Schreibtherapie im Kontext der Selbsthilfegruppenarbeit zu beginnen. Dies hieß, im Umfeld der Selbsthilfebewegung zu arbeiten und am Leitfaden des autobiografischen Schreibens die heilenden Schreibpotenzen in der biografischen Vergangenheit, Gegenwart und Zukunft zu entfalten, um dann stärker auch die therapeutischen Qualitäten literarischer Formen, Stilmittel und Gestaltungstechniken des Schreibens zu erforschen.

Als ersten Leitfaden, als Grundstufe des selbsttherapeutischen Schreibens, entstand für den Selbsttherapeuten die Arbeit an wichtigen Stationen des eigenen Lebens. Diese Stationen umfassten das Trauma der Geburt, die Portalfiguren des eigenen Lebens (Vater und Mutter), die Krisen der Pubertät, die erste Ehe, Arbeitslosigkeit und Krankheit, die Krise der Lebensmitte, die Probleme des Rentnerlebens und die Vorbereitung auf den Tod (Werder, 1986). Zu jeder dieser biografischen Stationen des eigenen Lebens hatte der Selbsttherapeut – mithilfe der Clustermethode, des Mind-Map-Writings, des automatischen Schreibens – Texte zu verfassen und zu deuten.

Ein zweiter Leitfaden als Aufbaustufe für den selbsttherapeutischen Schreiber orientierte sich an den kreativen Schreibpotenzialen der großen Psychotherapeuten, deren Schreibübungen nach den Schichten der Seele geordnet waren.

So ergaben sich neun selbsttherapeutische Schreibmodule, die beim Unbewussten und dem Ich begannen und das tiefenpsychologische Schreiben (Freud, Jung, Adler), das verhaltenstherapeutische Schreiben (Kanfer, Ellis), das Schreiben im Stil der humanistischen Psychotherapie (Rogers, Perls, Berne, Moreno) vorschlugen. Dann kam das Schreiben über die Familie (Satir, H. E. Richter) und über Paarkonstellationen (J. Willi). Beim Schreiben über den Körper wurden Schreibanimationen nach W. Reich und A. Lowen vorgestellt.

Um zum Schreiben über Gruppenzusammenhänge aufzuklären, gab es Schreibanregungen nach R. Cohn (TZI = Themenzentrierte Interaktion) und der Anonymen Alkoholiker (AA). Die Erschließung der höheren psychischen Fähigkeiten wurde durch Schreibübungen aus der Hypnotherapie und Selbsthypnose nach Milton Erickson, L. M. le Cron sowie des Autogenen Trainings nach I. H. Schultz eröffnet. Den Abschluss dieses zweiten Schreibleitfadens bildete das Schreiben nach Anregung der transpersonalen Psychotherapie (A. A. Maslow, K. G. Dürckheim, S. Grof, R. Asssagioli; vgl. Werder, 1998).

Diese Grund- und Aufbaustufe selbsttherapeutischer Leitfäden ermöglichte eine gründliche Orientierung über die autobigrafischen und seelischen Strukturen selbsttherapeutischen Schreibens. Die Durchführung beider Leitfäden umfasste etwa ein Jahr. Beide Leitfäden wurden sowohl in der Hochschule mit Studenten wie in außeruniversitären Schreibgruppen evaluiert (Werder, 1986, 1988, 1998).

Der selbstanalytische Zugang zur Schreibtherapie in einem Selbsthilfegruppensetting ergab aber so viele Forschungsaspekte, dass der Aufbau eines „Instituts für kreatives und therapeutisches Schreiben" in Berlin 1987 nötig wurde. Dieses Institut begleitet und dokumentiert nicht nur die Selbsthilfegruppenarbeit, sondern erforscht auch als einen Schwerpunkt der Gruppenarbeit und Einzelanwendung die Krisen und Blockaden im selbsttherapeutischen Schreiben. Seine Erkenntnisse vermittelt das Institut an eine interessierte Öffentlichkeit, die die Ausbildungscurricula des Instituts im Bereich der schriftlichen Selbstanalyse wie des kreativen Schreibens wegen ihrer Nähe zur Alltagswelt und alltäglichen Selbsthilfe stärker nachfragt.

2   Einige psychologische Überlegungen zur Schreibtherapie als Selbstbehandlung

Im Kern ist jede Neurose Entzweiung, Entfremdung, ein Konflikt zwischen Ich und Es, Ich und Über-Ich, Ich und Ich-Ideal. Es treten Bedürfnisse auf, die asozial sind: Man beginnt sich selbst zu zerstören. Die Gesellschaft erhebt Forderungen, die einen einschränken. Man strebt Idealen nach, die man nicht erreichen kann. Im Kampf mit dem Fremden in sich beginnt man, sich selber fremd zu werden: Das angegriffene Ich verfängt sich im Kreislauf der Abwehr- und Kompensationsmechanismen. Es verdrängt teilweise, es verabsolutiert sich, es flüchtet in den Mutterschoß, es entwickelt aggressive Impulse.

Die schriftliche Selbstanalyse greift in diesen neurotischen Kreislauf ein. Sie unterstützt die Wahrnehmung einer Störung, leitet zur Selbsterforschung und Selbsterkenntnis an und fördert die Selbstheilung. Sie versöhnt die antagonistischen Kräfte der Seele. Ihr Grundprinzip: Aus Gefühlen formt sie poetische Bilder. In diesem Transformationsprozess werden die belastenden Gefühle dreifach bearbeitet. Sie werden einmal *amplifiziert*: erweitert. Gefühlsbilder werden mit verwandten Bildern vermittelt. Die individuelle Störung erscheint in den Bildern allgemeinen Leidens und gewinnt den Zusammenhang mit den Leiden in der Welt. Damit erscheint das eigene Leid erlebbar als ein Teil des allgemeinen Leidens.

Die störenden Gefühle werden zum anderen *verdichtet*. Der Kern des Schmerzes kommt klar und deutlich hervor, zeigt sich hart und rein. Die Gefühle werden aus dem Ursprung kindlicher Verletzung und Gefühlsverzerrung erfahren. Die störenden Gefühle bekommen Fühlung mit ihrer biografischen Geschichte. Ihre Herkunft aus dem Verlassenwerden durch die Mutter, aus dem Unterdrücktwerden durch den Vater, aus dem Streit mit den Geschwistern wird in poetischen Bildern deutlich. Die belastenden Gefühle werden so *historisiert* und *relativiert*.

Dieser schriftliche Selbsterforschungs- und Selbsterkenntnisprozess stimuliert eine Bewegung zwischen dem Ich und dem Fremden. In diesem Austauschprozess reinigt sich das Ich, denn das Fremde wird im Bild gebannt, erklärt, durchlebt, vermittelt und schwächt sich ab.

Die durch den entstandenen Text ermöglichte Kommunikation mit anderen, die auch möglich wird, weil im Text die Störung mittelbare Gestalt gewonnen hat, eröffnet den weiteren Weg aus dem neurotischen Kreislauf.

Schriftliche Selbstanalyse ist auch in der Literaturgeschichte häufig praktiziert worden, u. a. von Poeten wie R. M. Rilke. Rilke kennt die falsche schriftliche Selbstanalyse. In ihr wird der mehrfache Transformationsprozess der Gefühle abgeblockt. Sprache wird nur oberflächlich benutzt, „um zu beschreiben, wo es wehtut". Es kommt nur zur Darstellung der Störung. Die richtige Selbstanalyse ist tiefer. Gefühle werden in Bildern gebannt, vermittelt, relativiert. Nach Rilke: „Hart sich in die Worte verwandeln, wie der Steinmetz einer Kathedrale sich verbissen umsetzt in des Steines Gleichmut."

Diese Lehre ruft Rilke dem jungen durch Selbstmord geendeten Wolf Graf von Kalckreuth nach, der zwar dichtete, aber nur im Sinne der Störungsbenennung, nicht der poetischen Umgestaltung. „Hättest Du nur *ein* Mal gesehn, wie Schicksal in die Verse eingeht und nicht zurückkommt, wie es drinnen Bild wird und nichts als Bild ... du hättest ausgeharrt" (Rilke, 1978, S. 66).

Schriftliche Selbsttherapie wird aber nicht nur von professionellen Dichtern praktiziert. Sie lässt sich auch in den schriftlichen Diskursen von Laienschreibern finden. Die schriftliche Selbstanalyse liegt Frauen sicher etwas näher als Männern, die von ihrer Rationalität eher zum Rationalisieren ihrer Gefühle verführt werden. Aber soweit Männer das Weibliche in sich akzeptieren, werden sie auch den Weg der schriftlichen Selbstanalyse gehen. Schmerz, Traurigkeit, Angst, Einsamkeit, Leid werden im Text Bild werden, nichts als Bild und nicht in dieser Form zurückkommen.

Im Kern ist die schriftliche Selbsttherapie die Transformation von störenden Gefühlen in gestaltetes Bild, symbolisch ein Akt der Versöhnung. Die schriftliche Transformation amplifiziert, verdichtet, historisiert und relativiert die unerträglichen Gefühle der Kindheit und macht sie damit erwachsener Gegenwart verständlich und annehmbar. Das erwachsene Ich und das Fremde der Kindheit versöhnen sich im produzierten Text. Das Ich hat im Text zwar nicht gesiegt, aber die Bedrohung durch das kindliche Fremde bestanden. Es zeigen sich im Akt der Transformation die Umrisse des Selbst, das jenseits der Spaltung von Ich und dem Fremden uns transzendierend als Schreiber umgreift.

Der Akt der schriftlichen Transformation beteiligt die unbewussten seelischen Schichten der Assoziationen und Bilder abgesunkener Erfahrungen. Durch die Assoziationsschichten wird das vom Fremden ausgehende störende Gefühl amplifiziert und mit Bildern bis hinab in die Kindheit erweitert, durch Imagination wird die Bildervielzahl verdichtet und auf den Kern der Unverletzung gebracht. Diese Versöhnung erfordert den Umgang mit der freien Assoziation, den Techniken der Imagination und Meditation, die schon im Alltagsleben das Seelenleben und auch spontane Heilungsversuche des Durchschnittsmenschen bestimmen.

Im Akt der Transformation geschieht Versöhnung mit sich selbst. Man schließt Freundschaft mit sich, versöhnt sich mit seiner kindlichen Vergangenheit, mit den elterlichen und geschwisterlichen Über-Ich-Zwängen, mit seiner Sterblichkeit, mit der Welt, mit seinem strengen Ich-Ideal, mit seiner begrenzten Zukunft. Das Selbst relativiert die Riesenansprüche, die Empfindlichkeit, den Wiederholungszwang, den Teufelskreis durch Vermittlung von Vertrauen in die poetische Kraft, die Kraft von Orpheus, wie Rilke schreibt.

Schriftliche Selbstanalyse verwandelt nicht nur das eigene Innere, sie verwandelt als neues Kommunikationsangebot auch die Kommunikationssysteme der Gesellschaft. „Schläft ein Lied in allen Dingen, die da träumen fort und fort, und die Welt hebt an zu singen, triffst du nur das Zauberwort", schreibt der Dichter J. von Eichendorff 1835 („Wünschelrute"; Eichendorff, 1987, S. 328). Diese romantische Erkenntnis weist auf den engen Zusammenhang von Selbst- und Weltveränderung hin. Im Akt der schriftlichen Produktion erscheint das Selbst, das uns von unserer gelungenen Identität und unserer erreichbaren äußeren Heimat spricht. Diese Erfahrung unterstützt die Heilung der neurotischen Spaltung, gibt dem Ich Kraft zur Integration, weil das Ich seine Aufhebung im kommenden Umgreifenden spürt.

Die schriftliche Selbsttherapie wird durch seelische Störungen stimuliert. Sie schwächt sich ab, wenn die Störungen abklingen. Aber im Prinzip ist die schriftliche Selbsttherapie nicht endlich, situativ, sondern unendlich. Sie wird, richtig verstanden, den Menschen als heilendes Tagebuch durchs Leben begleiten (Heimes, 2012). Sie lebt in der Tradition der Poesie, in romantischen, expressiven und surrealen Erfahrungen.

3   Krisen in der Selbstbehandlung durch Schreibtherapie

Die schriftliche Selbsttherapie ist als kreativer Prozess und als Praxis von Laien und Laiengruppen von besonderen Krisen geprägt, deren Bekanntheit darüber entscheidet, ob die schriftliche Selbsttherapie nur eine unangenehme Episode bleibt oder eine längere, positive Lebenspraxis wird. Der Transformationsprozess von Gefühlen in gestaltetes Wort durchläuft die Kreativitätsphasen: Inspiration, Inkubation, Illumination, Verifikation (vgl. Preiser, 1986; Landau, 1984).

In diesen Phasen werden Regressionsprozesse vom Ich ins Unbewusste, Auseinandersetzungen mit Ich-Idealen und dem literarischen Über-Ich und Versuche der Sublimation von psychischer Energie vollzogen. Kein Wunder also, dass in diesen Phasen auch besondere Belastungen auf den Selbsttherapeuten zukommen können. Wenn wir die Traum- und Fantasietheorie der Psychoanalyse als Erklärungsmodell des kreativen Prozesses heranziehen (Werder, 1988), können wir folgende Krisen in der poetischen Selbsttherapie erwarten:
- in der Inspirationsphase: Regressionsängste,
- in der Inkubationsphase: Schreibstörungen,
- in der Illuminationsphase: Schuldgefühle, narzisstische Aufblähung, depressive Verstimmungen, die allerdings normalerweise in der Verifikationsphase durch Deutung des geschriebenen Textes und damit durch erweiterte Selbsterkenntnis bewältigt werden können.

Sehen wir uns die Krisenmomente etwas genauer an. Jeder Beginn des schriftlichen Produktionsprozesses vollzieht eine Regression auf prälogische Fantasien, primäre Wahrnehmungs- und Denkmuster der Kindheit. Dabei können Gefühle und Bilder bewegt werden, die das erwachsene Ich überfordern. Im Schreibprozess drückt sich die Überforderung des Ichs als Schreibstörung aus. Das Schreiben erlahmt oder es wird dem Schreiber ungemütlich. In der Phase der Textgestaltung können weitere Störungen erscheinen: Da der gefertigte Text nicht den eigenen Ansprüchen entspricht, entsteht Wut. Wenn der Text das Ich kränkende Erfahrungen enthält, entsteht eine depressive Verstimmung. Wenn diese Verstimmung überspielt wird, ergeben sich narzisstische Ich-Aufblähungen, die sich darin bemerkbar machen, dass der entstandene Text völlig überschätzt, Kritik abgelehnt und das Vorlesen verweigert werden. Erst in der Phase der Textdeutung können die meisten Krisenaspekte produktiv bearbeitet werden. Allerdings wird die Textdeutung erst in einer Selbsthilfegruppe für schriftliche Selbstanalyse die nötige Qualität gewinnen, um folgende emotionelle Begleiterscheinungen des Schreibprozesses richtig verarbeiten zu können:
- Ideenströme, die verwirren können,
- anschauliche Bilder, die über formal-begriffliche Denkformen dominieren,
- emotionale Erregungen über die Erfahrung der Ich-Schwäche,
- Gefühle der Ich-Ferne und des Unbeteiligtseins beim Zustandekommen des schriftlichen Einfalls,
- Gefühle einer von außen oder von oben kommenden Eingebung,
- Gefühle der Neuschöpfung, des Noch-nie-Dagewesenen (Preiser, 1986; Bergler, 1952; May, 1987).

Die Qualität der Hilfe bei der Krisenbewältigung in der Selbsthilfegruppe ist gering, wenn großer Gruppendruck, Hemmungen durch soziale Hierarchie, soziale Konflikte und Aggression oder Konzentrationsstörungen durch Ablenkungen herrschen. Die Hilfe durch die Gruppe ist gut, wenn folgende Gruppeneinflüsse spürbar sind:

- gegenseitige Verstärkung,
- Stimulierung und Aktivierung,
- Assoziations- und Deutungsförderung durch vielseitige Personenzusammensetzung,
- großes Informationspotenzial,
- emotionale Sicherheit, Verständnis für Krisen, Hilfe bei Hemmungen, Empathie bei depressiver oder narzisstischer Reaktion,
- soziale Bestätigung und Anerkennung durch sozial-kreatives Engagement der Gruppe (Preiser, 1986; Werder, 2007).

Der Einzelanwender der Schreibtherapie sollte sein soziales Netzwerk, auch das Internet, einbeziehen. Tatsache ist, dass viele Internetnutzer die sozialen Medien wie Twitter, Facebook, Youtube nutzen, um über ihre seelischen Probleme zu schreiben. 60 % der Nutzer suchen auch im Internet Informationen über ihre seelischen Krankheiten. Da jeder fünfte Deutsche in seinem Leben seelisch erkrankt, besteht ein Bedarf an Hilfe, der durch das Psychotherapiesystem kaum befriedigt werden kann. Das Internet wird so zu einer ersten Hilfe für viele seelisch Kranke durch Schreiben und Lesen über ihre Krankheit.

In den sozialen Medien erhalten sie dann als Selbsthelfer auch gewisse Feedbacks. Die Kranken merken, dass sie nicht allein sind. Wichtig dabei ist es, den eigenen Namen nicht zu nennen, um sich zu schützen. Deutlich ist aber für Selbsttherapeuten das Schreiben im Internet eine Entlastung (Porombka, 2012). Ob der Ausbau des Internets als Anlaufstelle für professionelle und autodidaktische Schreibtherapien für Selbsthelfer gelingt, bleibt abzuwarten.

Das Ich hat außerdem bei der Selbstbehandlung oder in der Selbsthilfegruppe einen starken inneren Partner: die kreativen Ich-Aspekte, die auch eine Ich-Regression produktiv umkehren können.

4 Regression im Dienste des Ichs in der Selbstbehandlung mit Schreibtherapie

Während die Psychoanalyse lange nur die zerstörerischen Seiten der Regression als Reaktivierung kindlicher Fantasien und Verhaltensweisen sah, wurde von Ernst Kris bei der Untersuchung von künstlerischen Prozessen entdeckt, „dass das Ich den Primärvorgang auch benutzen kann und nicht nur von ihm überwältigt wird" (Kris, 1977). Kris kam zu der grundlegenden Annahme, „dass unter bestimmten Bedingungen das Ich die Regression handhabt und dass die integrativen Funktionen des Ichs eine willentliche und zeitweilige Abziehung der Besetzung aus dem einen oder anderen Gebiet einschließt, um hernach seine Herrschaft gefestigt wieder zu gewinnen" (Kris, 1977).

Die Bedingungen der Regression im Dienste des Ichs beim therapeutischen Schreiben hat der amerikanische Schreibtherapeut J. J. Leedy genauer herausgearbeitet. Leedy geht davon aus, dass Regression des Gefühls immer eine Regression in Bildern ist. Regressive Bilder sind Bilder des Todes, der Verlassenheit, der Zerstörung, des Unterganges. Wenn diese Bilder das Ich überfluten, können sie Depression und Angst hervorrufen. Das Ich kann aber diese regressiven Bilder positiv wenden, wenn es gegen sie die Kraft progressiver Bilder setzt: also gegen das Bild des Todes das des Lichtes, gegen Verlassenheit Begegnung, gegen Zerstörung Aufbau, gegen Untergang Aufgang. In Texten, in denen die Mutter als verlassende, vereinsamende erscheinen will, wird die nährende, die liebende Mutter zu beschreiben sein. In Texten, in denen der Vater als zerstörender und strafender auftritt, ist der Vater des Schutzes und der Kraft zu benennen. Gegen den Sog gestorbener Eltern kann der Besitz der unverlierbaren inneren Elternbilder gesetzt werden. Auch in Symbolen dokumentiert sich regressive Gewalt: der verlöschende Stern, der verschwundene Engel, das gewalttätige Atom. Dagegen sind progressive Symbole zu beschwören: die Sonne um Mitternacht, der innere Seelenführer, das Aloe. Man lese nach, wie es Wolfgang Weyrauch gelingt, in dem Gedicht „Atom und Aloe" aus der Kraft der Aloe die Macht des regressiven Atoms zu überwinden (vgl. Weyrauch, in Bender, 1961). Die Lyrik ist ein besonders intensiver Sprachort, an dem die Negation der Negation, die Opposition von Negation und Position oder die Beschwörung der Position (etwa in R. M. Rilkes „Duineser Elegien") möglich werden. Aber das ist auch in Prosa möglich. Besonders im Märchen mit positivem Ausgang, im Kriminalroman mit überlebendem Phil Marlowe am Schluss oder im Abenteuerroman, wo am Ende das „Geheimnis der Sahara" gelüftet wird. Auch in diesen Prosaformen kann die Selbstbehandlung mit Schreibtherapie, auch in Selbsthilfegruppen, Gestalt gewinnen.

J. J. Leedy fand gerade Gedichte, in denen eine Opposition von Negation und Position stattfindet, also Regression in Progression umschlägt, besonders gut für „depressive Patienten" geeignet. Er nimmt an, dass sich für diese Patienten besonders Gedichte eignen, die traurig und düster klingen, aber vor allem gegen Ende Hoffnung und Mut vermitteln (Leedy, in Petzold & Orth, 2005).

Die Regression im Dienste des Ichs wird allerdings problematisch, wenn die integrativen Kräfte des Ichs, die eine selbstregulierte Regression einschließen, stark geschädigt sind (Kris, 1977). Personen mit starker Selbstzerstörungssucht werden durch das Schreiben von ausschließlich depressiven Gedichten in ihren Schuldgefühlen bestärkt. Wenn diese Personen Gedichte schreiben, in denen Vater- und Mutterfiguren als rächende, verlassende und in Krisen nicht verlässliche Personen dargestellt werden (Leedy, 1985), dann kann die Regression unumkehrbar werden und – im seltenen extremen Fall – Selbstmordgefahr entstehen. Die Regression im Dienste des Ichs in der poetischen Selbsttherapie muss nach dem ISO-Prinzip (Leedy, 1985), das die Integration des Ichs durch Ausgleich und Bannung des Unbewussten sicherstellt, entwickelt werden. Die Sage vom Urpoeten Orpheus, die Rilke in seinem „Sonette an Orpheus" modernisiert hat, verdeutlicht die Probleme der poetischen Regression im Dienste des Ichs. Orpheus wird durch die Leier Apollons und durch die Lehre der Musen zum Sänger. Sein Gesang zähmte die Tiere und bewegte die Bäume. Er nahm an der Abenteuerfahrt der Argonauten teil und half ihnen mit seiner Musik Schwierigkeiten zu überwinden (Ranke-Graves, 1961). Seine Frau Eurydike, von einem Schlangenbiss getötet, wird von Orpheus durch seinen Gesang aus der Unterwelt des Todes befreit. Allerdings überschreitet er in seiner Unterweltfahrt die Kraft seines Ichs. Obwohl er nicht zurückschauen sollte, bis er im Licht der Sonne wäre, schaut er zurück und verliert Eurydike. Als er sich noch mit Dionysos, dem Rausch, überwirft, hetzt dieser die Mainaden auf ihn, die ihn zerreißen. Die progressive Kraft des Schreibens kann die Regression bewältigen, solange sie in Nacht und Unterwelt zur Sonne unterwegs bleibt. Wird aber die Vernunft der begrenzten Kraft der Ich-Synthese im Umgang mit dem Unbewussten überschritten, siegt die Regression, und das Ich wird von Rauschkräften zerrissen. Allerdings im Bunde mit dem Vernunftgott Apoll entkam Orpheus der Unterwelt, und als die Mainaden ihn zerrissen, sang sein Kopf weiter. Die Vernunft der Selbsthilfegruppe kann die poetische Selbstanalyse zu einem guten Ende führen. Ihre Kraft bannt die Regression und sichert das Ich beim Schreiben. Aber auch der Einzelanwender der Schreibtherapie kann die orphische Kraft nutzen, um seine Heilung zu befördern. Die Heilkraft der Schreibtherapie, die heute mit qualitativen und vergleichenden Methoden belegt wurde, ist kaum zu bestreiten (Heimes, 2012).

5 Zum aktuellen Stand der Selbstbehandlung mit Schreibtherapie

Die Selbstbehandlung mit Schreibtherapie ist heute erheblich ausdifferenziert. Als Einstieg in diese Selbstbehandlung hat sich, besonders für Einzelanwender, das Tagebuchschreiben etabliert. Das Tagebuchschreiben kann einen Menschen mit Wahrheiten über das eigene Leben vertraut machen, weil es im Tagebuch möglich ist, sich offen, ohne große Angst vor Sanktionen zu äußern (Werder & Schulte-Steinicke, 2010). Als Vertiefung des Tagebuchs gilt das Schreiben eines philosophischen Tagebuchs (Werder, 2000). Die Erweiterung der Selbstbehandlung mit Schreibtherapie umfasst, auch für Einzelanwender, das Schreiben der eigenen Lebensgeschichte. Dieses Schreibprojekt umfasst die Abschnitte: Erinnern, Wiederholen, Durcharbeiten (Werder, 2009b). Im Zentrum des Schreibens der eigenen Lebensgeschichte steht die eigene Krisenautobiographie. Sie hat einen wichtigen Stellenwert in der Identitätsarbeit der Individuen in der modernen Risikogesellschaft. Jede Autobiographie stößt auf mythologische praepersonale und spirituelle transpersonale Erlebniselemente. Das autobiografische Schreiben als Selbstbehandlung umfasst deshalb auch das Schreiben der eigenen Mythologie und die Arbeit an den spirituellen Erfahrungen im eigenen Lebenslauf (Werder, 2009a, 2014). Die Wirkungen der Schreibtherapie sind heute umfassend evaluiert (Heimes, 2012). Die meisten der 80 Evaluationstudien stammen aus den USA, gefolgt von Deutschland, England, Australien und Japan. Sie alle bestätigen, dass die Schreibtherapie eine besondere Hilfe zur Selbsthilfe, besonders durch die Nutzung des Internets, darstellt. Die Selbstanwender der Schreibtherapie sind in der Mehrheit Frauen. Die Methoden des kreativen Schreibens, wie z. B. G. L. Ricos Clustermethode, verbessern den Heileffekt. Schreibselbsthilfegruppen erzielen in vier Jahren die gleichen Effekte, die professionelle therapeutische Gruppenarbeit in zwei Jahren erreicht (Heimes, 2012).

Geben wir einige Beispiele, bei denen das Setting des Schreibens (Autobiografie, von Fachleuten begleitete Therapie, Schreiben nach Leitfaden) nicht besonders genannt

wurde. So ergab die Studie von Philipp und Robertson von der Universität Bristol folgende Untersuchungsergebnisse zum Wert der Schreibtherapie:
- „65% der Befragten erlebten beim Schreiben einen Abbau von Stress. 12% leisteten durch Schreiben Trauerarbeit. 6% verbesserten beim Schreiben ihre Stimmung.
- 6% konnten durch Schreiben Depressionen mildern und ihre Antidepressiva absetzen. 5% lösten durch Schreiben komplizierte Lebensprobleme" (Philipp, Robertson, 1996, S. 332).

Marc Kaminsky kam in seiner Untersuchung der Schreibtherapie zu folgenden Ergebnissen:
- Schreibend werden durch Katharsis negative Gefühle abgebaut.
- Schreibend werden die eigenen Lebenskrisen besser bewältigt.
- Schreibend erhalten überwältigende Erlebnisse eine Struktur (Kaminsky, 1987, S. 201).

J. Reinhard konnte in seiner Untersuchung feststellen: Die meisten befragten Schreiber berichteten, dass „sie sich nach dem Schreiben erleichtert und zufrieden fühlten". Die befragten Schreiber bestätigten: „Schreiben hilft in Krisenzeiten." Die befragten Schreiber sagten: „Wir haben einen tieferen Einblick in die Vergangenheit und neue Möglichkeiten gewonnen, mit der aktuellen Krisensituation umzugehen" (Reinhard, 1990, S. 85).

Angebote zum Tagebuch- und Autobiographie-Schreiben als Selbstbehandlung mit Schreibtherapie bieten für den Einzelanwender nicht nur die in der Literaturliste genannten Bücher, sondern viele Kurse an Volkshochschulen und Schreibzentren, über die im Internet die passenden Adressen in Wohnnähe zu finden sind.

In Deutschland gibt es heute über 2000 Schreibwerkstätten, die ihren Beitrag zur Begleitung der Selbstbehandlung mit Schreibtherapie leisten. Die Zahl der individuellen Selbstbehandler mit Schreibtherapie mittels Tagebuch und Autobiographie wird in Deutschland – schwer abschätzbar – Millionen Menschen umfassen. Sicher ist nur, dass etwa jeder fünfte Jugendliche heute Tagebuch schreibt (Albert et al., 2010).

Literatur

Albert, M., Hurrelmann, K., Quenzel, G. & TNS Infratest Sozialforschung (2010). *Jugend 2010. 16. Shell-Jugendstudie*. Frankfurt am Main: Fischer.
Bender, H. (Hrsg.). (1961). *Mein Gedicht ist mein Messer*. München: Droemer Knauer.
Bergler, E. (1952). *The Writer and Psychoanalysis*. New York: Pergamon-Press.
Blanton, S. (1969). *The Healing Power of Poetry*. New York: Cromwell.
Eichendorff, J. von (1987). *Gedichte, Versepen* (Werke in sechs Bänden, Bd. 1). Frankfurt: Deutscher Klassiker Verlag.
Ellenberger, H. F. (2006). *Die Entdeckung des Unbewussten*. Zürich: Diogenes.
Heimes, S. (2012). *Warum Schreiben hilft. Die Wirksamkeitsnachweise der Poesietherapie*. Göttingen: Vandenhoeck & Ruprecht.
Kaminsky, M. (1987). Voices from within the Process. In M. R. Morrison (Ed.), *Poetry as Therapy* (pp. 201f.). New York: Pergamon Press.

Kris, E. (1977). *Die ästhetische Illusion*. Frankfurt am Main: Suhrkamp.
Landau, E. (1984). *Kreatives Erleben*. München: Fink.
Leedy, J.J. (1985). *Poetry as Healer*. New York: The Vanguard Press.
Lerner, A. (1980). *Poetry in the Therapeutic Experience*. New York: Pergamon Press.
May, R. (1987). *Mut zur Kreativität*. Paderborn: Junfermann.
Petzold, H., Orth, I. (Hrsg.). (2005). *Poesie und Therapie*. Paderborn: Junfermann.
Philipp, R., Robertson, J. (1996). Poetry Helps Healing. *The Lancet, 347* (3), 332. http://doi.org/10.1016/S0140-6736(96)90513-9
Porombka, S. (2012). *Schreiben unter Strom. Experimentieren mit Twitter, Blogs, Facebook & Co.* Mannheim: Duden.
Preiser, S. (1986). *Kreativitätsforschung*. Darmstadt: Wissenschaftliche Buchgesellschaft.
Ranke-Graves, R. von (1961). *Griechische Mythologie*. Reinbek: Rowohlt.
Reinhard, J. (1990). Motivation, Verlaufsformen und Wirkung des kreativen Schreibens. In M. Nietsch (Hrsg.), *Wenn ich schreibe...* (S. 12f.). Berlin: Schibri.
Rico, G.L. (1984). *Garantiert schreiben lernen*. Reinbek: Rowolth.
Rilke, R.M. (1978). *Ausgewählte Gedichte*. Frankfurt am Main: Suhrkamp.
Werder, L. von (1986). *... triffst Du nur das Zauberwort*. München: Beltz-PVU.
Werder, L. von (1988). *Schreiben als Therapie*. München: Pfeifer.
Werder, L. von (1998). *Kreative Einführung in die Grundkonzepte der Psychotherapie*. Berlin: Schibri.
Werder, L. von (2000). *Einführung in die philosophische Lebenskunst. Die Kunst, ein philosophisches Tagebuch zu schreiben*. Berlin: Schibri.
Werder, L. von (2007). *Lehrbuch des kreativen Schreibens*. Wiesbaden: Marix-Verlag.
Werder, L. von (2009a). *Die Welt romantisieren. Wie schreibe ich meine persönliche Mythologie*. Berlin: Schibri.
Werder, L. von (2009b). *Erinnern, Wiederholen, Durcharbeiten*. Berlin: Schibri.
Werder, L. von (2014). *Spirituelles Schreiben*. Berlin: Schibri.
Werder, L. von & Schulte-Steinicke, B. (2010). *Schreiben von Tag zu Tag. Wie das Tagebuch zum kreativen Begleiter wird*. Mannheim: Walter.

Selbstbehandlung mit Tanztherapie

Iris Bräuninger

1 Einleitung

Tanztherapie gewinnt in der Gesundheitsversorgung zunehmend an Bedeutung. Diese Entwicklung wird durch positive Wirksamkeitsnachweise der evidenzbasierten Forschung im primären und sekundären Gesundheitsmarkt fundiert. Tanztherapie bietet einen wichtigen Beitrag zu gesundheitsfördernden Aktivitäten, die kostengünstig und deshalb für politische Entscheidungsträger von besonderem Interesse sein können (Strassel, Cherkin, Steuten, Sherman & Vrijhoef, 2011). In der ambulanten Versorgung wird Tanztherapie als eine Form der selbstbestimmten Behandlung bei körperlichen und psychischen Erkrankungen oder bei Missgefühlen im Rahmen der Kuration, Prävention oder Rehabilitation angeboten. Die Nachfrage nach einem ganzheitlichen Ansatz, welcher Körper, Seele und Geist anspricht, scheint in einer an Defiziten orientierten medizinischen Umgebung zu steigen. Gemeinsames Tanzen hebt Isolation auf (Hill, 2009), verbindet Menschen (Hamill, Smith & Röhricht, 2012; Harris, 2007) und fördert die Spiritualität (Bräuninger, 2012a).

Tanztherapie wird als künstlerische und körperorientierte Psychotherapie (Berufsverband der TanztherapeutInnen Deutschlands [BTD], o. J.) und ganzheitlich-künstlerische Therapieform (Berufsverband der Tanz- und Ausdruckstherapie in Österreich [BTA], o. J.) definiert, die auf dem Prinzip der Einheit und Wechselwirkung emotionaler, kognitiver, körperlicher, psychischer, und sozialer Prozesse beruht (BTD, o. J.). Sie nutzt Körper, Bewegung und Tanz als grundlegendes Ausdrucksmittel für Heilungs- und Integrationsprozesse (Schweizerischer Berufsverband für Bewegungs-, Tanz- und Körpertherapien [btk], o. J.), stellt die Sprache des Körpers in den Mittelpunkt und fördert die Reflektion über gemachte Erfahrungen im vertiefenden Gespräch (BTA, o. J.; BTD, o. J.; btk, o. J.). Zu Beginn der Behandlung dient die Bewegungsanalyse der Diagnostik und Definition von Behandlungszielen (BTD, o. J.; Bräuninger & Züger, 2007). Tanztherapeutinnen und Tanztherapeuten[1] integrieren die Bewegungsbeobachtung in die praktische Arbeit, um Assessments durchzuführen, Behandlungsziele zu definieren und den Therapieprozess zu dokumentieren und zu evaluieren. Gleichzeitig ermöglicht ihnen die Bewegungsanalyse, Ressourcen der Klienten zu erkennen und diese zu verstärken. Für die fundierte Qualitätssicherung und unerlässliche Weiterentwicklung des Feldes werden neuste wissenschaftliche Erkenntnisse, beispielsweise aus den Kommunikations-, Sozial- und Verhaltenswissenschaften, der Kreativitäts- und Therapieforschung, der Medizin, der Neurobiologie und der Traumataforschung integriert.

---

[1] Zur besseren Lesbarkeit wird nachfolgend die weibliche Form gewählt, welche männliche Therapeuten mit einschließt. Umgekehrt beinhalten „Behandler", „Experten", „Patienten" bzw. „Klienten" auch die weiblichen Formen.

2 Standardanforderungen an anerkannte Tanztherapeutinnen

Eine kohärente Tanztherapie-Ausbildung oder ein Tanztherapie-Masterstudiengang schützen Klienten vor Fehlbehandlungen und schädlichen Interventionen durch schlecht ausgebildete Personen. Die Berufsverbände überprüfen die Einhaltung der Ausbildungsstandards der anerkannten Bildungseinrichtungen und der ethischen Richtlinien der Mitglieder. Nach Abschluss der Ausbildung werden Tanztherapeutinnen in Deutschland vom Berufsverband der TanztherapeutInnen Deutschlands (BTD) und in Österreich vom Berufsverband der Tanz- und Ausdruckstherapie (BTA) anerkannt. Der Schweizerische Berufsverband für Bewegungs-, Tanz- und Körpertherapien (btk) ist Mitglied zweier Dachverbände, welche die Prüfungen zur staatlichen Anerkennung zur höheren Fachprüfung als diplomierte Kunsttherapeutin Fachrichtung Bewegungs- und Tanztherapie (Organisation der Arbeitswelt Konferenz der Schweizer Kunsttherapieverbände/Conférence des Associations Suisses des Art-Thérapeutes [OdA KSKV-CASAT], seit 2011) und als diplomierte KomplementärTherapeutin (OdA KomplementärTherapie, ab 2015) abnehmen.

Folgende Standards sichern die Qualität der Tanztherapieausbildung:
1. Die Zulassungsvoraussetzungen zur Ausbildung bilden:
    a) ein abgeschlossenes Hochschul-, Fachhochschulstudium oder eine abgeschlossene Berufsausbildung im therapeutischen, sozialen, medizinischen, pädagogischen und/oder künstlerischen Bereich,
    b) eine einjährige Berufserfahrung im therapeutischen, sozialen, pädagogischen oder künstlerischen Bereich,
    c) Nachweis von fundierter Tanz- und Bewegungserfahrung.
2. Anerkannte Tanztherapie-Ausbildungen werden entweder auf Master-Niveau im Rahmen eines Vollzeitstudiums von 2 Jahren (European Association Dance Movement Therapy [EADMT], o. J.), eines 3- bis 4-jährigen Teilzeitstudiums oder im Rahmen einer äquivalenten 3- bis 5-jährigen Teilzeitausbildung absolviert (BTA, BTD, btk).
3. Folgende Module bilden den Mindeststandard an Ausbildungsinhalten:
    a) tanztherapeutische Skills (z. B. therapeutische Verwendungen von Tanz- und Bewegungsinterventionen), Beziehungsbildung, therapeutische Führung), Tanztherapie Theorie (z. B. menschliche Entwicklung; Psychopathologie; Kulturzusammenhänge; Gruppenprozesse; Geist/Körper-Ansatz), Bewegungs-Beobachtungsfähigkeiten (z. B. Bewegungsanalyse Systeme, Bewegungsprofile, tanztherapeutische Zielformulierung), Forschungsfähigkeiten und reflektierende Praxis (EADMT, o. J.) und Verfassen einer Abschlussarbeit.
    b) Tanztherapeutisches Praktikum:
        – mind. 100 h Supervision,
        – mind. 600 h klinisches Praktikum,
        – mind. 130 h Lehrtherapie-Stunden, davon min. 50 % in Tanztherapie.
4. Für die Tätigkeit in freier Praxis gilt:
    a) BRD: Die Tanztherapeutin muss mindestens über die Heilpraktikererlaubnis auf dem Gebiet der Psychotherapie verfügen.

b) Schweiz: Seit 2011 sollen Tanztherapeutinnen die höhere Fachprüfung für den eidgenössisch anerkannten und geschützten Berufsabschluss mit dem Titel „Diplomierte Kunsttherapeutin (ED) bzw. Diplomierter Kunsttherapeut Fachrichtungen Bewegungs- und Tanztherapie" erwerben oder alternativ ab 2015 „Diplomierte KomplementärTherapeutin" bzw. „Diplomierter KomplementärTherapeut".

Mit erfolgreichem Abschluss der Ausbildung kann beim jeweiligen Verband die Anerkennung als Tanztherapeutin beantragt werden. Jedes anerkannte Mitglied verpflichtet sich zu regelmäßigen Fortbildungen.

3 Entscheidungshilfen für Experten und Patientenleitlinien: Internetsuche

Das Internet bietet neben vielen professionellen Anbietern eine Plattform für weniger seriöse Angebote. Die Suche nach zuverlässigen Informationsquellen zu ausgewiesenen Fachkräften stellt Nichtkenner vor eine große Herausforderung. Darüber hinaus mangelt es Behandlern und Patienten oft an Wissen über die zuvor genannten tanztherapeutischen Standards. Die wichtigsten Anlaufstellen im Internet bieten die Webseiten der nationalen Berufsverbände. Die größten berufsständischen Vereinigungen für Tanztherapie in Deutschland, Österreich und der Schweiz fühlen sich dem Ziel verpflichtet, die Ausbildungsqualität und Etablierung der Tanztherapie im Gesundheitswesen zu sichern. Sie liefern Informationen über das Berufsbild der Tanztherapie, Ausbildungs- und Anerkennungsrichtlinien und bieten einen Garant für das Ausbildungsniveau der aufgelisteten Tanztherapeutinnen. Auf den Webseiten werden nur Fachkräfte aufgeführt, welche (1) eine Ausbildung an einem anerkannten tanztherapeutischen Ausbildungsinstitut erfolgreich abgeschlossen haben und (2) vom jeweiligen Berufsverband anerkannt wurden:
– Deutschland: Berufsverband der TanztherapeutInnen Deutschlands (BTD): http://www.btd-tanztherapie.de,
– Österreich: Berufsverband der Tanz- und Ausdruckstherapie in Österreich (BTA): http://www.tanztherapie-berufsverband.at,
– Schweiz: Schweizerischen Berufsverband für Bewegungs-, Tanz- und Körpertherapien (btk): www.bvbtk.ch/.

Die Berufsverbände überprüfen die Standards der Ausbildungsinstitutionen.

BTD und btk fördern als Mitglieder der europäischen Dachorganisation European Association Dance Movement Therapy (EADMT) die Ziele tanztherapeutischer Forschung und Kooperationen. Die EADMT arbeitet aktiv daran,

> ... die Berufspraxis und die rechtliche Anerkennung des Berufsstandes zu unterstützen. Die EADMT sichert die Qualität der Tanzbewegungstherapie Praxis und Ausbildungen in Europa zum Schutz der Klienten, Fachleuten und Institutionen. Die EADMT fördert die gegenseitige Achtung der Vielfalt, den Austausch und die Zusammenarbeit zwischen den Mitgliedstaaten. (EADMT, o. J.)

Der Verweis auf die Standards der drei deutschsprachigen Berufsverbände und des europäischen Dachverbands dient Experten als Entscheidungshilfe, sich besser für ihre Klienten auf dem „Markt" (z. B. im Internet) zum tanztherapeutischen Angebot orientieren zu können. Als Leitlinie für Behandler und Patienten gilt, dass nur Tanztherapeutinnen, welche über nachgewiesenes fachliches Know-How und supervidierte Erfahrung in der professionellen Behandlung verfügen, empfohlen werden, also „Tanztherapeutin BTD" (Deutschland), „Tanz- und Ausdruckstherapeutin BTA" (Österreich), „Bewegungs- und Tanztherapeutin btk", „Diplomierte Kunsttherapeutin Fachrichtungen Bewegungs- und Tanztherapie" bzw. „Diplomierte KomplementärTherapeutin" (Schweiz). Für sogenannte Tanztherapeutinnen, die von keinem der genannten Verbände anerkannt sind, kann keine Empfehlung ausgesprochen werden, da weder die Güte der Ausbildung, noch die Qualität der Arbeit und der Ausbildungsinstitute überprüfbar sind.

4 Indikation und Kontraindikation für Tanztherapie

4.1 Indikation

Tanztherapie wird im Gesundheits- und Bildungswesen, in der Rehabilitation, Heil-, Sonderpädagogik, Forensik, im Strafvollzug, in Pflegeheimen und Tagesstätten, in der Gesundheitsförderung am Arbeitsplatz und in eigener Praxis angewandt. Sie eignet sich für Menschen aller Altersgruppen mit Entwicklungs-, medizinischen, sozialen, physischen und psychischen Beeinträchtigungen und wird als Einzel-, Paar-, Gruppen- oder Familientherapie durchgeführt (American Dance Therapy Association, o. J.).

Tanztherapie kann präventiv, kurativ, rehabilitativ und gesundheitsfördernd eingesetzt werden (Bräuninger & Bacigalupe, in Druck). Präventiv schützt sie gegen aggressives Verhalten bei kriegstraumatisierten Kindern (Bräuninger, 2009; Harris, 2007), stabilisiert kognitive Funktionen bei Demenz (Hokkanen et al., 2008), stärkt sprachliche Fähigkeiten bei Patienten im Alzheimer-Spätstadium (Dayanim, 2009) und fördert die Bewältigungsmechanismen bei Essstörungen (Kleinman, 2009; Vaverniece, Majore-Dusele, Meekums & Rasnacs, 2012). Kurative Tanztherapie beabsichtigt, Krankheitssymptome und Probleme mittels tanztherapeutischer Interventionen zu verbessern bzw. zu lösen (Bräuninger, 2014a). Rehabilitative Tanztherapie bezieht sich auf die Phase der Nachsorge mit Expertenanleitung. Sie strebt die Zufriedenheit der Patienten gegenüber ihrer Gesamtbehandlung und die Verbesserung der Lebensqualität, der Selbstwirksamkeit, des Selbstbildes, der kognitiven Funktionen und des psychischen Wohlbefindens an. Als Gesundheitsvorsorge kommt Tanztherapie beispielsweise im Bildungswesen zum Einsatz und fördert dabei durch kreativen Ausdruck das Selbstbewusstsein, die Selbstreflexion, die Entspannungsfähigkeit und das körperliche, seelische und geistige Wohlbefinden bei Patienten mit Krebs, Depressionen, Herzversagen, Übergewicht und der Parkinson-Erkrankung (Bräuninger & Bacigalupe, in Druck).

Tanztherapeutische Wirksamkeitsnachweise liegen insbesondere zu folgenden Symptomen und Krankheitsbildern vor. Studien zeigten einen positiven Einfluss der Tanztherapie in Bezug auf Affekt (Koch, Kunz, Lykou & Cruz, 2014; Strassel et al., 2011), Angst (Bräuninger, 2012b, 2006; Cruz & Sabers, 1998; Koch et al., 2014; Mannheim & Weis, 2006; Ritter & Low, 1996), Autismus (Koch, Mehl, Sobanski, Sieber & Fuchs, 2014), chronische Herzinsuffizienz (Gomes Neto, Menezes & Oliveira Carvalho, 2014), chronisches Schlafsyndrom (Blázquez, Guillamó & Javierre, 2010), Demenz (Duignan, Hedley & Milverton, 2009; Hamill et al., 2012; Nyström & Lauritzen, 2005), Depression (Akandere & Demir, 2011; Bräuninger, 2012b, 2006; Koch et al., 2014; Heimbeck & Hölter, 2011; Jeong et al., 2005; Koch, Morlinghaus & Fuchs, 2007; Mala, Karkou & Meekums, 2012; Mannheim & Weis, 2006; Röhricht, Papadopoulos & Priebe, 2013), Fibromyalgie (Bojner Horwitz, Theorell & Anderberg, 2003), kognitive Funktionen bei Demenz (Dayanim, 2009), Körperbild (Koch et al., 2014; Muller-Pinget, Carrard, Ybarra & Golay, 2012; Vaverniece et al., 2012), Lebensqualität allgemein (Bräuninger, 2012a, 2006; Koch et al., 2014; Strassel et al., 2011), Lebensqualität bei Krebs (Bradt, Goodill & Dileo, 2011; Ho, 2005; Mannheim & Weis, 2006), Negativsymptomatik der Schizophrenie (Ren & Xia, 2013; Röhricht & Priebe, 2006; Xia & Grant, 2012), Problemlösestrategien bei Krebs (Selman, Williams & Simms, 2012), psychiatrische Erkrankungen (Cruz & Sabers, 1998; Ritter & Low, 1996), psychosoziale Aspekte (Bräuninger, 2012b; Koch et al., 2014; Muller-Pinget, Carrard, Ybarra & Golay, 2012; Strassel et al., 2011), Sprachfähigkeit bei Alzheimer (Hokkanen et al., 2008) und Parkinson-Erkrankung (Hackney & Bennett, 2014; Earhart, 2009), Stressbewältigung (Bräuninger, 2012b, 2006; Ho, 2005; Jeong et al., 2005), subjektives Wohlbefinden (Aktas & Ogce, 2005; Bojner Horwitz et al., 2003; Ho, 2005; Koch et al., 2014; Strassel et al., 2011) und Übergewicht (Vaverniece et al., 2012).

4.2 Kontraindikation

Vereinzelt wurden Negativkorrelationen mit einzelnen Interventionen erwähnt (Bräuninger, 2014b; Koch, Kolter & Kunz, 2012): So erhöhten sich phobische Ängste, wenn imaginative Techniken, Entspannungstechniken und authentische Bewegung verwendet wurden. Die Ergebnisse für authentische Bewegung waren jedoch widersprüchlich, da sich bei ihrer Anwendung die sozialen Beziehungen verbesserten (Bräuninger, 2014b). Koch und Kolleginnen (2012) empfahlen, authentische Bewegung und Improvisation nur für hochfunktionale Patienten und nicht bei schweren Störungsbildern wie Psychosen, Demenz und Autismus anzuwenden. Wenn Integrative Tanztherapie, Visualisierung, Atemübungen, Elemente aus progressiver Relaxation oder meditativer Tanz zur Stressbewältigung angewendet wurde, sank das Wohlbefinden (Bräuninger, 2014b). Zukünftige Forschungsvorhaben sollten spezifische tanztherapeutische Ansätze und Interventionen auf ihre Wirkmechanismen hin überprüfen (Bräuninger, 2014b; Koch et al., 2012).

5 Selbstbehandlung in der Tanztherapie

Selbstbewältigung bzw. Selbstbehandlung wird von einer Mehrheit der Menschen mit langfristigen Gesundheitsproblemen ständig und meist ohne die Unterstützung von Gesundheitsfachkräften praktiziert (Coulter, Parsons & Askham, 2008). Selbstbehandlung ist deshalb kein neues Phänomen, sondern eine weit verbreitete Form der Alltagsbewältigung. Coulter und Kollegen betonen, dass Menschen, die um fachliche Hilfe bitten, diese in der Form erhalten sollen, dass ihre Selbstbewältigungsstrategien gefördert werden. Eine Gefahr bestehe in der entstehenden Abhängigkeit und Passivität der Patienten, welche sich kontraproduktiv auf die Stärkung des Selbstvertrauens auswirken könne und häufig eine positive Entwicklung unterlaufe.

Ein Ziel der Tanztherapie ist es, die Ressourcen, die Bewältigungsstrategien und die Unabhängigkeit der Klienten zu stärken und die Klienten darin zu ermutigen, neue Verhaltensweisen auszuprobieren und Bewegungs-, Wahrnehmungs- und Ausdrucksübungen umzusetzen sowie neue Gesundheitskompetenzen und Verantwortung zu erlangen. Während der Behandlung kann die Therapeutin den Klienten mit dem Ziel begleiten, Strategien zur Selbstbehandlung und Selbstbewältigung zu erarbeiten, welche im Alltag verantwortbar, sinnvoll, akzeptabel und realistisch integrierbar sind:

„Offenbar sind Selbstbewältigungsinitiativen wirkungsvoller, wenn sie in das System der Gesundheitsversorgung integriert sind, als wenn sie separat organisiert werden. Den Gesundheitsfachkräften kommt mit der hinführenden Begleitung der Patienten im Prozess die ausschlaggebende Rolle zu, damit die Umsetzung solcher Initiativen Erfolg hat" (vgl. Coulter et al., 2008). Coulter und Kollegen betonen, den meisten Klienten läge viel daran, ausreichend über Entscheidungen informiert und darin involviert zu werden. Ein partizipativer Entscheidungsprozess zu allen Therapiephasen scheint deshalb dringend empfehlenswert bei gleichzeitiger Stärkung der Selbstheilungskräfte und Anleitung zur Selbstbehandlung. Selbstbehandlung bezieht sich in diesem Zusammenhang auf die Phase nach der vorausgegangenen tanztherapeutischen Behandlung: Der Klient setzt das, was er zuvor unter professioneller Anleitung kennengelernt hat, für sich selbst um und wendet dieses in seinem Alltag an. Selbstbehandlung stärkt die Eigenverantwortlichkeit und die Unabhängigkeit. Gleichzeitig fordert und fördert sie die Teilnehmenden darin, das Gelernte selbstverantwortlich weiterzuführen und sich von etwaigen Abhängigkeiten gegenüber der Therapeutin zu emanzipieren.

Tanztherapeutische Schritte in die Selbstbehandlung – Ein Beispiel

Noch im Rahmen der tanztherapeutischen Behandlung im klinischen oder ambulanten Setting werden Strategien erarbeitet, wie sich der Klient im Anschluss an die Behandlung weiter stabilisieren und welche gelernten Übungen und Erfahrungen er in den Alltag selbstverantwortlich integrieren kann. Das „Hier und Jetzt" steht dabei im Vordergrund und die Bewältigung und der Umgang mit konkreten, alltäglichen Herausforderungen, Krisen, Symptomen und Belastungen. Das nachfolgende Beispiel einer fiktiven Klientin mit Angstsymptomatik dient zur Veranschaulichung, auf welche Weise die Selbstbehandlung aufgebaut und vorbereitet werden kann. Die beiden Schritte stehen exemplarisch für die tanztherapeutische Selbstbehandlung anderer Symptome, Krankheiten oder Belastungen und basieren auf der Annahme, dass eine professionelle tanztherapeutische Behandlung der Selbstbehandlung vorangehen muss. Darüber hinaus berücksichtigen sie die Realität, dass nach stationärer oder ambulanter tanztherapeutischer Behandlung oftmals keine weitere Begleitung möglich oder nötig ist (aufgrund von Kostengründen, fehlenden ambulanten Fachkräften, fehlender Indikation etc.):

1. Schritt. Eine Klientin mit Angstsymptomatik lernt die Tanztherapie im Rahmen ihrer stationären Therapie kennen. In der Tanztherapie befasst sie sich mit ihren persönlichen Mustern von Angst und erarbeitet in Begleitung der Therapeutin Bewältigungsstrategien mithilfe von Ausdrucks-, Körper- Entspannungs- und Bewegungsübungen. Dabei können Hausaufgaben zum Tragen kommen: Beispielsweise soll sich die Klientin einer herausfordernden Situationen stellen und die Übungen anwenden. Die Klientin lernt und erfährt auf körperlicher Ebene, wie sie Gefühlsstadien und stressvolle Situationen identifizieren kann und welche Angst auslösend wirken. Mit Hilfe von Body-Mind-, Ausdrucks- und Atemübungen übt sie, ihr inneres Gleichgewicht wieder herzustellen und aufrechtzuerhalten, Hypererregungen herunterzuregulieren und sich durch Fokuswechsel von Stressoren abzulenken. Tanztherapie stärkt dabei ihre Selbstbestätigung und vertieft ihr kognitives und körperbezogenes Verständnis für ihre zugrunde liegenden Gefühle und ihr Vermeidungsverhalten. Der erste Schritt bereitet die Klientin auf die tanztherapeutische Selbstbehandlung und die positive Selbstinstruktion vor, um mit ängstlichen Gefühlen umgehen zu lernen, Resignation und Angst überwinden und Hoffnung und Kompetenz aufbauen zu können (Bräuninger, eingereicht). Mit der „hinführenden Begleitung" (Coulter et al., 2008) kommt der Tanztherapeutin die ausschlaggebende Rolle zu, die Selbstbehandlung kompetent vorzubereiten und dem zweiten Schritt zum Erfolg zu verhelfen.

2. Schritt. Im Rahmen der Selbstbehandlung integriert die Klientin die gelernten Grundlagen und Skills selbstgeleitet und eigenverantwortlich in ihren Alltag ohne weitere therapeutische Begleitung. Hierfür sind die zuvor erlebten tanztherapeutischen Interventionen und aktionsorientierten Übungen und Erfahrungen eine unverzichtbare Referenz, ein gelebtes, verkörpertes Erlebnis[2] und eine Brücke zwischen Körper und Geist, dem Verbalen und dem Physischen und unseren denkenden und gefühlten Fähigkeiten[3]. Indem die Klientin im Kontakt mit sich selbst, ihrem Körper und ihren Gefühlen steht, erweitert sich ihre Selbstbewältigungsstrategie. Diese stärkt sie darin, gelassener und entspannter mit stressvollen oder beängstigenden Situationen und emotionalen, kognitiven, sozialen oder umweltbezogenen Herausforderungen umzugehen.

6 Zusammenfassung

Ziel dieses Kapitels war es, Experten für ihre Klienten Entscheidungshilfen aufzuzeigen, nach welchen Kriterien und Standards sie qualifizierte tanztherapeutische Fach-

---

[2] „lived, embodied, experience" (Panhofer, García & Zelanskowski, 2014, S. 115)
[3] „... bridge between minds and bodies, the verbal and the physical, our thinking and feeling capacities" (Panhofer et al., 2014, S. 119)

kräfte erkennen, auswählen und weiterempfehlen können. Die Internetseiten der drei großen Berufsverbände BTA, BTD und btk bieten erste Anlaufstellen zur Orientierung. Anerkannte Fachkräfte können an ihrer Bezeichnung Tanztherapeutin BTD (Deutschland), Tanztherapeutin BTA (Österreich), und Tanztherapeutin btk, dipl. Kunsttherapeutin Fachrichtung Bewegungs- und Tanztherapie oder dipl. KomplementärTherapeutin (Schweiz) als seriöse Anbieter identifiziert werden.

Die Darstellung der Tanztherapie-Ausbildung und Praxisanleitung verdeutlichen, dass ein hoher professioneller Anspruch an die Güte der Behandlung nur von gut ausgebildeten und anerkannten Fachkräften gewährleistet werden kann. Im Rahmen der Tanztherapie können Selbstbewältigungsstrategien sinnvoll und professionell gestärkt werden. Diese Basis erlaubt es Klienten, nach der Behandlung mit der Selbstbehandlung fortzufahren und zuvor Gelerntes als neue Kompetenzen in ihren Alltag integrieren zu können.

Literatur

Akandere, M. & Demir, B. (2011). The effect of dance over depression. *Collegium Antropologicum, 35*, 651–656.

Aktas, G. & Ogce, F. (2005). Dance as a therapy for cancer prevention. *Asian Pacific Journal of Cancer Prevention, 6*, 408–411.

American Dance Therapy Association. (o. J.). *What is dance/movement therapy?* [Webseite]. Zugriff am 15.04.2016. Verfügbar unter https://adta.org/faqs/

Berufsverband der Tanz- und Ausdruckstherapie in Österreich. (o. J.). *Was ist Tanz- und Ausdruckstherapie?* [Webseite] Zugriff am 15.04.2016. Verfügbar unter http://www.tanztherapie-berufsverband.at

Berufsverband der TanztherapeutInnen Deutschlands. (o. J.). *Tanztherapie* [Webseite]. Zugriff am 15.04.2016. http://www.btd-tanztherapie.de

Blázquez, A., Guillamó, E. & Javierre, C. (2010). Preliminary experience with dance movement therapy in patients with chronic fatigue syndrome. *The Arts in Psychotherapy, 37*, 285–292. http://doi.org/10.1016/j.aip.2010.05.003

Bojner Horwitz, E., Theorell, T. & Anderberg, U. M. (2003). Dance/movement therapy and changes in stress-related hormones: A study of fibromyalgia patients with video-interpretation. *The Arts in Psychotherapy, 30*, 255–264. http://doi.org/10.1016/j.aip.2003.07.001

Bradt, J., Goodill, S. & Dileo, C. (2011). Dance/movement therapy for improving psychological and physical outcomes in cancer patients. *Cochrane Database of Systematic Reviews Online, 10*, CD007103. http://doi.org/10.1002/14651858.CD007103.pub2

Bräuninger, I. (2006). *Tanztherapie*. Weinheim: Beltz PVU.

Bräuninger, I. (2009). Tanztherapie mit kriegstraumatisierten Kindern. In C. Moore & U. Stammermann (Hrsg.), *Bewegung aus dem Trauma. Traumazentrierte Tanz- und Bewegungspsychotherapie* (S. 144–161). Stuttgart: Schattauer.

Bräuninger, I. (2012a). The efficacy of dance movement therapy group on improvement of quality of life: A randomized controlled trial. *The Arts in Psychotherapy, 39*, 296–303. http://doi.org/10.1016/j.aip.2012.07.002

Bräuninger, I. (2012b). Dance movement therapy group intervention in stress treatment: A randomized controlled trial (RCT). *The Arts in Psychotherapy, 39*, 443–450. http://doi.org/10.1016/j.aip.2012.07.002

Bräuninger, I. (2014a). Dance movement therapy with the elderly: An international Internet-based survey undertaken with practitioners. *Body, Movement and Dance in Psychotherapy, Special Edition on Research, 9*, 138–153. http://doi.org/10.1080/17432979.2014.914977

Bräuninger, I. (2014b). Specific dance movement therapy interventions-which are successful? An intervention and correlation study. *The Arts in Psychotherapy, 41*, 445–457. http://doi.org/10.1016/j.aip.2014.08.002

Bräuninger, I. & Bacigalupe, G. (in Druck). Dance movement in health care: Should we dance across the ward floor? In U. Karkou, S. Oliver & S. Lycouris (Eds.), *Oxford Handbook of Dance and Wellbeing*. Oxford: University Press.

Bräuninger, I. & Züger, B. (2007). Filmbasierte Bewegungsanalyse zur Behandlungsevaluation von Tanz- und Bewegungstherapie. In S.C. Koch & S. Bender (Eds.), *Movement Analysis. Bewegungsanalyse. The legacy of Laban, Lamb and Kestenberg* (S. 213–223). Berlin: Logos.

Coulter, A., Parsons, S. & Askham, J. (2008). *Welche Stellung haben Patienten im Entscheidungsprozess in eigener Sache? Grundsatzpapier (Gesundheitssysteme und Politikanalyse)*. Zugriff am 15.04.2016. Verfügbar unter http://www.euro.who.int/__data/assets/pdf_file/0007/76435/E93419G.pdf

Cruz, R.F. & Sabers, D.L. (1998). Dance/movement therapy is more effective than previously reported. *The Arts in Psychotherapy, 25*, 101–104. http://doi.org/10.1016/S0197-4556(98)00015-X

Dayanim, S. (2009). The acute effects of a specialized movement program on the verbal abilities of patients with late-stage dementia. *Alzheimer's Care Today, 10*, 93–98. http://doi.org/10. 1097/ACQ.0b013e3181a410ab

Duignan, D., Hedley, L. & Milverton, R. (2009). Exploring dance as a therapy for symptoms and social interaction in a dementia care unit. *Nursing Times, 105*, 19–22.

Earhart, G.M. (2009). Dance as therapy for individuals with Parkinson disease. *European Journal of Physical Rehabilitation Medicine, 45*, 231–238.

European Association Dance Movement Therapy. (o. J.). *EADMT-Webseite* [Webseite]. Zugriff am 15.04.2016. Verfügbar unter http://www.eadmt.com

Gomes Neto, M., Menezes, M.A. & Oliveira Carvalho, V. (2014). Dance therapy in patients with chronic heart failure: A systematic review and a meta-analysis. *Clinical Rehabilitation, 28*, 1172–1179. http://doi.org/10.1177/0269215514534089

Hackney, M.E. & Bennett, C.G. (2014). Dance therapy for individuals with Parkinson's disease: improving quality of life. *Journal of Parkinsonism and Restless Legs Syndrome, 4*, 17–25. http://doi.org/10.2147/JPRLS.S40042

Hamill, M., Smith, L. & Röhricht, F. (2012). ‚Dancing down memory lane': Circle dancing as a psychotherapeutic intervention in dementia – a pilot study. *Dementia, 11*, 709–724. http://doi.org/10.1177/1471301211420509

Harris, D.A. (2007). Dance/movement therapy approaches to fostering resilience and recovery among African adolescent torture survivors. *Torture, 17*, 134–155.

Heimbeck, A. & Hölter, G. (2011). Bewegungstherapie und Depression-Evaluationsstudie zu einer unspezifischen und einer störungsorientierten bewegungstherapeutischen Förderung im klinischen Kontext. *Psychotherapie – Psychosomatik – Medizinische Psychologie, 61*, 200–207. http://doi.org/10.1055/s-0030-1267999

Hill, H. (2009). *Invitation to the Dance*. Stirling: University of Stirling, Dementia Services Development Centre.

Ho, R.T.H. (2005). Regaining balance within: Dance movement therapy with Chinese cancer patients in Hong Kong. *American Journal of Dance Therapy, 27*, 87–99. http://doi.org/10.1007/s10465-005-9002-z

Hokkanen, L., Rantala, L., Remes, A.M., Härkönen, B., Viramo, P. & Winblad, I. (2008). Dance and movement therapeutic methods in management of dementia: A randomized, controlled study. *Journal of the American Geriatrics Society, 56*, 771–772. http://doi.org/10.1111/j.1532-5415.2008.01611.x

Jeong, Y.-J., Hong, S.-C., Lee, M., Park, M.-C., Kim, Y.-K. & Suh, C.-M. (2005). Dance movement therapy improves emotional responses and modulates neurohormones in adolescents with mild depression. *The International Journal of Neuroscience, 115*, 1711–1720. http://doi.org/10.1080/00207450590958574

Kleinman, S. (2009). Becoming whole again: Dance/movement therapy for those who suffer from eating disorder. In. S. Chaiklin & H. Wengrower (Eds.), *The art and science of dance/movement therapy. Life is dance* (pp. 125–144). New York: Routledge.

Koch, S.C., Kolter, A. & Kunz, T. (2012). Indikationen und Kontraindikationen in der Tanz-und Bewegungstherapie. *Musik-, Tanz und Kunsttherapie, 23*, 87–105. http://doi.org/10.1026/0933-6885/a000094

Koch, S.C., Kunz, T., Lykou, S. & Cruz, R.F. (2014). Effects of dance movement therapy and dance on health-related psychological outcomes: A meta-analysis. *The Arts in Psychotherapy, 41*, 46–64. http://doi.org/10.1016/j.aip.2013.10.004

Koch, S.C., Mehl, L., Sobanski, E., Sieber, M. & Fuchs, T. (2014). Fixing the mirrors: A feasibility study of the effects of dance movement therapy on young adults with autism spectrum disorder. *Autism, 19*, 338–350. http://doi.org/10.1177/1362361314522353

Koch, S.C., Morlinghaus, K. & Fuchs, T. (2007). The joy dance: Specific effects of a single dance intervention on psychiatric patients with depression. *The Arts in Psychotherapy, 34*, 340–349. http://doi.org/10.1016/j.aip.2007.07.001

Mala, A., Karkou, V. & Meekums, B. (2012). Dance/Movement Therapy (D/MT) for depression: A scoping review. *The Arts in Psychotherapy, 39*, 287–295. http://doi.org/10.1016/j.aip.2012.04.002

Mannheim, E. & Weis, J. (2006). Dance/movement therapy with cancer inpatients: Evaluation of process and outcome parameters. In S.C. Koch & I. Bräuninger (Eds.), *Advances in dance/movement therapy. Theoretical perspectives and empirical findings* (pp. 61–72). Berlin: Logos.

Muller-Pinget, S., Carrard, I., Ybarra, J. & Golay, A. (2012). Dance therapy improves selfbody image among obese patients. *Patient Education and Counseling, 89*, 525–528. http://doi.org/10.1016/j.pec.2012.07.008

Nyström, K. & Lauritzen, S.O. (2005). Expressive bodies: demented persons' communication in a dance therapy context. *Health, 9*, 297–317. http://doi.org/0.1177/1363459305052902

Panhofer, H., García, M.E. & Zelaskowski, P. (2014). The challenge of working with the embodied mind in the contextof a university-based Dance Movement Therapy training. *The Arts in Psychotherapy, 41*, 115–119. http://doi.org/10.1016/j.aip.2013.11.010

Ren, J. & Xia, J. (2013). Dance therapy for schizophrenia. *Cochrane Database of Systematic Reviews, 10*, CD006868. http://doi.org/10.1002/14651858.CD006868.pub3

Ritter, M. & Low, K.G. (1996). Effects of dance/movement therapy: A meta-analysis. *The Arts in Psychotherapy, 23*, 249–260. http://doi.org/10.1016/0197-4556(96)00027-532

Röhricht, F., Papadopoulos, N. & Priebe, S. (2013). An exploratory randomized controlled trial of body psychotherapy for patients with chronic depression. *Journal of affective disorders, 151*, 85–91. http://doi.org/10.1016/j.jad.2013.05.056

Röhricht, F. & Priebe, S. (2006). Effect of body-oriented psychological therapy on negative symptoms in schizophrenia: a randomized controlled trial. *Psychological Medicine, 36*, 669–678. http://doi.org/10.1017/S0033291706007161

Schweizerischer Berufsverband für Bewegungs-, Tanz- und Körpertherapien. (o. J.). *Methoden. Was ist Bewegungs-, Tanz- und Körpertherapie?* [Webseite]. Zugriff am 15.04.2016. Verfügbar unter http://www.bvbtk.ch/en/berufsverband-btk/methoden/

Selman, L. E., Williams, J. & Simms, V. (2012). A mixed-methods evaluation of complementary therapy services in palliative care: yoga and dance therapy. *European Journal of Cancer Care, 21*, 87–97. http://doi.org/10.1111/j.1365-2354.2011.01285.x

Strassel, J. K., Cherkin, D. C., Steuten, L., Sherman, K. J. & Vrijhoef, H. J. (2011). A systematic review of the evidence for the effectiveness of dance therapy. *Alternative Therapies in Health & Medicine, 17*, 50–59.

Vaverniece, I., Majore-Dusele, I., Meekums, B. & Rasnacs, O. (2012). Dance movement therapy for obese women with emotional eating: A controlled pilot study. *The Arts in Psychotherapy, 39*, 126–133. http://doi.org/10.1016/j.aip.2012.02.004

Xia, J. & Grant, T. J. (2012). Dance therapy for schizophrenia. *Cochrane Database of Systematic Reviews, 1*, CD006868. http://doi.org/10.1002/14651858.CD006868.pub2

Selbstbehandlung mit Bibliotherapie

Dietrich von Engelhardt

1 Historischer Kontext

Der Gedanke von der Heilkraft des Lesens und Schreibens, wie allgemein der Künste, durchzieht – mit zahlreichen theoretischen Konzepten und Umsetzungen in die Praxis – die Geschichte von der Antike bis in die Gegenwart (Bryan, 1939; Deutsche Gesellschaft für Poesie- und Bibliotherapie, 2002; Engelhardt, 1987; Leedy, 1969; Lenrow, 1940; Menninger, 1930; Morrison, 1987; Ouaknin, 1994; Petzoldt & Orth, 1985, 1995; Rossi, 2009; Shrodes, 1949; Rubin, 1978a, b, c; Zifreund, 1996; Engelhardt, 2005; Niebyl, 1971; Schipperges, 1968) und entspricht einer Medizin, die sich nicht nur als Behandlung von Krankheiten versteht, sondern ebenso als Bewahrung der Gesundheit, und dies vor allem im möglichen Maße auch unter der autonomen Mitwirkung oder eigenständigen Aktivität des Kranken. Vor allem in der Kunsttherapie verbinden sich Selbst- und Fremdhilfe.

Lesen als Heilmittel und Lebenshilfe gehört in der Antike zur Diätetik, der neben Medikament und Chirurgie dritten Säule der Medizin. Diätetik meint den Umgang des Menschen mit den sogenannten „sechs nicht natürlichen Dingen" („sex res non-naturales"): Licht und Luft, Essen und Trinken, Bewegung und Ruhe, Schlafen und Wachen, Ausscheidungen und Gefühle, d. h. wesentlichen Lebensbereichen, die sich nicht von allein ergeben, für die gesunde und kranke Menschen selbst verantwortlich sind, die von ihnen in die Hand genommen werden müssen, mit anderen Worten kultivierte Natur darstellen und deshalb als „nicht natürlich" bezeichnet werden (Engelhardt, 2005; Niebyl, 1971; Schipperges, 1968). Allen Künsten – und damit auch der Literatur – wird in dieser Perspektive ein großer Einfluss auf den sechsten Bereich der Gefühle zugeschrieben.

Vom Besuch von Tragödien verspricht sich Aristoteles eine kathartische Erschütterung und seelische Läuterung: „Durch Mitleid und Furcht bewirkt sie eine Reinigung eben dieser Gefühle" (Aristoteles, 2008, S. 9). Mit seiner Vorstellung vom Kranken als medizinisch gebildetem Laien steht Aristoteles am Beginn der Selbsthilfegruppen. Cicero wie Seneca verfassen Trostschriften für Menschen in Krisen des Krankseins, Alters und Sterbens. Die Bibel gilt durch Jahrhunderte hindurch als ein Grundwerk der Bibliotherapie. Das Verfassen von Briefen kann trösten („scribendo solari"), verheißt eine verbreitete Wendung im Mittelalter (Blaschka, 1956). Dante setzt sich mit der *Göttlichen Komödie* (1307–1321) das Ziel, die Leser „aus dem Zustand des Elends herauszuholen und sie zum Zustand des Glücks hinzuführen" (Dante, 1993, S. 16). Das arabische Al-Mansur-Hospital in Kairo bietet den Kranken als Therapeutikum die Lektüre des Korans an. Der arabisch-jüdische Mediziner und Philosoph Maimonides lobt um 1200 in seinem Gesundheitsratgeber *(Regimen sanitatis)* die heilsamen Wirkungen der Literatur und setzt dabei ausdrücklich auf die Eigenverantwortung des Kranken: „Die Medizin aber weist nur hin auf das Nützliche, sie warnt vor dem Schädlichen, zwingt nicht und straft nicht" (Maimonides, 1970, S. 160).

Die Neuzeit führt die Tradition der Heilkraft des Lesens weiter – zahlreiche Berichte, Analysen und Entwürfe stammen von Ärzten, Philosophen, auch Schriftstellern und ebenso von Kranken. Weiterhin wird vom Kranken im Rahmen des Möglichen erwartet, sich selbst um die Überwindung der Krankheit oder die Bewältigung eines chronischen Leidens zu bemühen und nicht alles vom Arzt zu erwarten. Der Kranke hat Rechte, soll aber ebenso Pflichten haben und Tugenden im Umgang mit der Krankheit zeigen können.

Der Theologe Georg Heinrich Götze veröffentlicht 1705 eine /Krancken-Bibliothec mit Hinweisen auf tröstende und hilfreiche Texte in der Krankheit sowie Schriften, die auf dem Krankenbett verfasst wurden. Mit den *Biografien der Wahnsinnigen* (1795/1796) möchte der Schriftsteller Christian Heinrich Spieß zur Prävention psychischer Gefährdungen und Vermeidung des Selbstmordes beitragen. Goethe fühlt sich nach Abschluss des *Werther* „wie nach einer Generalbeichte, wieder froh und frei und zu einem neuen Leben berechtigt" (Goethe, 1955, S. 588), während zeitgenössische Leser durch diesen Roman in ihren Selbstmordneigungen gerade bestärkt oder zum Modus seiner Begehung angeregt werden.

Von den Medizinern und Psychiatern Philippe Pinel, Vincenzo Chiarugi, Johann Christian Reil und Benjamin Rush gehen im 19. Jahrhundert neue Impulse in der diätetischen oder psychischen und kunsttherapeutischen Behandlung *(moral treatment)* von Geisteskranken aus. Rush, der den Ausdruck „Bibliotherapist" verwendet, stellt weltliche und religiöse Titel zusammen und erörtert ihre Folgen für das Kranksein allgemein und speziell psychiatrische Leiden (Rush, 1811, 1812, 1951). Lesen gehört für ihn zur „Beschäftigungstherapie" („occupational therapy"). Auch Schreiben könne in psychischen Leiden Erleichterung verschaffen, wofür der Dichter William Cowper im Umgang mit seiner Melancholie ein bewegendes Beispiel sei. In Krankenhäusern werden Bibliotheken gegründet. Die Ursprünge der Hospital Libraries in den Vereinigten Staaten gehen bereits auf das 18. Jahrhundert zurück; in Philadelphia wird 1762 eine Krankenhausbibliothek eingerichtet.

Der Mediziner John Minson Galt publiziert um die Mitte des 19. Jahrhunderts mehrere Arbeiten zur therapeutischen Funktion der Literatur für psychisch Kranke. In der Studie *On reading, recreation and amusement for the insane* (1853) werden von ihm fünf Funktionen für besonders wichtig erklärt: (1) Ablenkung von Täuschungen und krankhaften Gedanken („effacement of delusions and morbid thoughts"), (2) Zeitvertreib und Aufheiterung („passing away time"), (3) sachliche Information („instruction"), (4) Zeugnis der positiven Einstellung der Angestellten zu ihrer belastenden Arbeit („exhibition of the kindly disposition to their afflicted charge"), (5) Verbesserung der Behandlung („more manageable"; Galt, 1853, S. 6).

Die zunehmende Dominanz von Technik und Naturwissenschaften während des 19. Jahrhunderts führt zu einem Rückgang der Bibliotherapie wie ebenfalls der anderen kunsttherapeutischen Ansätze; Diätetik wird auf Diät oder Essen und Trinken reduziert, Heilung wird überwiegend von Chirurgie und Bakteriologie erwartet. Die Orientierung an Physik, Chemie und Biologie ist mit eindrucksvollen Fortschritten in Diagnostik und Therapie verbunden, auf die niemand verzichten möchte, zieht aber zugleich anthropologische Verluste nach sich, die heute zunehmend bedauert werden. Krankheit wird mehr als objektive Erscheinung und weniger als subjektives Leiden verstanden; Krankheitsgeschichte tritt gegenüber der Krankengeschichte in den Vordergrund.

Der Ausdruck *Bibliotherapie* wird im Jahre 1916 von dem Pfarrer Samuel McCord Crothers in der fiktiven Abhandlung *A literary clinic* eingeführt, gültig für physische wie psychische Störungen; entscheidend sei stets der emotionale Gehalt der Bücher mit seinen Auswirkungen auf die Empfindungen, Stimmungen, Gedanken, Aktivität und Passivität des kranken Lesers. In den Vereinigten Staaten, in England und in den skandinavischen Ländern sind die Initiativen auf dem Gebiet der Bibliotherapie intensiv, zu deren Entwicklung auch der Erste Weltkrieg mit der Einrichtung von Bibliotheken in Militärkrankenhäusern beiträgt. Über den konkreten Stand der Patientenbüchereien in verschiedenen Ländern jener Zeit informieren internationale Kongresse für Krankenhausbibliotheken in Paris (1936) und Bern (1938). Marie-Madeleine Famin unterscheidet in ihrem Vortrag auf dem Pariser Kongress von 1936 drei vorrangige Funktionen des Lesens für den Kranken: (1) Verbindung zur Realität und Anerkennung als Person, (2) Erholung und Zerstreuung, (3) geistige und moralische Bildung.

Aus der Zusammenarbeit von Bibliothekaren, Psychologen und Pädagogen werden Kataloge von Büchern veröffentlicht, die in der Praxis auch Beachtung finden. Elbert Lenrow gibt mit Zuordnungen zu spezifischen Situationen, Ereignissen und emotionalen Bedürfnissen 1940 eine bibliotherapeutische Literaturliste heraus, der später viele weitere Vorschläge folgen. Der Psychiater Karl A. Menninger erörtert 1930 Möglichkeiten und Grenzen der Bibliotherapie. Die Frage der Wissenschaftlichkeit wird 1939 von Alice Isabel Bryan behandelt. Eine der ersten umfassenden empirisch-theoretischen Analysen nach dem Zweiten Weltkrieg stammt von Caroline Shrodes (1949). Repräsentative und gehaltreiche Einführungen und Erfahrungsberichte liegen von Jack J. Leedy (1969), Rhea J. Rubin (1978a, b, c), Hilarion Petzoldt u. Ilse Orth (1985, 1995), Morris R. Morrison (1987), Marc-Alain Ouaknin (1994), der Deutschen Gesellschaft für Poesie- und Bibliotherapie (2002) und Barbara Rossi (2009) vor.

Bibliotherapeutische Gesellschaften und Zeitschriften werden gegründet sowie ensprechende Ausbildungsgänge etabliert. 1959 bildet sich in Cumberland eine „Poetry Therapy Association", in New York 1969 eine „Association for Poetry Therapy" (APT), von der seit 1972 jährlich Symposien abgehalten werden. In Los Angeles wird 1973 das „Poetry Therapy Institute" eingerichtet; Columbus, Georgia, schließt sich 1977 mit einer Forschungsstelle an („Bibliotherapy Research Institute"). 1984 entsteht in Deutschland die „Gesellschaft für Poesie- und Bibliotherapie". Ein interdisziplinäres Arbeitsgespräch unter der Leitung von Dietrich von Engelhardt in der Robert-Bosch-Stiftung in Jahre 1985 enthält einen Überblick der historischen Entwicklung und zeitgenössischen Situation. An verschiedenen Orten – z. B. von der Fritz-Perls-Akademie in Düsseldorf oder vom Institut für kreatives Schreiben in Berlin – werden Kurse zur Weiterbildung in Poesie- und Bibliotherapie angeboten.

Die Bezeichnungen sind im Übrigen abweichend; neben Bibliotherapie wird auch von Poesietherapie, Lesetherapie und Biblio-Counselling gesprochen. Eine weit verbreitete Definition der Bibliotherapie findet sich in Websters *Third International Dictionary* aus dem Jahre 1961: „Bibliotherapy: the use of selected reading materials as the therapeutic adjuvants in medicine and psychiatry; also: guidance in the solution of personal problems through directed reading" (Gove, 1961, S. 212).

2 Gegenwärtige Situation

Die Initiativen der Gegenwart stehen auf den Grundlagen und Erfahrungen der Vergangenheit. Sechs Dimensionen scheinen von zentraler Bedeutung zu sein:

(1) Lesen in Gesundheit und Krankheit, (2) Einfluss der unterschiedlichen Krankheiten, (3) Abhängigkeit von der besonderen Therapieform, (4) Persönlichkeit des Kranken, (5) Vermittlung des literarischen Werkes, (6) Ausbildung und Funktion des Bibliotherapeuten.

Das Lesen des kranken Menschen hängt, abgesehen von physiologischen und psychologischen Voraussetzungen, von der Form und dem Inhalt des literarischen Textes ab. Form meint Vokale, Konsonanten, Reim, Rhythmus und Stil, auch Schriftgröße und grafische Verteilung des Textes, was jeweils spezifische Gefühle und Gedanken hervorrufen kann, die sich dann wieder auf den Umgang des Kranken mit seiner Krankheit, der Diagnostik und Therapie, auf seine Beziehung zum Arzt und Psychotherapeuten auswirken können. Rezeption ist auch Aktivität, Produktion ebenfalls Passivität. Die Aufnahme eines literarischen Textes ist Erweiterung in fremde Objektivität, das Verfassen eines Textes Entäußerung eigener Subjektivität.

Der Inhalt kann real, fiktiv, fantastisch oder märchenhaft sein, die Handlung statisch oder dynamisch, schlicht oder anspruchsvoll, emotional oder intellektuell, die Personen können vertraut oder fremd, sympathisch oder unangenehm, die Sprache leichtverständlich, fremdartig, prosaisch oder poetisch sein. Literatur kann Ablenkung oder Hinlenkung, Verallgemeinerung oder Konkretisierung bewirken, kann als Vorbild oder Abschreckung dienen, kann in Verbindung mit dem eigenen Leben und der vorliegenden Krankheit stehen oder gerade von diesen Situationen wegführen, kann praktische Ziele der Krankheitsbewältigung nahelegen oder Sinngebungen von Krankheit, Schmerz und Leiden anbieten.

Für die Auswirkungen der Lektüre spielen Bedingungen des Krankseins eine wichtige Rolle, da körperliche und psychische Behinderungen sich auf die Einstellung und das Verhalten der Patienten auswirken. Die Resonanz wird nicht selten im Zustand der Erkrankung erhöht, die Aufmerksamkeit richtet sich allerdings zugleich verstärkt auf den eigenen Körper und die persönliche Situation; Probleme und Ansprüche der Umwelt, der Verwandten und Freunde treten in den Hintergrund, verlieren an Bedeutung. Einschränkung des Realitätsbewusstseins, Ichkonzentration und Isolation sind nicht nur eine Folge der Umweltreaktion, sondern ergeben sich auch aus der Krankheit, die für den Betroffenen immer eine Verbindung körperlicher, psychischer, geistiger und sozialer Ebenen darstellt.

Rheuma, Multiple Sklerose, Krebs, Herzinfarkt, Hauterkrankungen, Verlust des Augenlichts und Gehörs, Depression, Schizophrenie, posttraumatische Belastungsstörungen rufen jeweils besondere Gefühle, Vorstellungen und Verhaltensweisen wie auch unterschiedliche Reaktionen hervor, beeinflussen in jeweils charakteristischer Art das Körper-, Raum- und Zeitgefühl, die sozialen Beziehungen, das Selbst- und Weltbild des Kranken. Abweichende Folgen ergeben sich aus akuten Erkrankungen oder chronischen Verläufen wie ebenfalls aus den spezifischen Phasen zwischen symptomfreiem Zustand, Schmerzwahrnehmung, diagnostisch-therapeutischen Interventionen bis hin zur vollständigen oder partiellen Heilung.

Werke der Literatur bieten Weltgewinn und stimulierende Impulse im Denken, Fühlen und Wollen des Patienten, der von seiner Krankheit meist in einen passiven und eingeschränkten Zustand versetzt wird. Literatur kann einen Freiheitsraum für Pläne, Gedanken und Wünsche schaffen, die nicht an der Realität überprüft werden müssen oder unter dem Druck stehen, sich gegenüber den Reaktionen und Erwartungen der Umwelt, der Familie und Freunde zu bewähren und zu rechtfertigen. Aber auch Entspannung, anspruchsloses Vergnügen und Zeitvertreib sind legitime Funktionen des Lesens, das allerdings ebenso zu Selbsttäuschung und Flucht vor der Realität führen, neurotische Tendenzen verstärken und Scheinwelten und illusionäre Hoffnungen entstehen lassen kann.

Bibliotherapie findet bislang vorwiegend bei neurotischen Störungen, psychischen und psychosomatischen Erkrankungen Anwendung. Psychiatrische und neurotische Patienten können über literarische Werke ihre Gefühle und Gedanken besser begreifen und dann auch besser wiedergeben, können erleben, dass sie mit diesen belastenden Gefühlen und Gedanken nicht allein sind, dass andere Menschen ebenfalls an ihnen gelitten und mit ihnen zu leben vermocht haben oder sogar von ihnen geheilt wurden.

Lesen kann in der Psychiatrie und Psychoanalyse auch diagnostisch genutzt werden. Leseverhalten und Art der Lektüre geben Aufschluss über bestimmte Persönlichkeitszüge und Krisen des Kranken, über Phasen der Genesung, wiedergewonnenes Realitätsbewusstsein und neue Zuwendung zur Lebens- und Arbeitswelt. Das Versenken in ein Buch kann psychoanalytisch als Beginn einer heilsamen Regression gedeutet werden.

Lesen kann aber auch bei körperlichen Krankheiten und physischen Einschränkungen aufgegriffen werden, den Umgang mit allen Krankheiten positiv beeinflussen, der Einstellung und dem Verhalten des Kranken eine sinnvolle, die Heilung fördernde Richtung geben. Krankheit stellt, was auch immer ihr eigener Modus ist, eine physisch-psychische und sozial-kulturelle Erscheinung dar, ist ein Seins- und Werturteil und ist insofern für Einflüsse aus den Bereichen der Kultur, wozu auch die Literatur gehört, empfänglich.

Wenn psychische Aspekte bei somatischen Krankheiten eine Rolle spielen, kann Literatur genutzt werden. Das gilt für Diabetiker, Asthmatiker oder Krebskranke, Taubstumme und Blinde, Übergewichtige und Anorektiker. Seelisches Gleichgewicht wirkt sich auf den Stoffwechsel aus und kann durch Lektüre positiv, aber auch negativ geprägt werden. Viele Fragen sind hier noch empirisch zu untersuchen; ob z. B. für einen jugendlichen Epileptiker Dostojewskijs Romane mit ihren Darstellungen und Deutungen der Epilepsie wirklich sinnvoll sein können oder ihn nicht vielmehr belasten und verwirren.

Kinder können, wie empirische Untersuchungen gezeigt haben, über literarische Schilderungen ihre Krankheit und Therapie besser verstehen und akzeptieren, ihre Ängste überwinden, mehr Aktivität und Fantasie zur Bewältigung des Krankseins entfalten. Der Kontakt zu den Eltern und Ärzten kann durch Märchen, Gedichte und Erzählungen verbessert werden. Oft sind Kinder nicht in der Lage, direkt, wohl aber vermittelt im literarischen Medium Hinweise und Erläuterungen aufzunehmen und zu begreifen oder durch eigenes Schreiben – wie ebenfalls Malen – eigene Gedanken, Ängste und Wünsche auszudrücken.

Lesen kann auch im Sterben zu einer Hilfe werden und zur Kommunikation beitragen. Vor allem hier erinnert Bibliotherapie die Medizin an ihre ursprüngliche und weiterhin wesentliche Aufgabe: Begleitung und Beistand zu bieten und nicht nur Behandlung und Heilung. Die literarischen Texte, die dem Sterbenden empfohlen werden, müssen keineswegs Sterben und Tod zum Gegenstand haben, stets sind die Bedürfnisse und Fähigkeiten des Sterbenden zu respektieren; wer nach Konfrontation mit dem Sterben nicht verlangt, sollte dazu nicht bewegt oder gedrängt werden.

Die unterschiedlichen Therapiemethoden und Orte oder Phasen der Therapie wie Zeiten des Krankenhausaufenthaltes spielen ihrerseits eine wichtige Rolle. Bibliotherapie muss nicht auf das Krankenhaus beschränkt bleiben, auch in der ambulanten Praxis kann die Chance der Lektüre genutzt werden. Ausschlaggebend ist ohnehin das Lesen zu Hause oder an anderen nicht medizinischen Orten, insbesondere wegen der immer kürzer gewordenen Liegezeiten im Krankenhaus und vor allem auch im Blick auf das Lesen als Selbstheilung ohne Kontakt zu Therapeuten.

Die Situation vor der Operation legt andere Texte nahe als nach der Operation, das Lesen auf der Kinderstation unterscheidet sich vom Lesen auf Erwachsenenstationen, in internistischen, gynäkologischen oder psychiatrischen Abteilungen. Geht es zu Beginn eines Krankenhausaufenthaltes eher um Werke, die zur Annahme der Krankheit und der diagnostischen und therapeutischen Verfahren motivieren, von den Ängsten vor chirurgischen Eingriffen oder den Sorgen um die Angehörigen ablenken, werden im weiteren Verlauf des Aufenthaltes und vor der Entlassung Texte wichtiger sein, die an das tägliche Leben mit seinen Aufgaben und sozialen Verpflichtungen erinnern, an die Selbstverantwortung appellieren und den Wert der Gesundheit oder die Möglichkeit eines erfüllten Lebens auch mit einer chronischen Behinderung zum Thema haben.

Bibliotherapie hat besonders in der Psychotherapie und Psychiatrie Aufnahme gefunden, kann dort genutzt werden, wenn die Kommunikation ermüdet oder stockt. Sigmund Freud warnt allerdings vor der Lektüre wissenschaftlicher Schriften, da durch die Beschäftigung mit ihnen ein Ausweichen ins Intellektuelle zu befürchten sei, während es für den Neurotiker in der Therapie doch gerade um die Auseinandersetzung mit den eigenen Problemen gehen müsse. Einen Nutzen spricht Freud dagegen der Fachliteratur bei Anstaltsaufenthalten zu, hier könne es vorteilhaft sein, „sich der Lektüre zur Vorbereitung der Analysierten und zur Herstellung einer Atmosphäre von Beeinflussung zu bedienen" (Freud, 1975, S. 180). Carl Gustav Jung empfiehlt ausdrücklich hohe Literatur, da im Unterschied zu wissenschaftlichen Werken der Kranke durch die Archetypen oder Urbilder der Kunst seine persönlichen Schwierigkeiten relativieren könne und sinngebende Grundmöglichkeiten der Welt- und Selbstbegegnung sich ihm eröffnen könnten. Die Heilkraft des Lesens erwartet Jung wesentlich von der „symbolischen Kunst" als Schöpfung aus dem kollektiven Unbewussten im Unterschied zur „symptomatischen Kunst" als Schöpfung aus dem persönlichen Unbewussten (Jung, 1955, S. 97–120).

Entscheidend ist die Persönlichkeit des Lesers, seine soziale Herkunft, sein Alter und Geschlecht, seine Interessen, Intelligenz und Bildung. Bibliotherapie ist auf Psycholinguistik und Soziolinguistik angewiesen, die selbst wieder ihre Basis in der Anthropologie der Literatur oder des Lebens besitzen. Die soziale Herkunft sollte aber nicht überschätzt werden; zur Lektüre lässt sich im Prinzip – bei allen Unterschieden der Begabung und Vorlieben – jeder Mensch bewegen und begeistern; Krankheit und Krankenhaus bieten hierfür sogar günstige Gelegenheiten. Krankheit kann in dieser Hinsicht soziale Unterschiede einebnen: Menschen, die im Allgemeinen eher zu hoher Literatur neigen, können sich einfacheren Texten zuwenden; Menschen, die für Bücher wenig übrig haben, können zur Aufnahme anspruchsvoller Werken bewegt werden. Auf jeden Fall darf der Kranke aber nicht überfordert werden. Literatur sollte nicht Gefühle der Langweile, des Scheiterns und der Minderwertigkeit auslösen.

Heilsames Lesen ist keineswegs an hohe Literatur gebunden; als ebenso wirkungsvoll erweisen sich Werke der Trivialliteratur, natürlich auch Sachbücher, Reisebeschreibungen, historische Darstellungen, Biografien, deren therapeutischer oder pädagogischer Wert nicht selten sogar besonders groß ist. Literarische Werke müssen auch nicht in vollem Umfang aufgenommen werden, sinnvoll sind ebenfalls Auszüge, kürzere Passagen, knappe Zitate, Zeilen aus Gedichten.

Bibliotherapie ist im Kern eine Frage des Angebotes und der Hinführung zur Lektüre. Dem Kranken dürfen nicht nur Bibliothekskataloge in die Hand gedrückt und Bücherwagen an das Bett geschoben werden. Krankenhausbibliotheken stellen noch keine Bibliotherapie dar, Bibliothekare sind noch keine Bibliotherapeuten. Es kommt auf die Begleitung in der Lektüre und Anregung zum eigenen Lesen an; das setzt den unmittelbaren Kontakt und die Bereitschaft zum Gespräch voraus, verlangt nach Empathie und Kommunikation.

Der Zusammenhang zwischen Lektüre und ihren Auswirkungen beim lesenden Kranken darf nicht mechanisch oder nach der Logik naturwissenschaftlicher Kausalität aufgefaßt werden; das Buch ist kein Medikament, wird nicht „verschrieben". Auch der Kranke, der bibliotherapeutisch nicht behandelt wird, kann Literatur nicht wie eine Tablette zu sich nehmen, muss vielmehr auf die Folgen für sich achten, eventuell die Lektüre auch unter- oder abbrechen, zu anderen Werken greifen oder sich um Unterstützung im Verständnis, in der Interpretation bei anderen Menschen bemühen. Das Wissen über die möglichen Konsequenzen der Lektüre oder mit anderen Worten über die Verbindung von Lektüre und Krankheit oder Krankheitsphase ist noch beschränkt; hier muß noch viel empirische Forschung geleistet werden. Tendenzen der Lesewirkung sind aber bekannt und lassen sich voraussehen, Tendenzen, dass in einzelnen Phasen der Krankheit und bei spezifischen Krankheiten bestimmte literarische Texte mit ihrer Formalität und Thematik sinnvoll oder eher weniger angebracht sind.

Die Logik des Analogieprinzips trifft für Bibliotherapie und auch die selbstgewählte Lektüre nicht zu; die Wahl muss sich nicht nach der thematischen Übereinstimmung von Krankheit und Buch richten; wer an Krebs erkrankt ist, muss nicht unbedingt zu literarischen Krebsdarstellungen greifen. In manchen Situationen kann diese Übereinstimmung allerdings auch wieder angebracht sein; die Beschreibung eines Krankenhauses in Romanen oder Erzählungen mag den realen Aufenthalt im Krankenhaus erleichtern, die Wiedergabe von Behinderungen im Medium der Literatur kann die Annahme dieser Behinderung auch in der Realität unterstützen, spannende und lustige Darstellungen der Realität können kranken Kindern bei der Rückkehr aus dem Hospital nach Hause eine Hilfe sein.

Im Gespräch mit dem kranken Menschen müssen seine Bedürfnisse und Möglichkeiten erkannt werden, um zutreffende Einsichten gewinnen und sinnvolle Schlüsse ziehen zu können: Unterstützung in der emotionalen und kognitiven Bewältigung der Lektüre, eventuell Vorschläge eines anderen Textes. Nur zu oft sind Erläuterungen und Rat notwendig, nicht immer kann aus therapeutischen Gründen allen Wünschen des Lesers entsprochen werden. Zugleich muß die Autonomie des Kranken anerkannt werden; seine Wahl muss respektiert werden, er ist der Leser, es geht um seine Krankheit, um ihre Überwindung oder Linderung. Der Kranke und Sterbende ist in seiner Entscheidungsfähigkeit und Aktivität oft eingeschränkt, was für psychisch und demente Kranke ebenfalls zutrifft. Neben Lesen und Schreiben sollte hier – wie bei Kindern – auch an das Vorlesen gedacht werden, wodurch ein Raum der Zuwendung und Verbundenheit entsteht.

Wenn Kranke vorübergehend oder dauerhaft auf einen Bibliotherapeuten angewiesen sind, kann diese therapeutische Funktion nicht von Bibliothekaren oder Literaturwissenschaftlern übernommen werden. Psychologen und Ärzte sind ihrerseits von ihrer klassischen Ausbildung her noch keineswegs in der Lage, die Anforderungen zu erfüllen, die an einen Bibliotherapeuten zu stellen sind: praktische Fähigkeiten und theoretisches Wissen, literarische, psychologische und medizinische Kenntnisse.

Bibliotherapeuten müssen neben einer umfassenden Kenntnis der Literatur, ihrer Form und Struktur sich auf den Kontakt mit dem kranken Menschen einlassen können, um ihm heilsame Werke vorschlagen und nahebringen zu können. Sie müssen kein Medizinstudium absolviert haben, müssen aber mit dem Kranksein und der medizinischen Situation vertraut sein, d. h. neben der Krankheit und ihrer Behandlung mit der Einstellung und dem Verhalten des kranken Menschen gegenüber der Krankheit, dem Arzt und dem durch die Krankheit veränderten Leben. Notwendig ist, wie für alle Kunsttherapien, eine Kenntnis der Anthropologie der Krankheit oder des Krankseins in sechs Ebenen: (1) Körperbeziehung, (2) Raumbeziehung, (3) Zeitbeziehung, (4) soziale Beziehungen, (5) Selbstbeziehung, (6) Weltbeziehung – und dies in akuten und chronischen, somatischen, psychosomatischen und psychischen Krankheiten. Von der Beachtung dieser anthropologischen Dimensionen der Krankheit hängt der heilsame Erfolg des Lesens ab.

Literatur als Heilmittel und Lebenshilfe ist ein häufiger Gegenstand in Romanen und Erzählungen. Die literarischen Darstellungen und Deutungen bieten wertvolle Hinweise für die Möglichkeiten und Chancen des Lesens und Schreibens. Der Arzt und Dichter François Rabelais will mit seinem lebens- und sinnenfreudigen Roman *Gargantua und Pantagruel* (1534/1562) „Betrübten und Kranken in der Ferne" Linderung verschaffen – als Ergänzung zu seiner eigenen ärztlichen Behandlung „in der Nähe" (Rabelais, 1976, S. 11). In Charles de Montesquieus *Persischen Briefen* (1721) wird angesichts der bescheidenen Möglichkeiten medikamentöser Therapie auf ironische Weise ein bibliotherapeutisches System mit konkreten Literaturempfehlungen entworfen: Aristoteles als Abführmittel, Romane, Lebenserinnerungen und Lobreden als Vomitiva, verschiedene philosophische und theologische Schriften gegen die Krätze, den Grind, die Liebeskrankheit oder die Schlaflosigkeit (Montesquieu, 1964, S. 261 ff.). In Samuel Warrens Erzählung *Cancer* (1830, in Warren, 1838, S. 42–49) lindert eine Patientin die grausamen Schmerzen bei der Brustamputation – vor der Epoche der Anästhesie – durch die Lektüre von Liebesbriefen ihres Mannes, dem sie die Operation aus Liebe verheimlicht hat.

Die hinlenkende und bildende Funktion der Literatur erfährt eindrucksvoll in Carson McCullers' Roman *Uhr ohne Zeiger* (1961) der todkranke Apotheker Malone, der sich in seiner Einsamkeit und Verzweiflung aus der Krankenhausbibliothek das Buch *Die Krankheit zum Tode* (1849) ausleiht, auf das er im Zustande der Gesundheit nie gestoßen wäre. Malone ist nicht gebildet, der Autor Kierkegaard sagt ihm nichts, die gelesenen Sätze werden von ihm aber in ihrer unmittelbaren Bedeutung begriffen, sie vermitteln ihm existenzielle Einsichten und seelische Kraft in der Annahme seines Sterbens und Todes. „Wenn Malone nicht eine unheilbare Krankheit gehabt hätte, wären diese Worte einfach Worte geblieben, ja er hätte die Hand überhaupt nicht nach dem Buch ausgestreckt" (McCullers, 1974, S. 138).

Die Heilkraft des Lesens kann auf unterschiedliche Weise erreicht werden. In André Gides Roman *Paludes* (1895) wird betont: „Man heilt den Kranken nicht, indem man ihm seine Krankheit zeigt, sondern indem man ihm das Schauspiel der Gesundheit vorführt. Man müsste einen normalen Menschen über jedes Spitalbett malen und die Korridore mit farnesinischen Herkulessen vollstopfen" (Gide, 1962, S. 57). Die kranke Élisabeth Alione in *Zerstören, sagt sie* von Marguerite Duras (1969) begibt sich mit Büchern in das Sanatorium: „wenn man ganz allein ist ... um Halt an etwas zu haben" (Duras, 1970, S. 51).

Dass nicht nur Lesen, sondern auch Schreiben für kranke und leidende Menschen Hilfe sein und Orientierung geben kann, wird im Medium der Literatur wiederholt aufgegriffen. Der Arzt Antoine Thibault (Martin Du Gard, *Die Thibaults*, 1922–1940) beginnt, als er schwer erkrankt ist, ein Tagebuch zu schreiben: „Im Kopf eines Kranken, eines Schlaflosen, wird alles zur Plage. Schreibt er es auf, so befreit er sich davon. Und außerdem hilft die Ablenkung, Zeit zu töten" (Martin du Gard, 1961, S. 909). Schreiben kann auch zu einem Dokument der Autonomie werden, wie es die Schriftstellerin Caroline Muhr (1978) in ihrer Depression empfunden hat: „In dieser Stunde spinne ich den dünnen Faden, der mich mit einer Wirklichkeit verbindet, die ich noch selbst bestimme, indem ich Worte aussuche, zusammenfüge, Buchstaben setze, so wie ich es will und nicht wie meine Krankheit es will oder wie die Schwestern es wollen oder wie Dr. Hartmann es will" (Muhr, 1978, S. 67).

Schriftsteller wissen aber auch, dass Literatur belasten kann. Der Ich-Erzähler in Edgar Allan Poes Erzählung *Berenice* (1835) bemerkt einen unheilvollen Zusammenhang zwischen seiner Lektüre und seinem Leiden (Poe, 1976, S. 562). Lesen wird in Anton P. Tschechows Erzählung *Krankenzimmer Nr. 6* (1892) als eine der „krankhaften Angewohnheiten" (Tschechow, 2004, S. 86) des Geisteskranken Gromov bezeichnet, für das er im weiteren Verlauf seiner Krankheit und mit dem Verlust des Gedächtnisses zunehmend das Interesse verliert. Der schwindsüchtige Felix in Arthur Schnitzlers Erzählung *Sterben* (1894) vermag in Landschaftsbeschreibungen wie philosophischen Schriften keine wirkliche Ruhe zu gewinnen, empfindet vielmehr Langeweile, Enttäuschung und Widerwillen (Schnitzler, 1950, S. 49).

Zugleich stellt sich in diesem Zusammenhang die grundsätzliche Frage, was unter Therapie gemeint ist: Heilung, Unterstützung in chronischen Krankheiten, emotionale Stabilisierung, Sinnfindung im Leiden und Sterben, geistige Bildung, Horizonterweiterung. Franz Kafka schreibt an seinen Schulfreund Oskar Pollak am 27. Januar 1904: „Ein Buch muss die Axt sein für das gefrorene Meer in uns" (Kafka, 1999, S. 36.).

Dass nicht in allen Situationen und in allen Stimmungen jeder literarische Inhalt aufgenommen oder jede literarische Form geschätzt werden kann, ist Schriftstellern vertraut, haben sie an sich selbst erlebt und erlitten. Die Erzählung *Madame Firmiani* (1832) verlangt nach Honoré de Balzac die Anteilnahme „von Natur aus schwermütiger und träumerischer Seelen" (Balzac, 1971, S. 352). Zwischen Autor, Leser und literarischem Werk muss eine psychische und geistige Nähe oder Verwandtschaft bestehen, um stärkende und heilsame Wirkungen erzielen und erleben zu können.

3 Perspektiven

Die Heilkraft des Lesens oder Bibliotherapie ist ein durchgängiges und zentrales Thema der Medizin- und Kulturgeschichte, stellt Herausforderungen nicht nur an den Kranken, sondern ebenso an die Familie, Schule, Universität und Medien. Wenn nicht mehr gelesen wird und nicht mehr von Eltern und Lehrern zum Lesen angeregt wird, kann Lesen als Selbst- und Fremdhilfe seine Wirkung auch im Leben und in der Krankheit nicht mehr entfalten. Sinnvolle Anwendungen des Lesens und der Bibliotherapie gibt es in Diagnostik und Therapie, Prävention wie Rehabilitation, im Umgang des Kranken mit seiner Krankheit. Lesen und Schreiben sind nicht nur eine Frage der Psychologie und Ästhetik, sondern auch der Medizin und Kultur.

Literatur ist Ablenkung und Hinlenkung, kann zur Unterstützung der Therapie herangezogen werden, lässt Schmerzen und Leiden erträglicher werden, verleiht Krankheiten einen Sinn, vermag auch das Sterben zu erleichtern. Literatur übersteigt aber alle therapeutischen und pädagogischen Ziele, ist ein Bildungsmittel, trägt zum allgemeinen Verständnis des Menschen und der Welt bei. Literatur kann, worauf stets zu achten ist, auch belasten und verwirren. Das Buch ist für den Theologen und Philosophen Romano Guardini eine „Urgestalt"; im Buch fasse sich das Dasein in der Fülle seiner Möglichkeiten zusammen – „seine Fruchtbarkeit, aber auch seine Gefahr. Denn, wenn das Buch uns beschenken, uns trösten und stärken kann – wie tief kann es auch beunruhigen, irreführen und zerstören" (Guardini, 1952, S. 37).

Die Erwartungen an das Lesen und das Schreiben dürfen nicht übertrieben werden; Literatur kann Chirurgie nicht ersetzen, kann zur Bewältigung von Operationen und medikamentöser Therapie aber auch einen Beitrag leisten. Wie alle psychotherapeutischen Verfahren und kunsttherapeutischen Richtungen steht auch die Bibliotherapie vor dem Problem der Erfolgskontrolle der evidenzbasierten Medizin; Evidenz heißt aber nicht nur empirisch-statistischer Beweis, sondern ebenso unmittelbare Einsicht. Über die Auswirkungen des Lesens und den Erfolg der Bibliotherapie kann nicht nur *objektiv*, über den äußeren Anschein oder nach physiologischen Daten geurteilt werden, die Wirkung erschließt sich vor allem *subjektiv*, über die Selbstwahrnehmung des Kranken oder die Beobachtungen des Therapeuten, der Angehörigen und Freunde. Subjektivität besitzt – nachgewiesen und dokumentiert durch Tests – ebenfalls einen objektiven Wert.

Jeder Kranke muss seinen eigenen Leseweg finden und kann sich zugleich von den Erfahrungen der Schriftsteller der Vergangenheit und Gegenwart anregen lassen. Die Heilkraft des Lesens hängt nicht nur von Bibliotherapeuten ab; jede Kunsttherapie ist wesentlich Selbsttherapie oder auch Hilfe zur Selbsttherapie. Bibliotherapie ist nicht an eine spezifische psychologische oder pädagogische Richtung gebunden. Entscheidend ist die eigene Aktivität des Kranken, der selbst die Lektüre aufgreifen und umsetzen muss, aber auch auf Unterstützung angewiesen sein kann, auf die Kenntnis anderer Menschen – Therapeuten oder Laien – von literarischen Texten, auf ihre verständnisvollen und kommunikativen Fähigkeiten.

In Deutschland haben sich Musik- und Maltherapie bislang besser etabliert als Bibliotherapie. Alle kunsttherapeutischen Richtungen können und sollten mit ihren jeweils spezifischen Bedingungen der Rezeption und Produktion, Aktivität und Passivität, Konkretheit und Allgemeinheit, Sinnlichkeit und Sinnhaftigkeit, Hinlenkung und Ablenkung in Verbindung gebracht werden – Literaturtherapie mit Maltherapie, Musiktherapie und Tanztherapie. Die Möglichkeiten einer Integration der Künste wurden bislang in der Ausbildung und in der Praxis noch wenig aufgegriffen. Gesunde wie kranke Menschen nehmen die Wirklichkeit und Künste aber mit allen Sinnen wahr.

Bibliotherapie gehört als Selbst- und Fremdhilfe wie jede andere Kunsttherapie zur Medizin als „medical humanities" oder als Verbindung von Wissenschaft, Literatur und Kunst. Medizin bringt als anthropologische Disziplin Naturwissenschaften und Geisteswissenschaften in einen inneren Zusammenhang, entspricht dem Menschen als Natur- und Geistwesen, begreift Therapie nicht nur als Behandlung, sondern immer zugleich als Beistand und Begleitung, als Prävention und Rehabilitation, als Überwindung der Krankheit wie ebenso Erhaltung der Gesundheit. Medizin ist Humanwissenschaft im doppelten Sinne des Wortes: menschlich und für Menschen. In dieser Perspektive sollte der kranke Mensch die Heilkraft des Lesens erfahren und vor allem selbst aktiv wahrnehmen.

Literatur

Aristoteles (2008). *Poetik* (Werke, Bd. 5). Berlin: Akademie Verlag.

Balzac, H. de (1971). *Madame Firmian* (Die menschliche Komödie, Bd. 2). München: Goldmann. (Original erschienen 1832)

Blaschka, A. (1956). Der Topos scribendi solari – Briefschreiben als Trost. *Wissenschaftliche Zeitschrift der Martin-Luther-Universität Halle-Wittenberg, gesellschaftlich-sprachliche Reihe, 5*, 637–638.

Bryan, A. I. (1939). Can there be a science of bibliotherapy? *The Library Journal, 64*, 773–776.

Dante (1993). *Epistula XIII. Das Schreiben an Cangrande della Scala* (Philosophische Werke, Bd. 1). Hamburg: Meiner. (Original erschienen um 1315)

Deutsche Gesellschaft für Poesie- und Bibliotherapie. (Hrsg.). (2002). *Die heilende Kraft der Sprache – Poesie- und Bibliotherapie*. Düsseldorf: Der Setzkasten.

Duras, M. (1970). *Zerstören, sagt sie*. Neuwied: Luchterhand. (Original erschienen 1869)

Engelhardt, D. von (1987). Bibliotherapie – Entwicklung, Situation und Perspektiven. In D. von Engelhardt (Hrsg.), *Bibliotherapie. Arbeitsgespräch der Robert-Bosch-Stiftung 1985 in Stuttgart* (S. 3–45). Gerlingen: Bleicher.

Engelhardt, D. von (2005). Diätetik. In W. E. Gerabek, D. Bernhard, B. D. Haage, G. Keil & W. Wegner (Hrsg), *Enzyklopädie Medizingeschichte* (S. 299–303). Berlin: de Gruyter.

Famin, M.-M. (1936). L'organisation en France des bibliothèques d'hôpitaux. Compte-Rendu du Premier Congrès International des Bibliothèques d'Hôpitaux tenu à Paris du 9 au 11 Mai 1936. *Actes de Ministère de l'Éducation Nationale, 3*.

Freud, S. (1975). Ratschläge für den Arzt bei der psychoanalytischen Behandlung (1912). In S. Freud, *Studienausgabe* (Ergänzungsband, S. 169–180). Frankfurt am Main: Fischer.

Galt, J. M. (1853). On reading, recreation and amusements for the insane. In J. M. Galt, *Essays on Asylums for Persons of Unsound Mind* (Second series, pp. 5–26). Richmond, VA: Ritchies & Dunnavant.

Gide, A. (1962). *Paludes*. Frankfurt am Main: Suhrkamp. (Original erschienen 1895)

Goethe, J. W. von (1955). *Aus meinem Leben. Dichtung und Wahrheit* (Werke, Bd. 9). Hamburg: Wegner. (Original erschienen 1811–1814)

Gove, P. B. (Hrsg.). (1961). *Webster's third new international dictionary of the English language*. Cambridge, MA: Riverside Press.

Guardini, R. (1952). *Lob des Buches*. Basel: Hess.

Jung, C. G. (1955). Psychologie und Dichtung. In C. G. Jung, *Gesammelte Werke* (Bd. 15, S. 97–120). Solothurn: Walter. (Original erschienen 1930)

Kierkegaard, S. (1962). *Die Krankheit zum Tode* (Werke, Bd. 4). Reinbek bei Hamburg: Rowohlt. (Original erschienen 1849)

Kafka, F. (1999). *Briefe 1900–1912*. Frankfurt am Main: Fischer.

Leedy, J. J. (1969). *Poetry therapy. The use of poetry in the treatment of emotional disorder*. Philadelphia, PA: Lippincott.

Lenrow, E. (1940). *Readers guide to prose fiction. An introductory essay, with bibliographics of 1500 novels selected, topically classified, and annotated for use in meeting the needs of individuals in general education*. New York: D. Appleton-Century Co.

Maimonides, M. (1970). De causis accidentium apparentium. In F. Klein-Franke. Der hippokratische und maimonidische Arzt. *Freiburger Zeitschrift für Philosophie und Theologie, 17*, 442–449.

Martin du Gard, R. (1961). *Die Thibaults*. Stuttgart: Deutscher Bücherbund. (Original erschienen 1922–1940)

McCord Crothers, S. (1916). A literary clinic. *The Atlantic Monthly, 118*, 291–301.

McCullers, C. (1974). *Uhr ohne Zeiger*. Zürich: Diogenes. (Original erschienen 1961)

Menninger, K. A. (1930). *The human mind*. New York: Knopf.
Montesquieu, C.-L. de (1964). *Persische Briefe*. Frankfurt am Main: Fischer. (Original erschienen 1721)
Morrison, M. R. (Ed.). (1987). *Poetry as therapy*. New York: Human Sciences.
Muhr, C. (1978). *Depressionen. Tagebuch einer Krankheit*. Frankfurt am Main: Fischer.
Niebyl, P. H. (1971). The non-naturals. *Bulletin of the History of Medicine, 45*, 486–492.
Ouaknin, M.-A. (1994). *Bibliothérapie. Lire c'est guérir*. Paris: Éd. du Seuil.
Petzold, H. & Orth, I. (Hrsg.). (1985). *Poesie und Therapie. Über die Heilkraft der Sprache. Poesietherapie, Bibliotherapie, Literarische Werkstätten*. Paderborn: Junfermann.
Petzold, H. & Orth, I. (Hrsg.). (1995). *Poesie und Therapie. Über die Heilkraft der Sprache. Poesietherapie, Bibliotherapie, Literarische Werkstätten*. Paderborn: Junfermann. (Original erschienen 1985)
Poe, E. A. (1976). *Berenice* (Das gesamte Werk, Bd. 2). Olten: Walter. (Original erschienen 1835)
Rabelais, F. (1976). *Gargantua und Pantagruel* (Bd. 2). Frankfurt am Main: Insel. (Original erschienen 1534/1562)
Rossi, B. (Ed.). (2009). *Biblioterapia. La lettura come benessere*. Molfetta: La meridiana.
Rubin, R .J. (Ed.). (1978a). *Bibliotherapy sourcebook*. London: Mansell.
Rubin, R. J. (Ed.). (1978b). *Bibliotherapy. Using bibliotherapy*. London: Mansell.
Rubin, R. J. (1978c). *Using bibliotherapy. A guide to theory and practice*. London: Mansell.
Rush, B. (1811). On the construction and management of hospitals (1802). In B. Rush, *Sixteen introductory lectures to courses of lectures upon the institutes and practice of medicine with a syllabus of the latter* (p. 192 f.). Philadelphia, PA: Bradford and Innskeep.
Rush, B. (1812). *Medical inquiries and observations upon the diseases of the mind*. Philadelphia, PA: Kimber & Richardson.
Rush, B. (1951). Letter, 24.09.1810. In H. Butterfield (Ed.), *Letters of Benjamin Rush* (Vol. 2, p. 1064). Princeton, NJ: Princeton University Press.
Schipperges, H. (1968). Geschichte und Entwicklung der Diätetik. *Physikalische Medizin und Rehabilitation, 9*, 274–278.
Schnitzler, A. (1950). *Meistererzählungen*. Frankfurt am Main: Fischer.
Shrodes, C. (1949). *Bibliotherapy. A theoretical and clinical-experimental study*. Dissertation, University of California, Berkeley.
Tschechow, A. (2004). *Ariadna. Erzählungen 1892–1895*. Düsseldorf: Artemis und Winkler.
Warren, S. (1838). *Passages from the diary of a late physician* (Vol. 1). London: T. Cadell.
Zifreund, H. (Hrsg.). (1996). *Therapien im Zusammenspiel der Künste*. Tübingen: Attempto.

Teil V
Selbsthilfeaktivitäten

Selbstbehandlung mit Ratgeberliteratur

Christiane Eichenberg und Lisa Hübner

1 Einleitung

Das große Interesse für die Selbstbehandlung mit Ratgeberliteratur stellt allgemein kein neues Phänomen dar, denn seit Beginn der Aufklärung und gesteigert ab dem späten 19. Jahrhundert versucht Ratgeberliteratur den Ratsuchenden Orientierung in Sinnfragen und lebenspraktischen Angelegenheiten zu liefern (Eichenberg & Moritz, 2010). Rund jedes dritte verkaufte Buch kann als Ratgeber bezeichnet werden und gibt man bei dem Online-Versandhändler „Amazon" unter der Kategorie Bücher das Stichwort „Ratgeber" ein, so erhält man 415 157 Ergebnisse (Stand: Juni 2015). Ratgeber zählen mit 13,7 % zu den umsatzstärksten Sachbüchern auf dem Markt (vgl. Die Welt, 2008).

Dieses Buchgenre gewinnt vor allem als Patientenratgeber oder weiterführend als Selbsthilfemanual sowie im Zusammenhang mit Bibliotherapie für die Psychotherapie, Medizin und andere Gesundheitsberufe eine bedeutsame Rolle im Kontext von Prävention, Selbsthilfe, Beratung, Behandlung und Rehabilitation.

Das folgende Kapitel hat zum Ziel, die Möglichkeiten und Grenzen der Selbstbehandlung mit Ratgeberliteratur zu beleuchten, wobei hier vor allem der eigenständige Gebrauch, d. h. der nicht therapeutisch geleitete Einsatz von Ratgeberliteratur im Fokus steht. Zunächst werden die verschiedenen Dimensionen der Ratgeberliteratur aufgezeigt und voneinander abgegrenzt sowie Angebot und Nachfrage einander gegenübergestellt. Im Anschluss wird eine Evaluierung von Selbsthilfemanualen, Ratgebern und Selbsthilfebüchern vorgenommen, indem Metaanalysen und weitere empirische Daten zur Effektivität zusammengefasst werden. Das Verhältnis von Ratgeberliteratur und professioneller psychotherapeutischer Behandlung wird ebenfalls diskutiert um dann die Chancen und Grenzen der Ratgeberliteratur zusammenzufassen und einen Ausblick zu geben.

2 Dimensionen der Ratgeberliteratur

Der große Bereich der Ratgeberliteratur kann in verschiedene Dimensionen aufgeteilt werden (vgl. Grahlmann & Linden, 2005). Eine Unterteilung ist vor allem im gesundheitspsychologischen Bereich sinnvoll, um sowohl die verschiedenen Materialien als auch den unterschiedlichen Gebrauch dieser Literatur im Bereich der Selbstbehandlung voneinander zu differenzieren (vgl. Eichenberg, 2007).

2.1 Fiktionales vs. didaktisches Material

Sowohl fiktionales als auch didaktisches Material kann salutogenetische Prozesse anstoßen. Fiktionale Texte (aber auch Filme, vgl. z. B. Blothner, 1994) können eine Interaktion zwischen Leser und Literatur ermöglichen, in dem durch Identifikation mit der literarischen Figur Emotionen freigesetzt werden. Dies bedeutet, dass hier karthartische Prozesse angestoßen werden, die zu neuen Einsichten über die eigene Realität führen und damit zur persönlichen Entwicklung des Lesers beitragen (ausführlich zur Psychodynamik des bibliotherapeutischen Prozesses siehe Silverberg, 2003).

Die Auseinandersetzung mit didaktischen Texten bewirkt hingegen Informationsvermittlung, ermöglicht ein besseres Problemverständnis und kann die Kooperationsfähigkeit in der Psychotherapie sowie Selbsthilfepotenziale verbessern. Dabei sind Patientenratgeber von Selbsthilfemanualen zu unterscheiden.

2.2 Patientenratgeber und Selbsthilfebücher

Patientenratgeber sind vornehmlich psychoedukativ konzipiert und folglich vorrangig auf die Vermittlung von problemrelevanten Informationen ausgerichtet. Sie beinhalten meist eine detaillierte Auflistung und Beschreibung der typischen Symptome und Ätiologie des dargestellten Störungsbildes. Auch Informationen zu persönlichen und sozialen Folgen der Erkrankung und Risiken für die Betroffenen werden häufig dargestellt. Zudem finden sich in vielen Patientenratgebern Hinweise zu Behandlungsverfahren oder Möglichkeiten zur Selbsthilfe (Angenendt, 1996). Sie dienen daher als Aufklärungshilfe für spezielle Störungen und Probleme und vermitteln Wissen über die Erkrankung, gewährleisten emotionale Entlastung sowie Unterstützung und sind dadurch auch Orientierungshilfen (Eichenberg, 2007). Patientenratgeber können die Krankheitseinsicht bzw. die Akzeptanz darüber, dass ein Problem besteht, fördern und enttabuisierend sowie entstigmatisierend wirken. Inadäquate Vorstellungen und Konzepte zu Störungen können korrigiert werden sowie realistische Hoffnungen auf Veränderbarkeit geweckt werden. Weitere Ziele der Patientenratgeber liegen für Angenendt (1996) in der Motivation zur Inanspruchnahme geeigneter Hilfsmittel, in der Übernahme von Selbstverantwortung und in der Förderung der Compliance für therapeutische Maßnahmen.

Selbsthilfebücher haben sich nicht nur in den Bereichen Medizin und Psychologie etabliert, sondern beziehen sich auf fast alle Lebensbereiche wie Homöopathie, Partnerschaft, Sexualität, Beruf oder Erziehung. Überall dort, wo Menschen einen Rat suchen, scheint es einen passenden Ratschlag zu geben. Da sich die Ratgeber in Thematik, Aufbau und Wissenschaftlichkeit stark unterscheiden, ist es schwierig, einen gemeinsamen Konsens des breiten Angebotes zusammenzufassen.

Nach Malouff und Rooke (2007) folgen die meisten Selbsthilfebücher, die sich auf psychologische Probleme beziehen, jedoch folgendem Format:
– Die Beschreibung des Problems oder Symptoms wird durch individuelle Fallbeispiele unterstützt.

- Der Darstellung von Informationen, die dem Leser dabei helfen sollen zu entscheiden, ob er selbst von diesem Problem oder beschriebenen Symptomen betroffen ist.
- Beschreibung von Methoden und Strategien, deren Anwendung dabei helfen soll das Problem zu bewältigen.
- Präsentation von Fallbeispielen, bei denen die Personen von den dargestellten Methoden profitiert haben.
- Vorschläge für weitere Möglichkeiten bei Fortbestand des Problems.

2.3 Selbsthilfemanuale

Selbsthilfemanuale gehen über die rein edukative Funktion der Ratgeberliteratur hinaus. Diese sind um die Vermittlung therapeutischer Techniken, die auch selbstständig und ohne therapeutische Anleitung durchzuführen sind, erweitert. Diese Techniken sind meist etablierte und bewährte Konzepte aus der Verhaltenstherapie und werden in schriftlicher Form dargeboten. Die aktive Bearbeitung der Übungen und Anleitungen soll eine systematische Selbstbehandlung ermöglichen. Die Anwendung von Manualen kann dabei wie erwähnt ohne Kontakt mit Therapeuten verwendet, aber auch mit minimalem Kontakt oder gänzlich durch Therapeuten angeleitet umgesetzt werden (vgl. Angenendt, 1996).

2.4 Intentionales vs. relationales vs. transponierendes Lesen

Das intentionale Lesen ist zielgerichtet, aufgabenbezogen, thematisch, spezifisch: Eine Person identifiziert ein Lebensproblem und sucht nach Literatur von der sie glaubt, dass sie ihr hilft. Das relationale Lesen meint, dass sich mehrere Personen miteinander mit demselben Text befassen, z. B. Patient und Therapeut oder Mitpatienten untereinander. Das Buch fungiert hier als Kommunikationsinstrument. Das transponierende Lesen umfasst den Aspekt der „Immersion", d. h. die Möglichkeit, sich gedanklich in eine Vorstellungswelt zu vertiefen bis hin zur Flucht aus einer schwierigen Lebenssituation in die Fiktion (eskapistische Funktionen; vgl. Cohen, 1994).

2.5 Therapiegeleitete Verwendung von Ratgeberliteratur: Bibliotherapie

Unter dem Begriff der Bibliotherapie werden verschiedene textbasierte Materialien verstanden, die für therapeutische Zwecke nutzbar gemacht werden (ausführlich siehe Engelhardt, in diesem Band). Kittler (1986) definiert Bibliotherapie etwa als „Nutzbarmachung des Lesens zu therapeutischen Zwecken. Im engeren Sinne ist sie eine Hilfsmethode der Psychotherapie .... Im weitesten Sinne ... der Einsatz des Lesens bei der Bewältigung von Lebensaufgaben (Persönlichkeitsentwicklung und -entfaltung) und Lebenskrisen." Bibliotherapeutische Zugänge können sowohl in rezeptiv als auch produktiv gestalteten Umgangsmodalitäten vorgegeben werden. Die rezeptive Bibliotherapie basiert dabei auf Textmaterial, das vom Therapeuten gezielt und an die jeweilige Problemstellung angepasst ausgesucht wird. Im Vordergrund steht dabei die aktive Auseinandersetzung mit vorgegebenen Texten und deren Inhalten. Im Rahmen einer produktiven Bibliotherapie werden die Patienten/Ratsuchenden dazu ermutigt, eigene Texte zu produzieren (Eichenberg, 2007). Bei einem solchen Vorgehen werden v. a. Effekte des expressiven Schreibens (vgl. Pennebaker, 1997) forciert.

3 Angebot und Nachfrage

Der Erfolg der Ratgeberliteratur hängt einerseits mit der stetigen Verwissenschaftlichung der Lebensführung und andererseits auch mit der Expansion des Taschenbuchmarktes zusammen (vgl. Die Welt, 2008). Insbesondere im gesundheitspsychologischen Bereich erfahren Ratgeber und Selbsthilfebücher laut Redding et al. (2008) ihre große Beliebtheit daher, dass sie eine kostengünstige, bequeme und weniger stigmatisierende Alternative zur professionellen Psychotherapie darstellen. Auch Malouff und Rooke (2007) betonen das große Angebot an Ratgeberliteratur vor allem in Zusammenhang mit psychologischen Problemen. Laut Handelspanel Buch des GfK Entertainment hat Ratgeberliteratur im Jahr 2014 einen Umsatzanteil von 18,3 % am Gesamtmarkt und erweist sich unter den Buchverkäufen als einziger stabiler Umsatzbringer. Innerhalb des Bereiches Ratgeberliteratur waren im Jahr 2014 nach der Statistik von Statistica Ratgeber im Bereich Essen und Trinken mit 28 % am umsatzstärksten, gefolgt von den Bereichen Gesundheit (18,1 %) und Lebenshilfe (14,5 %).

Unsere Recherchen zum Angebot von Selbsthilfebüchern über den Online-Versandhändler „Amazon" haben ergeben, dass sich dieses anscheinend sehr nah an der Nachfrage orientiert. Dies wird besonders bei dem Vergleich der Anzahl an störungsspezifischen Selbsthilfebüchern mit der Inzidenz des jeweiligen Störungsbildes deutlich. So weisen Angststörungen laut der Studie zur Gesundheit Erwachsener in Deutschland (DEGS; vgl. Wittchen & Jacobi, 2012) in Deutschland mit 16,2 % die höchste 12-Monats-Prävalenz auf und ergaben sowohl auf der deutschen Amazon-Seite unter dem Stichwort „Selbsthilfe Angststörung" mit 670 Ergebnissen, als auch auf der amerikanischen Seite des Online-Händlers „Amazon" unter den Stichworten „self help anxiety disorder" mit 9 249 Ergebnissen die höchste Zahl an Selbsthilfebüchern in einer Kategorie. Im Vergleich dazu erbrachte die Suche nach Selbsthilfebüchern zum Thema Psychose mit einer 12-Monats-Prävalenz von 2,4 % nur 35 bzw. 82 Ergebnisse (vgl. Tab. 1).

Neben der Prävalenz der Störungsbilder haben andere Faktoren, wie beispielsweise die Erfolgschancen von Selbsthilfeprogrammen, sicherlich ebenfalls einen Einfluss auf das Angebot auf dem Markt. So können Selbsthilfestrategien bei Psychosen im Allgemeinen vermutlich weniger erreichen als bei Ängsten oder Depressionen. Denkbar ist auch der Einfluss medialer Darstellung von Störungsbildern auf das Angebot und die Nachfrage von Selbsthilfebüchern.

Um herauszufinden, welche Personen bevorzugt Ratgeberliteratur nutzen, untersuchten Wilson und Cash (2000) in ihrer Studie mit einem eigens erstellten Fragebogen Eigenschaften von Personen, die Ratgeberliteratur lesen. In ihrer Erhebung von 264 Personen im Alter zwischen 18 und 53 Jahren kommen die Autoren zu dem Ergebnis, dass

Personen, die Ratgeberliteratur favorisieren, insgesamt auch mehr lesen als Personen, die sich nicht für Selbsthilfebücher interessieren. Des Weiteren machen sie auf einen Geschlechterunterschied aufmerksam: Demnach haben Frauen einen höheren positiven Bezug zu Selbsthilfebüchern als Männer. Außerdem zeigen Personen, die Ratgeberliteratur zugewandt sind, insgesamt auch ein größeres Interesse an psychologischen Themen, hatten eine stärkere Selbstkontrollorientierung und gaben eine größere Lebenszufriedenheit an als Personen, die nicht an Selbsthilfebüchern interessiert sind.

Tabelle 1:
Häufigkeiten psychischer Störungen (12-Monats-Prävalenzen; Wittchen & Jacobi, 2012) und Angebot an Selbsthilfebüchern

Psychische Störungen	Häufigkeit in %	Amazon DE Suchergebnisse (n)	Amazon US Suchergebnisse (n)
Angststörungen	16,2	670	9 249
Alkoholabhängigkeit	11,2	247	4 848
Depression	8,2	356	6 699
Zwang	3,8	62	332
PTBS	2,4	125	1 367
Psychose	2,4	35	82
Bipolare Störung	2,4	29	897
Anorexie	0,7	42	237

Forest et al. (2003) gehen in ihrer Arbeit der Hypothese nach, ob durch die Markierungen von wichtigen Textstellen, die Leser von psychologischen Ratgebern in ihren Büchern vornehmen, relevante Informationen über die Leser ermittelt werden können. Die Autoren kommen nach der Analyse von insgesamt 86 markierten Büchern zu dem Ergebnis, dass Leser von Selbsthilfebüchern, die ähnliche Informationen für wichtig erachten, auch Ähnlichkeiten im Zusammenhang mit kulturellen Werten, sozialer Schicht oder ähnlicher Problemerfahrungen aufweisen.

4 Evaluierung von Ratgebern und Selbsthilfemanualen

4.1 Metaanalysen

Die Zusammenfassung der Ergebnisse von vier vorliegenden Metaanalysen (den Boer, Wiersma & Bosch, 2004; Gould & Clum, 1993; Marrs, 1995; Haug et al., 2012) zur rezeptiven Nutzung von Patientenratgebern und Selbsthilfemanualen zeigt einen mittleren bis starken Effekt ($d=0.56$ bis 0.84) für ihren Einsatz. Dabei scheinen die Effekte stabil zu sein, denn in allen Studien fanden sich in den Follow-up-Untersuchungen keine statistisch signifikant abweichenden Effektstärken. Die Metastudien extrahierten jedoch eine Reihe von Moderatorvariablen (z. B. Problembereich, Anwendungsmodalität), die in der differenziellen Indikation (Bei welchen Problembereichen und Störungen mit welchem Schweregrad und welchen relevanten Patientenmerkmalen sind welche Materialien mit welchem Ausmaß von Therapeutenkontakt angezeigt? Unter welchen Bedingungen können mit Selbsthilfematerialen in Eigenanwendung ausreichende Effekte erzielt werden?) berücksichtigt werden müssen, um Einzelfall orientiert die Möglichkeiten aber auch Grenzen des therapeutischen und eigenständigen Einsatzes von Texten abwägen zu können.

Die höchsten Effektstärken fanden sich bei Selbsthilfemanualen, die auf sexuelle Funktionsstörungen fokussierten oder soziale Fertigkeitstrainings zum Inhalt hatten; fast ebenso große Wirksamkeit zeigten Manuale, die auf Angstreduktion abzielten (vgl. Haug et al., 2012). Mittlere Effekte zeigten sich bei Schlafstörungen und depressiven Erkrankungen. Hierbei fanden beispielsweise Gregory et al. (2004), Cuijpers (1997) oder Cuijpers et al. (2006), Belege dafür, dass Bibliotherapie bei Depression (unterstützte Selbsthilfe) genauso effektiv ist wie Einzel- und Gruppentherapie. Die geringste Wirksamkeit scheinen Selbsthilfemanuale bei Suchterkrankungen wie Nikotin- und Alkoholabusus sowie Übergewicht zu haben. Eine mögliche Erklärung ist, dass es sich bei diesen Störungen um Problembereiche handelt, die in ihrer Bewältigung Gratifikationen versagen. Die Selbsthilfe mittels Ratgeberliteratur ist im Vergleich effektiver als der Einsatz von Placebos oder Wartelisten (vgl. den Boer et al., 2004). Bezüglich des Medientypus (Text, Audio, Video bzw. Kombinationen) zeigte sich tendenziell, dass audiovisuelles Material bei bestimmten Problembereichen überlegen ist, die Kombination verschiedener Medientypen jedoch die höchste Effektivität aufweist. Allerdings ist die Anzahl der Studien zu multimedialem Material zu gering, um hier von einer gesicherten empirischen Basis ausgehen zu können.

4.2   Weitere Befunde

Psychodynamische Aspekte im Umgang mit Selbsthilfemanualen in verschiedenen Settings (ambulante Einzelpsychotherapie, stationäre Psychotherapie, ambulante Psychoedukation, stationäre Psychoedukation) erhellen mehrere Studien (Angenendt, 2003; Angenendt & Fischer, 2005; Thönes, 2006) am Beispiel der Broschüre „Neue Wege aus dem Trauma" (Fischer, 2003). Diese Selbsthilfebroschüre beruht auf den Grundlagen und Prinzipien der Mehrdimensionalen Psychodynamischen Traumatherapie (Fischer, 2007), eine manualisierte und traumaadaptierte Version der tiefenpsychologischen/analytischen Psychotherapie. Sie basiert auf den psychodynamischen Prinzipien der Beziehungsgestaltung und Therapieführung und integriert darin Psychoedukation und Übungselemente. Die Studien belegen, dass diese Broschüre sowohl in der Eigenanwendung bei konoraren Herzpatienten in der stationären Rehabilitation zu einem günstigeren Verlauf hinsichtlich ihrer Krankheitsbewältigung führt als auch innerhalb von Psychotherapien offene psychotherapeutische Prozesse fördert. Ausschlaggebend für positive Effekte des Selbsthilfematerials ist dabei eine interindividuelle Einführung der Broschüre, die u. a. die prätraumatische Persönlichkeitsstruktur, die zentralen Bedürfnisse und Motive des Betroffenen, die spezifische Situationsdynamik des traumatischen Geschehens berücksichtigt.

Richardson et al. (2008) untersuchten in ihrer Studie in England den Inhalt von 97 Selbsthilfebüchern bezogen auf Depressionen. Sie fanden dabei sowohl inhaltlich als auch strukturell große Unterschiede innerhalb des Angebotes und schlussfolgern, dass ein Großteil der Bücher zu komplex und literarisch zu anspruchsvoll gestaltet ist. Viele Bücher seien schwierig zu lesen und vor allem in Kombination mit Konzentrationsschwierigkeiten, die häufig bei Depressionen auftreten, für einige Patienten kaum zu bewältigen. Ein weiteres Ergebnis ihrer Untersuchung ist, dass kein Zusammenhang zwischen der Popularität eines Buches (Bestsellerlisten, Verkaufszahlen etc.) und der Effektivität bzw. der Lesbarkeit oder der Wirksamkeit festgestellt werden konnte.

Zu den Themenbereichen Depression, Angst und Trauma wurden 50 spezifische Selbsthilfebücher von Redding et al. (2008) in ihrer Untersuchung evaluiert, indem sie Experten aus dem Bereich der Klinischen Psychologie die Bücher nach einer vorgefertigten Skala bewerten ließen. Die Autoren kamen zu dem Ergebnis, dass eine sehr hohe Variabilität in der Qualität und Effektivität der Selbsthilfebücher besteht und fassten zusätzlich Prädiktoren zusammen, deren Auftreten auf eine hohe Buchqualität schließen lässt: Die Bücher mit der besten Bewertung folgen einer kognitiv-behavioralen Perspektive und sind auf einen spezifischen Themenbereich gerichtet. Die Autoren der als effektiv eingeschätzten Bücher weisen einen beruflichen Hintergrund im psychologischen oder psychiatrischen Bereich auf und führen einen Doktortitel.

Bergsma (2008) evaluierte in ihrer Analyse von 57 Bestseller-Selbsthilfebüchern in den Niederlanden, dass ihr Hauptanliegen nicht in der Reduktion von Symptomen psychischer Erkrankungen liegt, sondern in der Aktivierung und Förderung persönlicher Stärken und Funktionsfähigkeit. Gemeinsame Themen der verschiedenen Bücher sind der Umgang mit Stress und der eigenen Identität, Beziehungen und persönliches Wachstum.

5   Zum Verhältnis von Selbsthilfemanualen und professioneller Behandlung

Hinsichtlich der Anwendungsmodalität, d. h. im Vergleich von reiner Selbstanwendung des Materials zu zusätzlicher minimaler therapeutischer Unterstützung, fanden sich in den zuvor genannten Metaanalysen insgesamt keine Unterschiede in der Wirksamkeit. Die reine Selbstanwendung von Ratgeberliteratur wird von den Autoren oftmals als ebenso effektiv beschrieben wie die professionelle psychotherapeutische Behandlung (vgl. Haug et al., 2012). Dieser Befund muss jedoch aus folgenden Gründen kritisch betrachtet werden.

Die in den zitierten Metaanalysen bestätigten Effektstärken sind einerseits bemerkenswert, da sie überwiegend auf subklinischen Stichproben beruhen; bei gesunden Stichproben ist aufgrund von Deckeneffekten eher eine reduzierte Effektstärke zu erwarten.

Gleichzeitig darf andererseits gerade daher das Ergebnis, dass reine Selbstanwendung insgesamt genauso effektiv sei wie Programme mit minimalem Therapeutenkontakt oder gar Psychotherapie, nicht generalisiert werden. Ebenso gelten die Ergebnisse nur für verhaltensbezogene Ansätze, da die einbezogenen Studien auf Prinzipien der kognitiven Verhaltenstherapie beruhen. Hinzu kommt, dass sich der Problemtypus als Moderator erwies. So erzielten die Manuale bei Gewichtsreduktion und Angstabbau höhere Effekte bei stärkerem Ausmaß des Therapeutenkontakts. Zudem zeigte sich, dass bei reiner Selbstanwendung die Dropout-Quoten deutlich höher (z. T. über 30 %) waren als bei minimalem Therapeutenkontakt, sodass diese Anwendungsmodalität letztlich der reinen Selbstanwendung doch überlegen erscheint, weil der Kontakt zur Motivation und Compliance beiträgt. Eine Erklärung dafür, dass Selbsthilfeprogramme in Eigenanwendung in bisherigen Untersuchungen ähnlich effektiv eingeschätzt werden wie professionelle Behandlungen, könnte nach Redding et al. (2008) darin liegen, dass Nutzer aktiv daran interessiert sind, Verhaltensänderungen herbeizuführen, wenn sie sich dafür entscheiden ein Selbsthilfeprogramm anzuwenden.

Nach Arbeiten u. a. von z. B. Tolin et al. (2007) ist die direkte Therapie effektiver als die selbstgelenkte „Therapie" und stellt daher vor allem bei schweren psychiatrischen Syndromen die Methode der Wahl dar.

Obwohl eine Diskussion über Effektivität sehr wichtig erscheint, da die Ergebnisse bzw. Schlussfolgerungen der Metaanalysen auch wichtige evidenzbasierte Wirkfaktoren der Psychotherapie, wie beispielsweise den der psychotherapeutischen Allianz und Beziehung zwischen Patient und Therapeut, infrage stellt, soll an dieser Stelle vor allem die Vereinbarkeit von Selbsthilfematerialien und professioneller Psychotherapie betrachtet werden. Immerhin empfehlen laut Norcross et al. (2000) 85 % der Therapeuten Selbsthilfebücher. Insgesamt basiert die Einbindung bibliotherapeutischer Materials im Rahmen professioneller Behandlung bisher mehr auf klinischer Intuition als auf empirischen Evidenzen. Wünschenswert wäre daher aus unserer Sicht die kombinierte Entwicklung von Selbsthilfematerialien und -manualen zur Anleitung von Beratern und Therapeuten in Bezug auf den Umgang mit diesem Medium. Bislang existiert eine entsprechende Instruktion unserem Kenntnisstand nach nur für die Selbsthilfeschrift „Neue Wege nach dem Trauma" (Angenendt, 2003). Forschungsdesiderate bestehen ebenso im breiten Effektivitätsnachweis für dezidiert klinische Populationen sowie in der Anlage von Studien mit mehrdimensionalen Erfolgskriterien wie sie in der Psychotherapieforschung üblich sind (Angenendt & Eichenberg, 2006).

Richards und Farrand (2010) fassen in ihrem Text über die richtige Auswahl von Selbsthilfebüchern zusammen, dass Therapeuten die Selbsthilfebücher, die sie ihren Patienten empfehlen, nach dem Inhalt, deren Zugänglichkeit und der Verwendung von allgemeinen Wirkfaktoren in dem Buch aussuchen sollten. Rein informative Bücher sind den Autoren zufolge nicht hilfreich. Therapeuten sollten die Bücher, die sie empfehlen, aufmerksam gelesen haben und beispielsweise darauf achten, dass sie selbst hinter den Strategien stehen, die ein Buch oder Manual beschreibt. Es ist ebenfalls hilfreich, die Erwartungen des Patienten an ein solches Selbsthilfeprogramm zu besprechen und Chancen, aber auch Grenzen aufzuzeigen.

Auf die besondere Wichtigkeit der weiteren Evaluierung und Entwicklung von qualitativ hochwertiger Ratgeberliteratur verweist auch O'Connell (2005) mit der simplen Feststellung, dass unabhängig von einer Diskussion über Effektivität mittels Selbsthilfebüchern im Allgemeinen mehr hilfesuchende Menschen erreicht werden können als durch Psychotherapie.

6 Chancen und Grenzen

Die Chancen und Grenzen von Ratgeberliteratur bezogen auf Selbsthilfe vor allem im psychologischen und gesundheitlichen Bereich hängen sehr stark mit den Erwartungen an dieses Medium zusammen. Tabelle 2 gibt einen Überblick über bestehende Vor- und Nachteile der Ratgeberliteratur in Zusammenhang mit Selbstbehandlung.

Tabelle 2:
Vor- und Nachteile von Ratgeberliteratur

Vorteile	Nachteile
Möglichkeit der Psychoedukation	Problematisch: Selbstbehandlung statt Psychotherapie
Vermittlung von störungsspezifischen Selbstbehandlungs- und allgemeinen Problemlösekompetenzen	Überzogene Erwartungen an die Selbstbehandlung; Risiken und Nebenwirkungen wie z. B. mögliche Verschlechterung bzw. Chronifizierung des Problems
Verbesserung der Aufrechterhaltung und Generalisierung von Veränderungen	Allgemeine Grenzen der Selbstbehandlung (vor allem bei psychischen Störungen)
Möglichkeit zur gesundheitspolitischen Breitenwirkung	Qualitätsmängel, Unkontrollierbarkeit der Inhalte, Fehlinformationen
Zugang zu einem erheblich größeren Kreis von faktisch oder potenziell bedürftigen Menschen	Auch Verbreitung von „pseudopsychologischem" Wissen
Gute Effekte in bisherigen empirischen Untersuchungen vor allem für Depression, Trauma, Angst, Zwang und sexuelle Dysfunktionen	Schwache Effekte für Suchtprobleme, Gewichtsreduktion und Lernprobleme. Generell zu wenig empirische Belege!

Vor allem in Zusammenhang mit schweren psychiatrischen Erkrankungen lässt sich aus diversen zuvor besprochenen Untersuchungen deutlich schließen, dass eine Selbstbehandlung mit Ratgeberliteratur im Allgemeinen keine psychiatrische oder psychotherapeutische Behandlung ersetzen kann. Aus den vorliegenden Befunden im Bereich der Ratgeberliteratur lässt sich aber auch viel Positives in Bezug auf deren Nutzung bei Gesundheitsthemen und somit auch im Sinne einer Selbstbehandlung ableiten: Die Chancen liegen nicht nur in der Aufklärung, Psychoedukation und Kompetenzförderung von Patienten oder Ratsuchenden, sondern vor allem auch in der Möglichkeit, mit den Inhalten der Bücher oder Manuale eine sehr breite Masse erreichen und ansprechen zu können. Selbsthilfemanuale bergen über die Korrektur von Fehlannahmen und Informationsvermittlung hinaus die Chance, Betroffene zu einer regulären Therapie zu motivieren. Einige spezifische Manuale zeigten auch in Eigenanwendung ein positives Outcome und beweisen damit ihre Qualität über eine unterstützende Funktion neben einer begleitenden Psychotherapie hinaus gehen zu können. Denkbar wäre demnach beispielsweise der Einsatz evidenzbasierter Manuale und Selbsthilfebücher in psychotherapeutischen Ambulanzen, um die oftmals langen Wartezeiten eines Therapieplatzes zu überbrücken.

Wird der Fokus der Erwartungshaltung an ein solches Medium weg von Heilung oder Symptomreduzierung hin zu Stabilisierung, Stärkung und Förderung gesunder Strukturen gelegt, sind die positiven Effekte weitaus höher.

Trotzdem werden Selbsthilfebücher besonders auch von Klinikern immer wieder kritisiert, was vor allem mit den gravierenden Qualitätsunterschieden und der Unkontrollierbarkeit der Inhalte zusammenhängt. Es gibt im Bereich der Selbsthilfeliteratur daher auch immer wieder kritische Stimmen, die nicht nur die Effektivität dieses Mediums anzweifeln, sondern befürchten, dass diese falsche Hoffnungen erwecken oder sogar Schaden anrichten könnten (vgl. Bergsma, 2008). O'Connell (2005) stellt in diesem Zusammenhang dar, dass viele Selbsthilfebücher genau das Gegenteil bewirken, was beispielsweise eine psychodynamisch orientierte Psychotherapie anregen möchte: Menschen kaufen Selbsthilfebücher, um anstatt in der rauen See der Doppeldeutigkeiten des Lebens schwimmen zu lernen, in einen gut gefilterten Pool von psychologischer Klarheit einzutauchen. Anstatt zu helfen, würden Selbsthilfebücher somit viel zu oft die rigiden und stereotypen Abwehrformen der Leser stärken.

Auch die Philosophin Isolde Charin stellt die Frage ob die Ratgeberliteratur als eine Befreiung oder eher als eine neue Falle betrachtet werden kann. Sie erläutert, dass in dieser Form der Literatur häufig die Tendenz versteckt sei, den Menschen noch anschlussfähiger an die bestehende Gesellschaft zu machen, was nicht immer zur erwünschten Selbstoptimierung, sondern häufig auch zu Selbstausbeutung führen würde (vgl. Arzt & Praxis, 2014).

Die allgemeinen Schwierigkeiten in Zusammenhang mit Selbsthilfebüchern wurden bereits von Rosen (1987) dargestellt und erfahren immer noch ihre Gültigkeit. Demnach sind Selbsthilfetechniken oft nicht leicht umzusetzen oder können falsch angewandt werden. Somit können Selbsthilfevorhaben auch negative Effekte aufweisen und ein Problem verschlimmern. Insgesamt ist dem Autor zufolge die Effektivität der meisten Selbsthilfebücher unbekannt und somit empirisch nicht belegt.

Eine eindeutige Grenze der Selbsthilfeliteratur liegt wohl ganz deutlich in den allgemeinen Grenzen des „Do-it-yourself-Prinzips"; so darf laut Moog (2002) von den Lebenshilferatgebern nicht erwartet werden, dass für jeden und für jedes Problem eine Lösung im Selbsthilfeverfahren parat gehalten werden kann, was häufig suggeriert wird.

Obwohl die Chancen der Ratgeberliteratur im gesundheitspsychologischen Bereich vielversprechend sind, dürfen ihre Grenzen nicht vernachlässigt werden. Bergsma (2008) fasst in diesem Kontext zusammen, dass Selbsthilfebücher den wichtigsten, wenn auch nicht reliabelsten Kanal bilden, damit psychologische Erkenntnisse den Weg zu einem allgemeinen Publikum finden können.

7 Ausblick

Obwohl ab dem Jahr 2008 die Nachfrage speziell nach Gesundheitsratgebern etwas zurückging, erfahren Selbsthilfebücher trotz großer Konkurrenz durch kostenlose Gesundheitsratgeberangebote im Internet weiterhin große Popularität.

Einige Autoren verweisen auf die Möglichkeit der evidenzbasierten Entwicklung von Selbsthilfebüchern, um zukünftige Ratgeber effizienter zu gestalten. Richardson et al. (2010) schlagen vor, dass folgende Generationen von Selbsthilfebüchern mehr Aufmerksamkeit auf den Gebrauch von psychotherapeutischen Wirkfaktoren legen sollten. So wäre es beispielsweise sinnvoll, Strategien darüber zu entwickeln und zu prüfen, wie allgemeine Skills wie z. B. Flexibilität oder Beziehungsfähigkeit in einen Text eingestrickt werden könnten. Malouff et al. (2007) schlagen vor, dass Kliniker, die ihren Patienten Selbsthilfebücher oder -manuale empfehlen, in Form von Fallgeschichten untersuchen könnten, wie diese benutzt wurden und mit welchen Effekten. Für Autoren von Ratgeberliteratur wäre es sinnvoll wie notwendig – neben den Evaluationsstandards in der Psychotherapieforschung – auch auf diese Art und Weise die Evidenz ihres Buches zu evaluieren, bevor sie es veröffentlichen.

Es kann für die Selbstanwendung der Ratgeberliteratur festgehalten werden, dass Benutzer sich über die Grenzen von Ratgebern bzw. von Selbsthilfe im Allgemeinen bewusst sein sollten und dass diese vor allem bei schwerwiegender Symptomatik keine Therapie ersetzten. Auch bei der Wahl der Ratgeberliteratur ist es sinnvoll, Informationen über den Autor zu beziehen, sich ggf. bei der Auswahl beraten zu lassen und angebotene Konzepte kritisch zu hinterfragen.

Therapeuten, die Ratgeberliteratur in die Therapie einbeziehen möchten, müssen zunächst die Qualität des Materials sicherstellen. Die Auswahl und der Einsatz des Materials sollte aus einer zuvor gegangenen diagnostischen Phase abgeleitet werden. Um die Motivation zur Selbsthilfe und damit auch das therapeutische Arbeitsbündnis zu stärken, sollten die Aspekte der Selbsthilfearbeit hervorgehoben werden, welche der Persönlichkeitsstruktur des Patienten nahestehen.

Literatur

Angenendt, J. (1996). Patientenratgeber und Selbsthilfematerialien. In J. Margraf (Hrsg.), *Lehrbuch der Verhaltenstherapie. Band 1: Grundlagen, Diagnostik, Rahmenbedingungen* (S. 597–612). Berlin: Springer.

Angenendt, G. (2003). *Entwicklung eines Beratungs- und Therapiemanuals zur Begleitung der Selbsthilfebroschüre „Neue Wege aus dem Trauma"*. Unveröffentlichte Dissertation, Universität zu Köln.

Angenendt, G. & Eichenberg, C. (2006). *Sich wieder ins Leben lesen! Zur Effektivität von Selbsthilfemanualen bei Traumapatienten*. Vortrag auf dem 45. Kongress der Deutschen Gesellschaft für Psychologie, 17.–21. September 2006.

Angenendt, G. & Fischer, G. (2005). Bibliografisches Material als Hilfe zur Selbsthilfe in der Behandlung akuttraumatisierter Patienten. *Zeitschrift für Psychotraumatologie und Psychologische Medizin, 3* (1), 29–47.

Bergsma, A. (2008). Do self-help books help? *Journal of Happiness Studies, 9*, 341–360. http://doi.org/10.1007/s10902-006-9041-2

Blothner, D. (1994). Wie wirkt der Spielfilm? *Zwischenschritte, 13* (2).

Cohen, L. J. (1994). Phenomenology of therapeutic reading with implications for research an practice of bibliotherapy. *The Arts in Psychotherapy, 20* (1), 37–44. http://doi.org/10.1016/0197-4556(94)90035-3

Cuijpers, P. (1997). Bibliotherapy in unipolar depression: A meta-analysis. *Journal of Behavior Therapy and Experimental Psychiatry, 28* (2), 139–147. http://doi.org/10.1016/S0005-7916(97)00005-0

Cuijpers, P., van Straten, A. & Smit, F. (2006). Psychological treatment of late-life depression: A meta-analysis of randomized controlled trials. *International Journal of Geriatric Psychiatry, 21*, 1139–1149. http://doi.org/10.1002/gps.1620

Den Boer, P.-C., Wiersma, D. & Bosch, R.-J. van den (2004). Why is self-help neglected in the treatment of emotional disorders? A meta-analysis. *Psychological Medicine, 34*, 959–971. http://doi.org/10.1017/S003329170300179X

Die Welt. (2008). *Religion befeuert den Sachbuchmarkt*. Verfügbar unter https://www.welt.de/welt_print/article2021590.

Eichenberg, C. (2007). Medieneinsatz im Rahmen stationärer Psychotherapie. *Psychotherapie im Dialog, 1*, 59–66. http://doi.org/10.1055/s-2006-951987

Eichenberg, C. & Moritz, S. (2010). Bibliotherapie bei Zwangserkrankungen. *Zeitschrift für Psychotraumatologie, Psychotherapiewissenschaft und Psychologische Medizin, 4*, 81–90.

Fischer, G. (2003). *Neue Wege aus dem Trauma. Erste Hilfe für schwere seelische Belastungen*. Düsseldorf: Walter.

Fischer, G. (2007). *Kausale Psychotherapie. Manual zur ätiologieorientierte Behandlung psychotraumatischer und neurotischer Störungen*. Kröning: Asanger.

Forest, J., Kevin, B. & Toews, S. (2003). Agreement among readers on what is relevant in self-help psychology books. *Psychological Reports, 93* (3), 929–939. http://doi.org/10.2466/PR0.93.7.929-939

Gould, R. A. & Clum, G. A. (1993). The use of bibliotherapy in the treatment of panic: A preliminary investigation. *Behavior Therapy, 24* (2), 241–252. http://doi.org/10.1016/S0005-7894(05)80266-7

Grahlmann, K. & Linden, M. (2005). Bibliotherapie. *Verhaltenstherapie, 15*, 88–93. http://doi.org/10.1159/000085714

Gregory, R. J., Schwer Canning, S., Lee, T. & Wise, J. C. (2004). Cognitive Bibliotherapy for Depression: A Meta-Analysis. *Professional Psychology: Research and Practice, 35* (3), 275–280. http://doi.org/10.1037/0735-7028.35.3.275

Haug, T., Nordgreen, T., Öst, L. & Havik, O. (2012). Self-help treatment of anxiety disorders: A meta-analysis and meta-regression of effects and potential moderators. *Clinical Psychology Review, 32*, 425–445. http://doi.org/10.1016/j.cpr.2012.04.002

Kittler, U. (1986). Heilwirkung des Lesens – wissenschaftlich erforscht. *Schule heute, 7*, 8–25.

Malouff, J. & Rooke, S. (2007). Empirically supported self-help books. *The Behavior Therapist, 30* (6), 129–131.

Marrs, R. W. (1995). A meta-analysis of bibliotherapy studies. *Journal of community psychology, 23*, 843- 870. http://doi.org/10.1007/BF02507018

Moog, M. (2002). *Wer lebt dem muss geholfen werden – Das Massenmedium Lebenshilferatgeber und die philosophische Reflexion über individuelle Lebensführung*. Würzburg: Königshausen & Neumann.

Norcross, J. C., Cambell, L. F., Santrock, J. W., Smith, T. P., Sommer, R. & Zuckerman, E L. (2000). *Authoritative Guide to Self-Help Resources in Mental Health*. New York: Guilford Press.

O'Connell, M. (2005). *The good father: On men, masculinity, and life in the family*. New York: Scribner.

Pennebaker, J. W. (1997). *Opening Up: The healing Power of Expressing Emotion*. New York: Guilford.

Redding, R. E., Herbert, J. D., Forman, E. M. & Gaudiano, B. A. (2008). Popular self-help books for anxiety, depression, and trauma: how scientifically grounded and useful are they? *Professional Psychology: Research and Practice, 39*, 537–545. http://doi.org/10.1037/0735-7028.39.5.537

Richards, D. & Farrand, P. (2010). Choosing self-help books wisely: sorting the wheat from the chaff. In J. Bennett-Levy (Ed.), *Oxford Guide to Low Intensity CBT Interventions* (pp. 201–207). New York: Oxford University Press.

Richardson, R., Richards, D. & Barkham, M. (2008). Self-help books for people with depression: A scoping review. *Journal of Mental Health, 17*, 543–552. http://doi.org/10.1080/09638230802053334

Richardson, R., Richards, D. & Barkham, M. (2010). Self-help books for people with depression: The role of the therapeutic relationship. *Behavioural and Cognitive Psychotherapy, 38* (1), 67–81. http://doi.org/10.1017/S1352465809990452

Rosen, G. M. (1987). Self-help treatment books and the commercializationof psychotherapy. *American Psychologist, 42*, 46–51. http://doi.org/10.1037/0003-066X.42.1.46

Silverberg, L. I. (2003). Bibliotherapy: The therapeutic use of didactic and literary texts in treatment, diagnosis, prevention, and training. *Journal of the American Osteopathic Association, 103* (3), 131–135.

Thönes, P. (2006). *Der Einsatz bibliografischen Materials in der kardiologischen Rehabilitation – eine qualitative Studie*. Diplomarbeit am Institut für Klinische Psychologie und Psychotherapie, Universität zu Köln.

Tolin, D. F., Hannan, S., Maltby, N., Diefenbach, G. J., Worhunsky, P. & Brady, R. E. (2007). A randomized controlled trial of self-directed versus therapist-directed cognitive-behavioral therapy for obsessive-compulsive disorder patients with prior medication trials. *Behavior Therapy, 38*, 179–191. http://doi.org/10.1016/j.beth.2006.07.001

Wilson, D. & Cash, T. (2000). Who reads self-help books? Development and validation of the Self-Help Reading Attitudes Survey. *Personality and Individual Differences, 29* (1), 119–129. http://doi.org/10.1016/S0191-8869(99)00182-8

Wittchen, H.-U. & Jacobi, F. (2012). *Was sind die häufigsten psychischen Störungen in Deutschland? Studie zur Gesundheit Erwachsener in Deutschland.* [Online-Dokument]. Zugriff am 15.04.2016. Verfügbar unter https://www.rki.de/DE/Content/Gesundheitsmonitoring/Studien/Degs/degs_w1/Symposium/degs_psychische_stoerungen.pdf?__blob=publicationFile

Reale Selbsthilfegruppen – Eine Form gemeinschaftlicher Selbstbehandlung

Jürgen Matzat

1 Historische Vorbemerkung

„Selbstbehandlung und Selbsterkenntnis in eigenverantwortlichen Kleingruppen", so lautet der Untertitel des ersten Buches über Selbsthilfegruppen (Moeller, 1978, 1996), das Michael Lukas Moellers Ruf als Protagonist der Selbsthilfegruppen-Bewegung in Deutschland begründete (vgl. Matzat, 2007). Dieser Titel war Programm. Sein Anliegen war es nicht nur, solche Gruppen zu beschreiben und zu analysieren, sondern er wollte sie auch bekannt machen und für sie werben, besonders auch für Kooperation mit ihnen (Moeller, 1981). Er war Forscher, Therapeut, Ideengeber einer sozialen Bewegung und (jedenfalls objektiv) Gesundheitspolitiker zugleich.

Moeller hatte eine Professur für „Psychohygiene" (eine mehr oder weniger gut gelungene Übersetzung des amerikanischen „mental hygiene") an der Klinik für Psychosomatik und Psychotherapie der Justus-Liebig-Universität Gießen, deren Direktor damals Horst-Eberhard Richter war. Dieser war in den 60er Jahren durch seine damals revolutionäre familientherapeutische Perspektive bekannt geworden (Richter, 1962, 1970), die bei den Angehörigen der sogenannten „Index-Patienten" nicht nur mögliche Ursachen für seelische Erkrankungen suchte, sondern auch hilfreiche, unterstützende, letztlich „co-therapeutische" Potenziale. Im Jahre 1972 hatte Richter mit „Die Gruppe" ein dem Zeitgeist entsprechendes Werk vorgelegt, das vielfältige psychotherapeutische, sozialarbeiterische, aber auch politische Tendenzen der Post-68er-Gesellschaft einerseits aufgriff, andererseits beförderte. Nicht nur in traditioneller Gruppentherapie, sondern ebenso in studentischen Initiativgruppen, die sich für gesellschaftliche Randgruppen engagierten, in selbstorganisierten Kinderläden, in Wohngemeinschaften, überall sah er sozusagen „das Prinzip Gruppe" am Werk, als ein Medium, in dem sich eigene persönliche Entwicklung, Solidarität mit anderen, das Einüben demokratischen Verhaltens und die Übernahme politischer Verantwortung in überschaubaren Kontexten miteinander verbanden. Dabei könnten (und sollten!) fortschrittliche und unorthodoxe Psychoanalytiker und Psychotherapeuten sich mit ihren besonderen Kenntnissen von Psychodynamik und Gruppendynamik einbringen, z. B. als Supervisoren oder Berater, womöglich aber auch unter Aufgabe ihrer professionellen Rolle einfach als Mitglieder einer Initiativgruppe. Etwas von dieser speziellen Gießener Psycho- und Gruppenszene haben Haland-Wirth, Spangenberg und Wirth (1998) sowie Möhring und Neraal (2014) in den von ihnen herausgegebenen Sammelbänden einfangen können. Implizit oder explizit, quasi als Subtext, ging es dabei immer auch um die gesundheitserhaltenden, ja gesundheitsstiftenden Potenziale, die jedem Menschen innewohnen und die sich unter hinreichend günstigen Bedingungen in Gruppen, in der Interaktion mit anderen entfalten können.

Geprägt von diesem Milieu, an dessen Gestaltung er auch selber nach Kräften mitwirkte, ging Moeller noch einen Schritt weiter: Wäre es wohl möglich, dass sogenannte „Laien" gänzlich *ohne* professionelle Leitung gruppentherapieähnliche, therapeutisch wirkende Aktivitäten entfalten könnten? Vielleicht unter gelegentlicher fachlicher Supervision oder Beratung, sofern diese gewünscht würde?

2 12-Schritte-Gruppen

Ein real existierendes Beispiel dafür fand Moeller bereits vor: die besonders in den USA verbreiteten „12-Schritte-Gruppen" (12-steps-groups), deren Urform die Anonymen Alkoholiker (AA) darstellen. Hier trifft sich „eine Gemeinschaft von Männern und Frauen, die miteinander ihre Erfahrung, Kraft und Hoffnung teilen, um ihr gemeinsames Problem zu lösen und anderen zur Genesung vom Alkoholismus zu verhelfen" – wie es in ihrer Präambel heißt.

Die AA entstanden 1935, als sich ihre beiden mystischen Gründerväter Bob und Bill in Akron/Ohio begegneten und feststellten, dass ihr „Saufdruck" verschwand, solange sie im Gespräch miteinander waren. Diese Botschaft trugen sie weiter und gossen sie in Texte (die 12 Schritte, die 12 Traditionen, das Blaue Buch). Heute wird die Anzahl von AA-Meetings (wie die Gruppentreffen genannt werden) weltweit auf weit über 100 000 geschätzt (Alcoholics Anonymous, 2014) – praktisch ohne professionelle Unterstützung und mit minimaler organisatorischer Struktur. Eine Selbstbehandlungs-Erfolgsstory sondergleichen. Ihnen verdanken wir das Motto „Du allein kannst es, aber du kannst es nicht allein". Besser lässt sich die Dialektik der Gruppenselbsthilfe nicht ausdrücken. Über die AA gibt es, insbesondere in den USA, eine umfangreiche Forschungsliteratur (vgl. Humphreys, 2004).

Inzwischen haben sich viele 12-Schritte-Gruppen zu anderen Themen (meist Süchten) gebildet (z. B. Overeaters Anonymous [OA] für Menschen mit Essstörungen, Narcotics Anonymous [NA], Anonyme Spieler [AS], Emotions Anonymous [EA] für Menschen mit seelischen Problemen), in den USA werden sie mitunter mit Selbsthilfegruppen gleichgesetzt. In Deutschland hingegen werden sie – auch schon, wenn man nur den Abstinenzbereich in den Blick nimmt – rein zahlenmäßig von den ca. 4 300 Gruppen der fünf Suchtselbsthilfe- und Abstinenzverbände (Blaues Kreuz, Blaues Kreuz in der Evangelischen Kirche, Guttempler, Kreuzbund, Freundeskreise), die dachverbandlich in der Deutschen Hauptstelle für Suchtfragen (DHS) zusammengeschlossen sind, mit über 70 000 Mitgliedern (Betroffene und Angehörige) in den Schatten gestellt. Diese veröffentlichen gelegentlich (zuletzt DHS, 2010) Ergebnisse von Befragungen ihrer Gruppen. Danach leben gut 87 % der Teilnehmer abstinent (natürlich bleiben die Dropouts im Dunkeln), wobei interessant ist, dass mehr als 27 % der Teilnehmer *ohne* vorherige Kontakte zu Profis (etwa in Suchtkliniken oder Beratungsstellen) zu den Gruppen gestoßen sind. Professionelle Suchttherapeuten, die etwas ungläubig auf solche Erfolgszahlen schauen, seien zum Trost daran erinnert, dass wir hier nicht von einer randomisierten Studie sprechen, dass es sich hier auch nicht um das „Durchschnittsklientel" der Suchttherapie handelt, sondern um einen Fall von Selbstselektion – vermutlich von besonders Hochmotivierten und von solchen Personen, die mit der „Methode" einer gemeinschaftlichen Selbstbehandlung in Selbsthilfegruppen eben besonders gut zurechtkommen. Auch hier gilt wohl – wie in der Psychotherapie – das Prinzip der „Passung". Insbesondere in der Nachsorge nach professioneller Suchttherapie ist die Selbsthilfe inzwischen fest etabliert. Es gilt praktisch als Kunstfehler, Betroffene *nicht* auf diese Möglichkeit hinzuweisen! Bottlender und Soyka (2005) fanden bei 103 Patienten nach 6 bis 9 Monaten ambulanter Entwöhnungstherapie zum einen, dass der regelmäßige, wöchentliche Besuch einer Selbsthilfegruppe ein entscheidender Prädiktor für die Aufrechterhaltung der Abstinenz nach Therapieende war und zum anderen, dass Selbsthilfegruppenbesucher eine 7-fach höhere Wahrscheinlichkeit hatten, abstinent zu bleiben.

3 Psychologisch-therapeutische Selbsthilfegruppen

Wie gesagt: Die Anonymen Alkoholiker waren ein Mut machendes Beispiel, als Moeller sich auf den Weg machte; ihn interessierte jedoch mehr noch der Bereich der Psychotherapie. Als begeisterter Gruppentherapeut (später gründetet er das Gruppenanalyseseminar [GRAS], eine der wichtigsten Ausbildungsstätten in Deutschland, vgl. verschiedene Beiträge dazu in Krause-Girth, 2007) hatte er immer wieder die Erfahrung gemacht, wie gut Mitpatienten in Gruppentherapien einander helfen können, quasi als Co-Therapeuten in der jeweiligen Situation. Aus der stationären psychosomatischen Therapie (sogar auch in der somatischen Medizin!) sind solche Phänomene ebenfalls bekannt (z.B. Beutel, 2005). Dabei nutzen die Mitpatienten einerseits internalisierte Aspekte des Therapeuten, eine neu erworbene psychologische Sichtweise auf die Dinge, die Deutung von möglichen Zusammenhängen (gelegentlich allerdings vielleicht auch nur einen gewissen „Sprech"), vor allem rekurrieren sie aber auf ihre eigenen Erfahrungen, die ja in vielen Aspekten denen der Mitpatienten ähneln. Die Verblüffung darüber, dass es anderen genauso oder zumindest ganz ähnlich geht mit ihren Ängsten, Zwängen und Depressionen, mit ihren Beziehungs- und Arbeitsproblemen, mit ihren inneren und äußeren Konflikten, ist groß – wo man sich doch zuvor ganz allein auf der Welt so einsam, krank und unglücklich gefühlt hatte. (Auch hier bietet die AA-Literatur eine schöne Formulierung: „Die anderen in der Gruppe erzählen ja *meine* Geschichte!") Die Erfahrung mit dem eigenen Leid stellte sich als Quelle für Empathie, Solidarität und wechselseitige Hilfe heraus. Moeller benutzte hier den Begriff der „identifikatorischen Resonanz". Heute sprechen wir wie selbstverständlich von „Betroffenen-Kompetenz", ein Konzept, das insbesondere von Borkman (1999) ausgearbeitet wurde (vgl. auch Godemont, 2010). Neben das berührende Erlebnis des Verstandenwerdens tritt im Laufe der Gruppenarbeit eine weitere Erfahrung: nämlich die, seinerseits *anderen* – in diesem Falle: anderen Gruppenmitgliedern – (wieder) helfen zu können, nachdem man doch häufig ein Leben mit „erlernter Hilflosigkeit" gewohnt war. Dies wird als enorm ermutigend, Selbstbewusstsein stärkend, kurz: heilsam erlebt. Frank Riessman (1965) hat dies auf die Kurzformel des „helper therapy principle" gebracht. Wer anderen hilft, profitiert auch selber davon. Professionelle Helfer wissen schon, warum sie einen solchen Beruf ergriffen haben.

Moellers Idee war nun: Man müsste doch mal ausprobieren, ob solche quasi-therapeutische Wirksamkeit auch von einer „Gruppentherapie ohne Therapeut" ausgehen könnte. Dafür beantragte ein Universitätsprofessor ein Forschungsprojekt. Und tatsächlich finanzierte das Bundesgesundheitsministerium ab 1977 ein Pilotprojekt (Daum, Matzat & Moeller, 1984), in dem erste Erfahrungen mit der Anregung und Unterstützung von Selbsthilfegruppen im Bereich psychischer Störungen gesammelt werden sollten. Um absehbaren Ärger mit den Psychotherapeuten-Kollegen zu vermeiden, nannte Moeller es „psychologisch-therapeutische Selbsthilfegruppen". Es sollte ja nicht dasselbe sein, aber eben psychologisch orientiert und möglicherweise therapeutisch wirksam. Der Gießener Ansatz bestand darin, Informations- und Anregungsveranstaltungen zur Gruppengründung durchzuführen, in denen die Vorgehensweise (offenes Gruppengespräch über alles, was von persönlichem Belang ist) und vor allem das Setting (möglichst 6 bis 9 Teilnehmer, wöchentliche Sitzungen von 90 oder 120 Minuten) erläutert wurden, dann aber *nicht* (auch nicht in der Anfangsphase) als Experte an den Sitzungen teilzunehmen. Dafür wurden den Gesprächs-Selbsthilfegruppen monatliche „Gesamttreffen" (vgl. Moeller, 1978) angeboten – von Moeller bzw. seinen Mitarbeitern professionell geleitet. Dort wurde Supervision/Beratung bei vorgetragenen Schwierigkeiten mit der eigenverantwortlichen Gruppenarbeit durchgeführt, wovon dann einerseits Vertreter verschiedener Selbsthilfegruppen profitieren konnten, andererseits konnten sie die Erfahrungen aus ihrer eigenen Gruppe mit einbringen (das Gesamttreffen quasi als „Selbsthilfegruppe der Selbsthilfegruppen"). Zudem wurden dort generelle Fragen zur Gruppendynamik (typische Phasen, Konflikte etc.) erörtert (in gewissem Sinne eine „Weiterbildungs"-Funktion), und es wurden neue Interessenten nach kurzer Vorstellung in bestehende Selbsthilfegruppen aufgenommen („Vermittlungsfunktion", „Passung"). Natürlich war die Teilnahme am Gesamttreffen freiwillig. In der Regel kamen Gruppenvertreter nur, wenn sie etwas brauchten: einen Rat oder neue Mitglieder. Seither haben allein in Gießen schätzungsweise 15 000 Sitzungen von psychologisch-therapeutischen Gesprächs-Selbsthilfegruppen stattgefunden, ohne dass (z. B. auf den Gesamttreffen oder durch „Hilferufe" an die Berater) größere „Unfälle" bekannt geworden wären.

Eine schon etwas ältere Recherche (Matzat, 2004) bei sämtlichen Selbsthilfe-Kontaktstellen in der gesamten Bundesrepublik ergab damals bereits die Existenz von ca. 5 000 Selbsthilfegruppen zu psychologischen Themen (Angst, Depression, Borderline, Essstörung etc.). Seitdem ist die Nachfrage gerade zu diesem Themenbereich bei den Selbsthilfe-Kontaktstellen stark gestiegen – sicherlich auch Ausdruck der wachsenden gesellschaftlichen Aufmerksamkeit für psychische Störungen. Allein diese Verbreitung spricht dafür, dass diese Form der Selbstbehandlung in eigenverantwortlichen Gesprächsgruppen von vielen Betroffenen als hilfreich erlebt wird. Warum sollten sie sonst daran teilnehmen? Manche tun dies nur für wenige Sitzungen – dann ist klar, dass dieser Ansatz nicht hilfreich für sie ist –, andere über Jahre. Die meisten nutzen Selbsthilfegruppen parallel als Ergänzung zu professioneller Einzelpsychotherapie oder als Nachsorge, wenn die von den Krankenkassen finanzierten Therapiekontingente ausgeschöpft sind bzw. nach stationärer psychosomatisch-psychotherapeutischer Behandlung. Manchmal sehen sie es auch als eine Art *Rezidivprophylaxe*, weil das Leben doch immer wieder Belastungen bereithält. Man muss hier also kaum jene unerwünschte

Nebenwirkung anderer „Alternativverfahren" befürchten, die darin besteht, dass eine Behandlung lege artis unterbleibt. Gesprächs-Selbsthilfegruppen werden den Patienten heutzutage (ganz anders als früher!) häufig von ihren eigenen Therapeuten – und übrigens auch von manchen Behandlungsleitlinien der AWMF (http://www.awmf.org) – empfohlen.

Die Consumer-Report-Studie von Seligman (1995) und deren Replikation durch Hartmann (2006) haben ebenfalls positive (aktuelle oder retrospektive) Bewertungen von Selbsthilfegruppen-Teilnehmern gezeigt. Natürlich spielt auch hier wieder die Selbstselektion der Befragten eine entscheidende Rolle.

Im Unterschied zur langjährigen klinischen Erfahrung des Autors ist die Forschungslage zu psychologisch-therapeutischen Selbsthilfegruppen insgesamt leider noch recht unbefriedigend, fragmentiert, unsystematisch und oft auf niedrigem methodologischem Niveau (vgl. Haller & Gräser, 2012; Matzat, 2017). Den verlässlichsten Befund lieferten Pistrang et al. (2008) in einem „review of effectiveness studies". Die von ihnen gefundenen Studien fassen sie folgendermaßen zusammen: „Seven of the 12 studies reported some positive changes in mental health for group members. The strongest findings come from two randomized studies showing that the outcomes of mutual help groups were equivalent to those of established, more costly, professionally-provided psychological interventions." Und: „Overall, they provide limited but promising evidence that mutual help groups are beneficial for people with these types of problems" (S. 118).

4 Selbsthilfe bei körperlichen Erkrankungen und Behinderungen

Der Löwenanteil der Selbsthilfegruppen in Deutschland (geschätzte 100 000!) arbeitet jedoch weder im Sucht- noch im psychotherapeutischen Bereich, sondern in der somatischen Medizin (vgl. Borgetto, 2004). Hier kann natürlich von „Selbstbehandlung" im engeren Sinne keine Rede sein. Kein vernünftiger Mensch würde auf eine möglichst leitliniengestützte onkologische Behandlung verzichten, nur weil er in eine Krebs-Selbsthilfegruppe geht (wir reden von Selbsthilfegruppen, nicht von Sekten!), niemand würde den Rheumatologen durch die Rheuma-Selbsthilfegruppe oder den Neurologen durch die MS-Selbsthilfegruppe ersetzen wollen. Aber für ein Leben *mit* der Krankheit, für die Suche nach sinnvollen Coping-Mechanismen, nach verständlichen Informationen über Diagnose-, Therapie- und Rehabilitationsmöglichkeiten, nach Aufklärung über sozialrechtliche Ansprüche, nach Verständnis, Trost und Ermutigung, nach dem Austausch von Erfahrungen mit anderen Betroffenen sind Selbsthilfegruppen für viele Patienten äußerst wertvoll. Hinweise auf ihre Wirkungen (jenseits von effectiveness und efficacy nach dem „Pillen-Paradigma") hat Borgetto (2004, Kap. 6) zusammengestellt. Weiterhin konnten Volle et al. (1990) zeigen, dass Rheuma-Patienten in Selbsthilfegruppen eher interne Kontrollüberzeugungen haben, größere Compliance zeigen, häufiger Psychotherapie machen, mehr Informationsquellen nutzen, umfangreicheres Krankheits- und Therapiewissen haben und mit höherer Motivation auf

Krankheitsbewältigung hin arbeiten. Kühner et al. (2006) fanden, dass Selbsthilfegruppen-Teilnehmerinnen in Brustkrebs-Selbsthilfegruppen über ihre Krankheit mehr wissen als Nichtteilnehmerinnen, und dass Selbsthilfegruppen-Leiterinnen mehr wissen als normale Teilnehmerinnen. Dieser Befund taucht in verschiedenen Untersuchungen immer wieder auf: Wer sich länger und aktiver an der Selbsthilfegruppenarbeit beteiligt, profitiert in der Regel auch mehr davon. Eine Art Dosis-Wirkungs-Beziehung, könnte man sagen. Ein Beispiel hierfür liefert auch die Untersuchung von Rochau und Porzsolt (2009) – ebenfalls an Brustkrebs-Patientinnen: Ihre „gefühlte Sicherheit" bezüglich des Krankheitsgeschehens und seiner Bewältigung nimmt mit der Dauer der Selbsthilfegruppenteilnahme zu. Verantwortlich dafür sind einerseits die Informationen, andererseits die psychische Unterstützung, die man in der Gruppe erhält. Rochau und Porzsold weisen allerdings auch auf belastende Ereignisse in der Gruppenarbeit hin: nämlich Berichte über Behandlungsfehler, Rezidive oder Todesfälle von Gruppenmitgliedern, die eigene Ängste verstärken können.

Neuere Erkenntnisse zu Wirkungen von Selbsthilfegruppen werden erwartet von der derzeit laufenden BMG-geförderten SHILD-Studie (= Selbsthilfe in Deutschland) (Kofahl, Schulz-Nieswandt & Dierks, 2015).

Wenn zutrifft, was Friedman und Kern (2014) in ihrem Überblick zum Stand der Forschung über Bedingungen von Gesundheit herausgefunden haben, dass Menschen nämlich tendenziell glücklicher und gesünder, sind wenn sie (1) gut in ein soziales Netzwerk eingebunden und in Gemeinschaften integriert sind, (2) körperlich aktiv sind und (3) ihr Leben und Arbeiten als sinnvoll erleben und anderen helfen, dann bieten Selbsthilfegruppen ganz offensichtlich eine gute Möglichkeit, auch bei chronischer Erkrankung und Behinderung seine „bedingte Gesundheit" zu erhalten.

Die Selbsthilfe hat inzwischen ihren festen Platz beim Bemühen um medizinische Rehabilitation und gesellschaftliche Teilhabe. Neben den örtlichen Selbsthilfe*gruppen* spielen hier überörtliche Selbsthilfe*organisationen* (vgl. Danner et al., 2009) eine zentrale Rolle. Sie bereiten Informationen für die Betroffenen in verständlicher Form auf (Broschüren, Websites), sie organisieren Vortragsveranstaltungen und Schulungen, sie bieten soziale Aktivitäten an, um die Betroffenen wieder aus ihrer Isolation zu holen, und – ganz wichtig – sie vertreten die Interessen der jeweiligen Patientengruppe (ggf. auch der Angehörigen) nach außen, z. B. gegenüber Ärzteschaft, Krankenkassen, Politik, Öffentlichkeit). So sitzen Selbsthelfer seit 2004 als sogenannte „Patientenvertreter" nach § 140f Absatz 2 des SGB V in wichtigen Gremien des deutschen Gesundheitswesens (etwa im „Gemeinsamen Bundesausschuss", vgl. Deutscher Behindertenrat et al., 2014), und sie wirken gleichberechtigt an der Erstellung von medizinischen Behandlungsleitlinien mit (vgl. Matzat, 2013). Wenn man so will, behandeln sie auf diese Weise den „Patient Gesundheitswesen" ein wenig mit und tragen selber dazu bei, dass sie möglichst gut behandelt werden. Ganz im Sinne von Ursula Schmidt, der Gründerin der Frauenselbsthilfe nach Krebs, die schon in den 70er Jahren formulierte: „Die Doktoren wissen besser als wir, wie die medizinische Behandlung für unsere Erkrankung aussieht. Wir wissen aber besser als sie, wie die beste Behandlung für uns als Menschen aussehen sollte."

5 Zugang zur Selbsthilfe

Um interessierten Betroffenen, aber auch kooperationsbereiten beruflichen Helfern eine möglichst fachgerechte Beratung in Sachen Selbsthilfe anzubieten, wurde in Deutschland ein inzwischen nahezu flächendeckendes System von über 300 örtlichen Selbsthilfe-Kontaktstellen mit professionellem Personal geschaffen. Dort wird ein Verzeichnis der örtlichen Selbsthilfegruppen geführt, es gibt Informationen über die grundlegende Idee und verschiedene Konzepte von Selbsthilfegruppen, der Zugang zu bestehenden Gruppen wird gebahnt, die Gründung neuer Selbsthilfegruppen wird auf Wunsch begleitet, Selbsthilfegruppen wird Beratung in schwierigen Situationen angeboten, Räumlichkeiten und finanzielle Unterstützung wird soweit möglich vermittelt und Hilfestellung bei der Öffentlichkeitsarbeit geleistet. Insgesamt fungieren die Selbsthilfe-Kontaktstellen als eine Art Drehscheibe zwischen dem professionellen Versorgungssystem und dem Selbsthilfesystem, und sie vertreten ggf. „die Selbsthilfe" insgesamt nach außen – einzelne Gruppen jedoch nur in Ausnahmefällen und auf deren ausdrücklichen Wunsch. Das aktuelle Verzeichnis dieser Einrichtungen findet man auf der Internetseite der Nationalen Kontakt- und Informationsstelle zur Anregung und Unterstützung von Selbsthilfegruppen (NAKOS) unter http://www.nakos.de/adressen/rot/. Analog sind dort unter http://www.nakos.de/adressen/gruen/hunderte von bundesweit tätigen Selbsthilfeorganisationen gelistet, wo man ebenfalls nach örtlichen Selbsthilfegruppen oder Ansprechpartnern fragen kann, darüber hinaus aber oft vielfältige Informationen zu der jeweiligen Erkrankung oder psychosozial belastenden Lebenssituation und ihren Folgen findet. Auch für die schwer überschaubaren Angebote von „Selbsthilfegruppen" im Internet finden sich bei NAKOS zumindest orientierende Hinweise zu deren Vertrauenswürdigkeit (NAKOS, 2012).

Weitere Informationen im Internet

- Nationale Kontakt- und Informationsstelle zur Anregung und Unterstützung von Selbsthilfegruppen (NAKOS): http://www.nakos.de/
- Deutsche Arbeitsgemeinschaften Selbsthilfegruppen e.V.: http://www.dag-shg.de/
- Bundesarbeitsgemeinschaft Selbsthilfe von Menschen mit Behinderung und chronischer Erkrankung und ihren Angehörigen e.V. (BAG SH): http://www.bag-selbsthilfe.de/
- Deutsche Hauptstelle für Suchtfragen (DHS): http://www.dhs.de/

Literatur

Alcoholics Anonymous. (2014). *2014 Membership Survey*. Zugriff am 15.04.2016. Verfügbar unter http://www.aa.org/assets/en_US/p-48_membershipsurvey.pdf

Beutel, M. (2005). Stationäre Kurz- und Langzeitpsychotherapie – Indikatoren, Ergebnisse, Prädiktoren. *Zeitschrift für Psychosomatische Medizin und Psychotherapie, 2*, 145–162. http://doi.org/10.13109/zptm.2005.51.2.145

Borgetto, B. (2004). *Selbsthilfe und Gesundheit: Analysen, Forschungsergebnisse und Perspektive*. Bern: Huber.
Borkman, T. (1999). *Understanding Self-Help/Mutual-Aid: Experiential Learning in the Commons*. New Brunswick, NJ: Rutgers University Press.
Bottlender, M. & Soyka, M. (2005). Prädiktion des Behandlungserfolges 24 Monate nach ambulanter Alkoholentwöhnungstherapie: Die Bedeutung von Selbsthilfegruppen. *Fortschritte der Neurologie Psychiatrie, 73*, 150–155. http://doi.org/10.1055/s-2004-830100
Danner, M., Nachtigäller, C. & Renner, A. (2009). Entwicklungslinien der Gesundheitsselbsthilfe. Erfahrungen aus 40 Jahren BAG Selbsthilfe. *Bundesgesundheitsblatt – Gesundheitsforschung – Gesundheitsschutz, 52* (1), 3–10.
Daum, K.-W., Matzat, J. & Moeller, M.-L. (1984). *Psychologisch-therapeutische Selbsthilfegruppen*. Stuttgart: Kohlhammer.
Deutsche Hauptstelle für Suchtfragen. (2010). *Statistik der fünf Selbsthilfe- und Abstinenzverbände*. Zugriff am 11.7.2016. Verfügbar unter http://www.dhs.de/fileadmin/user_upload/pdf/Arbeitsfeld_Selbsthilfe/Statistik_der__5_SH-Verbaende.pdf
Deutscher Behindertenrat, Bundesarbeitsgemeinschaft der PatientInnenstellen, Deutsche Arbeitsgemeinschaft Selbsthilfegruppen e.V. & Die Verbraucherzentrale Bundesverband e.V. (Hrsg.). (2014). *Wir geben Patientinnen und Patienten eine Stimme. 10 Jahre Patientenvertretung im Gemeinsamen Bundesausschuss*. Zugriff am 15.04.2016. Verfügbar unter http://www.nakos.de/data/Andere/2014/Patientenvertretung-GBA-Broschuere-10-Jahre.pdf
Friedman, H. & Kern, M. (2014). Personality, Well-Being, and Health. *Annual Review of Clinical Psychologie, 65*, 719–742. http://doi.org/10.1146/annurev-psych-010213-115123
Godemont, J. (2010). Selbsthilfegruppen und ihr Erfahrungswissen. Zur Situation in Flandern. In Deutsche Arbeitsgemeinschaft Selbsthilfegruppen (Hrsg.), *Selbsthilfegruppenjahrbuch 2010* (S. 166–175). Gießen: Eigenverlag.
Haland-Wirth, T., Spangenberg, N. & Wirth, H.-J. (Hrsg.). (1998). *Unbequem und engagiert. Horst-Eberhard Richter zum 75. Geburtstag*. Gießen: Psychosozial-Verlag.
Haller, F. & Gräser, H. (2012). *Selbsthilfegruppen*. Weinheim: Beltz Juventa.
Hartmann, S. (2006). *Die Behandlung psychischer Störungen. Wirksamkeit und Zufriedenheit aus Sicht der Patienten. Eine Replikation der Consumer Report Study für Deutschland*. Gießen: Psychosozial-Verlag.
Humphreys, K. (2004). *Circles of Recovery. Self-Help Organizations for Addictions*. Cambridge: Cambridge University Press.
Kofahl, C., Schulz-Nieswandt, F. & Dierks, M.-L. (Hrsg.). (2015). *Selbsthilfe und Selbsthilfeunterstützung in Deutschland*. Berlin: LIT Verlag.
Krause-Girth, C. (Hrsg.). (2007). *Die Gruppe, das Paar und die Liebe. Zum Wirken von Michael Lukas Moeller*. Gießen: Psychosozial-Verlag.
Kühner, S., Fietkau, R., Bruns, S., Villarroel Gonzalez, D. & Geyer, S. (2006). Wissen Mitglieder von Selbsthilfegruppen mehr über Brustkrebs? *Psychotherapie, Psychosomatik, Medizinische Psychologie, 56* (11), 432–437. http://doi.org/10.1055/s-2006-951810
Matzat, J. (2004). Selbsthilfegruppen für psychisch Kranke – Ergebnisse einer Umfrage bei Selbsthilfe-Kontaktstellen. In Deutsche Arbeitsgemeinschaft Selbsthilfegruppen (Hrsg.), *Selbsthilfegruppenjahrbuch 2004* (S. 153–160). Gießen: Eigenverlag.
Matzat, J. (2007). Michael Lukas Moeller der „Selbsthilfe-Papst". Eine persönliche Geschichte. In C. Krause-Girth (Hrsg.), *Die Gruppe, das Paar und die Liebe. Zum Wirken von Michael Lukas Moeller* (S. 71–83). Gießen: Psychosozial-Verlag.
Matzat, J. (2013). Selbsthilfe trifft Wissenschaft. Zur Patientenbeteiligung an der Entwicklung von Leitlinien. *Zeitschrift für Evidenz, Fortbildung und Qualität im Gesundheitswesen, 107*, 314–319. http://doi.org/10.1016/j.zefq.2013.05.006

Matzat, J. (2017). Selbsthilfegruppen. In R. Adler, W. Herzog, P. Joraschky, K. Köhle, W. Langwitz, W. Söllner & W. Wesiak (Hrsg.), *Uexküll Psychosomatische Medizin* (8. Aufl., S. 569–574). München: Elsevier.

Moeller, M.-L. (1978). *Selbsthilfegruppen. Selbstbehandlung und Selbsterkenntnis in eigenverantwortlichen Kleingruppen.* Reinbek: Rowohlt.

Moeller, M.-L. (1981). *Anders helfen. Selbsthilfegruppen und Fachleute arbeiten zusammen.* Stuttgart: Klett-Cotta.

Moeller, M.-L. (1996). *Selbsthilfegruppen. Anleitungen und Hintergründe* (überarb. u. aktualis. Taschenbuchausgabe). Reinbek: Rowohlt.

Möhring, P. & Neraal, T. (Hrsg.). (2014). *Psychoanalytisch orientierte Familien- und Sozialtherapie. Das Gießener Konzept in der Praxis.* Gießen: Psychosozial-Verlag.

Nationale Kontakt- und Informationsstelle zur Anregung und Unterstützung von Selbsthilfegruppen. (2012). *Internetbasierte Selbsthilfe. Eine Orientierungshilfe* (2. Aufl.). Zugriff am 15.04.2016. Verfügbar unter http://www.nakos.de/data/Fachpublikationen/2012/NAKOS-KP-05.pdf

Pistrang, N., Barker, C. & Humphreys, K. (2008). Mutual help groups for mental health problems: a review of effectiveness studies. *American Journal of Community Psychology, 42*, 110–121. http://doi.org/10.1007/s10464-008-9181-0

Richter, H.-E. (1962). *Eltern, Kind und Neurose. Die Rolle des Kindes in der Familie. Psychoanalyse der kindlichen Rolle.* Reinbek: Rowohlt.

Richter, H.-E. (1970). *Patient Familie. Entstehung, Struktur und Therapie von Konflikten in Ehe und Familie.* Reinbek: Rowohlt.

Richter, H.-E. (1972). *Die Gruppe.* Reinbek: Rowohlt.

Riesman, F. (1965). The „helper" therapy principle. *Social Work, 10*, 27–32.

Rochau, U. & Porzsolt, F. (2009). Gefühlte Sicherheit in der Selbsthilfe nach Brustkrebs. In Deutsche Arbeitsgemeinschaft Selbsthilfegruppen (Hrsg.), *Selbsthilfegruppenjahrbuch 2009* (S. 135–141). Gießen: Eigenverlag.

Seligman, M. (1995). The effectiveness of Psychotherapy. The Consumer Report Study. *American Psychologist, 50*, 965–974. http://doi.org/10.1037/0003-066X.50.12.965

Volle, B., Wiedebusch, S. & Lohaus, A. (1990). Psychologische Korrelate der Selbsthilfegruppenzugehörigkeit bei Erkrankungen des rheumatischen Formenkreises. *Psychotherapie – Psychosomatik – Medizinische Psychologie, 40*, 230–237.

Virtuelle Selbsthilfegruppen

Christiane Eichenberg und Felicitas Auersperg

1 Einleitung

Als Medium, das vom Großteil der Bevölkerung regelmäßig genutzt wird und mit 54,2 Mio. Nutzern in Deutschland (= 77 % der Bevölkerung ab 14 Jahren; van Eimeren & Frees, 2014) über eine große Reichweite verfügt, rückt das Internet schon seit einigen Jahren in seiner therapeutischen Bedeutung zunehmend in den Fokus der Wissenschaft. In diesem Zusammenhang kann das Internet sowohl als Informations- als auch als Kommunikationsmedium effektiv genutzt werden, d. h. von der Rezeption von Gesundheitsinformationen über die Konsultation von Fachleuten via Online-Beratung bis hin zum Austausch mit ebenso Betroffenen (ausführlich zu diesem Spektrum vgl. Eichenberg & Kühne, 2014). Der Austausch von Laien, die unter derselben Störung, Krankheit oder demselben Problem leiden, kann im Internet über verschiedene Dienste und mit oder ohne professionelle Helfer organisiert sein.

Im Folgenden werden Möglichkeiten und Risiken internetgestützter Selbsthilfegruppen diskutiert, der aktuelle Forschungsstand zusammengefasst und exemplarische Beispielgruppen vorgestellt.

2 Dominante Forschungsthemen

Während das konventionelle Angebot der Selbsthilfegruppe bereits erschlossen ist (Anzahl der Publikationen auf Pubmed für die Suchkombination „self-help groups"[MeSH Terms] OR („self-help"[All Fields] AND „groups"[All Fields]) OR „self-help groups"[All Fields] OR („self"[All Fields] AND „help"[All Fields] AND „group"[All Fields]) OR „self help group"[All Fields]: 15 142) und als etablierte Ergänzung zu therapeutischen Interventionen oder auch als alleinstehende Interventionsmöglichkeit für eine Vielzahl verschiedener Problembereiche und Krankheiten genutzt wird (vgl. Matzat, in diesem Band), liegen zu virtuellen Selbsthilfegruppen weniger wissenschaftliche Ergebnisse vor (Anzahl der recherchierten Artikel auf Pubmed für die Suchkombination „virtual" [All Fields] AND („self-help groups"[MeSH Terms] OR („self-help"[All Fields] AND „groups"[All Fields]) OR „self-help groups"[All Fields] OR („self"[All Fields] AND „help"[All Fields] AND „group"[All Fields]) OR „self help group"[All Fields]): 83; Suchkombination „online" [All Fields] AND „forums" [All Fields]: 376, „online" [All Fields] AND („self-help groups"[MeSH Terms] OR („self-help"[All Fields] AND „groups"[All Fields]) OR „self-help groups"[All Fields] OR („support"[All Fields] AND „group"[All Fields]) OR „support group"[All Fields]): 5227).

Zur Erfassung und Beschreibung bereits ausgearbeiteter Forschungsbereiche und derzeit dominanter Forschungsthemen wurden, neben den genannten Suchkombinationen innerhalb der medizinischen Datenbank Pubmed, zusätzlich psychologische Fachdatenbanken genutzt. Bei der Analyse der Ergebnisse zur Suchkombination „Support groups AND online" in den Datenbanken PsycINFO, PsycARTICLES und PSYNDEX im Juli 2015 ergaben sich für die Jahre 2010 bis 2015 $N = 741$ Treffer. Nach Abzug der Duplikate blieben 604 Ergebnisse, die sich wie in Tabelle 1 dargestellt auf sechs Kategorien aufteilen ließen.

Tabelle 1:
Inhaltsanalyse nach Forschungsthemen der $N = 604$ recherchierten Treffer in den psychologischen Fachdatenbanken

Kategorie	Häufigkeit
Spezifische Inhalte in Selbsthilfeforen	137
Chancen, Risiken und Effekte von Selbsthilfeforen	112
Soziale Unterstützung in Selbsthilfeforen	76
Charakteristika der Nutzer	72
Kommunikationsprozesse und Inhalte in Selbsthilfeforen	70
Selbsthilfeforen als Informationsmöglichkeit	48
Andere	89

Diese Kategorien werden im Folgenden anhand exemplarischer Studien dargestellt.

2.1 Spezifische Inhalte in Selbsthilfeforen

Die meisten Selbsthilfeforen sind themen- und problembezogen ausgerichtet. Viele Studien stellen spezifische Themenbereiche, die in Foren behandelt werden, in den Vordergrund, beispielsweise Alltagserfahrungen mit einer Krankheit (z. B. Ravert et al., 2015). Dabei geht es um Inhalte, die von Nutzern selbst generiert werden. Die Themen, die hier abgedeckt werden, sind so vielfältig wie die Angebote zur virtuellen Selbsthilfe: vom Umgang mit Diabetes im College-Leben (Ravert et al., 2015) bis zu Schwierigkeiten, die sich für Kinder psychisch erkrankter Eltern ergeben (Widemalm & Hjärthag, 2015).

2.2 Chancen, Risiken und Effekte von Selbsthilfeforen

Eine Vielzahl von Studien befasst sich allgemein mit Chancen und Gefahren sowie Effekten von Selbsthilfeforen (z. B. Dosani et al., 2014). Die in der Literatur dargestellten Ergebnisse zu Chancen und Risiken sind zum Teil widersprüchlich. Nach Eichenberg (2014) wird das Internet als Selbsthilfemedium in Fachkreisen positiv eingeschätzt. Bei bestimmten Problembereichen und Symptomen ist die Nützlichkeit jedoch umstritten (vgl. Abschnitt 3.5).

Es werden ebenso die Chancen aus in Selbsthilfeforen gesammelten wissenschaftlichen Informationen betont, die sonst kaum generiert werden könnten. So können z. B. Trends in der Drogenszene oder auch noch unbekannte Neben- oder Wechselwirkungen von Medikamenten vorhergesagt werden (z. B. Sampathkumar et al., 2014; McNaughton et al., 2014).

Der Unterschied zwischen Online- und traditionellen Angeboten wird innerhalb der Diskussion von Chancen, Risiken und Besonderheiten virtueller Selbsthilfeangebote ebenfalls angesprochen. Ein systematisches Review über Metaanalysen zum Thema Effektivität von Online-Selbsthilfe bei Depressionen und Angststörungen ergab mit durch anderen Medien vermittelte Selbsthilfeangebote vergleichbare Effektstärken (Hof et al., 2009). Zu einem ähnlichen Ergebnis kommen Griffiths et al. (2012), die digitale Selbsthilfegruppen als vielversprechend charakterisieren, aber auch als ein Themengebiet, dessen weitere Erforschung nötig ist. In einem Review-Artikel weisen sie darauf hin, dass zwar einige Studien positive Effekte von Internet-Selbsthilfegruppen (in diesem Fall bezogen auf Depressionssymptome) belegen, aber nur selten mit Kontrollgruppen gearbeitet wird (Griffiths et al., 2009). Eine 2014 veröffentlichte Untersuchung zeigt, dass Personen, die unter Perfektionismus leiden, sowohl nach Face-to-face-Selbsthilfe als auch nach ausschließlicher Online-Selbsthilfe verbesserte Testwerte in der Skala Perfektionismus erreichten. Im Hinblick auf diese Skala gab es unabhängig von der Art der Unterstützung signifikante Verbesserungen. Allerdings wurde bei jenen Patienten aus der Face-to-face-Bedingung festgestellt, dass sich auch andere Symptome wie Depressivität oder Ängstlichkeit deutlich verbesserten, während bei den Onlinenutzern in diesen Bereichen keine Veränderungen feststellbar waren (Egan et al., 2014).

Eine Schwierigkeit bei der Interpretation dieser Ergebnisse stellt die Trennung zwischen Selbsthilfeforen und allgemeineren internetgestützten Interventionen dar, da die meisten entsprechenden Plattformen beides anbieten. Eysenbach et al. stellten bereits im Jahr 2004 fest, dass keine robusten Aussagen zu reinen Peer-to-Peer-Communities gemacht werden können. Ihr systematisches Review zum Thema gesundheitsbezogene virtuelle Peer-to-Peer-Interaktion umfasst 45 Publikationen, in denen 38 Studien dargestellt wurden, von denen wiederum nur sechs ausschließlich Peer-to-Peer-Communities im Internet untersuchten.

Ein nicht zu unterschätzender Faktor in der Inanspruchnahme, aber auch in der Wirksamkeit von Online-Angeboten, ist sicherlich auch die Einschätzung medizinischen und psychotherapeutischen Personals, das Empfehlungen oder Warnungen an Patienten weitergibt oder die Möglichkeiten digitaler Medien als Unterstützung in der Behandlung nutzt. In Deutschland integriert ein großer Teil der Therapeuten digitale Kommunikation in konventionelle Behandlungswege, insbesondere zur Regelung formaler Abläufe wie Terminvereinbarungen. Als Vorteile des Einsatzes neuer digitaler Medien werden das größere Wissen bezüglich der Krankheit, des Krankheitsverlaufs und der Behandlungsmöglichkeiten (73,3 %) sowie die Möglichkeit zu einer gemeinsamen Entscheidungsfindung (50 %) und einer vereinfachten Kommunikation (48,7 %) genannt. Bei behandlungsrelevanten Inhalten legen die meisten Befragten großen Wert auf persönlichen Kontakt (Eichenberg & Kienzle, 2011). Diese Ergebnisse zeigen, dass Offenheit bezüglich digitaler Therapieformen herrscht. Dies ist im Zusammenhang mit virtuellen Selbsthilfegruppen deshalb wichtig, weil die Akzeptanz von Therapeuten und Medizinern ermöglicht, dass Selbsthilfeforen als Ergänzung zu herkömmlichen Behandlungsformen z. B. von geschultem Personal begleitet wird. Eine aktuelle Befragung psychotherapeutischer und psychiatrischer Krankenhäuser in Nordrhein-Westfalen (Eichenberg & Molitor, 2011) ergab, dass immerhin ein Viertel der eingeschlossenen Kliniken den Patienten die Gelegenheit gab, an Online-Selbsthilfegruppen teilzunehmen und ein Fünftel der befragten Patienten dieses Angebot wahrnahmen. Demzufolge wird von Fachpersonal der therapeutische Wert von virtuellen Selbsthilfegruppen nicht nur erkannt, sondern sogar gefördert.

2.3 Soziale Unterstützung in Selbsthilfeforen

Als wichtiger und häufig explizit angesprochener Teil der Kommunikationsformen in virtuellen Selbsthilfegruppen ergibt sich der Themenbereich „soziale Unterstützung" (z. B. bei Kramer et al., 2015). Soziale Unterstützung scheint ein zentrales Motiv für die Nutzung virtueller Foren darzustellen und macht einen großen Teil der Kommunikation in ebendiesen aus (siehe z. B. die Inhaltsanalyse von Schotanus-Dijkstra et al., 2014). Eichenberg und Schott (2016) kamen in einer Befragung zu dem Ergebnis, dass jugendliche Nutzer von Foren zum selbstverletzenden Verhalten (SVV-Foren) hier mehr soziale Unterstützung erleben als in ihrer Familie. Nach Wang et al. (2015) beeinflusst der Erhalt verschiedener Formen sozialer Unterstützung die Wahrscheinlichkeit, ob Nutzer Gruppen weiterhin besuchen oder sie verlassen.

2.4 Charakteristika der Nutzer

Die meisten Studien zu diesem Forschungsschwerpunkt beschäftigen sich mit Nutzern, die unter einem bestimmten Krankheitsbild leiden. Beispielsweise konnten Epstein et al. (2002) in einer Umfrage ($N = 598$) feststellen, dass Personen, die ausschließlich das Internet einsetzten, um mit anderen über Krankheitssymptome zu kommunizieren, höhere Depressionsscores aufwiesen als jene Betroffenen, die auch alternative Möglichkeiten nutzten. Zhang et al. (2015) betonen die Wichtigkeit, Motive und Bedürfnisse der Nutzer zu erforschen, um die Angebote entsprechend anzupassen und den Nutzen virtueller Selbsthilfeangebote so zu maximieren.

2.5 Kommunikationsprozesse und Inhalte in Selbsthilfeforen

Welche Inhalte in welcher Form diskutiert werden, ist ebenfalls eine zentrale Forschungsfrage. Beispielsweise Kimmerle et al. (2014) beschäftigen sich in einer Studie mit den unterschiedlichen Reaktionen, die in Foren geteilte Inhalte auslösen und kommen zu der Erkenntnis, dass emotional gefärbte Beiträge in Selbsthilfeforen zwar nicht mehr, aber deutlich emotionalere Rückmeldungen hervorrufen. Diese unterschiedlichen Reaktionsweisen könnten in den generellen Besonderheiten virtueller Kommunikation begründet sein (z. B. im Aspekt der Anonymität, ausführlich siehe Eichenberg & Auersperg, 2014).

2.6 Selbsthilfeforen als Informationsmöglichkeit

Wie Selbsthilfeforen als Informationsquelle genutzt werden können und auch, von welcher Qualität bzw. fachlicher Relevanz die ausgetauschten Informationen sind, ist ebenso erforscht. Eine Untersuchung von Kauw et al. (2015) zeigt, dass ein zentrales Nutzungsmotiv virtueller Selbsthilfegruppen Informationsbeschaffung darstellt. Bhamrah et al. (2015) betonen daher die Wichtigkeit, von medizinischem Personal gesichtete Links in der Patientenbetreuung zur Verfügung zu stellen. Wischmann (2008) erwähnt das Internet im Zusammenhang mit Selbsthilfegruppen als schnelle und einfache Methode, Informationen über bestimmte Krankheitsbilder (in diesem Fall Fertilitätsstörungen) zu erhalten, weist aber ausdrücklich auf das Risiko falscher oder irreführender Informationen hin. So kamen Sudau et al. (2014) in ihrer Studie zu dem Ergebnis, dass die Informationen und die Informationsquellen, auf die in Selbsthilfeforen verwiesen wird, zum Großteil nicht auf wissenschaftlicher Literatur, sondern vielmehr auf Meinungen und persönlichen Erfahrungen basieren.

3 Besonderheiten virtueller Selbsthilfegruppen

Die Selbsthilfegruppe kann als etablierter Bestandteil des psychosozialen Versorgungssystems andere therapeutische Interventionen begleiten oder ergänzen, wird aber auch als eigenständiges Instrument genutzt (vgl. den Beitrag von Matzat, in diesem Band). So wird in Deutschland die Zahl der Selbsthilfegruppen, die ein breit gefasstes Themenspektrum von mit Alter assoziierten Fragen über Sexualität bis zur Arbeit und Beruf abdecken, auf 70 000 bis 100 000 geschätzt. Innerhalb dieser finden sich ca. 240 Selbsthilfekontaktstellen (Hundertmark-Mayser, 2013). Während der Anteil der Deutschen, die sich in konventionellen Selbsthilfegruppen engagieren, auf 3 Mio. geschätzt wird (Hundertmark-Mayser et al., 2004), ist die Nutzung von Online-Foren aufgrund des großen Angebotes und der Möglichkeit anonymer Nutzung ohne nachvollziehbare Aktivität kaum bezifferbar. Für die Suchkombination „Online-Selbsthilfegruppen" findet die Suchmaschine Google über eine halbe Million Treffer, für die konkrete Rechercheanfrage „Forum Depression" gibt es knapp 60 000 Hits (Stand: Mai 2015) – eine für den Endnutzer schwer überschaubare Anzahl an Angeboten. Um Hilfesuchenden das Herausfiltern relevanter Vorschläge zu erleichtern, stellen Patienteninformationsseiten Übersichten über Selbsthilfeforen zusammen, die die gezielte Suche nach dem betreffenden Krankheitsbild erleichtern (z. B. www.patientensicherheit-online.at/finder/selbsthilfegruppen/online-selbsthilfegruppen.html oder www.sozialministerium.at/site/Soziales/Menschen_mit_Behinderungen/Vereine_Selbsthilfegruppen/). Tabelle 2 gibt exemplarische Beispiele zu Online-Selbsthilfegruppen zu verschiedensten Erkrankungen und Störungen.

Tabelle 2:
Exemplarische Beispiele von virtuellen Selbsthilfegruppen zu verschiedenen Krankheiten und Problemen

Problematik	Beispiel für eine virtuelle Selbsthilfegruppe (Internetadresse)
Alkoholismus	www.selbsthilfe-alkoholiker.de
Angststörungen	www.forum.angst-und-panik.de
Borderline	www.borderline-selbsthilfeforum.com
Depression	www.diskussionsforum-depression.de/forum-depression/
Drogenmissbrauch	www.drogensoforthilfe.de
Essstörungen	www.hungrig-online.de
Krebs	www.krebsforum.at
Multiple Sklerose	www.amsel.de/multiple-sklerose-news/
Parkinson	http://paol-ev.de/blog/
Posttraumatische Belastungsstörung	www.ptbs-dasforum.de

Die Integration in eine Gemeinschaft von Personen mit ähnlichen Problemstellungen, in der emotionale Unterstützung erhalten und gegeben wird, steht neben dem Austausch von Erfahrungen und Informationen in Selbsthilfegruppen im Vordergrund (Eichenberg, 2014). Virtuelle Selbsthilfegruppen erfüllen diese Funktionen im Grunde ebenfalls, allerdings sind sie durch einige Besonderheiten gekennzeichnet, die sowohl positive als auch negative Aspekte für die Teilnehmer beinhalten.

3.1 Anonymität

Ein wichtiges Argument für viele Nutzer, Online-Selbsthilfegruppen in Anspruch zu nehmen, ist die scheinbare *Anonymität*, mit der wir uns im Internet bewegen. Betroffene können sich mit Leidensgenossen austauschen oder Informationen durch reines Lesen der Beiträge anderer sammeln, ohne ihre Identität preisgeben zu müssen und können so möglicherweise bestehende Ängste vor Stigmatisierung minimieren. Dieser Umstand hat nicht nur positive Folgen: Die Anonymisierung kann in manchen Fällen auch eine negative Enthemmung zur Folge haben, die zu wenig empathischen bis hin zu aggressiven Äußerung führen kann, wodurch es verstärkt zu Verunsicherung und ggf. weiterer Labilisierung kommen kann. Auf der anderen, positiven Seite kann dieser Enthemmungseffekt aber auch die Selbstöffnung erleichtern (Suler, 2004; ausführlich hierzu siehe auch Eichenberg & Auersperg, 2014). Nach McDermott (2015) fällt es gerade jungen Menschen oft schwer, Hilfe in Anspruch zu nehmen und emotionalen Stress zu artikulieren. Dazu kommt bei vielen das Gefühl von Versagen, wenn sie hilfebedürftig sind. Das Internet kann insbesondere für diesen Personenkreis das Aufsuchen und Annehmen von Unterstützung erleichtern (zu spezifischen Aspekten der Online-Selbsthilfe bei Jugendlichen siehe Eichenberg, Roffler & Wutka, 2011).

3.2 Erhöhte Flexibilität

Ein weiterer entscheidender Faktor, der für internetgestützte Selbsthilfeangebote spricht, ist die *große Flexibilität*, mit der diese in Anspruch genommen werden können. Sie können orts- und zeitungebunden besucht werden, was insbesondere jenen Patienten entgegenkommt, deren Mobilität eingeschränkt ist. Die Option, zu jeder Uhrzeit mit anderen Betroffenen auch asynchron in Kontakt treten zu können, erhöht für die Hilfesuchenden die Chance, auch in Krisenmomenten unabhängig von konventionellen Zeiten Ansprechpartner zu finden (z. B. am späten Abend, während der Feiertage). Für bestimmte Krankheitsbilder ist auch die Ortsunabhängigkeit sehr wertvoll. Ohne das Haus tatsächlich verlassen zu müssen, können beispielsweise mobil, aber auch psychisch eingeschränkte Menschen wie z. B. agoraphobische oder depressive Patienten einen ersten, subjektiv geschützten Schritt aus der eigenen Isolation machen (Eichenberg & Kühne, 2014). Überdies finden sich beispielsweise in ländlichen Regionen häufig keine Angebote zu selteneren Erkrankungen, sodass das Internet die Infrastruktur deutlich verbessert. In diesem Zusammenhang lässt sich auch vermuten, dass Selbsthilfeangebote in kleineren Ortschaften weniger Anklang finden, da durch die Überschaubarkeit der Bewohner ein hohes Ausmaß an Stigmatisierung befürchtet werden muss. Sollte dies zutreffen, bietet sich das Internet als Ausweg an. Allerdings kann die beschriebene Flexibilität unter Umständen auch zum Nachteil werden. Zu denken ist beispielsweise an Sozialphobiker, deren extreme soziale Angst durch die Möglichkeit, sich dem realen Kontakt zu entziehen, verstärkt werden kann. Der Leidensdruck kann sich durch das Online-Angebot zwar verringern, da Kontakt zu anderen möglich ist, gleichzeitig kann es aber bestehendes Vermeidungsverhalten stabilisieren (Eichenberg, 2014). Auch Krankheiten mit sehr niedrigen Prävalenzen werden von virtuellen Selbsthilfeforen abgedeckt, daher finden auch Patienten, die an seltenen Symptomen leiden, die Möglichkeit sich mit anderen Betroffenen auszutauschen. Christensen et al. (2014) sprechen darüber hinaus die Unabhängigkeit von finanziellen Mitteln an, die virtuelle Selbsthilfegruppen jenen in der „realen Welt" oft voraus haben.

3.3 Teilnehmerzahl

Die *Teilnehmerzahlen* in virtuellen Selbsthilfegruppen unterscheiden sich deutlich von denen konventioneller Selbsthilfegruppen, die sich meist aus 10 bis 15 Personen zusammensetzen, während gerade Foren zur Selbsthilfe häufig von Hundertschaften genützt werden. Diese Besonderheit führt zu einem erhöhten Ausmaß an Austausch und bereitgestellten Informationen. Ein Nachteil hierbei kann eine gewissen Undurchschaubarkeit und ein starker organisatorischer Aufwand sein.

3.4 Asynchrone Kommunikation

Die *asynchrone Kommunikation* kann sich ebenfalls als Schwäche erweisen, da lange Wartezeiten in Krisen als sehr belastend empfunden werden können (Döring, 2000). Doch es finden sich auch Vorzüge: Die zeitversetzte Kommunikation ermöglicht Reflexionsphasen. Insgesamt weisen vor allem Netzkritiker auf die Kommunikationsstörungen hin, die sich aus der „Kanalreduktion" der Online-Kommunikation ergeben würden (z. B. Entsinnlichung, Entemotionalisierung, Entkontextualisierung oder auch Entmenschlichung; siehe Döring, 2003). Petzold und Plant (2006) weisen jedoch darauf hin, dass „eingeschränkte Medien" (Hervorhebung durch die Autorinnen) für bestimmte Aufgaben aber besser geeignet seien als reale Kontakte. Der in der Literatur häufig genannte Vorteil der fehlenden Statusunterschiede sei allerdings zu prüfen, da sich auch im Online-Setting Hierarchien bilden können (Petzold & Plant, 2006).

3.5 Extreme Communities

Eine Sonderform der virtuellen Selbsthilfegruppen sind *„extreme Communities"*, d. h. Foren, die abseits sozialer und medizinischer Konventionen gefasste Vorsätze verfolgen und dabei Unterstützung bieten (Bell, 2007). Entsprechende thematische Gruppen würden sich im „real life" eher nicht oder nur sehr schwierig konstituieren lassen. Typische Themenbereiche dieser Foren sind die Aufrechterhaltung von Essstörungen, der Austausch über selbstverletzendes Verhalten (SVV) oder auch über suizidale Fantasien. Die Auswirkungen solcher Foren werden in Fachkreisen sehr kontrovers diskutiert (ausführlich siehe Eichenberg, 2014). Besorgte Stimmen sehen insbesondere für junge oder labile Menschen eine Gefährdung. Befürchtet werden Triggereffekte in dem Sinne, dass sich die Nutzer in ihrem selbstschädigenden Verhalten bestärken. Andere Stimmen hingegen betonen die konstruktiven Effekte dieser Plattformen, wie das Erfahren von Trost und Unterstützung bei in der Gesellschaft stark tabuisierten Problembereichen. Eine eigene Studienserie hat diesen Mutmaßungen empirische Evidenzen an die Seite gestellt (Eichenberg, 2008; Sueki & Eichenberg, 2012; Eichenberg, Flümann & Hensges, 2011; Eichenberg & Schott, 2016). Befragungen von Teilnehmern von Suizid-, SVV- und Pro-Ana-Foren zeigten, dass der überwiegende Teil der Nutzer von ihrer Forumsteilnahme profitiert. Allerdings gibt es auch eine kleinere Gruppe von Teilnehmern, deren vorwiegend destruktive Kommunikationsanliegen zu dysfunktionalen Effekten auf die Krankheitsbewältigung führen.

3.6 Virtuelle Selbsthilfegruppen im Web 2.0

Inzwischen nutzt die Online-Selbsthilfeszene soziale Medien anstatt klassischer Websites mit integriertem Forum, das von Moderatoren verwaltet und damit auch kontrollierbar ist. Welche sozialpsychologischen Mechanismen hinter dem großen Erfolg solcher Gruppierungen stecken, wird in der Wissenschaft diskutiert (z. B. Cornelius & Blanton, 2015). Auch Kombinationen aus virtuellen Selbsthilfegruppen und Social-Media-Funktionen werden eingesetzt und als vielversprechend befunden. So konnten z. B.

Pechmann et al. (2015) mit einem Hybrid aus dem klassischen virtuellen Selbsthilfeangebot und automatisierten, täglichen Twitternachrichten gute Erfolge bei der Raucherentwöhnung erzielen (ausführlicher zur Selbsthilfe insgesamt im Web 2.0 sowie via Apps siehe den Beitrag von Eichenberg & Schott, in diesem Band).

3.7 Soziale Unterstützung für alle Altersgruppen

Entgegen der Meinung, dass internetgestützte Angebote in erster Linie *junge Menschen* ansprechen, zeigt sich nach Preiß (2010), dass gerade *ältere Nutzer* häufig virtuelle Angebote zur Selbsthilfe wahrnehmen Sie haben damit das Potenzial, defizitäre Unterstützungsstrukturen im sozialen, realen Umfeld auszugleichen. Eine Befragung von $N = 1014$ Personen zwischen 57 und 77 zeigt, dass E-Health-Anwendungen im Allgemeinen als leicht nutzbar eingeschätzt werden (von 60,8 %). Knapp die Hälfte (45,8 %) der Befragten geben an, solche Anwendungen als etwas Nützliches wahrzunehmen (De Veer et al., 2015).

3.8 Subjektives Wohlbefinden

Der Zusammenhang zwischen Wohlbefinden und der Nutzung virtueller Selbsthilfeangebote wurde bereits empirisch untersucht. Liebermann und Goldstein (2005) belegen positive Effekte. Batenburg und Das (2014) weisen aber darauf hin, dass es ebenso Studien gibt, die negative oder gar keine Effekte zeigen und schlagen den Umgang mit Emotionen als moderierender Variable vor. Aus ihrer Untersuchung, die sich mit Brustkrebspatienten beschäftigt, geht hervor, dass manche Patienten, die virtuelle Selbsthilfeangebote in Anspruch nehmen, verbesserte Well-Being-Werte aufweisen, andere aber keine signifikanten Veränderungen in diesem Bereich zeigen. Wie es zu diesen Unterschieden kommt, ist bisher nicht hinreichend erforscht, doch es ist anzunehmen, dass die Häufigkeit der Nutzung eine Rolle spielt (Batenburg & Das, 2014).

3.9 Erhöhte Compliance

Ein weiterer Aspekt der virtuellen Selbsthilfe, dem bisher wenig Aufmerksamkeit zuteil wurde, ist, dass der Betroffenenaustausch die Compliance bei der ärztlichen Behandlung erhöhen und die Nachsorge sowohl für Patienten als auch für Ärzte erleichtern könnte. Zudem könnte der erleichterte Informationszugang zur realistischen Einschätzung von Symptomen durch den Patienten beitragen und eine Vorbewältigung zu erwartender Einschränkungen, Belastungen und medizinischer Vorgehensweisen ermöglichen (Leiberich et al., 2004). Auf der anderen Seite könnte der Betroffene jedoch auch durch die Selbsthilfeaktivität zum „mündigen Patienten" empowered werden, der ärztliche Behandlungsvorschläge auch zunehmend kritisch hinterfragt (Eichenberg & Malberg, 2013).

4 Diskussion

4.1 Forschungsdesiderate

Aufgrund der hohen Fluktation und der durch das Internet gebotenen Möglichkeit der anonymen Nutzung gibt es keine Daten zur Zahl der Deutschen, die Selbsthilfeforen in Anspruch nehmen. Dies könnte durch repräsentative Offline-Befragungen beantwortet werden. Insgesamt wäre eine klarer umrissene Definition des Begriffs „virtuelle Selbsthilfe" in Abgrenzung zu konventioneller Selbsthilfe einerseits und zu verschiedenen therapeutischen Online-Angeboten andererseits eine Möglichkeit, die Forschungslandschaft einheitlicher zu gestalten. Dabei stellt das Internet als Hybridmedium auch für die Forschung eine Herausforderung dar, da oft mehrere Angebote auf einer Plattform vereint werden (z. B. störungsspezifische Interventionsprogramme, Selbsthilfeforen, Expertenkontakte), worin gleichzeitig auch ein wichtiger Unterschied zu konventioneller Selbsthilfe liegt. Bisher wurde kaum erforscht, welche Teilbereiche der internetgestützten Selbsthilfe für den Nutzer wirksam sind, d. h. ob z. B. das Niederschreiben des eigenen Problems im Sinne des therapeutischen Schreibens heilsam wirkt (siehe Pennebaker, 2010) oder ob erst durch den Austausch mit und durch das Feedback von anderen der erwünschte, möglicherweise mit Face-to-face-Selbsthilfe vergleichbare, positive Effekt eintritt. Zu welchen Teilen welche Besonderheiten der virtuellen Selbsthilfe wirksam sind, könnte auch mit der Persönlichkeitsstruktur des Nutzers zusammenhängen – diese Frage sollte in zukünftigen Untersuchungen aufgegriffen werden.

Neben diesen grundlegenden Forschungsfragen wäre es sinnvoll, Konzepte zur Implementierung virtueller Angebote in konventionelle Angebote zu erstellen und die Beliebtheit von Selbsthilfeforen in diesem Sinne zu nutzen. Hierbei ist zentral zu reflektieren, welche Themen- und Problemgebiete sich zur Online-Unterstützung eignen und unter welchen Umständen virtuelle Selbsthilfegruppen sogar kontraproduktiv sein könnten (d. h. z. B. in welcher Krankheitsphase, in welcher Dosierung usw.).

4.2 Rolle des Behandelnden

Virtuell gestützte Selbsthilfegruppen können eine gute und sinnvolle Ergänzung zu konventionellen Therapieangeboten sein. Wichtig ist für Behandelnde hierbei, eine realistische Einschätzung des Nutzens für den Betroffenen vorzunehmen, d. h. einzuschätzen, ob ein solches Angebot für die spezifische Problemstellung geeignet ist und wenn ja, ihm Kompetenzen zur verantwortungsvollen Nutzung zu vermitteln. Hierzu ist es unbedingt notwendig, zunächst im Konsultations- oder Anamnesegespräch zu erheben, wie der Patient Medien für sich nutzt, ob es bereits Online-Selbsthilfeaktivitäten gibt und wenn ja, ob diese funktional oder dysfunktional für die Krankheits- und Problembewältigung sind. In Anbetracht der häufig unseriösen Informationsquellen, auf die in Selbsthilfeforen zurückgegriffen wird (Sudau et al., 2014), ist es umso wichtiger, dass medizinisches Personal verlässliche und geprüfte Links zur weiterführenden Information und Hilfe bereitstellt (Bhamrah et al., 2015)

Auch für medizinisches Personal und Therapeuten können offene Selbsthilfeforen hilfreich sein, z. B. als Ansatzpunkt, um häufige Probleme, Fragen oder sogar Kontraindikationen in der Behandlung ihrer Patienten zu recherchieren, die im ärztlichen Gespräch nicht angesprochen werden und in weiterer Folge Therapieangebote und Interventionen optimal an die Lebenswelt ihrer Klienten anzupassen. Auch in wissenschaftlichen Arbeiten werden vorher definierte Fragestellungen (z. B.: Welche Nebenwirkungen löst ein bestimmtes Medikament aus?) durch die Analyse vieler Forenbeiträge, in denen dazu passende Erfahrungen beschrieben werden, beantwortet.

4.3 Ausblick

Die Diskussion um virtuelle Selbsthilfegruppen zeigt einmal mehr, wie vielfältig die Möglichkeiten sind, die das Internet dem Gesundheitsbereich bietet. Die Kombination unterschiedlicher Ansätze ist in der Lage, herkömmliche Selbsthilfekonzepte zu erweitern und Betroffene differenziert zu unterstützen. Die Vermittlung von Kompetenzen zum verantwortungsvollen Umgang mit Medien sollte sowohl für Betroffene als auch für diejenigen, die sie begleiten, im Vordergrund stehen. Durch die Besonderheiten des Mediums Internet ergeben sich manche Fragen, wie z. B. in Bezug auf den Datenschutz und die vermeintliche Anonymität oder auch die Vertraulichkeit. Diese Themen gehören zur heutigen Medienerziehung und Gesundheitsförderung, um die Chancen virtueller Selbsthilfe ausschöpfen zu können. Denn insgesamt ist damit zu rechnen, dass durch den freieren und offeneren Zugang zu Informationen über psychische und physische Erkrankungen im Allgemeinen und die Besonderheiten von Social Media im Speziellen die mediale Kommunikationsbereitschaft zu diesen oftmals stigmatisierenden Themengebieten in Zukunft steigen wird.

Literatur

Batenburg, A. & Das, E. (2014). Emotional Approach Coping and the Effects of Online Peer-Led Support Group Participation Among Patients With Breast Cancer: A Longitudinal Study. *Journal of medical Internet research, 16* (11). http://doi.org/10.2196/jmir.2831

Bell, V. (2007). Online information, extreme communities and internet therapy: Is the internet good for our mental health? *Journal of mental health, 16*, 445–457. http://doi.org/10.1080/09638230701482378

Bhamrah, G., Ahmad, S. & NiMhurchadha, S. (2015). Internet discussion forums, an information and support resource for orthognathic patients. *American Journal of Orthodontics and Dentofacial Orthopedics, 147* (1), 89–96.

Christensen, H., Batterham, P. & Calear, A. (2014). Online interventions for anxiety disorders. *Current opinion in psychiatry, 27* (1), 7–13. http://doi.org/10.1097/YCO.0000000000000019

Cornelius, T. & Blanton, H. (2015). The Limits to Pride: A Test of the Pro-Anorexia Hypothesis. *Eating disorders* (ahead-of-print), 1–10.

De Veer, A. J., Peeters, J. M., Brabers, A. E., Schellevis, F. G., Rademakers, J. J. & Francke, A. L. (2015). Determinants of the intention to use e-Health by community dwelling older people. *BMC health services research, 15* (1), 103. http://doi.org/10.1186/s12913-015-0765-8

Döring, N. (2000). Selbsthilfe, Beratung und Therapie im Internet. In B. Batinic (Hrsg.), *Internet für Psychologen* (S. 509–548). Göttingen: Hogrefe.

Döring, N. (2003). *Sozialpsychologie des Internet* (2. Aufl.). Göttingen: Hogrefe.

Dosani, S., Harding, C. & Wilson, S. (2014). Online Groups and Patient Forums. *Current psychiatry reports, 16* (11), 1–6. http://doi.org/10.1007/s11920-014-0507-3

Egan, S. J., van Noort, E., Chee, A., Kane, R. T., Hoiles, K. J., Shafran, R. & Wade, T. D. (2014). A randomised controlled trial of face to face versus pure online self-help cognitive behavioural treatment for perfectionism. *Behaviour research and therapy, 63*, 107–113. http://doi.org/10.1016/j.brat.2014.09.009

Eichenberg, C. (2008). Internet Message Boards for Suicidal People: A Typology of Users. *CyberPsychology & Behavior, 11*, 107–113. http://doi.org/10.1089/cpb.2007.9924

Eichenberg, C. (2014). Online-Foren für junge Menschen mit selbstschädigenden Problematiken: Pro-Ana-Blogs, Suizid-Boards und Foren zu selbstverletzendem Verhalten. In T. Porsch & S. Pieschl (Hrsg.), *Neue Medien und deren Schatten* (S. 245–274). Göttingen: Hogrefe.

Eichenberg, C. & Auersperg, F. (2014). Sexuelle Belästigung im Internet. In T. Porsch & S. Pieschl (Hrsg.), *Neue Medien und deren Schatten. Mediennutzung, Medienwirkung und Medienkompetenz* (S. 159–190). Göttingen: Hogrefe.

Eichenberg, C., Flümann, A. & Hensges, K. (2011). Pro-Ana-Foren im Internet. *Psychotherapeut, 56* (6), 492–500. http://doi.org/10.1007/s00278-011-0861-0

Eichenberg, C. & Kienzle, K. (2011). Psychotherapie und Internet. *Psychotherapeut, 56* (6), 468–474. http://doi.org/10.1007/s00278-011-0865-9

Eichenberg, C. & Kühne, S. (2014). *Einführung Onlineberatung und -therapie: Grundlagen, Interventionen und Effekte der Internetnutzung*. München: Reinhardt UTB.

Eichenberg, C. & Malberg, D. (2013). Der internetinformierte Patient – ein schwieriger Patient für das Gesundheitswesen? In H.-W. Hoefert & M. Härter (Hrsg.), *Schwierige Patienten* (S. 59–82). Bern: Huber.

Eichenberg, C. & Molitor, K. (2011). Stationäre Psychotherapie und Medien. *Psychotherapeut, 56* (2), 162–170. http://doi.org/10.1007/s00278-010-0736-9

Eichenberg, C., Roffler, R. & Wutka, B. (2011). Internet und Selbsthilfe im Jugendalter: Potenziale und Gefahren aus psychologischer Perspektive. *Zeitschrift für Psychotraumatologie, Psychotherapiewissenschaft und Psychologische Medizin, 4*, 67–81.

Eichenberg, C. & Schott, M. (under review). *Peer pressure oder social support? An empirical analysis of online discussion forums for people who self-harm.*

Epstein, Y. M., Rosenberg, H. S., Grant, T. V. & Hemenway, N. (2002). Use of the internet as the only outlet for talking about infertility. *Fertility and sterility, 78* (3), 507–514. http://doi.org/10.1016/S0015-0282(02)03270-3

Eysenbach, G., Powell, J., Englesakis, M., Rizo, C. & Stern, A. (2004). Health related virtual communities and electronic support groups: systematic review of the effects of online peer to peer interactions, *BMJ, 328* (7449), 1166.

Griffiths, K. M., Calear, A. L. & Banfield, M. (2009). Systematic review on Internet Support Groups (ISGs) and depression (1): Do ISGs reduce depressive symptoms? *Journal of medical Internet research, 11* (3). http://doi.org/10.2196/jmir.1270

Griffiths, K. M., Mackinnon, A. J., Crisp, D. A., Christensen, H., Bennett, K. & Farrer, L. (2012). The effectiveness of an online support group for members of the community with depression: a randomised controlled trial. *PloS one, 7* (12), e53244. http://doi.org/10.1371/journal.pone.0053244

Hof, E. V. T., Cuijpers, P. & Stein, D. J. (2009). Self-help and Internet-guided interventions in depression and anxiety disorders: a systematic review of meta-analyses. *CNS spectrums, 14* (S3), 34–40.

Hundertmark-Mayser, J. (2013). Strukturen der Selbsthilfe in Deutschland. In *NAKOS. Zahlen und Fakten 2011/2012* (NAKOS Studien. Selbsthilfe im Überblick, 3) (S. 63–65). NAKOS: Berlin.

Hundertmark-Mayser, J., Möller, B., Balke, K. & Thiel, W. (2004). *Selbsthilfe im Gesundheitsbereich* (Gesundheitsberichterstattung des Bundes, Heft 23). Berlin: Robert Koch-Institut.

Kauw, D., Repping-Wuts, H., Noordzij, A., Stikkelbroeck, N., Hermus, A. & Faber, M. (2015). The Contribution of Online Peer-to-Peer Communication Among Patients With Adrenal Disease to Patient-Centered Care. *Journal of medical Internet research, 17* (3). http://doi.org/10.2196/jmir.3869

Kimmerle, J., Bientzle, M. & Cress, U. (2014). Personal Experiences and Emotionality in Health-Related Knowledge Exchange in Internet Forums: A Randomized Controlled Field Experiment Comparing Responses to Facts Vs Personal Experiences. *Journal of medical Internet research, 16* (12). http://doi.org/10.2196/jmir.3766

Kramer, J., Boon, B., Schotanus-Dijkstra, M., van Ballegooijen, W., Kerkhof, A. & van der Poel, A. (2015). The Mental Health of Visitors of Web-Based Support Forums for Bereaved by Suicide. *Crisis, 36* (1), 38–45. http://doi.org/10.1027/0227-5910/a000281

Lieberman, M. A. & Goldstein, B. A. (2005). Self-help on-line: an outcome evaluation of breast cancer bulletin boards. *Journal of Health Psychology, 10* (6), 855–862. http://doi.org/10.1177/1359105305057319

Leiberich, P., Nedoschill, J., Nickel, M., Loew, T. & Tritt, K. (2004). Selbsthilfe und Beratung im Internet. *Medizinische Klinik, 99* (5), 263–268. http://doi.org/10.1007/s00063-004-1039-0

McDermott, E. (2015). Asking for help online: Lesbian, gay, bisexual and trans youth, self-harm and articulating the ‚failed' self. *Health, 19*, 561–577. http://doi.org/10.1177/1363459314557967

McNaughton, E. C., Coplan, P. M., Black, R. A., Weber, S. E., Chilcoat, H. D. & Butler, S. F. (2014). Monitoring of internet forums to evaluate reactions to the introduction of reformulated oxycontin to deter abuse. *Journal of medical Internet research, 16* (5). http://doi.org/10.2196/jmir.3397

Pechmann, C., Pan, L., Delucchi, K., Lakon, C. M. & Prochaska, J. J. (2015). Development of a Twitter-Based Intervention for Smoking Cessation that Encourages High-Quality Social Media Interactions via Automessages. *Journal of medical Internet research, 17* (2). http://doi.org/10.2196/jmir.3772

Pennebaker, J. W. (2010). *Heilung durch Schreiben. Ein Arbeitsbuch zur Selbsthilfe.* Bern: Huber.

Petzold, A. & Plant, G. T. (2006). Clinical disorders affecting mesopic vision. *Ophthalmic and Physiological Optics, 26* (3), 326–341. http://doi.org/10.1111/j.1475-1313.2006.00417.x

Preiß, H. (2010). *Gesundheitsbezogene virtuelle Selbsthilfe–Soziale Selbsthilfe über das Internet. Einflussfaktoren auf die Nutzung durch kranke Menschen und ihre Angehörigen und auf deren wahrgenommene virtuelle soziale Unterstützung.* Aachen: Shaker.

Ravert, R. D., Boren, S. a. & Wiebke, E. (2015). Transitioning Through College With Diabetes: Themes Found in Online Forums. *Journal of American College Health, 63*, 258–267. http://doi.org/10.1080/07448481.2015.1015026

Sampathkumar, H., Chen, X. W. & Luo, B. (2014). Mining Adverse Drug Reactions from online healthcare forums using Hidden Markov Model. *BMC medical informatics and decision making, 14* (1), 91. http://doi.org/10.1186/1472-6947-14-91

Schotanus-Dijkstra, M., Havinga, P., van Ballegooijen, W., Delfosse, L., Mokkenstorm, J. & Boon, B. (2014). What do the bereaved by suicide communicate in online support groups? A content analysis. *Crisis: The Journal of Crisis Intervention and Suicide Prevention, 35* (1), 27. http://doi.org/10.1027/0227-5910/a000225

Sudau, F., Friede, T., Grabowski, J., Koschack, J., Makedonski, P. & Himmel, W. (2014). Sources of information and behavioral patterns in online health forums: observational study. *Journal of medical Internet research, 16* (1), e10. http://doi.org/10.2196/jmir.2875

Sueki, H. & Eichenberg, C. (2012). Suicide bulletin board systems comparison between Japan and Germany. *Death studies, 36* (6), 565–580. http://doi.org/10.1080/07481187.2011.584012

Suler, J. (2004). The online disinhibition effect. *Cyberpsychology & behavior, 7* (3), 321–326. http://doi.org/10.1089/1094931041291295

van Eimeren, B. & Frees, B. (2014). *79 Prozent der Deutschen online – Zuwachs bei mobiler Internetnutzung und Bewegtbild. Ergebnisse der ARD/ZDF-Onlinestudie 2014* [Online-Dokument]. Zugriff am 15.04.2016. Verfügbar unter http://www.ard-zdf-onlinestudie.de/index.php?id=506

Wang, Y. C., Kraut, R. E. & Levine, J. M. (2015). Eliciting and Receiving Online Support: Using Computer-Aided Content Analysis to Examine the Dynamics of Online Social Support. *Journal of medical Internet research, 17* (4), e99. http://doi.org/10.2196/jmir.3558

Widemalm, M. & Hjärthag, F. (2015). The forum as a friend: parental mental illness and communication on open Internet forums. *Social psychiatry and psychiatric epidemiology*, 1–7.

Wischmann, T. (2008). Implications of psychosocial support in infertility–a critical appraisal. *Journal of Psychosomatic Obstetrics & Gynecology, 29* (2), 83–90. http://doi.org/10.1080/01674820701817870

Zhang, T., Cho, J. H. & Zhai, C. (2015). Understanding user intents in online health forums. In *Proceedings of the 5th ACM Conference on Bioinformatics, Computational Biology, and Health Informatics* (pp. 220–229). New York: Association for Computing Machinery.

Gesundheits- und Risikokommunikation im Dialog mit Patienten

Gabriele Tils

1 Einleitung

Selbstbehandlung und Selbstmedikation sind mittlerweile zu einem weit verbreiteten gesellschaftlichen Phänomen geworden (Eichenberg et al., 2015; Jung, 2010; Grünewald, 2010) und stellen Gesundheits- und Risikokommunikation vor neue Herausforderungen. Die Ergänzung der Nahrung durch Nährstoffkonzentrate wie Vitamine, Mineralstoffe und Spurenelemente liegt im Trend; seit Ende der 1990er Jahre hat sich der Absatz von Nahrungsergänzungsmitteln annähernd verdoppelt (vgl. Abbschnitt 3.2). Dieser Artikel will am Beispiel des Konsums von Supplementen einen Einblick geben, warum solche Praktiken an Bedeutung gewinnen, welcher Logik sie folgen und wie man ihnen angemessen begegnen kann. Dabei wird auf eine Studie zurückgegriffen, die im Auftrag des Bundesinstituts für Risikobewertung (BfR) durchgeführt wurde, unter der Zielsetzung, Verwendungshintergründe und Motive der Nahrungsergänzungsmittel-Einnahme zu verstehen und Grundlagen für eine zielgruppenorientierte Risikokommunikation zu erarbeiten (Rehaag & Tils, 2013). Folgt man der Hypothese, dass es sich um ein prototypisches Anwendungsfeld handelt, lassen sich daraus grundlegende Strukturzüge von Selbstbehandlung und Selbstmedikation erschließen und Hinweise für eine angemessene Gesundheits- und Risikokommunikation ableiten. Abschließend wird ein Ausblick gegeben, welche Verwendungsbereiche und Adressaten weitergehend exploriert werden sollten, damit Gesundheitskommunikation mit Selbstbehandlung und Selbstmedikation angemessen umgehen und ihre unterschiedliche Manifestationen zielgruppen- und settinggerecht adressieren kann.

2 Aufgaben der Risikokommunikation

Risikokommunikation nimmt eine Schnittstellenfunktion zwischen Wissenschaft, Politik, Wirtschaft und Verbraucherschutz ein. Dies bedeutet, dass Kriterien herkömmlicher Wissensproduktion und -vermittlung eine Modifikation im Hinblick auf die Ansprüche verschiedener Interessensgruppen erfahren (Beck & Kropp, 2010). Politik und Öffentlichkeit erwarten von der Wissenschaft Handlungsorientierung und Entscheidungshilfen. Säulen erfolgreicher Risikokommunikation sind Information, Dokumentation, Dialog und Beteiligung verschiedener Anspruchsgruppen. Die daraus resultierenden Aufgaben sind folgendermaßen definiert (Renn et al., 2007):
1. Sachlich fundierte Aufklärung über den Stand der wissenschaftlichen Forschung.
2. Unterrichtung der betroffenen Bevölkerung in Bezug auf mögliche Schutzmaßnahmen und Verhaltensanpassungen.

3. Information über die eingesetzten Verfahren zur Bewertung von Risiken und Nutzen.
4. Klärung der Standpunkte betroffener Interessensgruppen.
5. Bereitstellung und Durchführung kommunikativer Verfahren zur problemangemessenen und demokratisch gebotenen Beteiligung der verschiedenen Akteure an dem Prozess der Risikobewertung.

Damit ist eine prozessorientierte, interdisziplinäre und partizipative Herangehensweise zur Herausbildung einer wirksamen Risikokommunikation in den Grundzügen umrissen (Rehaag & Tils, 2013).

Paradigmenwechsel von der Experten orientierten Perspektive zum Dialog

Am Beispiel der Risikokommunikation lässt sich in pointierter Weise der Paradigmenwechsel moderner Wissenskommunikation nachvollziehen, die anstelle einer einseitig verlaufenden Kommunikation – vom wissenschaftlich legitimierten Experten zum „aufzuklärenden" Laien – die Perspektive der Adressaten zum Ausgangspunkt einnimmt und mit ihnen in einen Dialog tritt.

Das Verständnis und der Umgang mit Risiken haben sich in den letzten Jahrzehnten fundamental gewandelt. Moderne industrialisierte Gesellschaften sind durch eine Zunahme von technologischem Fortschritt und einen immensen Wissenszuwachs gekennzeichnet. Daraus resultieren komplexe Risikolagen, deren Einschätzung für den Einzelnen insgesamt unüberschaubarer und unsicherer geworden ist. Menschen sind heutzutage mit einer Vielfalt z. T. widersprüchlicher wissenschaftlicher Erkenntnisse und Ratschläge konfrontiert. Dies betrifft insbesondere schwer einschätzbare und wahrnehmbare Risiken wie z. B. im Bereich Ernährung (Beck & Kropp, 2010). Entsprechend geht es bei wissenschaftsbasierter Risikokommunikation nicht darum, Bürger von Tragbarkeit oder Unzumutbarkeit einer potenziellen Gefährdung zu überzeugen, sondern sie „risikomündig" zu machen. Es gilt, sie dazu zu befähigen die jeweiligen Risiken beurteilen zu können. Dies erfordert, auf eine bevormundende Haltung zu verzichten und auf die Befindlichkeiten und vielschichtigen Bedürfnislagen der Adressaten einzugehen. Dies gilt gerade auch für die Risikokommunikation zu Nahrungsergänzungsmitteln, da in diesem Bereich Experten- und Anwenderperspektive besonders stark divergieren (Beck & Kropp, 2010, S. 9 ff.).

Folgende Voraussetzungen sind bei einer dialogorientierten und damit partizipativen Risikokommunikation zu beachten:
1. *Reflexivität und Relativität:* Vorläufigkeit und Relativität wissenschaftsbasierter Erkenntnisse sind zu berücksichtigen und eine bevormundende Haltung zu vermeiden; dies bedeutet auch Ambivalenzen und Unsicherheiten der Adressaten einzubeziehen und zu respektieren.
2. *Dialog- und Lösungsorientierung:* Partizipative Risikokommunikation greift die Motive der Adressaten auf – beispielsweise etwas für ihre Gesundheit zu tun – und befähigt sie, eine eigene Entscheidung zu treffen, anstatt lediglich von bestimmten Handlungsweisen abzuraten oder vor Risiken zu warnen.

3. *Zielgruppenorientierung und adressatengerechte Kommunikation:* Die Kenntnis der grundlegenden Verwendungsmotive und der alltagsrelevanten Verwendungskontexte ist eine wesentliche Voraussetzung für eine zielgruppenspezifische Risikokommunikation (Eberle et al., 2006, S. 46 ff.). Weiterhin gilt es dafür Sorge zu tragen, dass die Adressaten in zielgruppenspezifischen Kontexten und in zielgruppenadäquater Weise angesprochen werden. Das heißt, die Kommunikation
- berücksichtigt die Prinzipien der Prägnanz, Anschaulichkeit und Verständlichkeit bei der Vermittlung komplexer Zusammenhänge,
- schließt an die Lebenswelt und Alltagsprobleme der Verbraucher an und bietet Handlungsalternativen, die sich im Alltag integrieren und realisieren lassen,
- wählt Zielgruppen- und settinggerechte Ansprachformen.

3 Der Konsum von Nahrungsergänzungsmitteln – Trends und Hintergründe

3.1 Rechtliche Definition von Nahrungsergänzungsmitteln in Abgrenzung zu Arzneimitteln

Nahrungsergänzungsmittel dienen der Ergänzung der Ernährung mit bestimmten Nähr- oder Wirkstoffen. Laut der gesetzlichen Regelung gehören sie zu Lebensmitteln. Die zugelassenen Inhaltsstoffe sind in Anhang 1 der Nahrungsergänzungsmittelverordnung (NemV) aufgeführt, die die EU-Richtlinie 2002/46/EG umsetzt. Die gesetzlichen Vorgaben sollen im Sinne des vorsorgenden Verbraucherschutzes sicherstellen, dass aus der Anwendung keine gesundheitsschädlichen Wirkungen resultieren. Nahrungsergänzungsmittel benötigen keine Zulassung, um in Verkehr gebracht werden zu können, Hersteller bzw. Vertreiber haben allerdings dafür Sorge zu tragen, dass das betreffende Erzeugnis gesundheitlich unbedenklich ist und den einschlägigen Rechtsvorschriften entspricht. Nahrungsergänzungsmittel gehören zu den Lebensmitteln und werden als Tabletten oder Kapseln angeboten. Sie enthalten Vitamine, Mineralstoffe oder sonstige Nährstoffe in konzentrierter Form, die eine ernährungsspezifische oder physiologische Wirkung haben und die normale Ernährung ergänzen sollen, dürfen jedoch keine arzneiliche Wirkung haben (Bundesamt für Verbraucherschutz und Lebensmittelsicherheit [BVL], 2016). Die Kennzeichnungspflicht umfasst neben Angaben zu Inhaltsstoffen und täglich empfohlener Verzehrmenge Hinweise darauf, dass Nahrungsergänzungsmittel keinen Ersatz für eine ausgewogene und abwechslungsreiche Ernährung darstellen (vgl. Rehaag & Tils, 2013, S. 11 ff.). Krankheitsbezogene Aussagen und Indikationen sind nicht zulässig. Produkte, die einen arzneilichen Nutzen erfüllen sollen, müssen nach deutschem Arzneimittelgesetz unter Nachweis ihrer Wirksamkeit als Arzneimittel zugelassen sein. Die Einstufung als Lebensmittel oder zulassungspflichtiges Arzneimittel wird von den zuständigen Behörden der Bundesländer entschieden.

Die beiden Produktbereiche Nahrungsergänzungsmittel und rezeptfreie Arzneimittel werden in Gesundheits- und Ernährungssurveys – wie beispielsweise in der Nationalen Verzehrsstudie II (Max Rubner-Institut, 2008a) und der Ernährungsstudie des Kin-

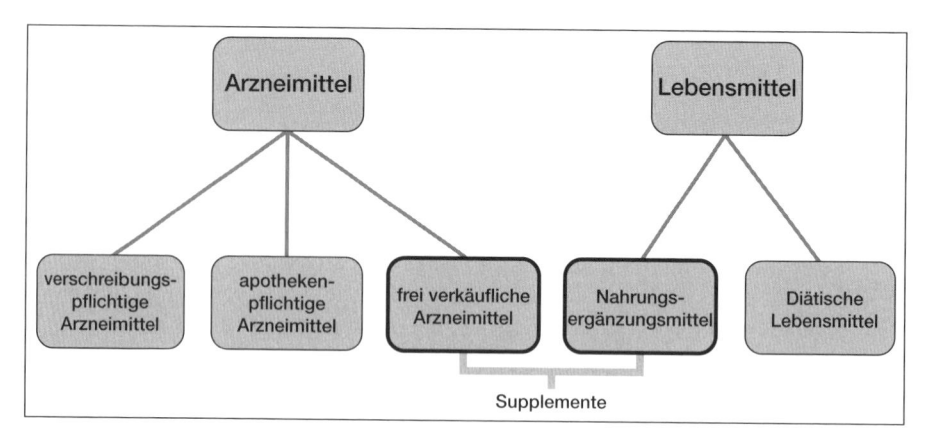

Abbildung 1:
Einteilung der Supplemente nach Arzneimitteln und Lebensmitteln

der- und Jugendgesundheitssurvey EsKiMo (Mensink et al., 2007) unter der Kategorie „Supplemente" zusammengeführt (vgl. Abb. 1).

Damit wird der Tatsache Rechnung getragen, dass die regulatorische Abgrenzung von Arznei – und Nahrungsergänzungsmitteln in der Alltagswahrnehmung – zumindest in den Bereichen Vitamine, Mineralstoffe und Spurenelemente – keine Entsprechung hat und damit nicht sinnfällig ist; zumal beide Produktkategorien am Einkaufsort Apotheke erhältlich sind.

3.2 Verbreitung und Risiken

Der Konsum von Nahrungsergänzungsmitteln ist seit Ende der 1990er Jahre deutlich gestiegen. In Deutschland nahmen nach Daten des Ernährungssurveys 1998[1] etwa 25 % der Frauen und 18 % der Männer mindestens einmal in der Woche Vitamin- oder Mineralstoffsupplemente zu sich (Robert Koch-Institut, 2006). Laut der Nationalen Verzehrsstudie II (NVSII) nahmen im Befragungszeitraum 2005 bis 2007 31 % der Frauen und 24 % der Männer (im Schnitt 27,6 % der Bevölkerung) Supplemente[2] ein, 62 % davon ein und 26 % zwei Supplemente (Max Rubner-Institut, 2008a, b).

Der Absatz von Nahrungsergänzungsmitteln (gemäß Definition § 1 NemV) in Apotheken, im Lebensmitteleinzelhandel und Drogeriemärkten stieg von 91 Mio. Packungen

---

[1] Durchgeführt vom Oktober Robert Koch-Institut 1997 bis März 1999 als Teil des repräsentativen Bundes-Gesundheitssurveys. Dabei wurde in einer Unterstichprobe von 4030 Männern und Frauen im Alter von 18 bis 79 Jahren die Ernährung des vergangenen Monats detailliert erfasst.

[2] In der NVSII werden unter dem Begriff „Supplemente" Nahrungsergänzungsmittel und angereicherte Medikamente (z. B. Schmerzmittel mit Vitamin C und hochdosierte Mineralstoffpräparate) zusammengefasst.

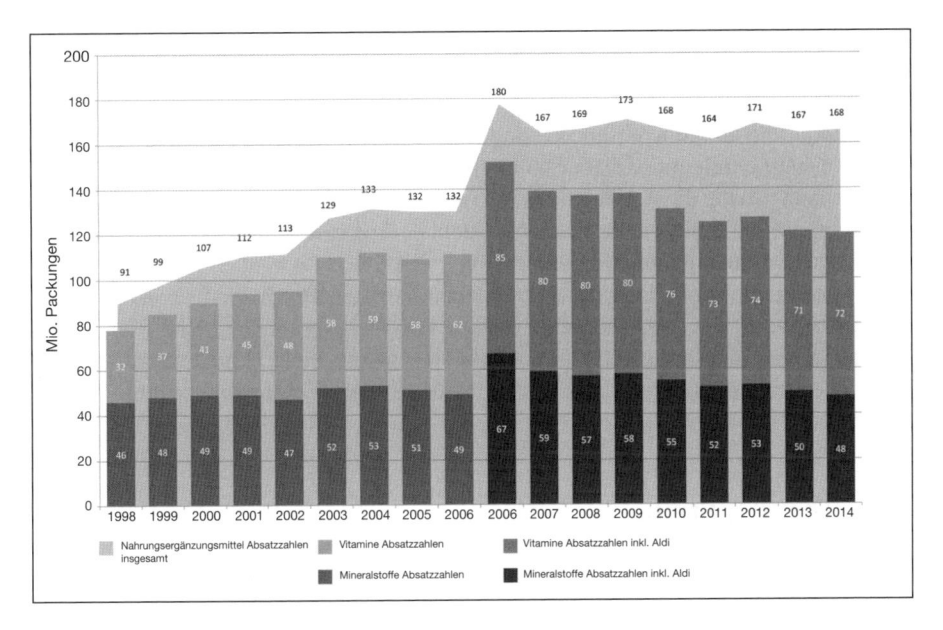

Abbildung 2:
Absatzentwicklung Nahrungsergänzungsmittel, Datenbasis AC Nielsen Panel (Bund Lebensmittelrecht und Lebensmittelkunde, 2015; Darstellung des KATALYSE-Instituts)

im Jahr 1998 auf annähernd 168 Mio. Packungen im Jahr 2014 (vgl. Abb. 2); den größten Anteil haben Vitamine und Mineralstoffe. Nach dem sprunghaften Anstieg der Absatzzahlen im Jahr 2006, der darauf zurückgeht, dass im AC Nielsen Panel die Verkäufe von Aldi erfasst werden, ist der Absatz tendenziell rückläufig.

3.3 Anlässe für Risikokommunikation

Ernährungsexperten sind der Auffassung, dass die Ernährung der durchschnittlichen Bevölkerung eine ausreichende Zufuhr der meisten Vitamine und Mineralstoffe gewährleistet. So weist die Deutsche Gesellschaft für Ernährung (DGE) darauf hin, dass eine Nahrungsergänzung mit Blick auf die Gesamtpopulation nur für die Jodversorgung und mit Blick auf vulnerable Gruppen für die Folsäureversorgung von Schwangeren sinnvoll ist (Krawinkel et al., 2006). Laut Robert Koch-Institut (RKI) besteht bei einigen Bevölkerungsgruppen (in Lebensphasen wie Kindheit oder Alter, Lebenssituationen wie Schwangerschaft und Stillzeit oder bei bestimmten Lebensstilen wie Leistungssport) eine Unterversorgung mit Vitamin E, Vitamin D, Folsäure, Jod und Calcium (RKI, 2006).

Die Vorläufigkeit und Relativität wissenschaftlicher Erkenntnis lässt sich exemplarisch an den wechselnden „Konjunkturen" der Einschätzung zur gesundheitsförderlichen Wirkung von Nahrungsergänzungsmitteln und ihrer Verwendung darlegen. So galten über Jahre die Vitamine A, C und E in hohen Dosierungen als besonders gesundheitsförderlich, da sie vor Herz-Kreislauf-Erkrankungen und einigen Krebsarten schützen sollten. Die sogenannte Oxidans- und Antioxidanshypothese, also die Vorstellung, dass Herzinfarkt und einige Krebserkrankungen durch oxidative Schädigungen verursacht und potenziell durch antioxidative Vitamine vermieden werden können, hat die Vitaminforschung sowie die Entwicklung und intensive Vermarktung von Nahrungsergänzungsmitteln und funktionellen Lebensmitteln befördert und dazu geführt, dass viele Menschen regelmäßig antioxidative Vitamine und Selen verwenden (Heseker, 2004). Eine Vitaminzufuhr oberhalb der empfohlenen Menge kann sich jedoch auch bei gesunden Erwachsenen als schädlich erweisen. Mögliche gesundheitliche Risiken der Nahrungsergänzungsmittelverwendung können sich aus einer Fehlanwendung durch Überdosierung, Mehrfachexposition und aus Wechselwirkungen mit anderen Präparaten ergeben (Rehaag & Tils, 2013; Dobos & Kümmel, 2011).

4 Die BfR-Studie

4.1 Design und Ergebnisse

Der Anstieg des Nahrungsergänzungsmittelkonsums in der Bevölkerung, insbesondere die hohe Einnahmeprävalenz bei der älteren Bevölkerung, macht eine Sensibilisierung der Verbraucher zu möglichen Gesundheitsgefährdungen durch unkontrollierte Einnahme von Nahrungsergänzungsmitteln erforderlich. Hierzu wurde im Auftrag des Bundesinstituts für Risikobewertung (BfR) eine Studie zur Entwicklung einer zielgruppenorientierten Risikokommunikation zu Nahrungsergänzungsmitteln durchgeführt (Rehaag & Tils, 2013). Diese umfasste die Durchführung von Fokusgruppen und eine repräsentative Befragung von Nahrungsergänzungsmittelverwendern. Ziel war es, Motive und Verwendungsgewohnheiten der Nutzer zu erfassen und eine Kommunikationsstrategie mit allgemeinen und zielgruppenspezifischen Empfehlungen zur Gesundheits- und Risikokommunikation zu entwickeln. Für eine detaillierte Darstellung von Fokusgruppen und Repräsentativbefragung wird auf den Forschungsbericht verwiesen (Rehaag & Tils, 2013). An dieser Stelle wird auf die Ergebnisse zu Verwendungsintensität und Risikoeinschätzung fokussiert.

Verwendungsintensität und Risikoeinschätzung

Die befragten Nahrungsergänzungsmittelverwender sind überwiegend regelmäßige oder Intensivverwender, annähernd die Hälfte (49 %) nimmt nahezu täglich Nahrungsergänzungsmittel ein; die Mehrheit von ihnen mehrere Präparate (48 % immer, 37 % meistens); außerdem sind sie häufig Parallelverwender von Nahrungsergänzungsmitteln und nicht rezeptpflichtigen Arzneimitteln (Selbstmedikation) in der Gruppe der Käufer über 60 Jahre. Mehr als die Hälfte der Käufer ist über 60 Jahre alt. Diese Altersgruppe hat auch die höchste Kauffrequenz.

Die Risikoeinschätzung steht im umgekehrten Verhältnis zur Verwendungsintensität. Am höchsten werden Risiken von den Käufern mit geringer Verwendungsintensität eingeschätzt, während Intensivverwender ein Gesundheitsrisiko fast vollständig ausschließen. Die qualitative Untersuchung liefert zu diesem paradoxen Verhalten wichtige Erkenntnisse.

4.2 Ergebnisse der qualitativen Forschung

In vier Fokusgruppen wurden Verwender von Nahrungsergänzungsmitteln im Alter von 20 bis 70 Jahren zu ihren Motiven, ihrem Informationsverhalten und ihrer Risikowahrnehmung befragt. Insbesondere galt es den Kontext und die Lebenszusammenhänge zu explorieren, in denen Nahrungsergänzungsmittel bedeutsam werden: was sind typische Verwendungsanlässe und Erwartungen sowie Befürchtungen, die latent oder explizit mitschwingen, die Widersprüche, in die sich die Befragten verwickeln, und die Begründungen, die herangezogen werden. Die Gruppengespräche zeigten folgende Besonderheiten (Rehaag & Tils, 2013):
– Die Verwendung von Nahrungsergänzungsmitteln wurde von den Befragten als unverzichtbar für eine gesunde Lebensführung beschrieben.
– Damit einhergehend zeigte sich ein kaum vorhandenes Risikobewusstsein mit ausgeprägten Abwehrtendenzen gegenüber potenziellen Risiken.
– Zentrales Verwendungsmotiv war der Wunsch nach Ausgleich – im Sinne von Wiederherstellung einer Balance – und Entlastung.

5 Verwendungsmotive von Nahrungsergänzungsmitteln

Eine tiefenpsychologisch fundierte Konsum- und Verbraucherforschung untersucht Motive und Verwendungsgewohnheiten von Produkten unter der Perspektive der Bedeutung, die sie im Alltag einnehmen. Sie geht davon aus, dass der Umgang mit Produkten ein Mittel zur Alltagsgestaltung und Alltagsbewältigung darstellt und Behandlungsmöglichkeiten für spezifische Grundkonflikte anbietet (Fitzek, 2010, 2008; Salber, 1981). Die Selbstbehandlung mit Nahrungsergänzungsmitteln weist dabei charakteristische Strukturzüge auf, die im Folgenden beschrieben werden.

Lifestyle-Ideale versus Alltagserfordernisse

Die Einnahme von Nahrungsergänzungsmitteln ist über alle Altersgruppen hinweg mit hohen Erwartungen verknüpft. Ihre Verwendung wurde mit Idealzuständen assoziiert, die als Maßstab für die persönliche Lebensgestaltung dienen: Hierbei gilt es ein Optimum an Wohlbefinden anzustreben, orientiert an Ausgeglichenheit (Wellness), Leistungsfähigkeit, Gesundheit und Vitalität bis ins hohe Alter (Anti-Aging). Begründet wurde die Verwendung von Nahrungsergänzungsmitteln mit manifesten oder befürchteten defizitären Zuständen und Mangelerscheinungen: Verlust an Inhaltsstoffen und die Denaturierung der Lebensmittel infolge agrarindustrieller Erzeugung sowie die Belastung durch Umweltgifte (eine unsichtbare, aber wirkmächtige Bedrohung); Zeitmangel, insbesondere für regelmäßige Mahlzeiten respektive Kochen; die Befürchtung der Schwächung der Abwehrkräfte infolge mangelhafter Zufuhr an Vitaminen sowie ein Mangel an Vitalität und Fitness (vor allem bei den 40- bis 70-Jährigen). Das Wissen um, vor allem aber die Umsetzung „ausgewogener Ernährung" stellt für viele einen Anspruch dar, dem sie in ihrem Alltag glauben nicht nachkommen zu können. Auch wurde bei jüngeren Verwendern der Konsum von Nahrungsergänzungsmitteln als erwünschte Verkürzung und „Convenience"-Alternative verstanden. Über alle Altersgruppen hinweg galt den überzeugten Verwendern die Einnahme als unverzichtbar; Nahrungsergänzungsmittel gelten als ein zeitgemäßes Mittel zur Gewährleistung einer optimalen Ernährung. Für die Verwender ab 60 steht der Erhalt ihrer Vitalität und Autonomie bis ins hohe Alter im Vordergrund. Da ein objektiver Ernährungsmangel ausgeschlossen werden kann (keiner der Befragten lebte in prekären Verhältnissen), ist es naheliegend, die beklagten Mangelzustände als seelische Produktionen (Salber, 1981) aufzufassen, gewissermaßen als Kehrseite eines allgegenwärtigen kulturellen Optimierungsgebots. Die hochgesteckten Lifestyle-Ideale sind angesichts von Alltagsanforderungen und Altern permanent vom Scheitern bedroht. Hierbei dient die Verwendung von Nahrungsergänzungsmitteln resp. Supplementen zur Behandlung und Wiederherstellung einer gefährdeten (Lebens-)Balance.

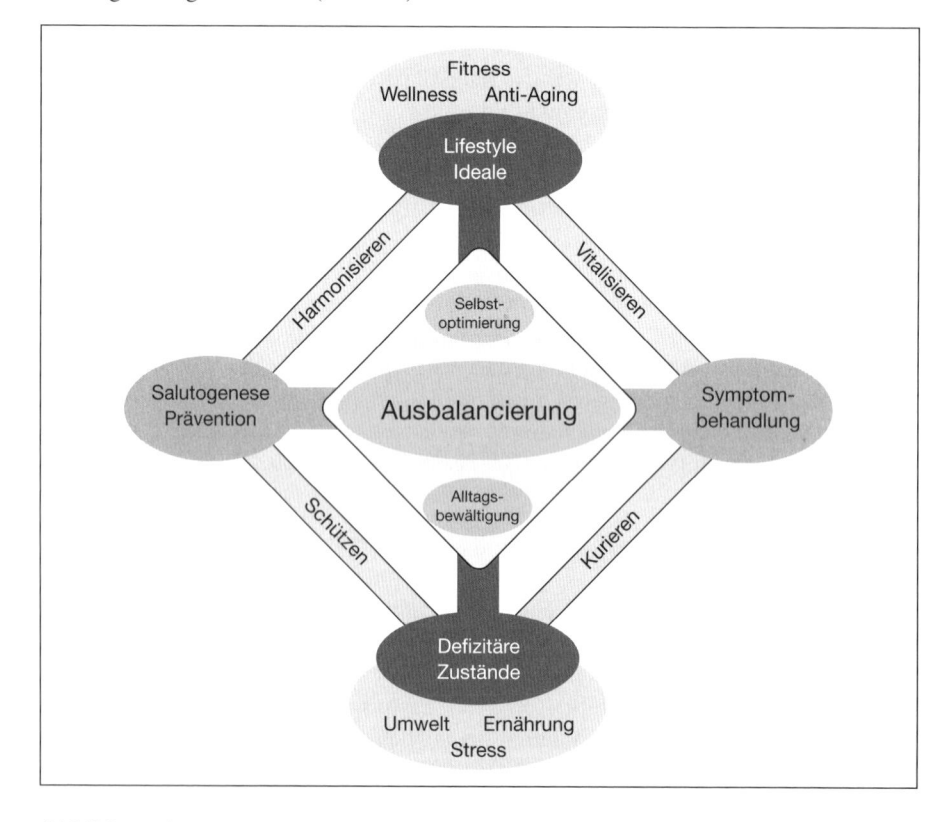

Abbildung 3:
Motive der Verwendung von Nahrungsergänzungsmitteln (Darstellung des KATALYSE-Instituts)

Abbildung 3 stellt die komplementären Funktionen, die Nahrungsergänzungsmittel aus Sicht der Verwender erfüllen, dar. Die Motive der Verwendung sind in verschiedenen Altersgruppen erstaunlich homogen. Übergreifend dienen Nahrungsergänzungsmittel einer Ausbalancierung, die vielfältige Bedürfnisse wie Stärkung der Abwehrkräfte (Schützen), akute Behandlung (Kurieren), Stärkung (Vitalisierung) und Stressabbau (Harmonisieren) befriedigen. Dabei erfahren die Motive in den verschiedenen Lebensphasen und Zielgruppen eine jeweils spezifische Ausprägung, die in der Risikokommunikation aufgegriffen werden muss (Rehaag & Tils, 2013, S. 86 ff.).

Angesichts der dargelegten Motive erklärt sich die starke Ablehnung der überzeugten Verwender gegenüber Hinweisen zu Risiken. Eine rein rationale und auf Aufklärung zielende Risikokommunikation kann hier wenig bewirken. Vielmehr gilt es, die zugrunde liegenden Nöte – Belastung durch Stress, Ängste vor Autonomieverlust im Alter, die Auflösung bindender Strukturen – und das inhärente Gebot der Selbstoptimierung zu respektieren.

6 Schlussfolgerungen für eine zielgruppenorientierte Risikokommunikation im Bereich Selbstbehandlung und Selbstmedikation

Die qualitative Analyse der Verwendungsmotive von Nahrungsergänzungsmitteln zeigt exemplarisch, dass der Wunsch nach *Selbstmanagement* und *Selbstoptimierung* sowie die Gesunderhaltung von Familie und Angehörigen den Kern von Strategien der Selbstbehandlung und Selbstmedikation im Bereich Supplemente bilden. Die Intensivverwender sind überdurchschnittlich gesundheitsbewusst und achten auf Bewegung, Ernährung, viele sind Nichtraucher. Sie nehmen Nahrungsergänzungsmittel als Verstärker einer gesunden Lebensweise. Zentrale Befürchtungen beziehen sich auf den Verlust von Balance und Autonomie sowie den Verlust von Attraktivität und Fitness. Relevante vertrauenswürdige Informationsquellen sind nach wie vor der Arzt und Apotheker; jedoch informieren sich Anwender zunehmend eigenständig und entscheiden dementsprechend über Formen der Selbstbehandlung und Selbstmedikation. Insbesondere das Internet dient hierbei als Medium zur Selbstermächtigung, das die Nutzerinnen und Nutzer zu (vermeintlichen) Experten ihrer Gesundheitsbiografie macht. In dieser Logik tritt die Selbstbehandlung und Selbstmedikation mit Supplementen in Konkurrenz zur Expertise der medizinischen Autoritäten.

Ein weiterer wichtiger Punkt ist die hohe Reaktanz hinsichtlich der Wahrnehmung möglicher Fehlanwendungen und Risiken. Alltagsrelevante Einkaufsorte wie Discounter und Drogeriemärkte tragen entscheidend dazu bei, dass Nahrungsergänzungsmittel aus Verbrauchersicht als legitime und vor allem zeitgemäße Ergänzung zur alltäglichen Ernährung wahrgenommen werden (Rehaag & Tils, 2013). Appelle, die lediglich einen Verzicht anmahnen oder Risiken in den Vordergrund stellen, treffen auf erheblichen Widerstand. Auf Basis dieser Ergebnisse lassen sich folgende generelle Empfehlungen für die Risikokommunikation im Bereich Selbstbehandlung und Selbstmedikation ableiten.

1. *Über persönliche Gesundheitsziele in den Dialog treten:* Persönliche Gesundheitsziele und damit verbundene Aktivitäten sind ein guter Anknüpfungspunkt, um das Gespräch mit Patienten über Selbstbehandlung und Selbstmedikation aufzugreifen. Hierbei ist eine Haltung „auf Augenhöhe" erforderlich um Adressaten für Risiken zu sensibilisieren; dies bedeutet ihre Bemühungen um Eigenverantwortung zu würdigen anstatt auf paternalistische Weise lediglich zu mahnen, zu tadeln oder abzuraten. Die Studienergebnisse geben weitere inhaltliche Hinweise für die Risikokommunikation, sowohl in der persönlichen Beratung wie in der Gestaltung von Informationsangeboten (Rehaag & Tils, 2013).
2. *Informationen zu Selbstbehandlung und Selbstmedikation in zielgruppenrelevanten Settings platzieren:* Da der Trend zu Selbstbehandlung und Selbstmedikation Ausdruck sich wandelnder Lebensstile ist, sollten diesbezügliche Informationen auch in Settings platziert werden, in denen Gesundheit als Lebensstil-Thema eine Rolle spielt: Freizeit, Sport und Unterhaltung sowie im betrieblichen Gesundheitsmanagement. Hierbei kommt der Öffentlichkeitsarbeit in den Medien und an entsprechenden Schnittstellen zum Gesundheitssektor eine zentrale Rolle zu.
3. *Einrichtung einer Wissensplattform für Multiplikatoren und Anwender:* Auch bei Multiplikatoren in den Bereichen Gesundheit und Medien besteht deutlicher Qualifizierungsbedarf hinsichtlich der Risikoeinschätzung und Risikokommunikation zu Nahrungsergänzungsmitteln (Rehaag & Tils, 2013, S. 107). Ein ähnliches Bild dürfte sich im Bereich Selbstmedikation ergeben. Wie im Forschungsbericht für das BfR dargelegt, wird die Einrichtung einer internetbasierten Wissensplattform mit Informationen zum Thema Supplementierung mit Nahrungsergänzungsmitteln rund um das Thema Selbstbehandlung und Selbstmedikation empfohlen (Rehaag & Tils, 2013). Die Informationsplattform sollte sich an verschiedene Zielgruppen richten wie Multiplikatoren im Bereich Gesundheit, Lifestyle und Wellness, Ärzte und Apotheker, Verbraucher und Patienten. Dies verlangt eine unterschiedliche Aufbereitung der Informationen im Hinblick auf Wissenschaftlichkeit und Wissenstiefe (Rehaag & Tils, 2013).

Zielgruppenorientierte Risikokommunikation setzt Zielgruppenkenntnis voraus

Differenzierungen in der Risikokommunikation ergeben sich notwendigerweise aus dem Selbstbehandlungskontext – d. h., ob die Verwendung von Produkten aus Sicht ihrer Anwender in einem medizinischen oder lebensweltlichem Kontext verortet wird und ob sie zur Gesundheitsprophylaxe oder zur Behandlung bei bestehenden chronischen oder akuten Krankheiten dient.

Am Beispiel des Produktbereichs Supplemente wurde dargelegt, dass eine genaue Kenntnis der Verwender und ihrer Motive Voraussetzung für eine effiziente zielgruppenorientierte Risikokommunikation ist und konkrete Anhaltspunkte für eine Ansprache liefert. Für den Bereich Selbstmedikation, d. h. die Einnahme rezeptfrei erhältlicher Medikamente beispielsweise zur Behandlung akuter Beschwerden, die einem medizinischen Kontext bzw. der Behandlung akuter Erkrankungen zuzuordnen sind, können spezifische Empfehlungen für die Risikokommunikation – im Hinblick auf

Kaufentscheidung, Dauer und Dosierung von Medikamenten – nur auf Basis empirisch gesicherter quantitativer und qualitativer Daten entwickelt werden.
1. *An individuelle Gesundheitsstrategien andocken:* Die Risikokommunikation zu Supplementen sollte in Anbetracht einer zunehmenden Flexibilisierung und Derhythmisierung des Alltags an dem *Bedürfnis nach Stabilisierung* andocken und gesundheitsorientierte Strategien der Alltagsbewältigung vermitteln: Dies erfordert eine Fokusverschiebung von Risiken der Verwendung zur Verantwortung für die optimale Gesundheitsfürsorge und implizit die Konsequenzen einer Fehlanwendung. Argumentationsstrategien zielen auf den Wunsch der Adressaten nach Erhalt bzw. Optimierung der Gesundheit und ihre Gestaltungsmöglichkeiten. In diesem Kontext kann gezielt auf Indikationen für eine Supplementierung sowie auf „effizientere" gesundheitliche Alternativen hingewiesen werden, wie z.B. die Bedeutung von Ernährungsweisen, Bewegung und Tiefenentspannung für die Gesundheit.
2. *Gezielt Nutzungsperspektiven ansprechen anstelle einer „Generalaufklärung":* Für Gesundheitsexperten, Ärzte und Apotheker ist es zielführend, Informationen zu Risiken bei der Einnahme von Supplementen an die Nutzungsperspektiven und die erhofften Vorteile ihrer Zielgruppen zu koppeln und hierdurch ihre Aufnahmebereitschaft zu erhöhen. Konkrete Verwendungsanlässe ergeben sich aus den jeweiligen Lebensphasen und damit verbundenen gesundheitlichen Herausforderungen; insbesondere kritische Lebensphasen und Übergänge.
3. *Risiken über zentrale Motive nach Ausbalancierung und Selbstoptimierung ansprechen:* Widerstände gegenüber der Wahrnehmung von Risiken lassen sich umgehen, indem gezielte Hinweise an die zentralen Verwendungsmotive ankoppeln und
   – auf Risiken gesundheitlicher Imbalancen durch Überdosierung und Mehrfachexposition sowie
   – auf eine befürchtete Wirkungsneutralisierung beispielsweise durch Parallelanwendung mit Medikamenten hingewiesen wird (da die Überzeugung der Unverzichtbarkeit von Supplementen an „Glaubensüberzeugungen" ihres Nutzens und ihrer Wirkmacht gebunden ist).

7 Zusammenfassung und Ausblick

Am Beispiel des gestiegenen Konsums von Nahrungsergänzungsmitteln wurde anhand einer tiefen- und kulturpsychologischen Betrachtung der zugrunde liegenden Verwendungsmotive dargelegt, welchen Stellenwert Ernährung und Einnahme von Supplementen im Rahmen individueller Gesundheitsstrategien einnehmen. Hierbei zeigt sich, dass die individuellen Ansprüche an Lebensführung und Lebensentwürfe gestiegen sind. Zugleich nimmt die Funktionalisierung und „Enteignung" des Alltags durch Entstrukturierung herkömmlicher Alltagsroutinen und Arbeitsverdichtung zu. Nahrungsergänzungsmittel dienen in vielerlei Hinsicht als Regulativ zur Austarierung von widerstrebenden Ansprüchen an Lifestyle- und Gesundheitsideale einerseits und Befürchtungen, diese nicht erfüllen zu können, andererseits. Gesundheits- und Risikokommunikation müssen auf diese zeitgenössischen Bedürfnisse und Konfliktlagen eingehen, um ihren Adressaten adäquate Beratungs- und Lösungsangebote liefern zu können. Weitere qualitative Untersuchungen sind erforderlich, um Einblick in Motive der Selbstbehandlung und Selbstmedikation zu vertiefen, insbesondere bei jungen Zielgruppen, (beispielsweise Sportler und Bodybuilder) um Kommunikationskonzepte anlass- und settingbezogen adaptieren zu können.

Literatur

Beck, G. & Kropp, C. (2010). Is Science Based Consumer Advice Prepared to Deal with Uncertainties in Second Modernity? The Role of Scientific Experts in Risk Communication in the Case of Food Supplements. *Science, Technology & Innovation Studies, 6* (2), 203–224.
Bund Lebensmittelrecht und Lebensmittelkunde. (2015). *Absatzentwicklung Nahrungsergänzungsmittel. Datenbasis AC Nielsen Panel.* Berlin: Bund Lebensmittelrecht und Lebensmittelkunde e.V.
Bundesamt für Verbraucherschutz und Lebensmittelsicherheit (BVL). (2016). *Nahrungsergänzungsmittel.* Verfügbar unter www.bvl.bund.de
Dobos, G. & Kümmel, S. (2011). *Gemeinsam gegen Krebs. Naturheilkunde und Onkologie.* München: Zabert Sandmann.
Eberle, U., Hayn, D., Rehaag, R. & Simshäuser, U. (2006). *Ernährungswende. Eine Herausforderung für Politik, Unternehmen und Gesellschaft.* München: Oekom Verlag.
Eichenberg, C., Auersperg, F., Rusch, B. D. & Brähler, E. (2015). Selbstmedikation: Eine bundesdeutsche Repräsentativbefragung zu Motiven, Anlässen und Informationsquellen für den Konsum rezeptfreier Medikamente. *Psychotherapie – Psychosomatik – Medizinische Psychologie, 65* (8), 304–310. http://doi.org/10.1055/s-0035-1545311
Fitzek, H. (2008). *Inhalt und Form von Ausdrucksbildungen als Zugangswege zur seelischen Wirklichkeit. Ein Vergleich von Inhaltsanalyse und Morphologie als Methodenkonzepte der qualitativen Sozialforschung.* Lengerich: Pabst Science Publishers.
Fitzek, H. (2010). Morphologische Psychologie. In G. Mey & K. Mruck (Hrsg.), *Qualitative Forschung in der Psychologie. Ein Handbuch* (S. 692–706). Wiesbaden: Verlag für Sozialwissenschaften.
Grünewald, S. (2010). *Zukunftsentwicklungen und Herausforderungen im Bereich Pharma.* Zugriff am 18.04.2016. Verfügbar unter http://www.rheingold-marktforschung.de/grafik/veroeffentlichungen/Beitrag%20rhg_Pharmatrends_2010-05-14.pdf
Heseker, H. (2004). *Ernährung 50plus – Nahrungsergänzung nötig?* Universität Paderborn, Fakultät für Naturwissenschaften Department für Sport & Gesundheit.
Jung, U. (2010). Deutschland ist führend bei der Selbstmedikation. *Ärzte Zeitung – Online, 29,* September. Verfügbar unter http://www.aerztezeitung.de/
Krawinkel, M., Brönstrup, A., Bechthold, A., Biesalski, H. K., Boeing, H. & Elmadfa, I. et al. (2006). *Strategien zur Verbesserung der Folatversorgung in Deutschland – Nutzen und Risiken* (Positionspapier der Deutschen Gesellschaft für Ernährung e.V.). Bonn: Deutsche Gesellschaft für Ernährung.
Max Rubner-Institut (Hrsg.). (2008a). *Nationale Verzehrsstudie II. Ergebnisbericht, Teil 1. Die bundesweite Befragung zur Ernährung von Jugendlichen und Erwachsenen.* Karlsruhe: Max Rubner-Institut.
Max Rubner-Institut (Hrsg.). (2008b). *Nationale Verzehrsstudie II. Ergänzungsband zum Ergebnisbericht, Teil 1. Ausgewählte Ergebnisse nach Schichtindex.* Karlsruhe: Max Rubner-Institut.
Mensink, G., Heseker, H., Richter, A., Stahl, A. & Vohmann, C. (2007). Forschungsbericht Ernährungsstudie als KiGGS-Modul (EsKiMo). *Bundesgesundheitsblatt – Gesundheitsforschung – Gesundheitsschutz, 50,* 902–908.

Rehaag, R. & Tils, G. (2013). *Zielgruppengerechte Risikokommunikation zum Thema Nahrungsergänzungsmittel. Abschlussbericht.* Berlin: Bundesinstitut für Risikobewertung.

Renn, O., Schweizer, P.-J., Dreyer, M.& Klinke, A. (2007). *Risiko. Eine interdisziplinäre und integrative Sichtweise des gesellschaftlichen Umgangs mit Risiko.* München: Oekom Verlag.

Robert Koch-Institut. (2006). *Gesundheit in Deutschland* (Gesundheitsberichterstattung des Bundes). Berlin: Robert Koch-Institut.

Salber, W. (1981).*Wirkungseinheiten – Psychologie von Werbung und Erziehung.* Köln: Moll & Hülser.

Internethilfen zur Selbstbehandlung

Christiane Eichenberg und Markus Schott

1 Einleitung

Das Internet hat sich inzwischen als moderne Informations- und Kommunikationstechnologie im alltäglichen Leben der meisten Deutschen etabliert. Während 2003 laut Statistischem Bundesamt lediglich 51 % der deutschen Haushalte über einen Internetzugang verfügten, betrug der Anteil 2012 bereits 95 %. Insgesamt sind 55,6 Mio. Personen ab 14 Jahren online (van Eimeren & Frees, 2014). Zudem hat sich mit der zunehmenden Verbreitung mobiler Endgeräte die Unterwegs-Nutzung von Online-Inhalten in den vergangenen zwei Jahren mehr als verdoppelt: Lag der Anteil der Personen, die mobil Netzinhalte abrufen, 2012 noch bei 23 %, liegt er aktuell bei 50 % (van Eimeren & Frees, 2014).

Dementsprechend findet die Beschäftigung mit gesundheitlichen Problemen mehr und mehr im Internet (für bundesrepräsentative Daten siehe Eichenberg, Wolters & Brähler, 2013), aber inzwischen auch mit anderen neuen Medien wie z. B. im Rahmen von mobilen Apps statt. Um die Chancen und Grenzen des Internets als Selbsthilfemedium einzuschätzen, muss zwischen den unterschiedlichen Nutzungsmöglichkeiten differenziert werden. Ein typisches Merkmal des Internets ist seine Medienintegration (im Gegensatz zu herkömmlichen „monofunktionalen" Medien). Je nach Anwendungsform und Dienst besitzt es Merkmale der interpersonalen, aber auch der Gruppen- und der Massenkommunikation. Somit erlaubt das Internet als Informationsmedium Zugang zu einer Fülle von Ressourcen zu gesundheitlichen Problemen. Dass das Internet darüber hinaus als Kommunikationsmedium für den aktiven Austausch bei gesundheitlichen Problemen genutzt wird, ist naheliegend. So erlaubt es beispielsweise über One-to-one-Kommunikation via Chat oder E-Mail die Realisierung von Online-Beratung. Internetbasierte Selbsthilfegruppen ermöglichen die Gruppenkommunikation meistens via Webboards („Foren"), Chats oder soziale Netzwerke (many-to-many). Außerdem können Selbsthilfeaktivitäten im Internet massenmedialen Charakter haben (one-to-many), indem z. B. über Blogs oder Videoplattformen die eigene Leidens- und ggf. Genesungsgeschichte in Text, Bild oder via Film der Öffentlichkeit präsentiert wird (Eichenberg, Roffler & Wutka, 2011). Da jedoch sowohl Homepages, Blogs sowie Videoplattformen verschiedene Feedbackmöglichkeiten haben, wird die unidirektionale Kommunikationsrichtung potenziell wieder aufgehoben.

Im Folgenden werden zunächst die Besonderheiten von Online-Selbstbehandlung und damit Online-Selbsthilfeangeboten herausgearbeitet. Anschließend werden an sechs verschiedenen Typen von Internethilfen zu Selbstbehandlung die spezifischen Vorteile und Nachteile vorgestellt und anhand konkreter Beispiele illustriert: (1) Informationsangebote, (2) Online-Diagnosesysteme, (3) Internet-Selbsthilfeprogramme, (4) soziale Netzwerke, (5) Apps, (6) Serious Games. Für die spezielle Form der internetbasierten Selbstbehandlung via Online-Selbsthilfegruppen sei auf Eichenberg, Klaps und Auersperg in diesem Band verwiesen.

2 Merkmale von Online-Selbsthilfeangeboten

Mit jedem dieser Internethilfen zur Selbstbehandlung sind gegenüber traditionellen Interventionsmethoden spezifische Optionen, aber auch Probleme verbunden. Verallgemeinernd werden folgende fünf Kernmerkmale internetbasierter Selbsthilfemaßnahmen in der Literatur diskutiert (ausführlicher siehe Eichenberg, 2011):

– *Autonomie*. Nutzer haben selbst in der Hand, wann sie eine Internet-Selbsthilfemaßnahme beginnen, wie intensiv sie an dieser partizipieren und was sie zu welchem Zeitpunkt von sich offenbaren möchten. Die virtuell suggerierte Unverbindlichkeit lässt es jederzeit zu, die Kommunikation in einem Selbsthilfeforum bzw. Teilnahme an einem Selbsthilfeprogramm „per Mausklick" abzubrechen, was subjektiv als ein größeres Gefühl der Kontrollierbarkeit erfahren werden kann (Eichenberg, 2009).
– *Anonymität*. Durch die niederschwellige Möglichkeit zur anonymen bzw. pseudoanonymen Teilnahme an Selbsthilfemaßnahmen im Internet können Betroffene Schwellenängste bei Äußerungen über sehr persönliche Themen leichter überwinden. Insgesamt ist bekannt, dass im Internet schneller über Privates und auch Schambesetztes gesprochen wird (ausführlich zu diesem sog. „disinhibition effect" siehe Suler, 2004).
– *Alokalität*. Selbsthilfeangebote können für Personenkreise, die normalerweise aufgrund schlechterer psychosozialer und medizinischer Infrastruktur in der näheren Umgebung oder wegen Beeinträchtigungen in der geografischen Mobilität eingeschränkt sind, erreichbar gemacht werden. Dadurch sind mit geringem Aufwand grundsätzlich breitere Bevölkerungsschichten ansprechbar (Podoll et al., 2002). Allerdings ist die Nutzung von gesundheitsbezogenen Internetangeboten aktuell noch nicht für alle Bevölkerungsgruppen gleichermaßen zugänglich, was insbesondere für Personen aus niedrigen Bildungsschichten und geringem sozioökonomischen Status zutrifft (Hargittai & Hinnant, 2008). Das gleiche gilt für Angebote mit höheren technischen Anforderungen (Ausstattung/Kompetenz), was impliziert, dass selektive Gruppen erreicht werden und damit ein gesundheitspolitisches Ungleichgewicht prolongiert wird (Hargittai et al., 2014).
– *Verfügbarkeit*. Für Hilfesuchende sind gesundheitsrelevante Selbsthilfeangebote im Internet schnell, von jedem Ort aus und vor allem rund um die Uhr zugänglich, bei Bedarf sind weiterführende Hilfsangebot nur wenige Klicks entfernt.
– *Interaktivität*. Internetbasierte Hilfen zur Selbstbehandlung können relativ unkompliziert interaktive (Chat, Skype oder Forum) und multimediale Elemente (wie Fotos, Audio, und Video) in den Prozess einbinden (Hänggi & Perrez, 2005).

3 Informationsangebote

Internationale Studien zeigen, dass immer mehr Menschen sich im Internet auf die Suche nach Informationen über eigene körperliche und psychische Erkrankungen machen. Eine für Deutschland bevölkerungsrepräsentative Studie zeigt, dass 63,5 % der deutschen Internetnutzer für Gesundheitsfragen auf das Web zurückgreifen (Eichenberg, Wolters & Brähler, 2013). Nutzer beschaffen sich primär gesundheitsbezogene Informationen mittels Suchmaschinenrecherche oder über spezielle Gesundheitsportale, die Gesundheitsinformationen gezielt aufbereiten. Dabei sind die Haupteinflussfaktoren für die Suche nach Gesundheitsthemen im Netz weibliches Geschlecht, Alter unter 65, höhere Bildung und ausgeprägtere Interneterfahrung (Füeßl, 2014).

Die wichtigsten Gründe für die Informationssuche im Internet liegen in mangelhafter Aufklärung durch den Arzt und Unzufriedenheit über ausbleibende Behandlungserfolge (Stetina & Kryspin-Exner, 2009). Schlussfolgernd recherchierten Patienten im Internet laut Kirschning und Kardoff (2008) hauptsächlich, um „alle verfügbaren Informationen auszuschöpfen mit der Hoffnung auf noch unentdeckte Behandlungsmöglichkeiten" (93 %). An zweiter Stelle rangierte „eine solide Wissensbasis zu schaffen, um die eigene Situation besser einschätzen zu können" (74 %) gefolgt von „verständliche Informationen zu erhalten" (58 %). Im Großen und Ganzen empfinden Betroffene die recherchierten Internetinformationen als hilfreich, wobei vor allem den Informationen in Laienforen (Selbsthilfegruppen) besonders Glauben geschenkt wird (Eichenberg & Wolters, 2014).

Probleme

Bei allen Optionen, die das Internet im Gesundheitsbereich zu bieten hat (siehe das gesamte Forschungs- und Praxisfeld von Telemedizin und E-Health; Murero & Rice, 2013), gibt es ebenso eine Reihe von problematischen Aspekten. Beispielsweise sind gesundheitsbezogene Empfehlungen aus dem Internet für Betroffene teilweise nicht umsetzbar (19 %) oder sogar verwirrend (14 %; Füeßl, 2014). Dass sich Patienten durch die Informationsflut überlastet fühlen, ist nicht verwunderlich. Diese Überforderung kann im Extremfall vor allem bei hypochondrisch dispositionierten Nutzern die unbegründete Angst vor ernsthaften Krankheiten noch verstärken, was aktuell unter dem Begriff der „Cyberchondrie" in den Medien, aber auch Fachkreisen diskutiert wird (Eichenberg & Wolters, 2014).

Ein weiteres Problem stellt die mangelnde Qualitätssicherung von Internetinformationen dar. Interessanterweise scheinen viele Internet-User nicht an der Glaubwürdigkeit von Online-Gesundheitsinformationen zu zweifeln (Eichenberg & Wolters, 2014; Stetina & Kryspin-Exner, 2009). Eine eingehende Überprüfung der Informationsqualität wird von den Suchenden eher selten vorgenommen; professionelles Design und wissenschaftlicher oder offizieller Anschein von Webseiten werden zur Glaubwürdigkeitsbeurteilung herangezogen, und nur selten wird die hinter den Aussagen stehende Organisation überprüft.

Auch wenn sich mittlerweile im Bereich der medizinischen Informationsangebote unterschiedliche Initiativen zur Gütesicherung gebildet haben, ist Webseiten auf den ersten Blick die Seriosität und Professionalität nicht anzusehen. Als bedenkenswert erweist sich generell die Unterschiedlichkeit und die Schnelllebigkeit der jeweiligen

Richtlinien und Ratinginstrumente zur Qualitätsbeurteilung, was die Vergleichbarkeit der Online-Angebote und der diesbezüglichen Untersuchungen erheblich einschränkt. Die Zweifel an der Qualität von Gesundheitsinformationen sind durchaus berechtigt. Während in einer Studie von Eichenberg, Blokus und Malberg (2013) am Beispiel von Online-Informationsangeboten zur posttraumatischen Belastungsstörung die Qualität auf deutschsprachigen Websites als heterogen bewertet wurde, fielen die Bewertungen in vergleichbaren internationalen Studien für sowohl somatische als auch psychische Störungsbilder insgesamt schlechter aus.

4 Online-Diagnosesysteme

Im Internet haben sich Diagnoseverfahren, von objektiven Persönlichkeitstest über Selbsttests zur Erfassung verschiedener Teilbereiche der allgemeinen Intelligenz bis hin zu klinisch-psychologischen Untersuchungsverfahren, in den letzten Jahren fest etabliert. Viele dieser online frei zugänglichen Tests können von interessierten Laien zur Selbstdiagnose genutzt werden. Für individualdiagnostische Zwecke führen die Nutzer die Selbsttests durch und erhalten nach Eingabe einzelner Symptome numerisches oder narratives Feedback über mögliche Erkrankungen, die von harmlosen Erkältungen bis hin zu Krebsleiden reichen (Gnambs, Batinic & Hertel, 2011).

Zu den bekanntesten Medizinportalen, die symptombasierte Selbstdiagnostik anbieten, gehört das weitgehend unabhängige, mehrsprachig verfügbare Portal Netdoktor (www.netdoktor.de). Eingangs wird der Nutzer aufgefordert, kurze demografische Angaben zu Geschlecht und Alter zu machen, woraufhin über eine interaktive Grafik die betroffene Körperregion und das im Vordergrund stehende Symptom ausgewählt werden kann. Basierend auf den bereits eingegebenen Beschwerden wählt nun das Programm weitere Fragen aus. Am Ende des etwa 5-minütigen Prozesses werden anhand einer Datenbank mit rund 700 Symptomen und über 400 Krankheitsdiagnosen dem Nutzer die für die eingegebenen Symptome wahrscheinlichsten Diagnosen aufgelistet. Zusätzlich werden stellt das Programm weiterführende relevante Informationen bereit. Anschließend lässt sich die vom Programm gestellte Diagnosen ausdrucken, um diese später gemeinsam mit dem behandelnden Arzt erörtern zu können.

Die Attraktivitätsfaktoren solcher Selbsttests sind offensichtlich: Online-Selbsttests sind im Internet jederzeit und meistens umsonst verfügbar. Anhand weniger, plausibel klingender Fragen erhält der Nutzer eine Einschätzung der eigenen Persönlichkeit, des Intelligenzniveaus oder Krankheitsbildes. So können, ohne den Arzt oder Therapeuten persönlich konsultieren zu müssen, anonym vermeintliche Problembereiche identifiziert werden und wirken benenn- und greifbarer.

Probleme

Die Nachteile bzw. Gefahren von Online-Diagnosesystemen sind zugleich massiv wie facettenreich: Ein wesentlicher Kritikpunkt in der Selbstdiagnose anhand von computerisierten Online-Tests besteht in einer unflexiblen Diagnosestellung, die sich an vorgegebenen Programme und Auswertungsschritte orientiert und komplett auf die klinische Urteilsbildung eines Fachmanns verzichtet. Zudem sind bei der „Diagnosestellung" die Betroffenen unmittelbar nach der „Testung" sich selbst überlassen. Nach der automatischen Rückmeldung der netzbasierten Diagnose an den Teilnehmer besteht keine Gelegenheit für klärende Rückfragen. Bedenklich ist die Gefahr, dass nicht qualifizierte Benutzer die ausgegebenen Ergebnisrückmeldungen unkritisch akzeptieren, wodurch die Wahrscheinlichkeit für Fehleinschätzungen steigt. Dies kann insbesondere dann zum Problem werden, wenn das (pathologische) Testergebnis den Teilnehmer labilisiert und er Hemmschwellen hat, dies im persönlichen Gespräch mit dem Diagnostiker anzusprechen. Leider stehen im Internet zahlreiche veraltete oder unwissenschaftliche, von Laien erstellte Testverfahren zur Selbsteinschätzung zur Verfügung. Das Risiko darauf basierender Fehldiagnosen oder selbst abgeleiteter Behandlungsoptionen ist enorm. Neben Selbststigmatisierung können Symptome verschleppt und Krankheiten dadurch verschlimmert werden. Fatale Folgen können beispielsweise kontraindizierte Selbstbehandlungsmaßnahmen (wie z. B. Selbstmedikation; siehe Eichenberg et al., 2015) oder sogar gänzlich ausbleibende Behandlung sein (Berger, 2009).

5 Internetbasierte Selbsthilfeprogramme

In der Regel handelt es sich bei internetbasierten Interventionsprogrammen um interaktive, multimediale auf den Teilnehmer zugeschnittene Angebote, die auf bewährten kognitiv-behavorialen Therapiebausteinen beruhen. Dabei erhält der Nutzer Zugang zu einer festgelegten Anzahl an aufeinander aufbauenden Modulen. In Abhängigkeit des Ausmaßes des Therapeutenkontakts lassen sich internetbasierte Interventionsangebote in drei Anwendungsmodalitäten unterteilen (Klein & Berger, 2013; Proudfoot et al., 2011).
- *Kein Therapeutenkontakt:* Die Nutzer führen die Aufgaben ohne weitere fachliche Betreuung durch. Diese stellen internetbasierte Selbsthilfeprogramme im engeren Sinne dar.
- *Minimaler Therapeutenkontakt:* Der Kontakt zum Behandler beschränkt sich auf telefonische Rücksprachen oder Konsultationen per Mail oder Chat.
- *Therapeutisch angeleitete Programme:* Regelmäßig finden Sitzungen on- oder offline mit Therapeuten zur Vertiefung der Inhalte des Therapieprogramms statt.

5.1 Stand der Forschung zur Effektivität

Im Folgenden wird der Stand der Forschung zur Effektivität der internetbasierten Selbsthilfeprogramme dargestellt.

Mittlerweile gibt es mehrere internationale Metaanalysen, die ausreichend Evidenz dafür liefern, dass Online-Selbsthilfeprogramme ohne Therapeutenkontakt im Vergleich zu Wartelistenkontrollgruppen vor allem bei psychischen Erkrankungen wie Angststörungen und Depressionen wirksam sind (Cuijpers et al., 2011; Eichenberg &

Ott, 2012). Dass sich für diese unangeleiteten Selbsthilfeprogramme die durchschnittliche Effektstärke im Allgemeinen im unteren bis mittleren Bereich bewegt, liegt hauptsächlich an methodischen Problemen in dem Forschungsfeld. Hohe Abbrecherquoten bzw. eine geringe Adhärenz mit dem Therapieprogramm erschweren die Forschungsbemühungen (Cuijpers et al., 2011). Werden die statistischen Analysen nur auf Teilnehmer beschränkt, die das Selbsthilfeprogramm komplett bearbeitet haben (sog. Per-protocol-Analyse), ergeben sich deutlich höhere Effekte (Meyer et al., 2009). Demzufolge scheint ein Teil der Teilnehmer von Interventionsangeboten ohne Therapeutenkontakt gut profitieren zu können, wohingegen ein anderer Teil das Programm vorzeitig beendet. Erste Einzelbefunde weisen darauf hin, dass Variablen, wie das Geschlecht und der Ausprägungsgrad der Störung, die Wirksamkeit internetbasierter Selbsthilfeprogramme beeinflussen (Donker et al., 2013).

Im deutschsprachigen Raum gibt es bisher nur wenige empirische Untersuchungen zur Wirksamkeit internetbasierter Selbsthilfeprogramme. Vergleichsweise gut evaluiert ist *deprexis24* (www.deprexis24.de), ein Selbstbehandlungsangebot für Menschen mit Depressionen mit positiven Wirksamkeitsnachweisen (Meyer et al., 2009; Meyer et al., 2014; Moritz et al., 2012). Die zehn Module beinhalten ein weites Spektrum weitgehend kognitiv-verhaltenstherapeutischer Elemente (z. B. Verhaltensaktivierung, kognitive Umstrukturierung, Entspannung, soziales Kompetenztraining). Je nach individueller Bearbeitungsgeschwindigkeit klickt sich die bearbeitende Person über simulierte Dialoge und vorgefertigte Antwortalternativen innerhalb von je 60 Minuten durch die verschiedenen Lektionen.

Ein sehr innovatives Projekt für Patienten mit Krebserkrankungen, das noch in der Evaluations- und Studienphase steckt, nennt sich *Psycho-Onkologie Online* (www.psycho-onkologie.net). Konzeptionell wendet sich das Selbsthilfeangebot an Krebsbetroffene und deren Angehörige, die neben Informationen eine Selbsteinschätzung ihrer psychischen Belastung durch die Krebserkrankung durchführen wollen. Dadurch sollen Nutzer dazu motiviert werden, frühzeitig professionelle Unterstützung wahrzunehmen. Zur Erreichung dieser Ziele bietet die Internetplattform ein vierteiliges Modul. Erstens sollen sich die Betroffenen das vermittelte Wissen durch eine personalisierte Darstellung der Informationen möglichst effektiv einprägen können. Zweitens werden die fünf prävalentesten psychoonkologischen Belastungssymptome (Angst, Depression, Müdigkeit, Sexualität, Scham) anhand von professionellen Schauspielern dargestellten Fallbeispielen abgebildet. Drittens sollen die multimedialen Möglichkeiten des Internets beim Dialog voll ausgeschöpft werden. Schließlich zielt das Programm durch hilfreiche und ermutigende Botschaften auf eine Förderung der Resilienz, Selbstwirksamkeit und Patientenkompetenz ab.

5.2 Probleme

Ungeachtet ihrer Potenziale und der diskutierten Wirksamkeitsnachweise sind internetbasierte Selbsthilfeprogramme nicht unkritisch zu betrachten. Ein vielfach vorgebrachter Punkt betrifft das Fehlen der persönlichen therapeutischen Beziehung. Die Forschung der letzten Jahrzehnte legt den Schluss nahe, dass die Qualität der Patient-Behandler-Beziehung einer der entschiedensten Prädiktoren für den Therapieerfolg ist (z. B. Martin, Garske & Davis, 2000). Allerdings weisen erste Patientenberichte darauf hin, dass auch eine hilfreiche Beziehung zwischen Patienten und den hochindividualisierten, dialogfokussierten Programmen entstehen kann (Meyer et al., 2014). Diese wird aber kaum vergleichbar mit einer therapeutischen Beziehung sein, wobei die betrachteten Programme so angelegt sind, dass diese nicht zentral ist. Vielmehr sind die Programme zum einen so aufgebaut, dass sie nur eine kurzen Zeitraum von wenigen Wochen umfassen und aus Psychoedukation und Übungen bestehen, daher eher einem Selbsthilfemanual gleichen und entsprechend v. a. subklinische Stichproben fokussieren.

Ein weiterer berechtigter Kritikpunkt betrifft die mangelhafte differenzialdiagnostische Abklärung bei einigen internetbasierten Programmen, sodass Patienten möglicherweise unpassende Behandlungsprozesse durchlaufen. Eine mögliche und verantwortungsbewusste Lösung könnte demgemäß sein, dass Ärzte oder Psychotherapeuten nach erfolgter diagnostischer Indikationsstellung die Selbsthilfeprogramme bei geeigneten Patienten verordnen und die Nutzung im Verlauf begleiten. Letztendlich bleibt der problematische Umgang mit Krisen, bei denen vollautomatisierte Programme nicht aktiv reagieren und eine sofortige notwendige Behandlung einleiten können, sondern im besten Fall das Vorhandensein eines krisenartigen Zustands erfassen und an den betreuenden Arzt oder Psychotherapeuten rückmelden. Diesen Ansatz verfolgen z. B. Coaching-Programme zu verschiedenen Problembereichen, die von *HausMed* (www.hausmed.de) angeboten werden.

Auf dem Gebiet der internetbasierten Interventionsangebote rücken mögliche iatrogene Effekte zunehmend in das Forschungsfeld. Wohingegen davon ausgegangen werden kann, dass bis zu 10 % der Teilnehmer eine Symptomverschlechterung erfahren, ist es noch unklar, ob Online-Selbsthilfeangebote noch andere negative Wirkungen haben können (Rozental et al., 2015). Dazu gehören u. a. das Auftreten neuer Symptome oder erhöhte Stresslevel (Rozental et al., 2014). Wenig bekannt ist ebenfalls darüber, welche zugrunde liegenden Mechanismen mit einem iatrogenen Behandlungsergebnis assoziiert sind. Um also den ethischen und rechtlichen Anforderungen gerecht zu werden, sollten nicht nur die positiven, sondern auch die negativen Auswirkungen von im Internet angebotenen Programmen ganzheitlich im Sinne einer systematischen Misserfolgsforschung untersucht werden (siehe Eichenberg & Stetina, in Druck). Einen ersten Schritt in diese Richtung liefern Rozental und Kollegen mit einer Klassifikation möglicher Nebenwirkungen von Online-Interventionen (2015) und Vorschlägen zu deren Messung (2014).

6 Soziale Netzwerke

Durch die interaktiven und kollaborativen Elemente gewinnen soziale Netzwerke wie Facebook oder Google+ im Gesundheitswesen immer mehr an Beliebtheit. Diesen neuen technischen Möglichkeiten nehmen auch psychosoziale Beratungsorganisationen wahr und etablieren eigene Präsenzen in entsprechenden sozialen Medien. Für die meisten Beratungseinrichtungen dienen solche Plattformen lediglich zur eigenen Bewerbung und dem Erreichen neuer Klientenkreise, weswegen vorwiegend Kontaktmöglichkeiten und themenrelevante Informationen offeriert werden (siehe Eichenberg, Schott & Aden, 2016). Dagegen gibt es erste Anläufe, soziale Netzwerke als Interventionsraum gezielt für die Selbsthilfe zu gewinnen (Knight et al., 2015).

Selbsthilfeansätze können in sozialen Netzwerken unterschiedlich realisiert werden. Zusätzlich zur Bearbeitung von psychoedukativen Selbsthilfematerialien können sich Nutzer häufig in Diskussionsforen miteinander austauschen. Weiterhin besteht die Möglichkeit, Selbsthilfemodule zu absolvieren und durch eigene Inhalte zu individualisieren. Dadurch besteht das Selbsthilfeprogramm nicht einfach nur aus typischen aus der Literatur bekannten Modulen, sondern darüber hinaus aus ganz persönlichem, User-generiertem Material. Schließlich können die Teilnehmer eigene Erfahrungen mit der Umsetzung des Gelernten in Tagebüchern aufschreiben und anderen Betroffenen anonymisiert zugänglich machen (Berger, 2011).

In einer ersten Metaanalyse kamen Laranjo und Kollegen (2014) zum dem Ergebnis, dass bereits wissenschaftliche Belege zur Umsetzbarkeit und Effektivität von Selbsthilfeangeboten zur Gesundheitsförderung in sozialen Netzwerken mit teilweise vielversprechenden Ergebnissen vorliegen, es für eine generelle Effektivitätseinschätzung allerdings zu früh sei. Die $N=8$ inkludierten Studien beschäftigten sich mit sexueller Gesundheit, Fitness und Nikotinabstinenz und wurden über Facebook, Twitter sowie gesundheitsspezifische soziale Netzwerke (z. B. www.fatsecret.com) angeboten. Jedoch beinhaltete die Mehrheit der Angebote weitere Komponenten, sodass es unklar bleibt, welche Wirkung sich allein auf die Selbsthilfeintervention in den sozialen Netzwerken zurückführen lässt. Damit übereinstimmend berichten Maher et al. (2014) basierend auf einer Metaanalyse mit $N=10$ eingeschlossenen Studien von heterogenen Effekten und weiterem Forschungsbedarf. Als größtes Problem erwies sich, dass das Engagement und die Motivation der Teilnehmer unabhängig von der Plattform im Verlauf stark abnahm.

Probleme

Diese Befunde verdeutlichen, dass Sebsthilfeprogramme in sozialen Medien sinnvolle therapeutische Interventionen darstellen können, aber die aktuelle Forschungslage noch viel zu defizitär ist, um Nutzen sowie Probleme empirisch fundiert abschätzen zu können. Zudem sind die Einstellungen der potenziellen Nutzer zu Beratungsangeboten auf sozialen Netzwerken allgemein als eher zurückhaltend zu beschreiben. Neben Bedenken hinsichtlich der Gefahr durch Fehlinformation – äquivalent den für Informationsangebote im Web diskutierten Vor- und Nachteilen – ist der entscheidender Faktor gegen eine potenzielle Inanspruchnahme von Web-2.0-Anwendungen bei Gesundheitsfragen die Angst, „digitale Spuren" zu hinterlassen und damit Hinweise auf die eigene Identität zu geben. Korrespondierend mit diesem Befund zeigt sich, dass die Angst vor unerwünschtem Publikum (z. B. die Firma Facebook, Freunden, Fremden) eine zentrale Rolle in der Ablehnung von sozialen Netzwerken in der psychosozialen Hilfe spielt. Das mangelnde Vertrauen in die Anonymität und Datensicherheit konstituiert sich dabei als wesentlichste Nutzungsbarriere. Allerdings ist die identifizierte Skepsis anhand der immerhin gut ein Viertel umfassenden Personen, die sich zumindest eher vorstellen können, Facebook als gesundheitsrelevante Ressource in unterschiedlichen Belangen zu nutzen, zu relativieren. Diese Personen repräsentieren das Potenzial zu erreichender Personen, die von adäquat ausgestalteten Facebook-Präsenzen profitieren können (Eichenberg, Schott & Aden, 2016).

7 Apps

Nachdem sich ein breites Spektrum von internetbasierten Diensten, das von informativen Websites, Selbsthilfegruppen bis zu webbasierten Trainingsprogramm reicht, als erfolgreich und nützlich erwiesen hat, verwundert es nicht, dass der Einsatz von Mobilmedien zu klinischen Zwecken zunehmend wichtiger wird. Der Nutzerkreis von Handys übersteigt nicht nur in Deutschland, sondern auch international inzwischen die Zahl der Computer- und Internetnutzer um ein Vielfaches. Beispielsweise sind in Deutschland mittlerweile mehr als 90% der Jugendlichen und jungen Erwachsenen über Mobilmedien zu erreichen (van Eimeren & Frees, 2014), was Handys als Medium zur Gesundheitsförderung allein deswegen schon attraktiv macht.

Bei SMS-gestützten Angeboten handelt es sich meistens um Nachsorgeprogramme, bei denen die Patienten in regelmäßigen Abstand eine vorformulierte Nachricht erhalten. In Abhängigkeit der von den Teilnehmern per SMS angegebenen Informationen wird eine passende Rückmeldung ausgewählt, im Sinne eines supportiven Zielmonitorings, einer positiven Verstärkung von Fortschritten und möglichen Strategien im Falle einer negativen Entwicklung. Positiv evaluierte Beispielanwendungen in der nachstationären Behandlung von Bulimiepatientinnen sind das Projekt von Bauer, Okon, Meermann und Kordy (2013), das Angebot von Haug und Kollegen (2013) in der Rückfallprohylaxe bei Nikotinabhängigkeit und das Programm von Barclay (2009) in der Nachversorgung von Patienten mit Tuberkulose. Positive Ergebnisse für den Einsatz von SMS-basierten Interventionen in anderen Therapiephasen liegen u. a. zur Verbesserung der Medikamentencompliance (Montes et al., 2012), zur Unterstützung der antiretroviralen Therapie (Horvath et al., 2012), zur körperlichen Aktivierung bei Adipositas (Shapiro et al., 2012) und zur Förderung von gesundem Verhalten, wie z. B. rechtzeitige Vorsorge oder regelmäßiges Wahrnehmen von Arztterminen (Guy et al., 2012) vor.

Im Zuge des Aufkommens von immer leistungsfähigeren Smartphones in den letzten Jahren verlagert sich die Handynutzung von den klassischen Kurznachrichten auf mobile Apps. Die Bandbreite von möglichen Anwendungen reicht von einfachsten Werkzeugen und Spaßanwendungen mit nur einer Funktion bis hin zu ganzen Programmpaketen mit umfangreicher Funktionalität. Dass sich mobile Apps in der klinischen Selbsthilfe einsetzen lassen, zeigen die Ergebnisse erster Reviews. Eine Übersichtsarbeit von Muessig et al. (2013) fand $N = 55$ Apps, die sich mit HIV beschäftigten. Davon lieferten 71 % generelle, gesundheitsrelevante Auskunft zu HIV, ca. ein Drittel (36 %) der Apps beinhaltete Informationen oder Ressourcen zur HIV-Testung und schließlich betonte 24 % der Apps die Wichtigkeit von Safer Sex. Wirksamkeitsnachweise lagen für keine dieser Apps vor. Auch um adipösen Patienten bei der Gewichtsabnahme zu helfen, existiert eine Reihe von Apps. Pagoto et al. (2013) berichteten, dass bei 66 % der $N=30$ eingeschlossenen Apps Techniken aus der Verhaltenstherapie zum Einsatz kamen. Die häufigsten evidenzbasierten Strategien waren dabei das Setzen eines Gewichts-, Ernährungs- und Bewegungsziels. Ebenso betont eine weitere Studie, dass $N=39$ der untersuchten Apps für Nutzer mit Esstörungen zwar sinnvolle Funktionen bereitstellt, aber keine fundierten Aussagen zu deren Effektivität getroffen werden können (Haffey, Brady & Maxwell, 2014).

Eine wissenschaftlich fundierte Anwendung ist die Smartphone-App zur Rückfallprohylaxe von Alkoholabhängigkeit (A-Chess). In einer multizentrischen Studie mit $N=379$ Patienten konnte Kubiak (2014) die Effektivität dieser Selbsthilfeintervention belegen. Die theoriebasierte Selbsthilfe-App umfasste dabei z. B. Informations- und personalisierte Feedback-Module und angeleitete Entspannungsübungen. Teilnehmer, die nach Entlassung die App nutzen konnten, zeigten deutlich bessere Ergebnisse hinsichtlich Abstinenz bzw. kontrolliertem Trinkverhalten. In einer ähnlichen Studie von Gustafson und Kollegen (2014), bei der dieselbe App zum Einsatz kam, berichteten die Probanden von signifikant weniger Tagen mit exzessiven Alkoholkonsum. Somit wird deutlich, dass die Auseinandersetzung mit Mobilmedien und seit Neustem mobilen Apps in verschiedener Hinsicht zukunftsweisend für die E(-Mental)-Health bzw. M(-Mental)-Health-Forschung sind (Döring & Eichenberg, 2013). Dass sich solche Apps nicht nur in Verbindung mit Face-to-face-Therapie (Clough & Casey, 2015), sondern auch zur Unterstützung von internetbasierten Selbsthilfeprogrammen (Morrison et al., 2014) oder in Kombination mit Wearables (Memon et al., 2015) als hilfreich erweisen, illustrieren erste Untersuchungen.

8   Serious Games

Serious Games sind Computerspiele, bei denen nicht der Unterhaltungsaspekt, sondern die Lernerfahrung im Mittelpunkt steht. Das pädagogische Konzept basiert auf einer virtuellen, computersimulierten Welt, die realweltliche Prozesse und Ereignisse widerspiegelt, in der bestimmte Verhaltensweisen, Tätigkeiten trainiert werden können. Serious Games sind nicht nur zur Vermittlung von Fakten gedacht, sondern dienen ferner zur praktischen Einübung von Handlungswissen und als Reflexionsmedium. Folglich liegt es auf der Hand, dass seit einigen Jahren verstärkte Bemühungen existieren, Serious Games gezielt zur Gesundheitsförderung zu entwickelt, einzusetzen und zu evaluieren.

Da das Anwendungsfeld von Serious Games in der Selbsthilfe noch jung ist, kann bisher nur auf einige wenige Evaluationsstudien zurückgegriffen werden. In eine Metaanalyse mit $N=39$ eingeschlossenen Studien wurden die Auswirkungen von Serious Games auf die Nachhaltigkeit von Lernerfahrungen, die Zeitspanne, in der das Gelernte kognitiv verfügbar ist, sowie motivationale Gesichtspunkte untersucht (Wouters et al., 2013). Aus den ermutigenden Ergebnissen kann geschlossen werden, dass Serious Games den Lernerfolg im Vergleich zu traditionellen Lerninstruktionen signifikant verbessern. Gerade in Kombination mit anderen Lernmethoden ergaben sich systematisch überlegene Lernerfolge. Dies impliziert für den therapeutischen Einsatz, dass Serious Games optimalerweise ein Baustein eines ganzheitlichen Behandlungskonzepts sein sollten. In einer neueren Übersichtsarbeit mit $N = 20$ Studien waren die untersuchten, für die Selbstbehandlung konzipierten Serious Games (u. a. für ADHS, Asperger-Syndrom, Depression und Phobien) genauso wirksam in der Behandlung von psychischen Störungen wie traditionelle Psychotherapie (Eichenberg & Schott, 2016).

Belegt ist ebenfalls, dass Serious Games die Behandlungsmotivation besonders bei Kindern und Jugendlichen erhöhen (Brezinka, 2009). Insgesamt haben therapeutische Computerspiele den Vorteil, dass sie außerhalb der Therapiezeiten zeitflexibel angewendet werden können und damit zwischen den Sitzungen therapeutische Erfolge stabilisieren können. Dies gilt natürlich umso mehr für Serious Games, die ebenfalls als Applikationen auf Mobilfunkgeräten verfügbar sind. Mittlerweile sind Leitlinien für die Konzipierung und Umsetzung entsprechender Spiele vorhanden (Baranowski et al., 2013). Eine Schwierigkeit wird sein, Serious Games so zu gestalten, dass sie auch ältere Nutzergruppen ansprechen.

Beispielhaft soll die Anwendungsmöglichkeit von Serious Games im Rahmen der Selbsthilfe anhand von *SPARX* illustriert werden. In dem positiv evaluierten Serious Game SPARX (Fleming et al., 2012; Merry et al., 2012) werden Jugendlichen, die Anzeichen einer Depression zeigen, Techniken aus dem Bereich der kognitiven Verhaltenstherapie vermittelt, wie z. B. Umgang mit negativen Gedanken, Problemlösung, Zeiteinteilung und Entspannung. Das Spiel besteht aus sieben aufeinander aufbauenden Leveln, die über einen Zeitraum von 4 bis 7 Wochen ohne Therapeutenkontakt bearbeitet werden können. Dabei wählen sich die Spieler einen Avatar aus und meistern mit diesem unterschiedliche Herausforderungen. Das Ziel des Serious Game ist es, die Balance in einer Fantasiewelt wiederherzustellen, indem die dominierenden GNATs (= Gloomy Negative Automatic Thoughts) identifiziert und abgebaut werden.

9 Diskussion

Selbstbehandlungsmaßnahmen im Internet umfassen ein breites Spektrum. Während sich manche überwiegend als nützlich erwiesen haben (z. B. psychoedukative Internetinformationen, solange sie valide sind; Online-Selbsthilfegruppen, sofern sie nicht exzessiv und als ausschließliche Maßnahme genutzt werden; Serious Games und Anwendungen via App bei positiven Evaluationsnachweis; Online-Interventionsprogramme bei hauptsächlich subklinischer Störungsmanifestation), müssen andere sehr kritisch und mit negativen Effekten auf das Gesundheitsverhalten betrachtet werden (v. a. Online-Diagnose-Generatoren). Insgesamt zeigt sich, dass v. a. bei Apps und sozialen Netzwerken noch fundamentaler Forschungsbedarf besteht. Evidenzbasierte Einschätzungen zu gesundheitsförderndem Potenzial dieser Anwendungen stehend weitestgehend noch aus. In Zukunft gilt es, diese neuen Möglichkeiten der Selbstbehandlungs- und

Therapieunterstützung empirisch und praktisch weiter zu fördern, zu evaluieren und bei positiven Evaluationsergebnissen dann in den Versorgungsalltag zu integrieren.

Eine zentrale Herausforderung besteht darin, vorhandene Modelle der Qualitätssicherung weiter zu etablieren, um den klinischen Nutzen und die Vertrauenswürdigkeit internetbasierter Selbsthilfeangebote gewährleisten zu können. Es bedarf verbindlicher Richtlinien und gesetzlicher Regelungen für Internetangebote, die Klarheit bezüglich Wissenschaftlichkeit, Schweigepflicht, Datensicherheit und Verantwortlichkeit schaffen. Ebenso muss berücksichtigt werden, dass Online-Selbstbehandlungsangebote nicht nur salutogene, sondern auch pathogene Effekte und Rückwirkungen auf den Nutzer mit negativen Konsequenzen haben können. Das heißt, je nach Nutzungsweise und -kontext können Medien zum Ausdrucksfeld von Störungen werden oder vorhandene Probleme exazerbieren. Es wird also nötig sein, neben der Implementation von entsprechenden, positiv evaluierten Angeboten ebenso – sowohl generell als auch im spezifischen Einzelfall – dysfunktionale und pathologische Schemata der Mediennutzung im Alltag zu identifizieren und entgegenzuwirken.

Fest steht, dass durch die generelle und im weiteren Verlauf zunehmende Medialisierung immer mehr Patienten den Wunsch haben werden, einerseits selbstbestimmt mediale Angebote in der medizinischen (Selbst-)Versorgung nutzen zu können und andererseits dabei fachliche Unterstützung bei Auswahl, Interpretation und Bewertung von gesundheitsbezogenen Internetangeboten zu erhalten. Vor diesem Hintergrund gilt es für Ärzte und Therapeuten, die verschiedenen gesundheitsbezogenen Nutzungsformen der Patienten zu eruieren und darüber in Diskurs zu bleiben, um den jeweiligen Einfluss auf den therapeutischen Prozess reflektieren zu können. Dies schließt mit ein, für die eigene praktische Arbeit zu entscheiden, ob und inwiefern ergänzende Online-Selbsthilfeangebote in die Therapie integriert werden sollen. Somit ist die Auseinandersetzung und Inanspruchnahme von Online-Selbsthilfeangeboten in vielerlei Hinsicht ein relevantes und fruchtbares Arbeitsfeld für Behandler und Patienten.

Literatur

Baranowski, T., Buday, R., Thompson, D., Lyons, E. J., Lu, A. S. & Baranowski, J. (2013). Developing games for health behavior change: Getting started. *Games for health: Research, Development, and Clinical Applications, 2*, 183–190.

Barclay, E. (2009). Text messages could hasten tuberculosis drug compliance. *The Lancet, 373* (9657), 15–16. http://doi.org/10.1016/S0140-6736(08)61938-8

Bauer, S., Okon, E., Meermann, R. & Kordy, H. (2013). SMS-Nachsorge: Sektorenübergreifende Versorgung für Patientinnen mit Bulimia nervosa. *Verhaltenstherapie, 23* (3), 204–209. http://doi.org/10.1159/000354660

Berger, T. (2009). „Meet the e-patient": Chancen und Risiken des Internets für das Verhältnis von Gesundheitsfachleuten und ihren Klienten. In B. U. Stetina & I. Kryspin-Exner (Hrsg.), *Gesundheit und Neue Medien* (S. 73–83). Wien: Springer.

Berger, T. (2011). Web 2.0 – Soziale Netzwerke und Psychotherapie. *Psychotherapie im Dialog, 12* (2), 118–122.

Brezinka, V. (2009). Computerspiele in der Verhaltenstherapie mit Kindern. In S. Schneider & J. Margraf (Hrsg.), *Lehrbuch der Verhaltenstherapie* (S. 233–241). Heidelberg: Springer.

Clough, B. A. & Casey, L. M. (2015). Therapy on the Move: The Development of a Therapeutic Smartphone Application. *International Journal of Cyber Behavior, Psychology and Learning, 5* (1), 33–41. http://doi.org/10.4018/ijcbpl.2015010103

Cuijpers, P., Donker, T., Johansson, R., Mohr, D. C., van Straten, A. & Andersson, G. (2011). Self-guided psychological treatment for depressive symptoms: a meta-analysis. *PloS one, 6* (6), e21274. http://doi.org/10.1371/journal.pone.0021274

Donker, T., Bennett, K., Bennett, A., Mackinnon, A., van Straten, A., Cuijpers, P. et al. (2013). Internet-delivered interpersonal psychotherapy versus internet-delivered cognitive behavioral therapy for adults with depressive symptoms: randomized controlled noninferiority trial. *Journal of medical Internet research, 15* (5), e82. http://doi.org/10.2196/jmir.2307

Döring, N. & Eichenberg, C. (2013). Von der E-Beratung zur M-Beratung: Chancen und Grenzen des Einsatzes von Mobilmedien. In N. Nestmann, F. Engel & U. Sickendiek (Hrsg.), *Handbuch der Beratung 3 – Neue Beratungswelten* (S. 1587–1600). Tübingen: dgvt.

Eichenberg, C. (2009). Der E-Patient. *Psychotherapie im Dialog, 10* (4), e1. http://doi.org/10.1055/s-0029-1223398

Eichenberg, C. (2011). Zur Rolle moderner Medien in der Psychotherapie. *Psychotherapie im Dialog, 12* (2), 102–106. http://doi.org/10.1055/s-0030-1266151

Eichenberg, C., Auersperg, F., Rusch, B. D. & Brähler, E. (2015). Selbstmedikation: Eine bundesdeutsche Repräsentativbefragung zu Motiven, Anlässen und Informationsquellen für den Konsum rezeptfreier Medikamente. *Psychotherapie – Psychosomatik – Medizinische Psychologie, 65* (8), 304–310. http://doi.org/10.1055/s-0035-1545311

Eichenberg, C. Blokus, G. & Malberg, D. (2013). Evidenzbasierte Patienteninformationen im Internet–Eine Studie zur Qualität von Websites zur Posttraumatischen Belastungsstörung. *Zeitschrift für Psychiatrie, Psychologie und Psychotherapie, 61* (4), 263–271. http://doi.org/10.1024/1661-4747/a000169

Eichenberg, C. & Ott, R. (2012). Klinisch-psychologische Intervention im Internet. *Psychotherapeut, 57* (1), 58–69. http://doi.org/10.1007/s00278-011-0832-5

Eichenberg, C., Roffler, R. & Wutka, B. (2011). Internet und Selbsthilfe im Jugendalter: Potenziale und Gefahren aus psychologischer Perspektive. *Zeitschrift für Psychotraumatologie, Psychotherapiewissenschaft und Psychologische Medizin, 4*, 67–81.

Eichenberg, C. & Schott, M. (under review). *Serious Games: Benefits and Application Areas for Psychotherapy and Psychosomatic Rehabilitation.*

Eichenberg, C., Schott, M. & Aden, J. (2016). Psychosoziale Beratung im Zeitalter des Web2.0: Angebot und Nachfrage von Beratungseinrichtungen auf Facebook. *e-beratungsjournal.net, 1*, Artikel 3.

Eichenberg, C. & Stetina, B. U. (in Druck). Risiken und Nebenwirkungen in der Online-Therapie. *Psychotherapie im Dialog.*

Eichenberg, C. & Wolters, C. (2014). Cyberchondrie oder „Der eingebildete Kranke 2.0". *Orthopädie & Rheuma, 17* (2), 12–15. http://doi.org/10.1007/s15002-014-0579-9

Eichenberg, C., Wolters, C. & Brähler, E. (2013). The Internet as a Mental Health Advisor in Germany—Results of a National Survey. *PloS one, 8* (11), e79206. http://doi.org/10.1371/journal.pone.0079206

Füeßl, H. S. (2014). Das Internet als Quelle der Verwirrung. *MMW-Fortschritte der Medizin, 156* (7), 18–20. http://doi.org/10.1007/s15006-014-3010-1

Fleming, T., Dixon, R., Frampton, C. & Merry, S. (2012). A pragmatic randomized controlled trial of computerized CBT (SPARX) for symptoms of depression among adolescents excluded from mainstream education. *Behavioural and cognitive psychotherapy, 40*, 529–541. http://doi.org/10.1017/S1352465811000695

Gnambs, T., Batinic, B. & Hertel, G. (2011). Internetbasierte psychologische Diagnostik. In L. F. Hornke, M. Amelang & M. Kersting (Hrsg.), *Leistungs-, Intelligenz- und Verhaltensdiagnostik* (, S. 448–498). Göttingen: Hogrefe.

Gustafson, D. h., McTavish, F. M., Chih, M. Y., Atwood, A. K., Johnson, R. A., Boyle, M. G. & Shah, D. (2014). A smartphone application to support recovery from alcoholism: a randomized clinical trial. *JAMA psychiatry, 71* (5), 566–572. http://doi.org/10.1001/jamapsychiatry.2013.4642

Guy, R., Hocking, J., Wand, H., Stott, S., Ali, H. & Kaldor, J. (2012). How effective are short message service reminders at increasing clinic attendance? A meta-analysis and systematic review. *Health services research, 47* (2), 614–632. http://doi.org/10.1111/j.1475-6773.2011.01342.x

Haffey, F., Brady, R. R. & Maxwell, S. (2014). Smartphone apps to support hospital prescribing and pharmacology education: a review of current provision. *British journal of clinical pharmacology, 77* (1), 31–38. http://doi.org/10.1111/bcp.12112

Hänggi, Y. & Perrez, M. (2005). Primäre Prävention mit neuen Medien-Angebote für Eltern. *Psychologie in Erziehung und Unterricht, 52* (3), 153–167.

Hargittai, E., Connell, S., Klawitter, E. F. & Litt, E. (2014). *Persisting Effects of Internet Skills on Online Participation* (TPRC Conference Paper, March 30, 2014). Verfügbar unter http://ssrn.com/abstract=2418033

Hargittai, E. & Hinnant, A. (2008). Digital Inequality: Differences in Young Adults' Use of the Internet. *Communication Research, 35* (5), 602–621. http://doi.org/10.1177/0093650208321782

Haug, S., Bitter, G., Hanke, M., Ulbricht, S., Meyer, C. & John, U. (2013). Kurzintervention zur Förderung der Tabakabstinenz via Short Message Service (SMS) bei Auszubildenden an beruflichen Schulen: Longitudinale Interventionsstudie zur Ergebnis- und Prozessevaluation. *Gesundheitswesen, 75*, 625–631.

Horvath, T., Azman, H., Kennedy, G. E. & Rutherford, G. W. (2012). Mobile phone text messaging for promoting adherence to antiretroviral therapy in patients with HIV infection. *Cochrane Database of Systematic Reviews, 3*, 1–39.

Kirschning, S. & von Kardorff, E. (2008). The use of the Internet by women with breast cancer and men with prostate cancer-results of online research. *Journal of Public Health, 16* (2), 133–143. http://doi.org/10.1007/s10389-007-0134-0

Klein, J. P. & Berger, T. (2013). Internetbasierte psychologische Behandlung bei Depressionen. *Verhaltenstherapie, 23* (3), 149–159. http://doi.org/10.1159/000354046

Knight, E., Werstine, R. J., Rasmussen-Pennington, D. M., Fitzsimmons, D. & Petrella, R. J. (2015). Physical Therapy 2.0: leveraging social media to engage patients in rehabilitation and health promotion. *Physical Therapy, 95* (3), 389–396.

Kubiak, T. (2014). Smartphone-App verbessert die Nachsorge. *InFo Neurologie & Psychiatrie, 16* (9), 14–14. http://doi.org/10.1007/s15005-014-0968-2

Laranjo, L., Arguel, A., Neves, A. L., Gallagher, A. M., Kaplan, R., Mortimer, N. & Lau, A. Y. (2014). The influence of social networking sites on health behavior change: a systematic review and meta-analysis. *Journal of the American Medical Informatics Association, 22* (1), 243–456.

Maher, C. A., Lewis, L. K., Ferrar, K., Marshall, S., De Bourdeaudhuij, I. & Vandelanotte, C. (2014). Are health behavior change interventions that use online social networks effective? A systematic review. *Journal of medical Internet research, 16* (2), e40. http://doi.org/10.2196/jmir.2952

Martin, D. J., Garske, J. P. & Davis, M. K. (2000). Relation of the therapeutic alliance with outcome and other variables: a meta-analytic review. *Journal of consulting and clinical psychology, 68* (3), 438–450. http://doi.org/10.1037/0022-006X.68.3.438

Memon, I., Bai, S., Rajper, S. & Gopang, S. (2015). A SOS Heart Smart Wrist Watch App for Heart Attack Patients. *Journal of Biomedical Engineering and Medical Imaging, 2* (1), 39.

Merry, S. N., Stasiak, K., Shepherd, M., Frampton, C., Fleming, T. & Lucassen, M. F. (2012). The effectiveness of SPARX, a computerised self help intervention for adolescents seeking help for depression: randomised controlled non-inferiority trial. *British Medical Journal, 344*, e2598. http://doi.org/10.1136/bmj.e2598

Meyer, B., Berger, T., Caspar, F., Beevers, C. G., Andersson, G. & Weiss, M. (2009). Effectiveness of a novel integrative online treatment for depression (Deprexis): randomized controlled trial. *Journal of medical Internet research, 11* (2), e15. http://doi.org/10.2196/jmir.1151

Meyer, B., Hamburg, L., Jacob, G., Hamburg, F., Weiss, M. & Hamburg, A. (2014). Wie wirksam sind internetbasierte Programme? *Neurotransmitter, 25* (4), 48–58. http://doi.org/10.1007/s15016-014-0587-7

Montes, J. M., Medina, E., Gomez-Beneyto, M. & Maurino, J. (2012). A short message service (SMS)-based strategy for enhancing adherence to antipsychotic medication in schizophrenia. *Psychiatry research, 200* (2), 89–95.

Moritz, S., Schilling, L., Hauschildt, M., Schröder, J. & Treszl, A. (2012). A randomized controlled trial of internet-based therapy in depression. *Behaviour research and therapy, 50* (7), 513–521. http://doi.org/10.1016/j.brat.2012.04.006

Morrison, L. G., Hargood, C., Lin, S. X., Dennison, L., Joseph, J., Hughes, S. & Yardley, L. (2014). Understanding Usage of a Hybrid Website and Smartphone App for Weight Management: A Mixed-Methods Study. *Journal of medical Internet research, 16* (10), e201. http://doi.org/10.2196/jmir.3579

Muessig, K. E., Pike, E. C., LeGrand, S. & Hightow-Weidman, L. B. (2013). Mobile phone applications for the care and prevention of HIV and other sexually transmitted diseases: a review. *Journal of Medical Internet Research, 15* (1), e1. http://doi.org/10.2196/jmir.2301

Murero, M. & Rice, R. E. (Eds.). (2013). *The Internet and health care: theory, research, and practice*. New York: Routledge.

Pagoto, S., Schneider, K., Jojic, M., DeBiasse, M. & Mann, D. (2013). Evidence-based strategies in weight-loss mobile apps. *American journal of preventive medicine, 45* (5), 576–582. http://doi.org/10.1016/j.amepre.2013.04.025

Podoll, K., Mörth, D., Saß, H. & Rudolf, H. (2002). Selbsthilfe im Internet Chancen und Risiken der Kommunikation in elektronischen Netzwerken. *Der Nervenarzt, 73* (1), 85–89.

Proudfoot, J., Klein, B., Barak, A., Carlbring, P., Cuijpers, P., Lange, A. et al. (2011). Establishing guidelines for executing and reporting internet intervention research. *Cognitive Behaviour Therapy, 40* (2), 82–97. http://doi.org/10.1080/16506073.2011.573807

Rozental, A., Andersson, G., Boettcher, J., Ebert, D. D., Cuijpers, P., Knaevelsrud, C. et al. (2014). Consensus statement on defining and measuring negative effects of Internet interventions. *Internet Interventions, 1* (1), 12–19. http://doi.org/10.1016/j.invent.2014.02.001

Rozental, A., Boettcher, J., Andersson, G., Schmidt, B. & Carlbring, P. (2015). Negative Effects of Internet Interventions: A Qualitative Content Analysis of Patients' Experiences with Treatments Delivered Online. *Cognitive behaviour therapy, 44* (3), 223–236. http://doi.org/10.1080/16506073.2015.1008033

Shapiro, J. R., Koro, T., Doran, N., Thompson, S., Sallis, J. F., Calfas, K. & Patrick, K. (2012). Text4Diet: a randomized controlled study using text messaging for weight loss behaviors. *Preventive medicine, 55* (5), 412–417. http://doi.org/10.1016/j.ypmed.2012.08.011

Stetina, B. U. & Kryspin-Exner, I. (2009). *Gesundheit und neue Medien: psychologische Aspekte der Interaktion mit Informations-und Kommunikationstechnologien*. Wien: Springer.

Suler, J. (2004). The online disinhibition effect. *Cyberpsychology & Behavior, 7* (3), 321–326. http://doi.org/10.1089/1094931041291295

Van Eimeren, B. & Frees, B. (2014). Ergebnisse der ARD/ZDF-Onlinestudie 2014: 79 % der Deutschen online–Zuwachs bei mobiler Internetnutzung und Bewegtbild. *Media Perspektiven, 45* (7–8), 378–396.

Wouters, P., Van Nimwegen, C., Van Oostendorp, H. & Van Der Spek, E. D. (2013). A meta-analysis of the cognitive and motivational effects of serious games. *Journal of Educational Psychology, 105* (2), 249–265. http://doi.org/10.1037/a0031311

Ethische Vorgaben zur Beratung von Apothekern und Ärzten

Karen Nieber

1 Einleitung

Die Gesundheit ist das höchste Gut des Menschen. Arzneimittel tragen ganz wesentlich zur Gesundheit und zum Wohlbefinden bei. Der Patient und seine Erwartungen an eine Therapie stehen dabei im Mittelpunkt der Bemühungen, durch wirksame Arzneimittel Krankheiten vorzubeugen, zu heilen oder deren Folgen zu lindern. Das stellt ethisch hohe Anforderungen an den Arzt und Apotheker. Sie haben die Aufgabe, durch zutreffende und objektive wissenschaftliche Informationen über Arzneimittel das Wissen zu vermitteln, das für eine sachgerechte Auswahl und Anwendung von Arzneimitteln erforderlich ist.

Arzneimittel sind hochentwickelte und komplexe Güter, die umfassend erklärt werden müssen. Es gehört daher zu den unabdingbaren Aufgaben jedes Arztes und Apothekers, alle notwendigen und geeigneten Informationen über Bedeutung und Eigenschaften von Arzneimitteln dem Patienten zu vermitteln. Hierbei sollen nicht nur die Anwendungsmöglichkeiten und der Nutzen der Arzneimittel, sondern auch die Grenzen und Risiken ihrer Anwendung unter Berücksichtigung der neuesten Erkenntnisse der medizinischen Wissenschaften dargelegt und erläutert werden. Dies ist ohne eine enge fachliche Zusammenarbeit von Ärzten und Apothekern nicht vorstellbar. Das vertrauensvolle Verhältnis zwischen beiden Heilberuflern muss deshalb die Basis jeder Therapie sein. Die Therapieentscheidung liegt in der alleinigen Verantwortung der Ärzte. Apotheker gewährleisten eine sachgerechte Beratung sowohl bei der Abgabe des von dem behandelnden Arzt verschriebenen Arzneimittels als auch in der Selbstmedikation.

2 Ethik und Monetik: Die Situation der Apotheker

Die öffentliche Apotheke stellt die wichtigste Verkaufsstätte für Arzneimittel dar. Im Bereich der verschreibungspflichtigen Arzneimittel besitzt sie ein Abgabemonopol, da diese nach § 43 Arzneimittelgesetz (AMG) der Apothekenpflicht unterliegen. Ausschließlich frei verkäufliche, nicht apothekenpflichtige Arzneimittel dürfen, nur unter der Voraussetzung des Nachweises der Sachkunde, außerhalb der Apotheken abgegeben werden (Bundesministerium für Justiz und Verbraucherschutz, 1976, zuletzt geändert 10.10.2015).

Im öffentlichen Bewusstsein besitzt der Beruf des Apothekers heute ein hohes Ansehen, dem durch ein differenziertes Netz an ethischen und rechtlichen Bestimmungen Rechnung getragen werden muss. Apotheker sind Heilberufler und haben die Aufgabe, den Menschen zu helfen, ihre Gesundheit zu erhalten und Gesundheitsstörungen zu vermeiden. Die ethischen Grundsätze und die Berufspflichten bei der Berufsausübung legen auf der Grundlage der Heilberufe-Kammergesetze die Berufsordnungen der Landesapothekerkammern fest. Sie regeln das Verhalten gegenüber Patienten, Kolleginnen und Kollegen sowie Angehörigen anderer Gesundheitsberufe. Sie dienen dazu, die Qualität der Tätigkeit der Apotheker sicherzustellen und das Ansehen des Berufsstandes zu wahren. Die Berufsordnung fördert berufswürdiges Verhalten und verhindert berufsunwürdiges Verhalten.

Durch besondere berufliche Befähigung obliegt ihm die Verantwortung für die Erfüllung einer öffentlichen Aufgabe und er übt in seiner Rolle als Arzneimittelfachmann einen Freien Beruf aus. Als Inhaber eines Apothekenbetriebs vereint er diese mit seiner privatwirtschaftlichen Funktion in einer Person. Dabei hat er dem Vertrauen zu entsprechen, das den Angehörigen seines Berufes entgegengebracht wird. Im Rahmen seiner Berufsausübung muss sich der Apotheker von der Verantwortung für das Leben und die körperliche Unversehrtheit sowie für die natürlichen Lebensgrundlagen leiten lassen. Dem Apotheker obliegen die ordnungsgemäße Versorgung der Bevölkerung mit Arzneimitteln, die Mitwirkung bei der Gesundheitsberatung sowie bei der pharmazeutischen Forschung und der Heranbildung des pharmazeutischen Nachwuchses. Sein Auftrag umfasst entsprechend des individuellen Tätigkeitsbereichs insbesondere die Information und Beratung über Arzneimittel, beispielsweise im Rahmen des Medikationsmanagements und der personalisierten Unterstützung der Patienten bei der Selbstmedikation. Weiterhin wirkt der Apotheker bei der Ermittlung, Erkennung, Erfassung, Weitergabe und Verhinderung von Arzneimittelrisiken und Arzneimittelfälschungen mit. Feststellungen und Beobachtungen zu Arzneimittelnebenwirkungen und Interaktionen sowie zu Medizinprodukten und Applikationshilfen sind unverzüglich der Arzneimittelkommission mitzuteilen. Der Apotheker muss sich aber auch beruflich fortbilden und sich dabei über die für seine Berufsausübung jeweils geltenden Bestimmungen unterrichten, um die für seine Berufstätigkeit erforderlichen Kenntnisse, Fähigkeiten und Fertigkeiten zu erhalten und zu entwickeln (Berufsordnung der Sächsischen Landesapothekerkammer, 2014). Bei seiner Tätigkeit muss der Apotheker entsprechend seiner Zugehörigkeit zu den Freien Berufen und als akademischer Heilberufler eigenverantwortlich handeln und für die bestmögliche Anwendung der von ihnen beschafften oder hergestellten Arzneimittel sorgen (Bundesapothekerkammer, 2016). Er steht somit in einer besonderen Verantwortung dem Patienten gegenüber. Neben der Abgabefunktion gehören die Kontroll- und Beratungsfunktion zu seinen Hauptfunktionen. Die Tätigkeit der Beratung und Information, die in § 20 der Apothekenbetriebsordnung geregelt ist, nimmt besonders im Bereich der Selbstmedikation einen wichtigen Stellenwert ein (Bundesministerium für Justiz und Verbraucherschutz, 1987, zuletzt geändert 6.3.2015).

Der Apotheker soll zur gegenseitigen Information über Arzneimittel und Fragen des Arzneimittelrechts mit den Ärzten und anderen Personen sowie Institutionen des Gesundheitswesens zusammenarbeiten. Unzulässig sind allerdings dem Apothekengesetz widersprechende Vereinbarungen, Absprachen und Handlungen, die eine bevorzugte Lieferung bestimmter Arzneimittel, die Zuführung von Patienten, die Zuweisung von

Verschreibungen oder die Fertigung und Abgabe von Arzneimitteln ohne vollständige Angabe der Zusammensetzung zum Gegenstand oder zur Folge haben können. Dem Apotheker ist es auch untersagt, unzulässige oder unangemessene Vorteile für sich oder Dritte zu fordern oder anzunehmen, wenn hierdurch nach objektiver Betrachtung der Eindruck erweckt wird, dass die Unabhängigkeit der heilberuflichen Entscheidung beeinflusst wird (Sächsische Landesapothekerkammer, 2014). Die Bevölkerung muss insbesondere darauf vertrauen können, dass der Apotheker seiner Verantwortung im Rahmen der Gesundheitsberufe gerecht wird und sich nicht von übermäßigem Gewinnstreben leiten lässt. So darf der Vorrang der ordnungsgemäßen Arzneimittelversorgung nicht infrage gestellt, die berufliche Integrität des Apothekers nicht gefährdet und das Vertrauen der Bevölkerung in die sachgerechte Wahrnehmung seiner Berufspflichten nicht nachteilig beeinflusst werden (Bayerische Landesapothekerkammer, 2006). Für die Wahrnehmung der in den Berufsordnungen der Kammern festgelegten Aufgaben und Tätigkeiten des Apothekers bilden ethische Grundsätze das Fundament. Diese auf moralischen Verpflichtungen und Tugenden basierenden Prinzipien wurden festgesetzt, um Apotheker in ihren Beziehungen mit Patienten, Angehörigen der Gesundheitsberufe sowie der Gesellschaft zu führen. Unterliegt dieser Anspruch kommerziellen Interessen, gefährdet dies die Heilberuflichkeit.

Apotheker haben nicht nur mit der Abgabe von Arzneimittel an sich, sondern mit einer Fülle von zugehörigen Daten zu tun. Die Diskussion von unerwünschten Wirkungen und Therapiealternativen vor allem in der Laienpresse führt zu vermehrten Fragen der Patienten bzw. Kunden. Dadurch haben sich die Aufgaben des Apothekers in den letzten Jahrzenten immer stärker neben der Abgabe von Medikamenten hin zur Arzneimittelinformation der Kunden, Patienten, Ärzte, Pflegekräfte und anderen Partnern im Gesundheitswesen verlagert (Fellhauer, 2000). Apotheker müssen Anfragen auswerten. Sie müssen über Kenntnisse zu verlässlichen Leitlinien verfügen, die Kriterien für die Bewertung des Zustands des Patienten sowie für die Beratung enthalten. Nötigenfalls müssen Apotheker ihre Ansichten darlegen und diese mit Einverständnis des Patienten an dessen Arzt richten. Auch sogenannte patientenbezogene Dienstleistungen, wie Blutdruckmessungen, Cholesterolwertbestimmungen, Venen- und Fußdruckmessungen und Ähnliches, stellen in den letzten Jahren vermehrt ein neues Angebot für Patienten in Apotheken dar. Die modernen Screening- und Analysemöglichkeiten können in der Apotheke genutzt werden, doch hat sich der Apotheker auf die reine Mitteilung des Analyseergebnisses zu beschränken. Stellt der Apotheker während dieser Dienstleistungen Abweichungen von den Normwerten fest, hat er den Patienten an einen Arzt zu verweisen, da er selbst keine Heilkunde ausüben darf.

Eine besondere Verpflichtung hat der Apotheker bei der Abgabe von Arzneimitteln im Bereich der Selbstmedikation. Die Arzneimittel der Selbstmedikation (OTC-Arzneimittel) sind nicht verschreibungspflichtige, aber apothekenpflichtige Arzneimittel, die der Patient aufgrund einer eigenverantwortlichen Entscheidung nutzt, um bestimmte Befindlichkeitsstörungen oder leichte bis mittelschwere Erkrankungen selbst zu behandeln. Steigende Kosten für Arztbesuche und Medikamente lassen die Selbstmedikation und damit den Verzicht auf Arztbesuche heute mehr denn je zur Gewohnheit werden. Da Arzneimittel der Selbstmedikation problemlos ohne Wissen des Arztes in

Apotheken erworben werden können, wird der Apotheker zum wichtigsten und oft auch einzigen Berater bei Fragestellungen im Bereich der Selbstbehandlung bzw. Selbstmedikation (May et al., 2015). Vieles, was im Bereich der OTC-Arzneimittel angeboten wird, ist beratungsbedürftig oder aber auch „abratungsbedürftig". Deshalb sollte der Arzneimittelwunsch durch den Apotheker bezüglich der Art, Dauer, Häufigkeit und Umstände der auftretenden Beschwerden, weiterer Begleitsymptome sowie der bisher angewandten Arzneimittel hinterfragt werden (Bundesapothekerkammer, 2013). Bei einem Arzneimittelwunsch in der Selbstmedikation ist zudem zu ermitteln, ob das gewünschte Arzneimittel für die betreffende Person und die geschilderten Symptome geeignet ist. Die mit Selbstmedikation einhergehenden Risiken können durch gute Patienteninformation verringert werden. Es ist Aufgabe des Apothekers, den Patienten über relevante Wechselwirkungen mit anderen Mitteln zu informieren. Gegebenenfalls muss empfohlen werden, medizinischen Rat zu suchen, wo erkannt wird, dass Selbstmedikation nicht angemessen ist (Internationale Pharmazeutische Föderation & World Self-Medication Industry, 2015).

Auch muss der Patient über Risiken, die mit sogenannten Borderline-Produkten und nicht apothekenpflichtigen Arzneimitteln verbunden sind, informiert werden. Unabhängige pharmazeutische Beratung muss angesichts der Entwicklung im Bereich der Selbstmedikation eine Voraussetzung für Arzneimittelanwendungssicherheit und zugleich gesundheitliche Gerechtigkeit sein. Allerdings befindet sich der Apotheker dabei einer strukturellen Doppelanforderung von Ethik und Monetik ausgesetzt.

Der Apotheker wird zunehmend zum Händler, d. h. Kaufmann vs. Heilberufler. Dieses zunehmende Verständnis vom Apotheker als Händler hat praktische Auswirkungen auf die strukturellen Rahmenbedingungen der Ausübung des Apothekerberufs (Henkel & Puteanus, 2010). Einerseits ist er berufsethisch verpflichtet, bei gleichzeitiger Sortimentsbegrenzung eine Vielfalt von Arzneimitteln bereitzuhalten, bei deren Abgabe zu beraten, vergleichsweise hoch qualifiziertes Personal zu beschäftigen, eine ausgedehnte Lagerhaltung zu betreiben, Notdienstbereitschaft zu leisten und für all dies die pharmazeutische und wirtschaftliche Verantwortung persönlich zu übernehmen. Andererseits gehen seit den 1970er Jahren die expliziten und impliziten Anreize dahin, möglichst hohe Umsätze im Arzneimittelbereich zu machen, über das Nebensortiment die pharmazeutischen Kernaufgaben zu finanzieren und dies nicht zuletzt in Konkurrenz mit Versandhändlern und Drogeriemärkten, die vergleichsweise geringere Fixkosten haben. Die Anforderungen der Heilberuflichkeit einerseits und die wirtschaftliche Effizienz andererseits widersprechen sich offensichtlich. Berufspolitisch wird aus dieser Lage mit Verweis auf die Freiberuflichkeit des Apothekers der Schluss gezogen, dass der einzelne Apotheker entgegen aller Anreize sich ethisch korrekt verhalten muss (Henkel & Puteanus, 2010). Diese Forderung ist teilweise unrealistisch, auch wenn man davon ausgehen kann, dass ein nicht geringer Anteil der Apotheker täglich mit hohem, persönlichem Aufwand diesen Anforderungen versucht gerecht zu werden. Je mehr allerdings Apotheker und Apothekenkooperationen den kommerziellen Aspekt bei der Abgabe von Arzneimitteln der Selbstmedikation in den Vordergrund stellen, umso mehr wird das bewährte System der freien Heilberuflichkeit der Apotheker selbst infrage gestellt (Pfeifer, 2014). Die Aufgabe der Apotheken darf es nicht sein, einen möglichst hohen Umsatz an Fertigarzneimitteln und apothekenrelevanten

Produkten zu machen. Mit einer Umsatzsteigerung der Arzneimittel ist die Möglichkeit der Missbrauchssteigerung gegeben. Umsatzorientierung besonders bei Produkten der Selbstmedikation kann deshalb zu Abstrichen bei den ethischen Anforderungen führen. Das gilt nicht nur für Einzelapotheker, sondern notwendigerweise auch für Apothekenketten.

Apotheker sind immer mehr gefordert, schwierige Entscheidungen zu treffen, bei denen sie ihre Verpflichtungen gegenüber den Patienten gegeneinander abwägen müssen. Es muss Apothekern erlaubt werden, weiterhin unabhängige Urteile zum Besten ihrer Patienten zu fällen.

3 Eigenverantwortung und Unabhängigkeit: Die Situation der Ärzte

Wenn ein Mensch sich krank fühlt, geht er zum Arzt – in dem Glauben, dass dieser helfen wird. Der Patient nimmt ganz selbstverständlich an, dass der Arzt in der Diagnose sorgfältig vorgeht, dass er die richtige Therapie bestimmt und die wirksamsten Medikamente aussucht. Eine ethische Grundorientierung ist für den Patienten Teil des Arztberufs. Deshalb gibt es auch für die Ärzteschaft eine Berufsordnung, ähnlich wie die Berufsordnung für Apotheker, in der die Handlungsweisen gegenüber der Gesellschaft vertreten werden. Sie soll – so die Präambel – das Vertrauen zwischen Arzt und Patient erhalten und fördern, die Qualität der ärztlichen Tätigkeit im Interesse der Gesundheit der Bevölkerung sicherstellen, die Freiheit und das Ansehen des Arztberufes wahren, berufswürdiges Verhalten fördern und berufsunwürdiges Verhalten verhindern ([Muster-]Berufsordnung für die in Deutschland tätigen Ärztinnen und Ärzte; Bundesärztekammer, 2015). Doch im medizinischen Alltag steht der Arzt heute vor großen Herausforderungen. Im Gesundheitswesen herrscht Finanzknappheit. Täglich überströmen neue Geräte und Medikamente den Markt, der administrative Aufwand stellt oft die eigentliche Tätigkeit in den Hintergrund. Der Arztberuf ist aber kein Gewerbe, er ist seiner Natur nach ein Freier Beruf. In fast allen Kulturkreisen finden sich deshalb feierliche Selbstverpflichtungen der Ärzte bezüglich ihrer ärztlichen Kunst, des Verhältnisses zu Patienten und zum eigenen Berufsstand (Beauchamp & Childress, 2008). Bei uns dürfte der Eid des Hippokrates am bekanntesten sein (Eckart, 2005). Er wurde in der Deklaration von Genf durch den Weltärztebund zeitgemäß neu formuliert. Mit ihrem Gelöbnis verpflichten sich die Ärzte u. a., ihre ärztlichen Pflichten den Patienten gegenüber unbeeinflusst durch Alter, Krankheit oder Behinderung, Konfession, ethnische Herkunft, Geschlecht, Staatsangehörigkeit, politische Zugehörigkeit, Rasse, sexuelle Orientierung oder soziale Stellung durchzuführen (Weltärztebund, 2006).

Die verschiedenen Entwicklungen in der modernen Medizin haben nicht nur neue Handlungsfelder und -möglichkeiten mit den damit verbundenen ethischen Herausforderungen für Ärzte und Patienten mit sich gebracht, sondern auch das Verhältnis zwischen beiden nachhaltig verändert. Dabei ist an die zunehmende Spezialisierung und Arbeitsteiligkeit der medizinischen Disziplinen sowie die Dringlichkeit ökonomischer Belange zu denken, aber auch an die Entwicklung der Medizinethik, die die Selbstbestimmung des Patienten der ärztlichen Fürsorge gegenüber in den Fokus genommen hat (Woopen, 2006). Trotz des enormen Fortschritts in der Medizin ist die ärztliche Handlung in mehrfacher Hinsicht mit Ungewissheit behaftet. Ein Arzt kann selbst bei optimalen äußeren Bedingungen und einem Handeln nach den Regeln der Kunst den Erfolg seines Handelns nicht garantieren. Umgekehrt kann ein Arzt das Eintreten unerwünschter Wirkungen nicht sicher ausschließen (Toellner, 1983). Der Arzt muss gerade deshalb ständig abwägen zwischen dem, was medizinisch und technisch machbar ist, und dem, was menschlich und ärztlich vertretbar und sinnvoll ist. Diese Entscheidung wird zunehmend schwieriger.

Die Sorgfalt in der Diagnosestellung und die sich daran anschließende Therapie sind Teil der Verantwortung des Arztes. Die ärztliche Verantwortung beinhaltet aber auch das Gespräch mit dem Patienten und äußert sich in der Wortwahl und dem Auftreten des Arztes gegenüber dem Patienten. Sie zeigt sich im Gespräch mit den Angehörigen und im Verhalten zu den Mitarbeitern. Die gründliche und verständliche Aufklärung und Information des Patienten hat eine zentrale Bedeutung. Der Patient, der zum Arzt geht und ohne zu hinterfragen befolgt, was der Arzt sagt, wird immer seltener. Die Zahl der Patienten nimmt zu, die über diagnostische und therapeutische Maßnahmen und Möglichkeiten der Selbsthilfe aufgeklärt werden wollen und letztlich auch mit entscheiden möchten. Dies entspricht dem Konzept der gemeinsamen Entscheidungsfindung. Arzt und Patient treffen auf der Basis geteilter Informationen eine gemeinsam verantwortete Entscheidung (Härter, 2004). Allerdings verstehen Patienten oft nur 50 % der Informationen, die sie von ihrem Arzt erhalten. Auch bei einem gründlichen mündlichen Aufklärungsgespräch ist keine Garantie gegeben, dass sie die vermittelten Inhalte verstanden haben (Schillinger et al., 2003). Deshalb sollte eine individuell auf den Patienten abgestimmte Information erfolgen. Sie ist besser als ein kopierter Diätplan oder eine bunte Informationsbroschüre über ein Medikament.

Viele medizinethische Diskurse beschäftigen sich mit Grenzsituationen, wie z.B. mit ethischen Konflikten am Beginn oder Ende des menschlichen Lebens oder mit neuesten naturwissenschaftlich-medizinischen Verfahren. Weniger spektakulär, aber von großer praktischer Bedeutung ist das alltäglich gelebte Arzt-Patient-Verhältnis. Wie sich diese Beziehung gestaltet und ob sie gelingt, kann zum Behandlungserfolg beitragen (Krones & Richter, 2008). Im Gegensatz zum Apotheker muss der Arzt die Entscheidung über krank und gesund fällen. Er muss aufgrund fachlicher Kompetenz die Krankheit diagnostizieren und therapieren und Krankheitsvorsorge und -nachsorge leisten. Er muss sich aber auch zuständig fühlen für emotionale und soziale Probleme, die mit der Krankheit in Verbindung stehen. Das bedeutet, dass das Verhältnis zum Patienten immer individuell aufgebaut werden muss und der subjektiven Wahrnehmung des Patienten sowie seiner Persönlichkeit Rechnung tragen muss (Dichgans, 2004). Nur allzu schnell gehen im Berufsalltag der Ärzte die Ängste und Sorgen der Patienten unter. Zum einen, weil es für den Arzt einfacher ist, sich damit nicht befassen zu müssen, zum anderen spart es Zeit und damit Geld. Viele Ärzte allerdings nehmen ihre Aufgaben sehr ernst. Sie hören ihren Patienten zu und geben ihnen das Gefühl, gut behandelt und umfassend über ihre Krankheit informiert zu werden (Wiesemann & Biller-Andorno, 2005). Der Arzt sollte in der Lage sein, sich die Anschauungen des Patienten anzuhören und tolerant und konstruktiv auf sie einzugehen. Dies bedeutet allerdings nicht, dass der Arzt alle Anschauungen und Meinungen inhaltlich billigen und sie hinnehmen muss. Im Fall unterschiedlicher Auffassungen wäre es allerdings wünschenswert, nach Möglichkeiten des Dialogs zu suchen.

Bei der Ausübung des Arztberufes als Freier Beruf ist die Weisungsunabhängigkeit von nicht ärztlichen Dritten in fachlichen und medizinischen Fragen unabdingbar. Diese professionelle Autonomie muss sowohl bei Therapiestrategien als auch bei der Auswahl von Arzneimitteln einzig und allein dem Interesse der Patienten dienen. Dies kann aber nur erreicht werden, wenn der Arzt ein Vertrauensverhältnis zum Patienten aufbaut und der Patient die Kompetenz des Arztes akzeptiert, ihm alle auch von anderen Ärzten verschriebene Arzneimittel oder die der Selbstmedikation mitteilt. Der Arzt, der z. B. Patientengespräche mit ethisch legitimierten Grundsätzen sowie Respekt und Wertschätzung führt, hat gute Chancen, vom Patienten als glaubwürdiger Problemlöser wahrgenommen zu werden (Kutscher, 2013).

Allerdings ist nicht zu leugnen, dass es vielfältige Verflechtungen zwischen Pharmaindustrie und Medizin gibt, die diese Autonomie infrage stellen können, denn das Zusammenwirken von Ärzten und Pharmaindustrie wird schnell unter den Generalverdacht der Beeinflussung und Manipulation gestellt. Angesichts von Kritik am Einfluss der Pharmaindustrie auf Entscheidungen von Ärzten wurden Selbstverpflichtungen der Branche beschlossen. Der sogenannte Transparenzkodex umfasst die Verpflichtung der Unternehmen zur Offenlegung aller unmittelbaren und mittelbaren Zuwendungen an Ärzte und Fachkreisangehörige sowie an medizinische oder wissenschaftliche Organisationen (Verband Forschender Arzneimittelhersteller, 2013). Vorangetrieben wurde die Debatte durch ein Urteil des Bundesgerichtshofs im Jahre 2012 (GSSt 2/11). Korruption niedergelassener Ärzte ist demnach nach geltendem Recht nicht strafbar – etwa die Annahme von Zuwendungen für die Verordnung bestimmter Arzneien. Kritiker werfen der Pharmaindustrie vor, dass sie viele Arzneimittel auch mittels beeinflusster Ärzte breit in die Anwendung bringe, obwohl diese nicht für alle Patienten optimal sind – und womöglich sogar Risiken bergen. Auch wenn es sich beim Transparenzkodex um eine Selbstverpflichtung handelt und somit keine gesetzliche Pflicht zur Veröffentlichung der Daten wie im Falle des Physician Payment Sunshine Act (Santhakumas & Adashi, 2015) der USA besteht, werden sich einzelne Pharmaunternehmen nur schwer der Initiative entziehen können. Es ist zu erwarten, dass die veröffentlichten Daten auf reges Interesse der Öffentlichkeit, natürlich auch bei Patienten stoßen werden. Andererseits ist der Arzt frei in seiner Entscheidung auch über die Annahme von Geschenken seitens der Pharmaindustrie oder als Dankbarkeit vom Patienten. Sobald eine Schenkung allerdings als Vergütung einer ärztlichen Leistung angesehen werden kann, ist eine Trennung zwischen ärztlicher und privater Hilfeleistung unmöglich (Eickmann, 2009).

4 Fazit

Es ist unverkennbar, dass sich unser Gesundheitssystem in einer Umbruchphase befindet. Die strukturellen Veränderungen führen dazu, dass sich sowohl die Rolle des Apothekers, die des Arztes als auch die des Patenten verändert. In einem von zunehmender Ökonomisierung geprägten Gesundheitswesen muss die Zuwendung zum Patienten in der Apotheke und in der Arztpraxis im Mittelpunkt der Tätigkeit stehen. Ärzte und Apotheker müssen zusammen mit ihren Patienten auf das gleiche gemeinsame Ziel hinarbeiten, Krankheiten vorzubeugen, zu erkennen und zu behandeln.

Voraussetzung dafür ist, dass Arzt und Apotheker Freiberufler bleiben, die sich nicht durch die Ökonomie und Bürokratie versklaven lassen, sondern sich durch fachliche und menschliche Kompetenz auszeichnen. Das ethisch-ärztliche Handeln umfasst einerseits die Ebene Arzt/Apotheker-Patient und beschreibt andererseits den daraus abgeleiteten Anspruch bzw. die Pflicht des Arztes und des Apothekers, für seinen Patienten im gesellschaftlichen Umfeld einzutreten und die notwendigen Ressourcen zu sichern. Nur wenn die Patienten bestimmte Verhaltensweisen berufsbedingt erwarten dürfen, gelingt die Akzeptanz der Medizin in der Gesellschaft und bei den Patienten.

Weisungsunabhängigkeit, Diagnose und Therapiefreiheit des Arztes sowie absoluter Vertrauensschutz sind unverzichtbare Kriterien jeder ärztlichen Tätigkeit. Andererseits bildet die Selbstmedikation heute und auch in Zukunft eine tragende Säule der Arzneimittelversorgung und ist auch unter ökonomischen Gesichtspunkten ein unverzichtbarer Bestandteil des deutschen Gesundheitssystems. Besonders dann, wenn sich der Apotheker nicht die Rolle des heilberuflichen Ansprechpartners mit dem Arzt teilt, kommt seiner Beratungsleistung eine wichtige Rolle zu. Der Patient muss darauf vertrauen können, dass neben der Abgabe von Arzneimitteln eine unabhängige heilberufliche Beratung erfolgt im Sinne einer Optimierung und Sicherheit der Arzneimitteltherapie. Nicht nur der Patient ist auf die Unterstützung des Apothekers angewiesen, um verantwortungsvoll Selbstmedikation betreiben zu können, auch der Apotheker braucht die Selbstmedikation, um seine wirtschaftliche Existenz zu sichern.

Literatur

Bayerische Landesapothekerkammer. (2006). *Berufsordnung für Apothekerinnen und Apotheker vom 21.5.2006 (Pharmazeutische Zeitung v. 22.6.2006, S. 2432 ff.), geändert am 19.11.2013 (Pharmazeutische Zeitung v. 12.12.2013, S. 4413) und am 16.5.2014 (Pharmazeutische Zeitung v. 12.6.2014, S. 1950)*. Zugriff am 18.04.2016. Verfügbar unter http://www.blak.de/apotheker-berufsordnung.html

Beauchamp, T. L. & Childress, J. F. (2008). *Principles of Biomedical Ethics*. Oxford: Oxford University Press.

Bundesapothekerkammer. (2013). *Kommentar zur Leitlinie der Bundesapothekerkammer zur Qualitätssicherung. Information und Beratung des Patienten bei der Abgabe von Arzneimitteln – Selbstmedikation*. Zugriff am 7.9.2014. Verfügbar unter www.abda.de/fileadmin/assets/Praktische_Hilfen/Leitlinien/Selbstmedikation/LL_Info_Beratung_SM_Kommentar.pdf

Bundesärztekammer. (2015). *(Muster-)Berufsordnung für die in Deutschland tätigen Ärztinnen und Ärzte (Stand 2015)*. Zugriff am 18.04.2016. Verfügbar unter http://www.bundesaerztekammer.de/recht/berufsrecht/muster-berufsordnung-aerzte/muster-berufsordnung/#B41

Bundesapothekerkammer. (2016). *Das Berufsbild der Apothekerin und des Apothekers*. Verfügbar unter http://www.apothekerkammer-bremen.de/documents/Berufsbild_BAK-MV_16_06_16(1).pdf. Zugriff am 18.07.2016.

Bundesministerium für Justiz und Verbraucherschutz. (1976). *Gesetz über den Verkehr mit Arzneimitteln (Arzneimittelgesetz – AMG)*. Zugriff am 18.04.2016. Verfügbar unter http://www.gesetze-im-internet.de/amg_1976/BJNR024480976.html

Bundesministerium für Justiz und Verbraucherschutz. (1987). *Verordnung über den Betrieb von Apotheken (Apothekenbetriebsordnung – ApBetrO)*. Zugriff am 18.04.2016. Verfügbar unter http://www.gesetze-im-internet.de/apobetro_1987/BJNR005470987.html

Dichgans, J. (2004). Der Arzt und die Wahrheit am Krankenbett. In U. Wiesing (Hrsg.), *Ethik in der Medizin. Ein Studienbuch* (S. 104–106). Stuttgart: Reclam.

Eckart, W. U. (2005). *Geschichte der Medizin*. Berlin: Springer.

Eickmann, T. (2009). Grenzen bei Dankbarkeitszuwendungen von Patienten. IWW. *CB ChefärzteBrief, 3*, 7.

Fellhauer, M. (2000). Qualität in der Arzneimittelinformation. Vorschlag der regionalen Arzneimittel-Informationszentren (RAIZ) der Landesapothekerkamme Baden-Württemberg für eine nationale Leitlinie. *Krankenhauspharmzie, 10*, 511–513.

Härter, M. (2004). Partizipative Entscheidungsfindung (Shared Decision Making) – ein von Patienten, Ärzten und der Gesundheitspolitik geforderter Ansatz setzt sich durch. *Zeitschrift für ärztliche Fortbildung und Qualität im Gesundheitswesen, 98*, 89–92.

Henkel, A. & Puteanuns, U. (2010). Apotheker in der Zwickmühle. Zur Reprofessionalisierung des Apothekers. *Pharmazeutische Zeitung, 39*, 3598–3602.

Internationale Pharmazeutische Förderation & World Self-Medication Industry. (2015). *Verantwortungsvolle Selbstmedikation*. Zugriff am 18.04.2016. Verfügbar unter https://www.fip.org/www/uploads/database_file.php?id=243&table_id=,

Krones, T., Richter, G. (2008). Ärztliche Verantwortung: das Arzt-Patienten-Verhältnis. *Bundesgesundheitsblatt – Gesundheitsforschung – Gesundheitsschutz, 51*, 818–826.

Kutscher, P. P. (2013). Arzt-Patienten-Beziehung: eine Frage des Respekts. *Deutsches Ärzteblatt, 110*, 2.

May, U., Mukls, M. & Claus, C. (2015). Guter Rat ist billig? Der Wert der OTC-Beratung in der Apotheke aus Verbrauchersicht. *Deutsch Apotheker Zeitung, 155* (17), 18–23.

Pfeifer, J. (2014). OTC-Arzneimittel. Evidenzbasiert gut beraten. *Pharmazeutische Zeitung – Online*, 38. Verfügbar unter http://www.pharmazeutische-zeitung.de/index.php?id=54098

Sächsische Landesapothekerkammer. (2014). *Berufsordnung der Sächsischen Landesapothekerkammer*. Zugriff am 07.06.2015. Verfügbar unter www.slak.de/downloads/08-bo-lesefassung.pdf

Santhakumas, S. & Adashi, E. Y. (2015). The Physician Paymant Sushine Act. Testing the value of transparency. *JAMA, 313*, 23–24. http://doi.org/10.1001/jama.2014.15472

Schillinger, D., Piette, J., Grumbach, K., Wang, F., Wilson, C., Daher, C. (2003). Closing the loop: physician communication with diabetic patients who have low health literacy. *Archives of Internal Medicine, 163* (1), 83–90. http://doi.org/10.1001/archinte.163.1.83

Toellner, R. (1983). Der Patient als Entscheidungssubjekt. In R. Toellner & K. Sadegh-Zadeh (Hrsg.), *Anamnese, Diagnose, Therapie* (S. 237–248). Tecklenburg: Burgverlag.

Verband Forschender Arzneimittelhersteller e. V. (2013). *Transparenz ist unumkehrbar!* (Pressemitteilung Nr. 41/2013 vom 27.11.2013). Berlin: Verband Forschender Arzneimittelhersteller e. V.

Weltärztebund. (2006). *Deklaration von Genf*. Zugriff am 18.04.2016. Verfügbar unter http://www.bundesaerztekammer.de/fileadmin/user_upload/downloads/Genf.pdf

Wiesemann, C. & Biller-Andorno, N. (2005). *Medizinethik. Für die neue AO*. Stuttgart: Thieme.

Woopen, C. (2006). Welche Ärzte will unsere Gesellschaft? Der ärztliche Behandlungsauftrag heute. In Nationaler Ethikrat (Hrsg.), *Tagungsdokumentation. Welche Ärzte will unsere Gesellschaft?* (S. 11–15). Berlin: Nationaler Ethikrat.

Die Autorinnen und Autoren des Bandes

M.Sc. Felicitas Auersperg
Sigmund Freud PrivatUniversität Wien
Fakultät für Psychologie
Freudplatz 1
1020 Wien
Österreich
E-Mail: felicitas.auersperg@sfu.ac.at

Dr. phil Marion Baschin
Institut für Geschichte der Medizin
Robert Bosch Stiftung
Straußweg 17
70184 Stuttgart
E-Mail: marion.baschin@igm-bosch.de

M.Sc. Psych. Lena Becker
Gärtnerstraße 24a
12207 Berlin
E-Mail: lena.mb@gmx.de

Prof. Dr. Elmar Brähler
Universitätsklinikum Leipzig
Abteilung für Medizinische Psychologie
und Medizinische Soziologie
Philipp-Rosenthal-Straße 55
04103 Leipzig
E-Mail: elmar.braehler@medizin.uni-leipzig.de

Dr. Bernard Braun
Universität Bremen
SOCIUM
Mary-Somerville-Straße 5
28359 Bremen
E-Mail: b.braun@zes.uni-bremen.de

Dr. Iris Bräuninger
Psychiatrische Universitätsklinik Zürich
Direktion Pflege, Therapien und
Soziale Arbeit
Abteilung Forschung & Entwicklung
Lenggstrasse 31
8032 Zürich
Schweiz
E-Mail: Iris.Braeuninger@puk.zh.ch

Prof. Dr. Dr. h.c. Hans-Helmut Decker-Voigt
Prof. h.c. der Kunstwissenschaften
Hochschule für Musik und Theater
Institut für Musiktherapie
Harvestehuder Weg 12
20148 Hamburg
E-Mail: sekretariat.prof.decker-voigt@web.de

Dr. Thomas Dresler
Klinik für Psychiatrie und
Psychotherapie
Universität Tübingen
Calwer Str. 14
72076 Tübingen
und
LEAD Graduate School
Gartenstr. 29
72074 Tübingen
E-Mail: thomas.dresler@uni-tuebingen.de

Prof. Dr. Christiane Eichenberg
Sigmund Freud PrivatUniversität Wien
Fakultät für Medizin
Leiterin des Instituts für Psychosomatik
Kelsenstr. 2
1030 Wien
Österreich
E-Mail: eichenberg@sfu.ac.at

Prof. Dr. Dietrich von Engelhardt
Fichtestraße 7
76133 Karlsruhe
E-Mail: v.e@imgwf.uni-luebeck.de

M.Sc. Psych. Malissa Engels
Johanniter Krankenhaus im Fläming
Treuenbrietzen
Johanniterstraße 1
14929 Treuenbrietzen
E-Mail: malissa.engels@gmail.com

Dr. Matthias Girke
Medizinische Sektion
Freie Hochschule für
Geisteswissenschaft
Goetheanum/Schweiz

Gemeinschaftskrankenhaus Havelhöhe
Innere Medizin
Kladower Damm 221
14089 Berlin
E-Mail: Matthias.Girke@havelhoehe.de

Prof. Dr. Gerd Glaeske
Universität Bremen
SOCIUM – Forschungszentrum
Ungleichheit und Sozialpolitik
28334 Bremen
E-Mail: gglaeske@uni-bremen.de

Prof. Dr. Ulrike Halsband
(D. Phil., Oxon)
Universität Freiburg
Institut für Psychologie –
Neuropsychologie
Engelbergerstr. 41
79085 Freiburg
E-Mail: halsband@psychologie.uni-freiburg.de

Lisa Hübner
Sigmund Freud PrivatUniversität Wien
Fakultät für Psychologie
Freudplatz 1
1020 Wien
Österreich
E-Mail: lisa.huebner@gmx.at

PD Dr. Ulrike Junius-Walker
Medizinische Hochschule Hannover
Institut für Allgemeinmedizin
Carl-Neuberg-Str. 1
30625 Hannover
E-Mail: junius-walker.ulrike@mh-hannover.de

Prof. Dr. Christoph Klotter
Hochschule Fulda
Fachbereich Oecotrophologie
Gesundheitspsychologie – Ernährungspsychologie – Psychotherapie
Leipziger Straße 123
36037 Fulda
E-Mail: christoph.klotter@he.hs-fulda.de

Dr. Hiltraud Knopf
Robert Koch-Institut
Abteilung Epidemiologie und
Gesundheitsmonitoring
General-Pape-Straße 62–66
12101 Berlin
E-Mail: knopfh@rki.de

Prof. Dr. Karin Kraft
Zentrum für Innere Medizin,
Universitätsmedizin Rostock
Stiftungslehrstuhl für Naturheilkunde
Ernst-Heydemannstr. 6
18057 Rostock
E-Mail: karin.kraft@med.uni-rostock.de

Dr. Michael Kroll
Universitätsklinikum Leipzig
Klinik für Psychiatrie, Psychotherapie
und Psychosomatik des Kindes/
Jugendalters
Semmelweisstr. 10
04103 Leipzig
E-Mail: Michael.Kroll@medizin.
uni-leipzig.de

Prof. Dr. Peter Kropp
Universität Rostock
Institut für Medizinische Psychologie
und Medizinische Soziologie
Universitätsmedizin Rostock
Gehlsheimer Straße 20
18147 Rostock
E-Mail: peter.kropp@med.uni-rostock.de

Mag. Margret Kuderer
Johann Teufel Gasse 39–45/29/6
1230 Wien
Österreich
E-Mail: margretkuderer@hotmail.com

Dipl.-Psych. Jürgen Matzat
Kontaktstelle für Selbsthilfegruppen
Friedrichstraße 33
35392 Gießen
E-Mail: juergen.matzat@psycho.med.
uni-giessen.de

Prof. em. Dr. Karen Nieber
Bahnhofstraße 8
39245 Gommern
E-Mail: nieber@rz.uni-leipzig.de

Dr. Uwe Niederberger
Institut für Medizinische Psychologie
und Medizinische Soziologie
UK S-H, Campus Kiel
Preußerstraße 1–9
24105 Kiel
E-Mail: niederberger@med-psych.
uni-kiel.de

Dr. Oliver Scheibenbogen
Jodlgasse 7
1130 Wien
Österreich
E-Mail: office@scheibenbogen.at

Dr. Gary Bruno Schmid
Haus zum Sitkust
Trittligasse 2
8001 Zuerich
Schweiz
E-Mail: gbschmid@mac.com

M.Sc. Markus Schott
Sigmund Freud PrivatUniversität Wien
Fakultät für Psychologie
Freudplatz 1
1020 Wien
Österreich
E-Mail: markus.s.c.schott@gmail.com

PD Dr. Kurt Seikowski
Universität Leipzig
Department für Psychische Gesundheit,
Psychosomatische Dermatologie und
Urologie
Semmelweisstr. 10
04103 Leipzig
E-Mail: kurt.seikowski@medizin.
uni-leipzig.de

PD Dr. Friederike Siedentopf
Martin-Luther-Krankenhaus
Klinik für Gynäkologie und
Geburtshilfe
Caspar-Theyß-Straße 27–31
14193 Berlin
E-Mail: friederike.siedentopf@pgdiakonie.de

Prof. Dr. Katarina Stengler
Universitätsklinikum Leipzig
Klinik und Poliklinik für Psychiatrie
und Psychotherapie
Semmelweisstr. 10
04103 Leipzig
E-Mail: Katarina.Stengler@medizin.
uni-leipzig.de

Mag. Dina Tahan
Lenaugasse 17/20
1080 Wien
Österreich
E-Mail: praxis@diepsychologin-wien.at

Prof. Dr. med. Petra A. Thürmann
HELIOS Klinikum Wuppertal
Philipp Klee-Institut für Klinische
Pharmakologie
Heusnerstrasse 40
42283 Wuppertal
E-Mail: petra.thuermann@uni-wh.de

Dipl.-Psych. Gabriele Tils
Katalyse Institut
Volksgartenstr. 34
50677 Köln
E-Mail: tils@katalyse.de

Prof. Dr. Lutz von Werder
Leiter des Instituts für Kreatives
Schreiben, Berlin
Bamberger Straße 52
10777 Berlin
E-Mail: von_werder@t-online.de

Stichwortverzeichnis

4–6-Atemtechnik 192
10-Minuten-Review 71

A
Abhängigkeit 13, 20
Ablenkung 304
Abstinenzdogma 138
Abstinenzverbände 326
Adhärenz 368
 – medikamentenbezogene 25, 31, 33
Adipöse 98
Agnus castus 157
Aktivität, sportliche 119
Akzeptanz 194
Alkohol 131
Alkoholkonsum 145
Allergie 247, 248, 249
Allgemeine Selbstwirksamkeit Kurzskala (ASKU) 77
Allopathie 221
Alter 51
Analgesie, hypnotische 246
Analgetika 40, 94
Analogieprinzip 302
Analyse, multivariate 41
Anonyme Alkoholiker 326
Anonymität 340, 364
Anonymous-Gruppe 138
Anthroposophische Medizin 227
Antibiotikaresistenz 14
Antidepressiva 20
Antifragilität 189
Antihomotoxika 207
Antiphlogistika 42
Antirheumatika 42
Anwendung, äußere 231
Apotheke 223
 – als pharmakotherapeutisches Referenzzentrum 71
Aromatherapie 208
Arzneifälschung 108
Arzneimittel 93, 379, 380, 381, 382, 383
 – anthroposophische 207
 – rezeptfreie 49, 91
Arzneimittelanamnese 99
Arzneimittelausgabe 25, 32
Arzneimittelbefragung 26, 27, 28, 31
Arzneimittelgesetz 218
Arzneimittelkonsum 13, 22
Arzneimittelwirkung, unerwünschte 28, 29, 32, 94
Ärztenetzwerk 71
Arzt-Patienten-Kommunikation 111
Aspekte, psychodynamische 316
Assoziation, freie 275
ATC-Gruppe 95
ATC-Klasse 40
Aufklärung 384
 – bürgerliche 178
Aufklärungsinitiative, gruppenspezifische 70
Auswirkung
 – medizinische 241
 – psychologische 241
Autogenese 228
Autonomie 364
Autoritätsheileffekt 193
Autosuggestion 248
Avantgarde 182

B
Bachblütenessenz 208
Barmer GEK 43
Bemerkung, kulturvergleichende 56
Benzodiazepin 20, 109
Beratung 379, 380
Berufsordnung 383
Berufsverband der TanztherapeutInnen 285
Beschäftigungstherapie 296
Beschwerden, selbstlimitierende 209
Betroffenen-Kompetenz 327
bevölkerungsrepräsentativ 44
Bewältigungsmuster 175
Bewältigungsstrategie 288

Bewegung, authentische 287
Bewegungsanalyse 283
Bewohner von Pflegeheimen 68
Bewusstseinsmedizin 198
Bewusstseinszustand, veränderter 240, 241
Beziehung
 – therapeutische 369
 – zwischen Arzt und Patient 58
Bezugsquelle 55
Bibliotherapeut 301, 302
Bibliotherapie 311
 – Dimensionen der 298
Big Five Inventory (BFI-10) 76
Big Five NEO-FFI 83
Big-Five-Persönlichkeitsdimension 75
Bildungsgrad 210
Borderline-Produkt 382
Botanicals 208
Brustkrebs 158, 159
Bundes-Gesundheitssurvey 1998 (BGS98) 93

C
Chrono-Onkologie 191
cleaning ears 258
Clustermethode 271
Coaching-Programm 369
Communities, extreme 342
Community Music Therapy 261
Compliance 37, 64, 312, 318, 329, 343
Computerspiel 372
Consumer-Report-Studie 329
Container 267
Co-Therapeut 327
Craving 133
cutpoint 64
Cyberchondrie 365
Cybercrime 102, 107, 111
Cyberdocs 112

D
Darreichungsform 38
Darstellung, literarische 302
Datenlage, aktuelle 55
DEGS1 95
Dentalphobiker 243

deprexis24 368
Dermatika 40
Determinante 94
 – für Selbstmedikation 50
Deutung, literarische 302
Diagnoseverfahren 366
Diät 177
Diätetik 295, 296
Diet-Heart-Studie 144
disinhibition effect 364
Dosis-Wirkungs-Beziehung 330
Durchfallerkrankung 232

E
Eigenverantwortung 104
Eigenzeit 191
Einnahmewirklichkeit 64
Einrichtung, stationäre 44
Einschätzung, subjektive 55
Ekzem, atopisches 41
E(-Mental)-Health 372
Empathie 230
Entscheidung, autonome 212
Entscheidungsprozess 103
 – partizipativer 288
Entspannungseffekt 192
Entspannungsverfahren 120
Entwicklungspsychologie, analytische 262
Entzug, kalter 136
Entzugssymptomatik 136
Epigenetikeffekt 198
ergotrop 262
Erkrankung
 – allergische 233
 – psychische 243
Ernährung 350
Ernährungswissenschaft 181
Erwartungshaltung 320
Essverhalten 144
 – restringiertes 177
European Association Dance Movement Therapy 285
Evaluationsstudie 279
Evidenz 305

F
Facebook 369
Faktoren
— extrinsische 204, 210
— intrinsische 204, 210
Fieber 228
Fight-or-flight 143
Flexibilität 341

G
Geduld 198
Generalized Anxiety Disorder-2 (GAD-2) 78
Geschlechterunterschiede 27, 30, 80
Geständnisprozedur 177
Gesundheitsförderung 85, 148
Gesundheitsmonitoring 93
Gesundheitsprophylaxe 141
Gesundheitsrisiko 148
Gesundheitssurvey 92, 98
Gesundheitsverhalten 141
Gesundheitsvorsorge 286
Gesundheitszustand 103
— subjektiver 78, 82
GKV-Versicherte 91
GNATs (Gloomy Negative Automatic Thoughts) 373

H
Hacking-Delikt 107
Handlungsmöglichkeit 69
Handlungsnotwendigkeit 69
Handverkauf 218
Hausapotheke 223
— musikalische 257
Heileurythmie 231
Heilung 190, 196, 199
Heißhungerattacke 177
helper therapy principle 327
Hilfesuchverhalten 142
Hinlenkung 304
Hirndoping 134
Home Medication Review 71
Homöopathie 206, 217
Homöopathika 40
Honiganwendung 235
Hormonpräparat 16

Hypertonie, arterielle 233
Hypnose 120, 189, 194, 199, 240, 248
Hypnoseinduktion 121

I
Identität, soziale 147
IGeL 154
Imagination 275
Immersion 313
Immunabwehr 245
Immunsystem 249
Improvisation 287
Indikation 53
— fehlerhafte 123
— schwerwiegende 209
Individualisierung 181
Individuelle Gesundheitsleistung (IGeL) 153
Infektanfälligkeit 228
Infekte, virale 232
Information
— produktunabhängige 213
— seriöse 212
Informationsbeschaffung 339
Informationsmedium Internet 104
Informationsquelle 54, 55
Informationssuche 365
Institut für kreatives und therapeutisches Schreiben 273
Institutionen, zentrale 57
intergenerativ 261
Intermediärobjekt 266
Internet 84, 277, 335, 344, 363
— als Gesundheitsratgeber 101
Internetnutzer 107
ISO-Prinzip 278

K
Kammergesetz 380
Kanalreduktion 342
KiGGS2-Studie 43
Kinder 300
Kinder und Jugend Gesundheitssurveys (KiGGS) 37
Kleingruppe, eigenverantwortliche 325
Klimakterium 156
Koffeinkonsumstörung 135

Kommunikation 302
– ärztliche 193
– asynchrone 342
– digitale 337
Konditionierungseffekt 195
Kontakte, soziale 146
Kontraindikation 121
Kontrazeptiva, orale 40
Kontrollüberzeugung 329
Kopfschmerzen 81, 115
Kopfschmerz vom Spannungstyp 115
Körperbild 154, 155
Körper-Geist-Zweieinigkeit 199
Korrelation 42
Krankenbibliothek 296
Krankenhaus 300
Krankenhausbibliothek 301, 303
Krankenhauseinweisung 67
– arzneimittelinduzierte 92
Krankheit
– chronisch degenerative 45
– somatische 299
Kreativität 272
Kreativitätsphase 276
Krisenautobiographie 279
Krisenbewältigung 276
Kunsttherapie 231

L
Laien 217, 221, 222
Laienratgeber 220, 222
Lampenfieber 243
Langzeitversorgung, stationäre 30, 32
Leading 190
Lebenserwartung 141, 145
Lebensgeschichte 271
Lebensqualität 119
Leistungsfähigkeit 239
– kognitive 135
Leistungssteigerung 240, 242
– im Sport 243
Leitlinien 381
– zur Behandlung multimorbider Patienten 70
Lektüre, Auswirkungen der 298
Lesen
– intentionales 313

– transponierendes 313
Leser, Persönlichkeit des 301
Literaturliste 303
– bibliotherapeutische 297
Literaturrecherche 49
lived, embodied, experience 289
Loneliness Scale-SOEP (LS-S) 77

M
Mainstream Silence 261
Männlichkeitsanschauung 143
Maßnahme, kontrazeptive 41
medical humanities 305
Medien 52
Medienintegration 363
Medikamente
– gepanschte 106
– Nebenwirkungen 221
– potenziell inadäquate 29, 30
Medikamentenabhängigkeit 16
Medikamentenmissbrauch 13, 107, 108
Medikamentenübergebrauch 124
Medikation 93
Medikationsmanagement 380
Medikationsplan 71
Meditation 275
Medizin
– anthroposophische 211
– traditionelle 203
Metaanalyse 370
Metamizol 19
Methylphenidat 43
Me-Time 192
Migräne 115
– chronische 116
Migrationshintergrund 39
Misserfolgsforschung 369
Mobilmedien 371
Monitoring 37
Moralisierung des Essens 181
Mortalität 195, 197
Motiv 54, 354
Multimedikation 94
Multimorbidität 27, 28
Musik
– als Maskierungshilfe 260
– ökologische 259

– Schmerztherapie durch 264
– Überlebens-Mittel 260
Musikmedizin 264
Muskelrelaxation, progressive 120
Mythen 133
Mythologie, eigene 279

N
Nachsorge 327
Nachsorgeprogramm 371
Nahrungsergänzungsmittel 93, 207, 349, 351, 355, 357
Naturheilkunde 203, 204
Naturheilmittel 209
Neodissoziationstheorie 247
Nestgefühl 193
Neuroenhancer 134
Neuroleptika 20
Noceboeffekt 190, 192, 194
no mind state 196

O
Objektheileffekt 193
Off-Label-Use 19, 37, 44
Online-Apotheke 109
Online-Beratung 363
Online-Pharmabezieher 102
Online-Selbsthilfe 337
Online-Selbsthilfegruppe 339
Ordnungssystem 267
Orpheus 278
Ortsheileffekt 193
Oslo Social Support Scale (OSSS) 77
OTC-Analgetika 97
OTC-Medikament 66
OTC-Präparat 103, 111
OTC-Produkt 38
Over-the-Counter (OTC) 49, 91

P
Paarberatung 147
Pacing 190
Pädiatrie 300
Patienten-Arztbeziehung 229
Patientenberatung 119
Patientenbüchereien 297
Patientengespräch 385
Patienteninformation 382

Patientenratgeber 311
Patient Health Questionnaire-2 (PHQ-2) 78
Persönlichkeitsmerkmal 87
Persönlichkeitspsychologie 266
Persönlichkeitsstruktur 86
Pharmaindustrie 385
Pharmakodynamik 67
Pharmakokinetik 67
Phytopharmaka 205
Phytotherapie 205
Placeboeffekt 193
Placebo-Potenzierung 193, 197
Polypharmazie 26, 27, 28, 30, 31
Prävalenz 38, 94
Prävention 85, 141
Priscus-Liste 67
Privatrezept 66
Probleme, methodische 211
Projektionsschirm 267
Prozess
– der Zivilisation 177
– karthartischer 312
– salutogenetischer 312
Psychiatrie 299, 300
Psychoanalyse 299
Psychoedukation 320
Psychohygiene 325
Psycho-Onkologie Online 368
Psychopharmaka 16
Psychostimulanzien 134
Psychotherapie 300, 373
– körperorientierte 283
– künstlerische 283
Psychotherapieforschung 318

Q
Querschnittsstudie 64

R
Random-Last-Two-Digits(RL[2]D)-Verfahren 75
Ratgeber 217, 311
Ratgeberliteratur 316
Regression 277
Reizdarmsyndrom 235
Relevanz 190, 194

Religiosität 194
Remission 130
Resilienz 189
Resistenzentwicklung 45
Resonanz, identifikatorische 327
Resonanzgeber, emotionaler 266
Ressourcen 239, 240, 267
Rezeptpflicht 101, 218
Rezidivprophylaxe 328
Rhinologika 40
Rhinopharyngitis, akute 41
Risikobereitschaft 107
Risikoeinschätzung 354
Risikofaktor 45
Risikogruppe 50
Risikokommunikation
  – zielgruppenorientierte 358
Risikopotenzial 108
Risikowahrnehmung 355
Routinedaten 64, 65
  – der Gesetzlichen
    Krankenversicherung 66
Rückfallprohylaxe 372

S
Salutogenese 195
Salutogenese-Konzept 257
Sauce-béarnaise-Syndrom 197
Schaufenstereffekt 104
Scheinremission 130
Schicht, soziale 315
Schlaf 121
Schlafmittel 20
Schlankheitsideal 175
Schmerzkontrolle 246
Schmerzmittel 17
Schmerztherapie 234
Schnupfenmittel 17
Schreiben 303
Schulmedizin 219, 223, 224
Schüssler-Salze 206
Schwangerschaft 51, 153, 159
SechsDramaturgischeElemente(SDE)-
  Methode 192
Selbst 275
  – soziales 86
Selbstanalyse 271

Selbstbeeinflussung 250
Selbstbehandlung 129, 349
  – Motive der 360
Selbstbeurteilung der Gesundheit (SRH)
  195, 197, 198
Selbstheileffekt 194
Selbstheilungskräfte 207
Selbsthilfebücher 314
Selbsthilfeforen 336
Selbsthilfegruppe 137, 182, 339
  – psychologisch-therapeutische 328
Selbsthilfemanual 313
Selbsthilfematerialien 370
Selbsthilfeorganisation 330
Selbsthilfeprogramm 368
Selbsthilfe-Typologie 137
Selbsthypnose 192, 247
  – in Stresssituationen 246
Selbstinduktion 242
Selbstinstruktion, positive 289
Selbstkontrolle 175
Selbstkonzept 142
Selbstmedikation 26, 27, 32, 49, 91, 94,
  101, 122, 205, 211, 213, 358
  – Folgen der 51
  – Motive der 360
  – Risiken der 111
Selbstmedikationshypothese 131
Selbstmordgefahr 278
Selbsttest 366
Selbstvertrauen 239
Selbstwahrnehmung 85
Selbstwirksamkeit 75, 189, 230
Shared-decision-making-Konzept 85
Shared-decision-making-Situation 87
Sharelife-Studie 147
SHILD-Studie 330
Sinnesstimulus, neuronaler 266
Skala Internale-Externale-
  Kontrollüberzeugung-4 (IE-4) 77
Smartphone 371
SORKC-Schema 118
Sozialeffekt 197
Sozialgradient 95
Sozialisation 142
Sozialstatus 39, 95, 146

Spagyrika 207
SPARX 373
Station, biografische 272
Sterben 300
Sterberisiko 195
Stiftung Warentest 110
Stigmatisierung 129, 340
Stomatologika 40
Stottern 244, 245
Stress 190
Stressbelastung 148
Studie
– internationale 54
– zur Gesundheit Erwachsener in Deutschland (DEGS1) 93
Substanz, psychotrope 131
Suchtdruck 133
Suchterkrankung 129
Suchtselbsthilfeverbände 326
Summary of Product Characteristics (SPC) 67
Supplemente 93, 352, 358
Symptom-Rhythmus-Diagramm 190
Synchronisationsphänomen 262
Syndrom, prämenstruelles (PMS) 153, 157

T
Tabakkonsum 146
Tagebuch 271, 275, 280
Tagebuchschreiben 279
Tagesrhythmus 191
Tanztherapeutinn 284
Tanztherapie 283
– kurative 286
Tanztherapie-Ausbildung 284
Taschenapotheke 223
Temperatur-Umverteilung 122
Therapeutenkontakt 367
Therapie 304
– akuter Zustände 45
– mikrobiologische 206
Therapieentscheidung 379
Therapiefreiheit 386
Therapietreue
– mangelnde 68
– unzureichende 67

Timing 191, 192
Todesrisiko 195
Tragödie 295
Transparenzkodex 385
Trauma 244
trigeminovaskuläres System 117
Triggereffekt 342
Trinken 122
trophotrop 262
Trostschrift 295
Tumorerkrankung, gynäkologische 158
Typologiegruppe 87

U
Übergangsobjekt 266
Umgang, rationaler 213
Unbewusstes 301
Unlicensed-Use 37
Unterdosierung 45
Unterstützung, soziale 338

V
Vehikelfunktion 259
Veränderung
– der professionellen Bewertungsgewohnheit von Ärzten 70
– der professionellen Denkgewohnheit von Ärzten 70
– der professionellen Handlungsgewohnheiten von Ärzten 70
Verantwortung 212
Vereine 222
Verhaltenszeit 191, 192
Verordnungsdaten 98
Verordnungsmedikation 94
Vertrauen: Propensity To Trust-SOEP (PTT-S) 78
Verwendungsgewohnheit 354
Verwendungsmotiv 355, 357
Vitalitätsaffekt 266
Volkshochschule 280
Volkskrankheit 13
vom Horchen zum Lauschen 258
Vorstellungseffekt 192

W

Web-2.0-Anwendung 370
Wechseljahrsbeschwerden 153, 156
Wechselwirkung 14, 67
Weisungsunabhängigkeit 385, 386
Weiterbildung
 – in Bibliotherapie 297
 – in Poesietherapie 297
Weiterbildungsangebote für Ärzte 71
Weltgesundheitsorganisation 203
Werbung 17
Wundbehandlung 235

Z

Z-Drug 20
Zeiteffekt 189
Zeitverlauf 191, 194
Zeitverzögerungsdiagramm 190
Zielgruppenorientierung 351
Zielgruppe von Versandapotheken 106
Zuständigkeitswettbewerb, zwischen
 Apothekern und Ärzten 71

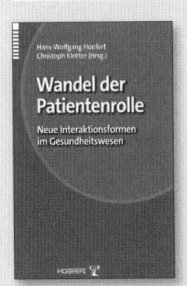

Hans-Wolfgang Hoefert / Christoph Klotter (Hrsg.)
Wandel der Patientenrolle
Neue Interaktionsformen im Gesundheitswesen

(Reihe: „Organisation und Medizin", Band 16)
2011, 335 Seiten,
€ 39,95 / CHF 53.90
ISBN 978-3-8017-2283-8
Auch als eBook erhältlich

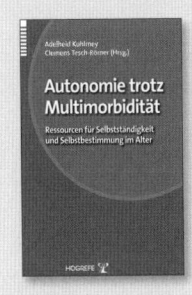

Der Band zeigt auf, welche Entwicklungen zu einem veränderten Selbstverständnis von Patienten geführt haben, und gibt Anregungen für den Umgang mit dieser neuen Patientenrolle.

Adelheid Kuhlmey / Clemens Tesch-Römer (Hrsg.)
Autonomie trotz Multimorbidität
Ressourcen für Selbstständigkeit und Selbstbestimmung im Alter

(Reihe: „Organisation und Medizin", Band 17)
2013, 225 Seiten,
€ 39,95 / CHF 53.90
ISBN 978-3-8017-2296-8
Auch als eBook erhältlich

Der Band befasst sich mit dem neuesten Kenntnisstand zur Multimorbidität und Autonomie im Alter und welche Ressourcen für die Selbstbestimmung unterstützend wirken.

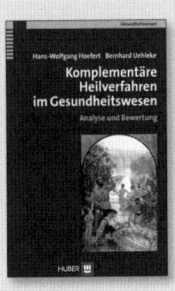

Hans-Wolfgang Hoefert / Bernhard Uehleke
Komplementäre Heilverfahren im Gesundheitswesen
Analyse und Bewertung

2009, 309 Seiten,
€ 29,95 / CHF 49.90
ISBN 978-3-456-84700-9
Auch als eBook erhältlich

In den westlichen Ländern nimmt die Zahl derjenigen, die von der Alternativ- und Komplementärmedizin Gebrauch machen, noch immer zu. Dieses Buch versucht, einen selbst für Fachleute undurchschaubaren Markt kritisch zu sichten und zu bewerten.

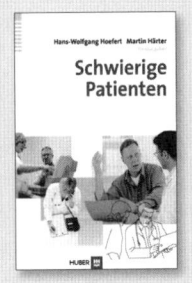

Hans-Wolfgang Hoefert / Martin Härter (Hrsg.)
Schwierige Patienten

2013, 352 Seiten,
€ 29,95 / CHF 39.90
ISBN 978-3-456-85121-1
Auch als eBook erhältlich

10 bis 20 Prozent aller Patienten gelten bei Ärzten als „schwierig", etwa weil sie häufig den Arzt wechseln, weil ihre Lebenslage, ihr Alter, kultureller Hintergrund oder auch ihr Krankheitsverständnis von denen des Arztes abweicht. Dieses Buch bietet konkrete Handlungshilfen für den Umgang mit „schwierigen" Patienten.

www.hogrefe.com

hogrefe

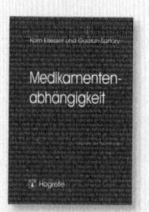

Karin Elsesser / Gudrun Sartory
Medikamentenabhängigkeit

(Reihe: „Fortschritte der Psychotherapie", Band 12)
2001, VI/85 Seiten,
€ 19,95 / CHF 28.50
Reihenabonnement
€ 15,95 / CHF 22.50
ISBN 978-3-8017-1165-8
Auch als eBook erhältlich

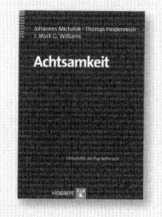

Der Band liefert eine grundlegende Beschreibung verschiedener Formen der Medikamentenabhängigkeit und eine praxisnahe Darstellung eines verhaltenstherapeutisch orientierten Behandlungskonzeptes.

Johannes Michalak / Thomas Heidenreich / J. Mark G. Williams
Achtsamkeit

(Reihe: „Fortschritte der Psychotherapie", Band 48)
2012, VI/83 Seiten,
€ 19,95 / CHF 28.50
Im Reihenabonnement
€ 15,95 / CHF 22.50
ISBN 978-3-8017-2236-4
Auch als eBook erhältlich

Der Band gibt einen anwendungsbezogenen Überblick über die theoretischen Hintergründe und Methoden achtsamkeitsbasierter therapeutischer Arbeit.

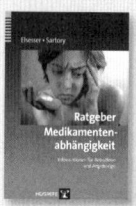

Karin Elsesser / Gudrun Sartory
Ratgeber Medikamentenabhängigkeit

Informationen für Betroffene und Angehörige

(Ratgeber zur Reihe „Fortschritte der Psychotherapie", Band 6)
2005, 73 Seiten, Kleinformat,
€ 9,95 / CHF 14.90
ISBN 978-3-8017-1767-4
Auch als eBook erhältlich

Der Ratgeber informiert über Medikamente, welche zu einer Abhängigkeit führen können, wie sich verschiedene Formen von Abhängigkeit entwickeln sowie Behandlungsmöglichkeiten.

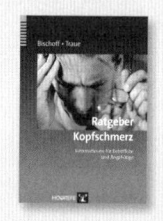

Claus Bischoff / Harald C. Traue
Ratgeber Kopfschmerz

Informationen für Betroffene und Angehörige

(Ratgeber zur Reihe „Fortschritte der Psychotherapie", Band 9)
2005, 80 Seiten, Kleinformat,
€ 9,95 / CHF 14.90
ISBN 978-3-8017-1958-6
Auch als eBook erhältlich

Der Ratgeber beschreibt die häufigsten Kopfschmerzformen und informiert über aktuelle diagnostische Möglichkeiten sowie die medikamentöse bzw. psychologische Behandlung.

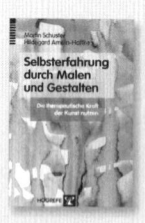

Martin Schuster / Hildegard Ameln-Haffke
Selbsterfahrung durch Malen und Gestalten

Die therapeutische Kraft der Kunst nutzen

2013, 186 Seiten, Kleinformat,
€ 19,95 / CHF 28.50
ISBN 978-3-8017-2405-4
Auch als eBook erhältlich

Der Ratgeber beschreibt anhand zahlreicher Fotos und Beispiele verschiedene kunsttherapeutische Übungen. Mit deren Hilfe können Selbstheilungskräfte freigesetzt werden, die so zu mehr Lebensfreude beitragen können.

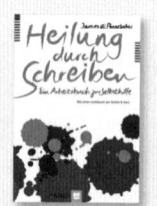

James W. Pennebaker
Heilung durch Schreiben

Ein Arbeitsbuch zur Selbsthilfe

2009, 181 Seiten, geb.,
€ 19,95 / CHF 33.90
ISBN 978-3-456-84742-9

Gedanken und Gefühle schriftlich niederzulegen hilft erwiesenermaßen dabei, emotional belastende Erfahrungen zu verarbeiten. Das Vorgehen beim expressiven Schreiben wird in diesem Band vorgestellt.

www.hogrefe.com

hogrefe